Springer

Berlin
Heidelberg
New York
Barcelona
Budapest
Hongkong
London
Mailand
Paris
Santa Clara
Singapur
Tokio

27. Hämophilie-Symposion

Hamburg 1996

Herausgeber: I. Scharrer, W. Schramm

Verhandlungsberichte:

HIV-Infektion
Substitutionstherapie und Infektionen
Akutbehandlung der Hemmkörper-Hämophilie
Thrombophilie
Pädiatrie
Kasuistiken

Wissenschaftliche Leitung:
I. Scharrer, Frankfurt
W. Schramm, München

Moderatoren:
L. Gürtler, München; R. Burger, Berlin; R. Seitz, Langen;
M. Roggendorf, Essen; E. O. Meili, Zürich; H.-H. Brackmann, Bonn;
I. Scharrer, Frankfurt; E. Wenzel, Homburg; A. H. Sutor, Freiburg;
H. Lenk, Leipzig; R. Zimmermann, Heidelberg; H. Pollmann, Münster

Springer

Professor Dr. med. INGE SCHARRER
Zentr. d. Inn. Med., Med. Klinik I
Universitätsklinikum
Theodor-Stern-Kai 7
D-60590 Frankfurt am Main

Professor Dr. med. WOLFGANG SCHRAMM
Hämostaseologische Abteilung
Med. Univ.-Klinik Innenstadt
Ziemssenstraße 1a
D-80336 München

Mit 159 Abbildungen

ISBN 3-540-62915-7 Springer-Verlag Berlin Heidelberg New York

Die Deutsche Bibliothek – CIP-Einheitsaufnahme

HIV-Infektion, Substitutionstherapie und Infektionen, Akutbehandlung der Hemmkörper-Hämophilie, Thrombophilie, Pädiatrie, Kasuistiken / 27. Hämophilie-Symposium 1996. Hrsg.: Inge Scharrer ; Wolfgang Schramm. – Berlin ; Heidelberg ; New York ; Barcelona ; Budapest ; Hongkong ; London ; Mailand ; Paris ; Santa Clara ; Singapur ; Tokio : Springer, 1998
ISBN 3-540-62915-7

Satzherstellung: Cicero Lasersatz GmbH, Dinkelscherben
Druck: Druckhaus Beltz, 69502 Hemsbach

SPIN 10575536 3134/5 4 3 2 1 0 – gedruckt auf säurefreiem Papier

Inhaltsverzeichnis

III. Akutbehandlung der Hemmkörperhämophilie

IV. Thrombophilie: Thrombotisch-thrombozytopenische Purpura (TTP)

V. Pädiatrie: Hämolytisch-urämisches Syndrom im Kindesalter (HUS)

VI. Freie Vorträge

VII.a Poster: Hämophilie

VII.b Poster: Thrombophilie

VII.c Poster: Kasuistiken

VII.d Poster: Pädiatrie

Teilnehmerverzeichnis

Abedinpour, F., Dr.
Abt. Hämatologie, I. Medizinische Abt., Krankenhaus München Schwabing, München

Ackermann, K., Dr.
Klinik und Poliklinik für Kieferchirurgie, Klinikum der Ludwig-Maximilians-Universität, München

Aguzzi, A., Priv.-Doz. Dr.
Abt. Neuropathologie, Universitätsspital, Zürich, CH

Anders, O., Priv.-Doz. Dr.
Klinik und Poliklinik für Innere Medizin der Universität, Rostock

Ansorg, J.
Abt. Hämostaseologie, Med. Klinik Innenstadt der Universität, München

Anstadt, Frau
DRK Blutspendedienst Sachsen, Institut Plauen, Plauen

Arends, P., Dr.
Arzt für Kinderheilkunde, Güssing

Arndt, S., Frau
Zentrum der Kinderheilkunde, Klinikum der Johann-Wolfgang-Goethe-Universität, Frankfurt am Main

Asbeck, F., Prof. Dr.
I. Medizinische Klinik, Städtisches Krankenhaus, Kiel

Asmussen, C.
Abt. Transfusionsmedizin, Universitäts-Krankenhaus Eppendorf, Hamburg

Auberger, K., Dr.
Kinderklinik im Dr. von Hauner'schen Kinderspital der Ludwig-Maximilians-Universität, München

Auerswald, G., Priv.-Doz. Dr.
Professor-Hess-Kinderklinik, Zentralkrankenhaus St.-Jürgen-Straße, Bremen

Aumann, A., Dr., Frau
Krankenhaus Altstadt, Magdeburg

Aumann, V., Dr.
Zentrum für Kinderheilkunde, Medizinische Fakultät, Otto-von-Guericke-Universität, Magdeburg

Aygören-Pürsün, E., Dr., Frau
Medizinische Klinik I, Zentrum der Inneren Medizin, Klinikum der Johann-Wolfgang-Goethe-Universität, Frankfurt am Main

Balleisen, L., Prof. Dr.
Abt. Hämatologie und. Onkologie, Innere Medizin, Ev. Krankenhaus, Hamm

Barrett, N., Dr.
Wien, A

Barta-Hablik, G., Dr., Frau
Allg. österreichisches Krankenhaus, Zentrallabor, Linz, A

Barthels, M., Prof. Dr., Frau
Abt. Hämatologie und Onkologie, Zentrum Innere Medizin, Medizinische Hochschule, Hannover

Barz, D., Dr., Frau
Abteilung Transfusionsmedizin, Klinik für Innere Medizin der Universität, Rostock

Bauer, M.
Universitätsklinik für Innere Medizin I, Wien, A

Baumgartner, H., Dr.
Ostschweizer Säuglings und Kinderspital, St. Gallen, CH

Beck, C., Dr., Frau
Ärztin für Kinderheilkunde, Berlin

Beck, K.-H., Dr.
Abteilung Transfusionsmedizin Klinikum der Albert-Ludwigs-Universität, Freiburg

Becker, M.
Zentrum der Kinderheilkunde, Klinikum der J.-W.-Goethe-Universität, Frankfurt am Main

Beeck, H., Dr., Frau
Institut für Transfusionsmedizin und Immunhämatologie, Klinikum der Stadt Ludwigshafen, Ludwigshafen

Beeg, T., Dr.
Abt. Hämatologie und Gerinnung/Zentr. der Kinderheilkunde/Klinikum der Johann-Wolfgang-Goethe-Universität, Frankfurt am Main

Beeser, H. P., Prof. Dr.
Institut für Transfusionsmedizin, Zentrum Innere Medizin, Klinikum der Albert-Ludwigs-Universität, Freiburg

BELL, W., Dr.
Division of Hematology, Department of Medicine and Oncology, Hemapheresis Treatment Center, The Johns Hopkins University School of Medicine and Hospital, Baltimore/MD, USA

BERGMANN, F., Dr., Frau
Zentrum Kinderheilkunde, Medizinische Hochschule, Hannover

BERTHOLD, B., Dr.
Hämophilie-Zentrum, Klinik für Innere Medizin I, Klinikum Neubrandenburg, Neubrandenburg

BIEDERMANN, B., Frau
Universitätsklinik für Innere Medizin I, Wien

BINDER, F., Dr.
Chirurgische Abteilung, Diakoniekrankenhaus, Schwäbisch Hall

BLÜMEL, J.
Institut für Medizinische Mikrobiologie und Immunologie der Universität, Bonn

BOBROWSKA, H., Dr., Frau
Voievodship Children's Hospital, Department of Hematology, Poznan, PL

BÖTTCHER, D., Prof. Dr.
Abt. Innere Medizin, Krankenhaus Bethesda, Wuppertal

BRACKMANN, C., Frau
Institut für Experim. Hämatologie und Transfusionsmed. der Universität, Bonn

BRACKMANN, H.-H., Dr.
Institut für Experim. Hämatologie und Transfusionsmed. der Universität, Bonn

BRATANOFF, E., Dr., Frau
Klinik und Poliklinik für Kindermedizin, Medizinische Akademie, Erfurt

BRAUN, U., Dr., Frau
Deutsche Hämophiliegesellschaft, München

BREUER, W.
IGH, Bonn

BROCKHAUS, W., Priv.-Doz. Dr.
Abt. Hämostaseologie, 7. Medizinischen Klinik, Klinikum Süd, Nürnberg

BUDDE, U., Priv.-Doz. Dr.
Blutspendedienst, Allgemeines Krankenhaus Harburg, Hamburg

BUDEK, I., Dr.
Paul-Ehrlich-Institut, Bundesamt für Sera und Impfstoffe, Langen

BULIKOVA, A., Dr.
Department of Hematology, Brno, CZ

BURGER, R., Prof. Dr.
Robert-Koch-Institut, Bundesgesundheitsamt, Berlin

BURGSMÜLLER, G., Dr., Frau
Zentrum der Kinderheilkunde, Johann-Wolfgang-Goethe-Universität, Frankfurt am Main

BÜTTNER, M., Dr.
Ärztin für Kinderheilkunde, Homburg

CALAVREZOS, A., Dr.
Allgemeines Krankenhaus St. Georg, Hamburg

CASPARI, G., Dr.
Institut für Medizinische Virologie, Klinikum der Justus-Liebig-Universität, Gießen

CHEN, CH., Dr.
Kinderklinik mit Poliklinik der Univerversität Erlangen-Nürnberg, Erlangen

CHROBÁK, L., Prof. Dr.
Hämatologische Abteilung, I. Medizinische Klinik, Universitätskrankenhaus, Hradec Králové, CZ

CLAUSEN, N., Dr.
Pediatric Department, Community Hospital, Aarhus, DK

CUCURUZ, M., Dr., Frau
University of Medicine, Clinica I-a Pediatrie, Timisoara, R

DEPKA PRONDZINSKI, M. VON, Dr.
Abt. Hämophilie, Medizinische Poliklinik, Med. Hochschule, Hannover

DICATO, M.-A., Prof. Dr.
Département Hématologie, Service de Médicine Interne, Centre Hospitalier du Luxembourg, Luxembourg, L

DITTRICH, H., Prof. Dr.
Wien, A

DOCKTER, G., Prof. Dr.
Kinderklinik, Universitätskliniken des Saarlandes, Homburg

DODT, Dr.
Paul-Ehrlich-Institut, Bundesamt für Sera und Impfstoffe, Langen

DORNHEIM, G., Dr.
Institut für Transfusionsmedizin, Suhl

DULÍCEK, P., Dr.
Hämatologische Abteilung, I. Medizinische Klinik, Universitätskrankenhaus, Hradec Králové, CZ

EBER, S., Prof. Dr.
Zentrum Kinderheilkunde, Med. Klinik und Poliklinik der G.-A.-Universität, Göttingen

EBERL, W., Dr.
Kinderklinik, Städtisches Klinikum Holwedestraße, Braunschweig

Edel, J.
Abteilung Gerinnung, Med.e Poliklinik, Med. Hochschule, Hannover

Effenberger, W., Dr.
Institut für Experim. Hämatologie und Transfusionsmed. der Universität, Bonn

Egbring, R., Prof. Dr.
Gerinnungslabor, Zentr. für Inn. Med., Klinikum der Philipps-Universität, Marburg

Egli H., Prof. Dr.
Bonn

Eibl, M., Prof., Frau
Institut für Immunologie, Wien, A

Eickhoff, H. H., Dr.
Orthopädische Klinik, St.-Josef-Hospital, Troisdorf

Eifrig, B., Dr., Frau
Abt. für Blutgerinnungsstörungen, Chirurgische Klinik, Universitätskrankenhaus Eppendorf, Hamburg

Eis-Hübinger, A. M., Dr., Frau
Institut für Medizinische Mikrobiologie und Immunologie der Universität, Bonn

Eller, T.
Abt. für Klinische Chemie und Labordiagnostik, Zentrum für Innere Medizin, Univ.-Klinikum der Gesamthochschule, Essen

Erdmann-Reusch, Dr., Frau
Abt. Hämatologie und Onkologie, Klinik Bavaria, Reha-Zentr. Kreischa, Kreischa

Ernst, R., Dr.
Abt. Hämatologie und Onkologie, Kinderklinik, Medizinische Einrichtungen der Westfälischen Wilhelms-Universität, Münster

Ertl, R. L., Prof. Dr.
Universitätsklinik für Zahn-, Mund- und Kieferheilkunde, Wien, A

Escuriola-Ettingshausen, C.
Zentrum der Kinderheilkunde, Klinikum der Johann-Wolfgang-Goethe-Universität, Frankfurt am Main

Etzler, J., Frau
Kurpfalzkrankenhaus Heidelberg, WFH-Clearing House, Haus 1, Heidelberg

Evensen, S., Prof. Dr.
Rikshospitalet, Oslo, N

Falger, J., Dr., Frau
Universitätsklinik für Kinderheilkunde, Wien, A

Felten, A. von, Prof. Dr.
Gerinnungslabor, Abt. Innere Medizin, Universitätsspital, Zürich, CH

Finazzi, G., Dr.
Ospedazi Riunité di Bergamo, Bergamo, I

Findeisen, M., Dr., Frau
Kinderklinik, Med. Einrichtungen der Westf. Wilhelms-Universität, Münster

Finding, K., Dr., Frau
Universitäts-Kinderklinik, Graz, A

Fischer, B., Dr., Frau
Institut für Humangenetik, Klinikum der Christian-Albrechts-Universität, Kiel

Fischer, M., Prof. Dr.
Zentrallaboratorium, Krankenhaus der Stadt Wien-Lainz, Wien, A

Flepp, M., Dr.
Abt. Infektionskrankheiten, Abt. Innere Medizin, Universitätsspital Zürich, Zürich, CH

Franckeviciene, B., Frau
Internal Medicine Clinic, Seaman's Hospital, Klaipeda/Litauen

Franke, D., Priv.-Doz. Dr.
Praxis für Medizin und Gefäßkrankheiten, Magdeburg

Franke, S.
Medizinische Klinik I, Zentrum der Inneren Medizin, Klinikum der Johann-Wolfgang-Goethe-Universität, Frankfurt am Main

Frey, T. Dr.
Paul-Ehrlich-Institut, Bundesamt für Sera und Impfstoffe, Langen

Freyer-Sager, B., Frau
Universitätsklinik für Kinderheilkunde, Wien, A

Frick U., Prof. Dr.
Institut für Klinische Chemie der Ernst-Moritz-Arndt-Universität Greifswald

Fuchs, A., Frau
Hämophilie-Ambulanz, Universitätsklinik für Innere Medizin I, Wien, A

Furlan, M., Prof. Dr.
Hämatologisches Zentrallabor, Universitätsspital, Inselspital, Bern, CH

Furrer, H.-U., Dr.
Arzt für Kinderheilkunde, CH

Gamper, A., Frau
Kinderspital und Infektion, Allg. österreichisches Landeskrankenhaus, Salzburg, A

Gastpar, H., Prof. Dr.
Neusäss

Gatter, J., Dr.
Abt. Hämostaseologie, Medizinische Universitätsklinik, Ulm

Gazda, H., Dr., Frau
Hematology/Oncology, Department of Pediatrics, Medical Academy, Warsaw, PL

Gebauer, E., Prof. Dr.
Institute of Mother and Child Health, University of Novi Sad, Novi Sad, YU

Geib, R., Dr., Frau
Kinderklinik, Saarbrücker Winterbergkliniken, Saarbrücken

Geisen, Dr.
Zentrallabor, Medizinische Universitätsklinik der Julius-Maximilians-Universität, Würzburg

Geulen, O.
Institut für Medizinische Mikrobiologie und Immunologie der Universität, Bonn

Göbel, F.-J., Dr.
DRK-Kinderklinik, Siegen

Göbel, U., Prof. Dr.
Medizinische Einrichtungen der Heinrich-Heine-Universität, Zentrum Kinderheilkunde, Düsseldorf

Goedert, J. J., Dr.
Viral Epidemiology Section, National Cancer Institute, Rockville/USA

Goldmann, B., Dr.
Arzt für Hämatologie und Onkologie, Lüneburg

Gordjani, N.
Abt. Hämatologie und Hämostaseologie, Kinderklinik, Klinikum der Albert-Ludwigs-Universität, Freiburg

Gottstein, S., Frau
Abt. für klinische Hämostaseologie, Krankenhaus im Friedrichshain, Berlin

Gräbner H., Dr., Frau
Klinik für Kinder- und Jugendmedizin, Bezirkskrankenhaus Heinrich Braun, Zwickau

Gross, J., Dr.
Abt. Klinische Hämostaseologie und Transfusionsmedizin, Universitätskliniken des Saarlandes, Homburg

Gross, W., Prof. Dr.
Medizinische Poliklinik der Julius-Maximilians-Universität, Würzburg

Gstöttner, M., Prim. Dr.
Oberösterreichische Gebietskrankenkasse, Linz, A

Gürtler, L., Prof. Dr.
Max-von-Pettenkofer-Institut für Hygiene und med. Mikrobiologie der Universität, München

GUTENSOHN, K., Dr.
Abt. Transfusionsmedizin/Transplantationsimmunologie, Universitätskrankenhaus Eppendorf, Hamburg

HAACK, A., Frau
Institut für Experimentelle Hämatologie und Transfusionsmedizin der Universität, Bonn

HAGEMEYER, E.
Abt. Pädiatrie/Hämatologie, Kinderklinik, Medizinische Einrichtungen der Westfälischen Wilhelms-Universität, Münster

HALBMAYER, M., Dr.
Zentrallaboratorium, Krankenhaus der Stadt Wien-Lainz, Wien, A

HANFLAND, P., Prof. Dr.
Institut für Experimentelle Hämatologie und Transfusionsmedizin der Universität, Bonn

HARTL, H. K., Dr.
Institut für Sozialmedizin der Universität Wien, Wien, A

HARTUNG, K.-J. Dr.
Institut für Klinische Chemie und Laboratoriumsdiagnostik, Otto-von-Guericke-Universität, Magdeburg

HASLER, K., Prof. Dr., Frau
Abt.Hämatologie und Onkologie, Zentrum Innere Medizin I, Klinikum der Albert-Ludwigs-Universität, Freiburg

HAUSHOFER, A., Dr.
Zentrallabor, Krankenhaus der Stadt Wien-Lainz, Wien, A

HAUSMANN, K., Prof. Dr.
Hamburg

HEINEMANN, H., Dr.
Abt. Anästhesie, Allgemeines Krankenhaus Altona, Hamburg

HEINRICHS, C., Doz. Dr., Frau
Zentralabteilung Hämostaseologie, Hämophilie-Zentrum, Krankenhaus im Friedrichshain, Berlin

HELLSTERN, P., Prof. Dr.
Institut für Transfusionsmedizin und Immunhämatologie, Klinikum der Stadt, Ludwigshafen

HEMPELMANN, L., Dr.
Kinderklinik Lindenhof, Krankenhaus Lichtenberg, Berlin

HERLIN, T., Dr.
Pediatric Department, Community Hospital, Aarhus, DK

HERRMANN, F. H., Prof. Dr. Dr.
Institut für Humangenetik, Medizinische Fakultät der Ernst-Moritz-Arndt-Universität, Greifswald

HILGENFELD, E., Dr., Frau
Klinik für Kinderheilkunde, Univ.-Klinikum Rudolf Virchow, Humboldt-Universität zu Berlin, Berlin

HOFMANN, H., Dr.
Facharzt für Transfusionsmedizin, Töplitz

HOFMANN, K., Dr.
Abt. Hämatologie und Onkologie, Kinderklinik, Klinikum Chemnitz gGmbH, Chemnitz

HOPMEIER, P., Dr.
Zentrallaboratorium, Krankenanstalt Rudolfstiftung, Wien, A

HOVY, L., Priv.-Doz. Dr.
Orthopädische Universitätsklinik Friedrichsheim, Frankfurt am Main

HUEMER, M., Dr., Frau
Universitätsklinik für Kinderheilkunde, Wien, A

HUTH-KÜHNE, A., Dr., Frau
Kurpfalzkrankenhaus Heidelberg und Hämophiliezentrum gGmbH, Heidelberg

IFSITZ, A., Frau
Wiener Gebietskrankenkasse, Wien, A

IMAHORN, P., Dr.
Kinderspital, Luzern, CH

INGERSLEV, J., Dr.
Department Clinical Immunology, Hemophilia Center and Coagulation, Laboratory, University Hospital, Aarhus N, DK

ISTVAN, L., Prof. Dr.
Bluttransfusionsdienst, Szombathely, H

JAGER, R., Dr., Frau
Vertranszfuzios Allomas, Szombathely, H

JOHNSSON, H., Dr.
Medical Clinic, Stockholm, S

JOHS, R., Dr.
Kinderklinik, Städtisches Klinikum Holwedestraße, Braunschweig

JORGENSEN, M., Dr., Frau
K.A.S. Gentofte, Koagulationslaboratiet, Hellerup, DK

JOST, C., Dr.
Kinderklinik, Universitätskliniken des Saarlandes, Homburg

Kaiser, D., Dr.
Kinderspital, Luzern, CH

Kaiser, R., Dr.
Institut für Medizinische Mikrobiologie und Immunologie der Universität, Bonn

Kallas, A., Dr.
University of Tartu, Tartu, Estonia

Kaper, A.
IV. Medizinische und Infektionsabteilung, Medizinische Universitätsklinik, Graz, A

Kapiotis, S., Dr.
Klinisches Institut für Medizin und chemische Labordiagnostik, Wien, A

Kappers-Klunne
Acad. Ziekenhuis Dykzigt, GD Rotterdam, NL

Kazda, S., Dr.
Infektionsabteilung, Kardinal Schwarzenberg'sches Krankenhaus, Schwarzach/Pongau, A

Keller, F., Prof. Dr.
Zentrallabor, Kinderklinik und Poliklinik der Julius-Maximilians-Universität, Würzburg

Kemkes-Matthes, B., Priv.-Doz. Dr.
Zentrum fürInnere Medizin, Klinikum der Justus-Liebig-Universität, Gießen

Kiesewetter, H., Prof. Dr. Dr.
Institut für Hämatologie und Transfusionsmedizin, Univ.-Klinikum Charité, Humboldt-Universität zu Berlin, Berlin

Kjellman, H.
Skinnskatteberg, S

Klare, M., Dr.
III. Innere Klinik, Klinikum Berlin Buch, Berlin

Klinge, J., Dr.
Kinderklinik mit Poliklinik der Universität Erlangen-Nürnberg, Erlangen

Klinke, S., Dr., Frau
Hämophilieambulanz, Zentrum der Inneren Medizin, Klinikum der Johann-Wolfgang-Goethe-Universität, Frankfurt am Main

Klose, H. J., Priv.-Doz. Dr.
Arzt für Kinderheilkunde, München

Kluce, G., Dr.
Linezers Centre of Clinical Medicin, Latvian Academy of Medicine, Riga, LV

Knöbl, P., Dr.
Klinische Abt. für Hämatologie und Hämostaseologie, Universitätsklinik für Innere Medizin, Wien, A

Knöfler, R., Dr.
Klinik und Poliklinik für Kinderheilkunde, Univ.-Klinikum Carl Gustav Carus, Dresden

Kobelt, R., Dr.
Arzt für Kinderheilkunde, Wabern, CH

Köhler-Vajta, K., Dr., Frau
Ärztin für Kinderheilkunde, Grünwald

Komrska, V., Dr.
II. Detska Klinika. FN Motol, Praha, CZ

Konrad, H., Prof. Dr.
Arzt für Innere Medizin und Hämatologie, Rostock

Kopylov, K. G., Dr.
The Russian Academy of Medical Sciences, Moskau, GUS

Korninger, H. C., Doz. Dr.
Unfallkrankenhaus Lorenz Böhler der Allg. Unfallversicherungsanstalt, Wien, A

Koscielny, J., Dr.
Institut für Transfusionsmedizin und Immunhämatolgie (Charité), Humboldt-Universität zu Berlin, Berlin

Köstering, H., Prof. Dr.
Blutgerinnungslabor, Zentr. Inn. Med. der Georg-August-Universität, Göttingen

Krall, G., Dr.
Head Hemophilia Care Center, Budapest, H

Krause, M., Dr., Frau
Hämophilieambulanz, Medizinische Klinik I, Johann-Wolfgang-Goethe-Universität, Göttingen

Kreuz, W., Dr.
Zentrum der Kinderheilkunde, Klinikum der J.-W.-Goethe-Universität, Frankfurt am Main

Krey, S., Dr., Frau
Ambulanz für Hämatologie/Onkologie, Kinderklinik, Klinikum der Christian-Albrechts-Universität, Kiel

Kuhn, N., Dr.
Pädiatrische Hämatologie und Onkologie, Kinderklinik, Medizinische Einrichtungen der Westfälischen Wilhelms-Universität, Münster

Kühnl, P., Prof. Dr.
Universitätskrankenhaus Eppendorf, Blutbank, Hamburg

Kühn-Walz, K., Dr., Frau
Institut für Transfusionsmed. des Städt. Krankenhauses Köln Merheim, Köln

Kunze, U., Prof. Dr.
Institut für Sozialmedizin, Wien, A

Kupfer, B., Dr.
Institut für Medizinische Mikrobiologie und Immunologie der Universität, Bonn

Kurme, A., Dr.
Arzt für Kinderheilkunde, Hamburg

Kurnik, P., Dr.
Kinderinterne Abteilung, Allg. österreichisches Landeskrankenhaus, Klagenfurt, A

Kuse, R., Prof. Dr.
Abt. Hämatologie, Allgemeines Krankenhaus St. Georg, Hamburg

Kyank, U., Dr.
Kinderklinik und Poliklinik, Medizinische Fakultät Universität, Rostock

Lang, A., Dr.
Interne Abteilung, Allg. österreichisches Landeskrankenhaus, Feldkirch-Tisis, A

Lange, S., Dr.
Institut für Transfusionsmedizin und Immunhämatologie mit Blutbank, Otto-von-Guericke-Universität, Magdeburg

Langmacker, M., Dr., Frau
Abt. Innere Medizin II, Hämophilie-Zentrum, Krankenhaus im Friedrichshain, Berlin

Laufs, R., Prof. Dr.
Institut für Medizinische Mikrobiologie und Immunologie, Universitätkrankenhaus Eppendorf, Hamburg

Lechler, E., Prof. Dr.
Gerinnungslabor, Klinik I für Innere Medizin der Universität, Köln

Lenk, H., Priv.-Doz. Dr.
Klinik für Kindermedizin, Universität, Leipzig

Lenz, E., Dr., Frau
Zentrum Kinderheilkunde, Med. Klinik und Poliklinik
der Georg-August-Universität, Göttingen

Lestin, H.-G., Dr.
Institut für Labormedizin, Klinikum, Schwerin

Leutner, E., Dr., Frau
Abt. Innere Medizin, Fachkrankenhaus Neckargemünd gGmbH, Neckargemünd

Lighezan, D., Dr.
Rumänische Hämophiliegesellschaft, Timisoara, R

Lindstedt, M., Dr., Frau
Koagulationsmottagningen, Karolinska Sjukhuset, Stockholm, S

Loreth, R. M., Dr.
Abt. für Klinische Hämostaseologie, Medizinische Klinik III, Klinikum, Kaiserslautern

Losonczy, H., Doz. Dr., Frau
1. Medizinische Klinik, Medizinische Universität, Pécs, H

Lutze, G., Prof. Dr.
Institut für Klinische Chemie und Laboratoriumsdiagnostik, Otto-von-Guericke-Universität, Magdeburg

Maak, B., Priv.-Doz. Dr.
Thüringen-Klinik, Georgius Agricola Saalfeld, Saalfeld

Marby, P., Dr., Frau
Kinderklinik und Ambulanz, Städtisches Klinikum Dessau, Dessau

Marek, R., Dr.
Wiener Gebietskrankenkasse, Wien, A

Marsmann, G., Dr.
Arzt für Kinderheilkunde, Varel

Martinez-Saguer, I., Frau
Zentrum der Kinderheilkunde, Klinikum der Johann-Wolfgang-Goethe-Universität, Frankfurt am Main

Martinková, I., Prim. Dr., Frau
odd. Hematologie, Fakultni nemocnice v Plzni, Plzen-Bory, CZ

Marx, G., Dr.
Gerinnungslabor, Chirurgische Klinik, Universitätskrankenhaus Eppendorf, Hamburg

Matern, H., Dr.
Münster

Matthias, F. R., Prof. Dr.
Zentrum für Innere Medizin, Klinikum der Justus-Liebig-Universität, Gießen

Matzdorff, A., Dr.
Abt. für Hämatologie und. Onkologie, Zentrum für Innere Medizin, Klinikum der Justus-Liebig-Universität, Gießen

Maurer, M., Prof. Dr.
Bernau/Chiemsee

Mauz-Körholz, C., Dr., Frau
Pädiatrische Hämatologie/Onkologie, Medizinische Einrichtungen der Heinrich-Heine-Universität, Düsseldorf

Mayer, A., Frau
Institut für Medizinische Mikrobiologie und Immunologie der Universität Bonn, Bonn

Medgyessy, I., Dr., Frau
Vertranszfuzios Központ, Debrecen, H

Meili, E. O., Dr., Frau
Gerinnungslabor, Abt. Innere Medizin, Universitätsspital, Zürich, CH

Mentzer, D., Dr.
Abt. Hämatologie und Ger., Zentrum der Kinderheilkunde/Klinikum der Johann-Wolfgang-Goethe-Universität Frankfurt am Main

Miklus, M., Dr.
Arzt für Orthopädie und Rheumatologie, Potsdam

Mikolajova, M., Dr., Frau
Nemocnica s poliklinikon, Poprad

Mingers, A.-M., Prof. Dr., Frau
Würzburg/Lengfeld

Möbius, D., Dr.
Kinderklinik und Kinderpoliklinik, Carl-Thiem-Klinikum, Cottbus

Moll, W., Dr.
Zentrallabor, Allg. österreichisches Landeskrankenhaus, Feldkirch-Tisis, A

Mondorf, W., Dr.
Zentrum der Inneren Medizin, Klinikum der Johann-Wolfgang-Goethe-Universität, Frankfurt am Main

Mösseler, J., Dr.
Arzt für Kinderheilkunde, Dillingen

Müller, G., Prof. Dr. Dr.
Institut für Klinische Chemie und Pathobiochemie der Martin-Luther-Universität Halle-Wittenberg, Halle

Müller, V., Dr.
Bluttransfusionsdienst, Zentralinstitut für Transfusionsmedizin, Hamburg

Muntean, E. W., Prof. Dr.
Universitätskinderklinik, Graz, A

Muss, N., Dr.
Facharzt für Innere Medizin, Salzburg, A

Navratil, N.
Universitätsklinik für Innere Medizin I, Wien, A

Neidhardt, B., Dr.
Abt. für Transfusionsmedizin, Chirurgische Universitätsklinik, Erlangen

NEIDHARDT, R., Frau
Klinisches Institut für Medizinische und Chemische Labordiagnostik, Wien, A

NEUBAUER, M., Dr.
Krankenhaus der Barmherzigen Brüder, Graz, A

NEUBAUER, M., Frau
Abt. Gerinnung, Medizinische Universitätskinderklinik, Graz, A

NEUGEBAUER, B., Dr.
Paul-Ehrlich-Institut, Bundesamt für Sera und Impfstoffe, Langen

NEUWALD, C., Dr., Frau
Institut für Labordiagnostik, Kaiser-Franz-Josef-Spital, Wien, A

NIEKRENS, C., Dr.
Kinderklinik, Städtische Krankenanstalten, Delmenhorst

NIENHAUS, K., Dr.
Chirurgische Intensivstation, Universitätskliniken des Saarlandes, Homburg

NIMTZ, A., Dr., Frau
Kinderklinik, Klinikum Markendorf, Frankfurt/Oder

NOWAK-GÖTTL, U., Priv.-Doz. Dr., Frau
Abt. Hämatologie/Onkologie, Kinderklinik, Medizinische Einrichtungen der Westfälischen Wilhelms-Universität, Münster

NÜBLING, M., Dr.
Paul-Ehrlich-Institut, Bundesamt für Sera und Impfstoffe, Langen

OEHLER, G., Prof. Dr.
Rehabilitationsklinik Föhrenkamp, Mölln

ÖFFNER, A., Frau
Abt.Hämostaseologie, Medizinische Klinik Innenstadt der Ludwig-Maximilians-Universität, München

OLDENBURG, J., Dr.
Institut für Humangenetik, Biozentrum der Universität, Würzburg

OSTENDORF, P., Prof. Dr.
I. Med. Abteilung, Marienkrankenhaus, Hamburg

PAFFENHOLZ, M., Dr.
Institut für Experimentelle Hämatologie und Transfusionsmedizin der Universität, Bonn

PECHLANER, C., Dr.
Gerinnungslaboratorium, Universitätsklinik für Innere Medizin Innsbruck, A

PERNE, J., Dr.
Zentrallaboratorium, Allg. österreichische Landeskrankenanstalten, Klagenfurt, A

PETER, K.
Universitätsklinik für Kinderheilkunde, Wien, A

PETERS, J., Dr.
Kinderklinik der TU München, Krankenhaus München Schwabing, München

PETRINI, P., Dr., Frau
Barnkliniken, Karolinska Sjukhuset, Stockholm, S

PILLKAHN, R., Dr., Frau
Abt. Hämatologie, Medizinische Klinik I, Klinikum der Stadt, Gera

PLENDL, H., Dr.
Institut für Humangenetik, Klinikum der Christian-Albrechts-Universität, Kiel

POEK, K.
Deutsche Hämophiliegesellschaft, Berlin

POHL, U., Dr.
DRK-Blutspendedienst, Institut Springe, Springe

POLLIG, M., Frau
Institut für Medizinische Mikrobiologie und Immunologie der Universität Bonn, Bonn

POLLMANN, H., Dr.
Abt. für Hämostaseologie, Kinderklinik, Medizinische Einrichtungen der Westfälischen Wilhelms-Universität, Münster

POSPISILOVA, D., Dr., Frau
Kinderklinik Olomouc,
FN Olomouc detská hematologie, Olomouc, CSFR

POSTOVANSCHITZ, U.
Amt der Sog. Landesregierung, Sanitätsdirektion, Salzburg, A

PROHASKA, W., Dr.
Institut für Laboratoriums- und Transfusionsmedizin, Herzzentrum Nordrhein-Westfalen, Bad Oeynhausen

PRÜMMER, O., Priv.-Doz. Dr.
Abt. Innere Medizin III, Med. Universitätsklinik, Ulm

PTOSZKOVA, H., Dr., Frau
Detska Hematologie, Ostrava-Zabreh, CZ

RABENSTEIN, C., Frau
Medizinische Klinik I, Zentrum der Inneren Medizin, Klinikum der Johann-Wolfgang-Goethe-Universität, Frankfurt am Main

RADTKE, K.-P., Dr.
Medizinische Klinik I, Zentrum der Inneren Medizin, Klinikum der Johann-Wolfgang-Goethe-Universität, Frankfurt am Main

RADVANYI, G., Dr.
Semmelweis Kórház, II. Belosztály, Miskolc, H

RAGELIENE, L., Dr., Frau
Department of Hematology, Children's Hospital, Vilnius University, Vilnius/Litauen

RAJANTIE, J., Dr.
Auroran Sairaala, Rakennus 7, Helsinki, FIN

RAMSCHAK, H., Doz. Dr.
I. Medizinische Universitätsklinik, Graz, A

RAMSCHAK, S., Dr., Frau
I. Medizinische Universitätsklinik, Graz, A

RASCHE, H., Prof. Dr.
Zentralkrankenhaus St.-Jürgen-Straße, Medizinische Klinik I, Bremen

REDDEMANN, H., Prof. Dr.
Abt. Hämatologie und Onkologie, Kinderklinik der Ernst-Moritz-Arndt-Universität, Greifswald

REHAN, N., Dr., Frau
Abt. Hämatologie/Onkologie, Kinderklinik, Univ.-Klinik Eppendorf, Hamburg

REMMERT, T., Dr.
Institut für Medizinische Mikrobiologie und Immunologie der Universität, Bonn

REPAS-HUMPE, M. Dr., Frau
Zentrum Kinderheilkunde, Medizinische Klinik und Poliklinik der Georg-August-Universität, Göttingen

REUTER, H.
Gerinnungslabor, Chirurgische Klinik, Universitätskrankenhaus Eppendorf, Hamburg

RIES, M., Dr.
Kinderklinik mit Poliklinik der Universität Erlangen-Nürnberg, Erlangen

RODRIGUEZ, M., Dr.
Hegnau, CH

ROMMEL, F., Dr.
Abt. Hämostaseologie, Medizinische Klinik Innenstadt der Ludwig-Maximilians-Universität, München

ROOS, M., Frau
Institut für Medizinische Mikrobiologie und Immunologie der Universität, Bonn

ROOSENDAAL, G., Dr.
Van Creveld Clinic, Utrecht, NL

RUDENKO, V., Dr.
Institut of Hematology and Transfusiology, Lviv

Ruf, S., Dr., Frau
Gerinnungslabor, Innere Medizin, Westpfalz-Klinikum GmbH, Standort I, Kaiserslautern

Ruf, T., Dr.
Institut für medizinische Mikrobiologie und Immunologie der Universität, Bonn

Ruf, T. Dr.
Gerinnungslabor/Innere Medizin, Westpfalz-Klinikum GmbH, Standort I Kaiserslautern, Kaiserslautern

Ruzicka, K., Dr.
Klinisches Institut für Medizinische und Chemische Labordiagnostik, Wien, A

Saadé, C., Dr., Frau
Institut für Transfusions- und Laboratoriumsmedizin, Städtisches Klinikum, Pforzheim

Sailer, S., Prim. Prof. Dr.
II. Med. Abteilung und Lungenabteilung, Allg. österreichisches Landeskrankenhaus, Salzburg, A

Sandvoss, A., Dr.
Kinderklinik, Städtisches Klinikum Holwedestraße, Braunschweig

Sas, G., Prof. Dr.
Postgraduate Medical University, Department of Haematology, Budapest, H

Sasowski, U., Frau
Institut für Medizinische Mikrobiologie und Immunhämatologie der Universität, Bonn

Sauer, M., Dr.
Kinderklinik der Friedrich-Schiller-Universität, Jena

Scharrer, I., Prof. Dr.
Medizinische Klinik I, Zentrum der Inneren Medizin, Klinikum der Johann-Wolfgang-Goethe-Universität, Frankfurt am Main

Scheel, H., Dr.
Klinische Hämostaseologie, Klinik für Innere Medizin, Universität, Leipzig

Scheiring, H., Dr.
Tiroler Gebietskrankenkasse, Innsbruck, A

Schelle, G.
IGH, Bonn

Schilling, F., Dr.
Abt. Hämatologie und Onkologie, Pädiatrisches Zentrum, Olgahospital, Stuttgart

Schimpf, K., Prof. Dr.
Heidelberg

SCHLENKRICH, U., Dr.
Leipzig

SCHMELTZER, B., Dr., Frau
Ärztin für Kinderheilkunde, Potsdam

SCHMIDT, L., Dr.
Institut für klinische Chemie und Hämatologie, Kantonsspital, St. Gallen, CH

SCHMIDT, M.
IGH-Bonn, Kerpen

SCHMIDT, S.
Medizinische Klinik I, Zentrum der Inneren Medizin, Klinikum der Johann-Wolfgang-Goethe-Universität, Frankfurt am Main

SCHMITT, C.
Institut für Experimentelle Hämatologie und Transfusionsmedizin der Universität, Bonn

SCHMITT, K., Prim. Dr.
Kinder- und Infektionsabteilung, Landes-Kinderkrankenhaus, Linz, A

SCHMUTZLER, R., Prof. Dr.
Wuppertal

SCHNEPPENHEIM, R., Priv.-Doz. Dr.
Kinderklinik, Klinikum der Christian-Albrechts-Universität, Kiel

SCHNEWEIS, K. E., Prof. Dr.
Institut für Medizinische Mikrobiologie und Immunologie der Universität, Bonn

SCHOBESS, R., Dr., Frau
Klinik für Kinderheilkunde der Martin-Luther-Universität Halle-Wittenberg, Halle

SCHOBESBERGER, G., Dr.
Arzt für Umweltmedizin, Medizinische und Chemische Labordiagnostik, Steyr, A

SCHRAMM, W., Prof. Dr.
Abt.Hämostaseologie, Medizinische Klinik Innenstadt der Ludwig-Maximilians-Universität, München

SCHRÖDER, W., Dr.
Institut für Humangenetik, Medizinische Fakultät der Ernst-Moritz-Arndt-Universität, Greifswald

SCHULZ, M., Dr., Frau
Abt. Blutspende- und Transfusionsmedizin der Ernst-Moritz-Arndt-Universität, Greifswald

SCHUMACHER, R.
Kinderklinik, Klinikum, Schwerin

SCHÜRMANN, U., Dr., Frau
Hämatologie/Onkologie-Ambulanz, Zentrum für Kinderheilkunde, Univ.-Klinikum der Gesamthochschule, Essen

SCHWAAB, R., Dr.
Institut für Experimentelle Hämatologie und Onkologie, Bluttransfusionswesen der Universität, Bonn

SCHWARZ, H., Dr., Frau
Kinderambulanz, Klinikum, Suhl

SCHWARZ, R., Dr.
Landeskinderklinik, Linz, A

SEDLAK, M., Dr.
Facharzt für Kinder- und Jugendheilkunde, Linz, A

SEDLAK, W., Dr.
Arzt für Kinderheilkunde, Linz, A

SEIFRIED, E., Prof. Dr.
Medizin III, Zentralinstitut Frankfurt, Blutspendedienst DRK-Hessen, Frankfurt am Main

SEITZ, R., Prof. Dr.
Langen

SERBAN, M., Prof. Dr., Frau
University of Medicine, Timisoara/Rumänien

SEUSER, A., Dr.
Kaiser-Karl-Klinik, Fachklinik für Orthopädie, Bonn

SEVERIN, T.
Abt. Hämatologie und Hämostaseologie, Kinderklinik, Klinikum der Albert-Ludwigs-Universität, Freiburg

SIBROWSKI, W., Prof. Dr.
Transfusionsmedizin, Medizinische Einrichtungen der Westfälischen Wilhelms-Universität, Münster

SIEG, I., Dr., Frau
I. Medizinische Klinik, Klinikum der Christian-Albrechts-Universität, Kiel

SIEGERT, G., Dr., Frau
Institut für Klinische Chemie und Laboratoriumsmedizin, Univ.-Klinikum Carl-Gustav-Carus, Dresden

SIEMENS, H. J., Dr.
Abt. Hämatologie, Klinik für Innere Medizin, Medizinische Universität zu Lübeck, Lübeck

Sigg, P., Dr., Frau
Schweizer Pflegerinnenschule, Zürich, CH

Siimes, M., Prof. Dr.
HYKS, Lasten KL, FIN

Skrandies, G., Dr., Frau
Fachärztin für Innere Medizin, Hamburg

Sonnen, R., Dr., Frau
Abt.Hämatologie, Allgemeines Krankenhaus St. Georg, Hamburg

Sosada, M., Dr.
Abt. Hämatologie und Onkologie, Städtisches Krankenhaus Siloah, Hannover

Sosada, U., Dr., Frau
Kinderklinik, St. Bernward Krankenhaus, Hildesheim

Spanagel, M., Dr.
Abt. Biomechanik, Orthopädische Klinik, Medizinische Einrichtungen der Rheinischen Friedrich-Wilhelms-Universität, Bonn

Speiser, W., Prof. Dr.
Klinisches Institut für Medizinische und Chemische Labordiagnostik, Wien, A

Steffens, C.-C., Dr.
I. Medizinische Klinik, Klinikum der Christian-Albrechts-Universität, Kiel

Steinbrenner, D., Prim. Dr.
Bundesversicherungsanstalt, Wien, A

Stenszky, V., Doz. Dr.
Vertransfuzios Központ, Debrecen, H

Stigendal, L., Dr.
Koagulationscentrum, Göteborg, S

Stoll, H.
Medizinische Klinik I, Zentrum der Inneren Medizin, Klinikum der Johann-Wolfgang-Goethe-Universität, Frankfurt am Main

Streif, W., Dr.
Universitätklinik für Kinderheilkunde, Innsbruck, A

Subert, R., Dr., Frau
Abt. für Hämatologie und Onkologie, Klinik für Innere Medizin II, Klinikum Schwerin, Schwerin

Suchoviy, M. V., Dr.
Surgeon Hospital, Kiew Institute of Hematology and Blood Transfusion, Kiew/Ukraine

Sulovska, I., Dr., Frau
Hämatologische Klinik, Fakultätskrankenhaus, Olomouc, CZ

SÜSSENGUTH, R., Dr.
Altonaer Kinderkrankenhaus, Hamburg

SUTOR, A. H., Prof. Dr.
Abt. Hämatologie und Hämostaseologie, Kinderklinik, Klinikum der Albert-Ludwigs-Universität, Freiburg

SVIRNOVSKAYA, E., Dr.
Republican Bloodbank, Minsk

SYRBE, G., Priv.-Doz. Dr.
Innere Abt., Landesfachkrankenhaus Stadtroda, Stadtroda

TENNER-RACZ, Dr., Frau
Allgem. Krankenhaus St. Georg, Hamburg

THOR, S., Dr., Frau
Fachärzte Blutgasse, Wien, A

TORFAH, E., Dr.
Childrens Hospital, University Damaskus, Mezzeh-Damaskus/Syrien

TRAUN, H., Dr.
II. Medizinische Abt. und Lungenabteilung, Allg. Österreichisches Landeskrankenhaus, Salzburg, A

TSCHÄPE, H., Prof. Dr.
Robert-Koch-Institut, Wernigerode

UHLE, C., Dr.
Kurpfalzkrankenhaus Heidelberg und Hämophiliezentrum gGmbH, Heidelberg

UNKRIG, C., Dr.
Medizinische Universitätspoliklinik, Bonn

VERPOORT, K., Dr.
Hamburg

VEZENDI, K., Dr., Frau
Szote II. Belklinika, Szeged, H

VIAZOV, S., Prof. Dr.
Institut für Medizinische Virologie,Univ.-Klinikum der Gesamthochschule, Essen

VIELHABER, H., Dr.
Abteilung Hämatologie/Onkologie, Kinderklinik, Medizinische Einrichtungen der Westfälischen Wilhelms-Universität, Münster

VIGH, T., Dr.
Medizinische Klinik I, Zentrum der Inneren Medizin, Klinikum der Johann-Wolfgang-Goethe-Universität, Frankfurt am Main

VINAZZER, H., Prof. Dr.
Laboratorium für Blutgerinnung, Hämophiliezentrum, Linz, A

Vorlova, Z., Dr.
Institut für Hämatologie und Bluttransfusion, Praha 2, CZ

Wahlberg, T., Dr.
Health Indicator, Stockholm, S

Wallny, T., Dr.
Orthopädische Klinik, Medizinische Einrichtungen der Rheinischen Friedrich-Wilhelms-Universität, Bonn

Wank, H., Dr.
St.-Anna-Kinderspital, Wien, A

Wedemeyer, U., Dr., Frau
Ärztin für Innere Medizin, Potsdam

Weidlich, B., Dr., Frau
Innere Abt., Landesfachkrankenhaus Stadtroda, Stadtroda

Weissbach, G., Prof. Dr., Frau
Klinik und Poliklinik für Kinderheilkunde, Universitätsklinikum Carl Gustav Carus, Dresden

Weisser, J., Dr.
Abt. Pädiatrie/Neuropädiatrie, Fachkrankenhaus Neckargemünd gGmbH, Neckargemünd

Wendisch, J., Dr.
Klinik und Poliklinik für Kinderheilkunde, Universitätsklinikum Carl-Gustav-Carus, Dresden

Wenke, A., Dr., Frau
Medizinische Klinik I, Zentrum der Inneren Medizin, Klinikum der Johann-Wolfgang-Goethe-Universität, Frankfurt am Main

Wenzel, E., Prof. Dr.
Abt. Klinische Hämostaseologie und Transfusionsmedizin, Universitätskliniken des Saarlandes, Homburg

Werner, N., Frau
Medizinische Klinik I, Zentrum der Inneren Medizin, Klinikum der Johann-Wolfgang-Goethe-Universität, Frankfurt am Main

Wesemeyer, D., Dr.
Herz-Kreislauf-Klinik Bevensen, Bad Bevensen

Wieding, J. U., Dr.
Abt. Transfusionsmedizin, Zentrum Hygiene- und Humangenetik der Georg-August-Universität, Göttingen

Wiegert, S.
Abt. Hämatologie und Hämostaseologie, Kinderklinik, Klinikum der Albert-Ludwigs-Universität, Freiburg

Wielenga, J. J., Dr.
Acad. Ziekenhuis Dykzigt, Rotterdam, NL

Windyga, J., Dr.
Institut of Hematology and Transfusiology, Warsaw, PL

Winkler, K., Frau
Klinisches Institut für medizinische und chemische Labordiagnostik,Wien, A

Wulff, K., Dr., Frau
Insitut für Humangenetik, Medizinische Fakultät der Ernst-Moritz-Arndt-Universität, Greifswald

Wyss, M., Priv.-Doz. Dr., Frau
Service de pédiatrie, Centre Hospitalier Universitaire Vaudois, Lausanne, CH

Zegner, M., Frau
Hämophilie-Ambulanz, Universitätsklinik für Innere Medizin I, Wien, A

Zeitler, P., Dr., Frau
Kinderklinik und Poliklinik der Julius-Maximilians-Universität, Würzburg

Zeller, W., Dr.
Hamburg

Zenz, W., Dr.
Universitätskinderklinik, Graz, A

Zimmermann, R., Prof. Dr.
Kurpfalzkrankenhaus Heidelberg und Hämophiliezentrum gGmbH, Heidelberg

Zinsmeyer, J., Dr.
Institut für Klinische Chemie und Labormedizin, Vogtland-Klinikum Plauen, Plauen

Zver, S., Dr.
Hämatolosku Klinika, Klinicni Center Ljubljana, Ljubljana, SLO

Zwieauer, K., Prim. Dr.
Abt. für Kinderheilkunde, Allg. Österreichisches Krankenhaus, St. Pölten, A

Zwietasch, F., Dr., Frau
Kinderklinik, Städtisches Klinikum, Dessau

Zwinge, B., Frau
Medizinische Klinik I, Zentrum der Inneren Medizin, Klinikum der Johann-Wolfgang-Goethe-Universität, Frankfurt am Main

Verleihung des Johann-Lukas-Schönlein-Preises 1996

Es ist mir eine große Freude, im Rahmen des 27. Hamburger Hämophilie-Symposions den Johann-Lukas-Schönlein-Preis verleihen zu dürfen. Dieser Wissenschaftspreis wird alle 2 Jahre, heute also zum 12. Mal verliehen. Er wurde vor 9 Jahren – 1977 – von der Firma Immuno gestiftet. Die Stiftung wird vom Stifterverband für die deutsche Wissenschaft betreut. Über die Preisvergabe entscheidet ein unabhängiges Kuratorium. Es besteht aus 7 Wissenschaftlern und einem Vertreter des Stifterverbandes. Die Ziele sind im Stiftungsstatut festgelegt:

Die Stiftung dient der Förderung der klinischen Forschung auf dem Gebiet chronischer Blutungskrankheiten, insbesondere der Hämophilie und verwandter angeborener Blutgerinnungsstörungen. Sie dient ausschließlich und unmittelbar gemeinnützigen Zwecken und erfüllt diese durch die Vergabe des „Johann-Lukas-Schönlein-Preises" für hervorragende wissenschaftliche Arbeiten. Der Preis soll dem Wohl der von chronischen Blutungskrankheiten betroffenen und oft schwer geprüften Menschen dienen.

In diesem Jahr haben sich 3 Arbeitsgruppen mit exzellenten Arbeiten um den Preis beworben. Alle Arbeiten waren von hoher wissenschaftlicher Qualität und klinischer Relevanz.

Die Wahl des Preisträgers fiel dem Kuratorium dieses Jahr daher sehr schwer.

Unter Bezugnahme auf § 2 der Statuten, wonach, wie bereits erwähnt, die Stiftung der Förderung der klinischen Forschung insbesondere auf dem Gebiet der Hämophilie dienen soll, hat das Kuratorium beschlossen, den diesjährigen Johann-Lukas-Schönlein-Preis (1996) an die Herren Dr. Rainer Schwaab, Dr. Oldenburg, Dr. Poller aus der Arbeitsgruppe Dr. Brackmann in Bonn für Arbeiten über „Neue Erkenntnisse in Diagnostik, Pathogenese und Therapie der Hämophilie" zu verleihen.

Es wurden 5 Arbeiten vorgelegt, in denen die Autoren molekularbiologische Untersuchungen bei Patienten mit Hämophilie präsentieren.

In der ersten Arbeit – Schwaab R et al. „Characterization of mutations within the factor VIII gene of 73 unrelated mild and moderate haemophiliacs" – wurde das komplette kodierende F.VIII-Gen von 101 Patienten mit milder und mäßiger Hämophilie A mit Hilfe der DGGE molekularbiologisch untersucht.

Damit konnte in diesem Patientenkollektiv 86 % der Mutationen gefunden werden. Bei dem Teil der Patienten, bei dem keine Mutation im F.VIII-Gen identifiziert werden konnte, lag ein v.-Willebrand-Syndrom Normandie vor.

In der zweiten Arbeit – Becker J et al. „Characterization of the factor VIII defect in 147 patients with sporadic hemophilia A: Familiy studies indicate a mutation

I. Scharrer/W. Schramm (Hrsg.)
27. Hämophilie-Symposion Hamburg 1996

type-dependent sex ratio of mutation frequencies" – wurde mit der genannten Methode sowie zwei weiteren Screeningmethoden das komplette F.VIII-Gen von 147 Patienten mit schwerer Hämophilie A charakterisiert. Eine Mutation konnte wiederum bei 86% der Patienten gefunden werden. Außerdem wurde ein bisher noch nicht bekannter Mutations-Hot-spot in der B-Domäne gefunden. Mit der Identifizierung dieser Mutation konnte bei Frauen eine Überträgerdiagnostik durchgeführt werden, welche zuvor wegen der neuen Mutationen nicht möglich war. Es konnte gezeigt werden, daß bei X-chromosomalen Erbkrankheiten, Punktmutationen und Intron-22-Inversionen vorwiegend in männlichen Keimzellen neu entstehen, während große Deletionen ganz überwiegend in weiblichen Keimzellen entstehen.

Bei den Mutationen innerhalb der B-Domäne sollte die Bonner Arbeitsgruppe nach Verleihung des Preises noch weiter herausfinden, ob eine Beziehung zur Funktion besteht und ob diese gefundenen Mutationen wirklich auch die Ursache des Gerinnungsdefektes sind.

In der dritten Arbeit – Schwaab R et al. „Haemophilia A: Mutation type determines risk of inhibitor formation" – konnte festgestellt werden, daß der Mutationstyp ein wesentlicher Risikofaktor für die Hemmkörperbildung darstellt.

Patienten, bei denen im F.VIII-Gen entweder eine große Deletion, eine Stop-Mutation oder eine Intron-22-Inversion vorliegt, haben ein etwa 35%iges Risiko, einen Hemmkörper zu bilden. Dieses Risiko ist etwa 7mal größer als bei Patienten, deren Hämophilie A auf eine kleine Deletion oder auf eine Missense-Mutation zurückzuführen ist.

Diese Patienten sollten hinsichtlich einer möglichen Hemmkörperentwicklung intensiv überwacht werden.

In der vierten Arbeit – Oldenburg J et al. „HLA-genotype in haemophilia A patients with intron 22 inversion with and without inhibitor" – suchte die Bonner Arbeitsgruppe, inwieweit das HLA-System einen weiteren Risikofaktor für die Hemmkörperbildung darstellen könnte. Sie fanden dabei, das dem DR15 eine Schlüsselrolle zukommt, vom dem ein Peptid eluiert wurde, das auch in der A3-Domäne des F.VIII-Proteins vorkommt und möglicherweise ein wichtiges Hemmkörperepitop darstellt. Der Einflug des HLA-Systems auf die Inhibitorbildung ist zwar nur gering ausgeprägt, jedoch sollte auch diesbezüglich die Bonner Arbeitsgruppe in Bonn nach der Preisverleihung noch weitere Arbeiten anschließen, um diesem schon lange verdächtigen HLA-System endlich auf die Spur zu kommen.

Die fünfte Arbeit – Poller W et al. „Improvement of transgene stability by intracorporation of E3 region genes into an adenoviral vector for factor IX and by trangient anti-CD4 treatment of the host" – befaßt sich mit der somatischen Gentherapie der Hämophilie B. Sie beschreibt die Entwicklung adenoviraler Vektoren für den In-vitro-Transfer des humanen F.IX-Gens in einem Mausmodell. Ein großer Nachteil der adenoviralen Vektoren ist das Auftreten der zellvermittelten Immunogenizität.

In der Arbeit konnte die Stabilität des Vektors durch eine Suppression der Immunreaktion des Empfängers gegen den Vektor erheblich erhöht werden. Möglicherweise können zukünftig E3-Regionen für die Stabilität von Transgenen nach einem hepatischen Gentransfer angewandt werden.

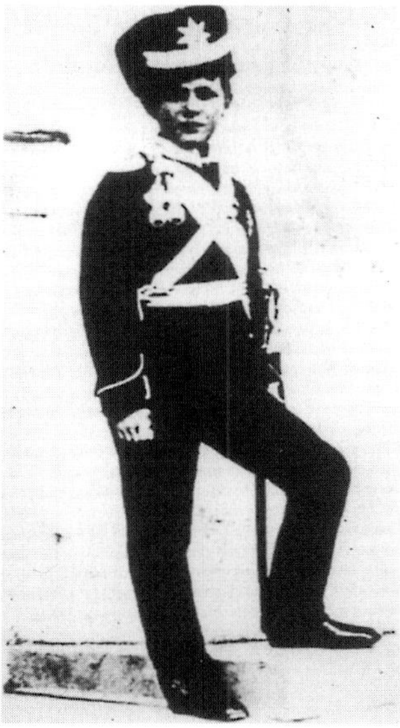

Außerdem wurde in dieser Arbeit eine Kombination transienter Anti-CD-4-Behandlung mit einer E3-basierten Strategie eingesetzt, die in einer verbesserten F.IX-Transgenstabilität in der Maus resultierte. F.IX-Plasmaspiegel lagen auch 6 Monate nach dem Gentransfer noch ein vierfaches über der therapeutischen Schwelle der Maus.

Diese Arbeit befaßte sich mit Schlüsselproblemen des somatischen Gentransfers in vivo, insbesondere mit der Immunologie adenoviraler Vektorsysteme. Auch bei dieser Arbeit empfiehlt das Kuratorium der Bonner Arbeitsgruppe, möglichst bald eine Strategie zur Induktion einer dauerhaften immunologischen Toleranz gegen Vektor *und* Transgen zu entwickeln.

Die genannten Arbeiten enthalten präzise Untersuchungsanordnungen mit entsprechend klaren daraus resultierenden Aussagen. Sie beschäftigen sich mit einem zukunftsträchtigen Thema, das dank der offenbar sehr guten Möglichkeiten im Bonner Zentrum und der exzellenten Mitarbeiter auch exzellent bearbeitet wurde.

In allen fünf vorgelegten Arbeiten spiegelt sich ein immenser Fleiß, eine vorbildliche Sorgfalt und eine klare Konzeption wider. Die Arbeiten sind informativ,

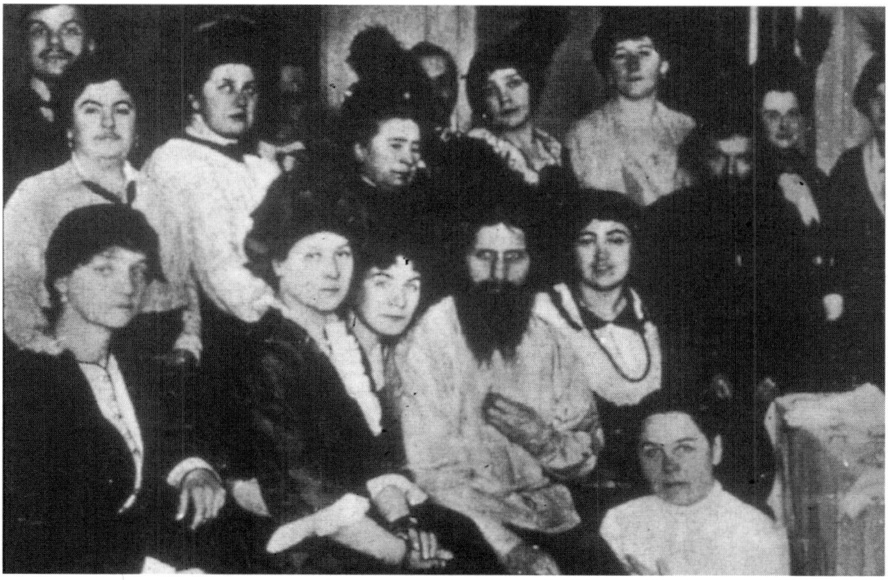

originell und innovativ. Sie zeigen den erfolgreichen Beginn eines wahrscheinlich noch langen Weges der somatischen Gentherapie.

Abbildung 1 zeigt den berühmten russischen Zarewitsch Alexis. Er mußte damals wegen seiner Blutungen in dem rechten Knie- und Hüftgelenk von dem Scharlatan Rasputin (Abb. 2) behandelt werden, der 1916 starb. 80 Jahre später 1996 verleihen wir nun heute den Johann-Lukas-Schönlein-Preis für die Arbeiten über das F.VIII-Gen und die F.IX Gentherapie, die möglicherweise den Beginn des Endes der Hämophilie einläuten.

Jedenfalls sind wir Ihnen, Herr Schwaab, Herr Oldenburg und Herr Poller und der Bonner Arbeitsgruppe sehr dankbar, daß Sie sehr effektiv dazu beigetragen haben, daß wir nicht mehr auf einen Rasputin in der Hämophilietherapie angewiesen sind.

Im Namen des Kuratoriums gratuliere ich Ihnen und Ihrer Arbeitsgruppe und wüsche Ihnen weiterhin viel Erfolg.

I. Scharrer

I. HIV-Infektion

Moderatoren:
L. Gürtler (München)
R. Burger (Berlin)

Todesursachen und Aids-Erkrankungen Hämophiler in der Bundesrepublik Deutschland (Umfrageergebnisse Oktober 1996)

W. Schramm, J. Schulte-Hillen

In den alten Bundesländern begann Prof. Landbeck 1983 durch jährliche Erhebungen rückwirkend bis 1980 die Todesursachen und Aids-Erkrankungen Hämophiler zu erfassen. Ziel war es, das Risiko therapiebedingter Virusinfektionen möglichst zuverlässig zu erkennen.

1987, 2 Jahre nach allgemeiner Etablierung der Anti-HIV-Testverfahren, wurde erstmals versucht, die Gesamtzahl Hämophiler, aufgeteilt nach Faktor-VIII- und Faktor-IX-Mangel, nach Schweregraden sowie nach HIV-Infizierten und Nicht-HIV-Infizierten zu ermitteln.

Bei der damaligen Erhebung waren von 2476 Patienten 47,4% Anti-HIV-positiv, d.h. fast die Hälfte unserer Patienten mußte zu Beginn der 80er Jahre eine HIV-Infektion erlitten haben.

In den folgenden Jahren konnten diese Zahlen durch altersbezogene Umfragen mit geringen Abweichungen von etwa 10 Fällen weitgehend bestätigt werden. Bei der Umfrage 1996 haben sich 119 Behandlungseinrichtungen aus der Bundesrepublik beteiligt.[1]

Aus 81 Behandlungseinrichtungen wurden Anti-HIV-positive Hämophile gemeldet (s. Tabelle 1). Allen Kolleginnen und Kollegen sei herzlich für ihre aktive Mitarbeit gedankt.

Mit Stand 31.12.1996 ergeben sich folgende Zahlen bezüglich der Prävalenz einer HIV-Infektion bei Hämophilen, der Aufteilung in Verstorbene, manifest an Aids Erkrankten sowie asymptomatisch infizierten Patienten (Tabelle 2).

Aus den uns vorliegenden Meldungen über die Anzahl der in Behandlung befindlichen Hämophilen ergibt sich eine Gesamtanzahl von 4236 Hämophilen,

Tabelle 1. Beteiligte Hämophiliezentren

	1991	1992	1993	1994	1995	1996
BRD-W	47	62	79			
BRD-O	18	18	24			
	65	80	103	111	119	119
					81	81

[1] Unser besonderer Dank gilt der aktiven Mitarbeit aller beteiligten Kollegen, s. Anhang.

I. Scharrer/W. Schramm (Hrsg.)
27. Hämophilie-Symposion Hamburg 1996

Tabelle 2. Erfassung Hämophiler in Deutschland (inkl. Verstorbener)

Gesamtzahl Stand 31.12.1996	4236 (inkl. mögl. Doppelmeldungen) (im Vorjahr: 4434)			
Anti-HIV-positiv (inkl. Verstorbener)	**1368**	32,3%		(von 4236)
– Hämophilie A	1110	85,8%		(von 1293)
– Hämophilie B	183	14,2%		(von 1293)
– ohne Angabe	75			
Lebend(Anti-HIV-positiv)	**671**	49,0%		(von 1368)
– manifest an Aids erkrankt	103		15,4%	(von 671)
– asymptomatisch anti-HIV-positiv	568		84,6%	(von 671)
Verstorben (Anti-HIV-positiv)	**697**	51,0%		(von 1368)
– Hämophilie A	578	86,9%		(von 665)
– Hämophilie B	87	13,1%		(von 665)
– ohne Angabe	32			
– verstorben an Aids	**548**	78,6%		(von 697)
Hämophilie A	464	86,7%		(von 535)
Hämophilie B	71	13,3%		(von 535)
ohne Angabe	13			
– verstorben an anderen Ursachen	149		(von 697)	
Verstorben (Anti-HIV-negativ)	54			

wobei bei dieser Zahl Doppelmeldungen nicht ausgeschlossen werden können, da bei Meldung von Anti-HIV-negativen Hämophilen nur die Anzahl ohne die Möglichkeit einer Einzelidentifizierung angegeben wurde. Wahrscheinlich liegt die tatsächliche Zahl niedriger.

Die Differenz von 198 (4434–4236) Hämophilen im Vergleich zum Vorjahr ist möglicherweise auf eine geringere Anzahl von in Behandlung befindlichen Hämophilen in den Zentren zurückzuführen. Da uns diese Patienten (anti-HIV-negative und -positive Hämophile zusammen) nur als jeweils „in Behandlung befindliche Zahl“ seitens der Zentren gemeldet wurden, sind in den bis zum 31.12.1996 gemeldeten Fallen sicherlich Doppelmeldungen enthalten.

Von den 4236 Patienten wurden 1368 als anti-HIV-positiv gemeldet. Dies entspricht einem Anteil von 32,3%. Bei der Erhebung 1994 hatte sich gezeigt, daß sich bei den mit BGA-Code, Geburtsjahr und Initialen gemeldeten anti-HIV-positiven Hämophilen 693 als sichere Mehrfachmeldungen identifizieren und von der Auswertung ausschließen ließen. Das entsprach damals 33,4%.

Legt man diesen Anteil bei der Meldung anti-HIV-negativer Hämophiler zugrunde, errechnet sich eine Anzahl von insgesamt 2821 in Behandlung befindlichen anti-HIV-positiven und anti-HIV-negativen Hämophilen. Damit wäre es bei 48,5% der Hämophilen zu einer HIV-Infektion gekommen.

Die Verteilung von anti-HIV-positiven Hämophilen (inkl. Verstorbene) in Hämophilie A und Hämophilie B entspricht mit 85,8% zu 14,2% ziemlich exakt den früheren Daten. Von den anti-HIV-positiven Patienten mit Hämophilie A sind 52,1%, von den anti-HIV-positiven Patienten mit einer Hämophilie B 47,5% verstorben (s. Tabelle 3).

Tabelle 3. Anteil der Verstorbenen bei Hämophilie A und Hämophilie B

	Anti-HIV-positiv	Verstorben	
Hämophilie A	1110	578	52,1%
Hämophilie B	183	87	47,5%

Tabelle 4. Altersverteilung anti-HIV-positiver Hämophiler

Geburt	HIV-positiv	In Prozent	Davon an Aids verstorben	
87–96	0	0,0%		
77–86	68	5,0%	15	22,1%
67–76	382	27,9%	116	30,4%
57–66	430	31,4%	186	43,3%
47–56	254	18,6%	121	47,6%
37–46	108	7,9%	48	44,4%
27–36	67	4,9%	35	52,2%
17–26	24	1,8%	12	50,0%
07–16	7	0,5%	4	57,1%
vor 07	1	0,1%	0	0,0%
o. A.	*28*	*2,0%*	*11*	*39,3%*
Summe	1368	100,0%	548	40,1%

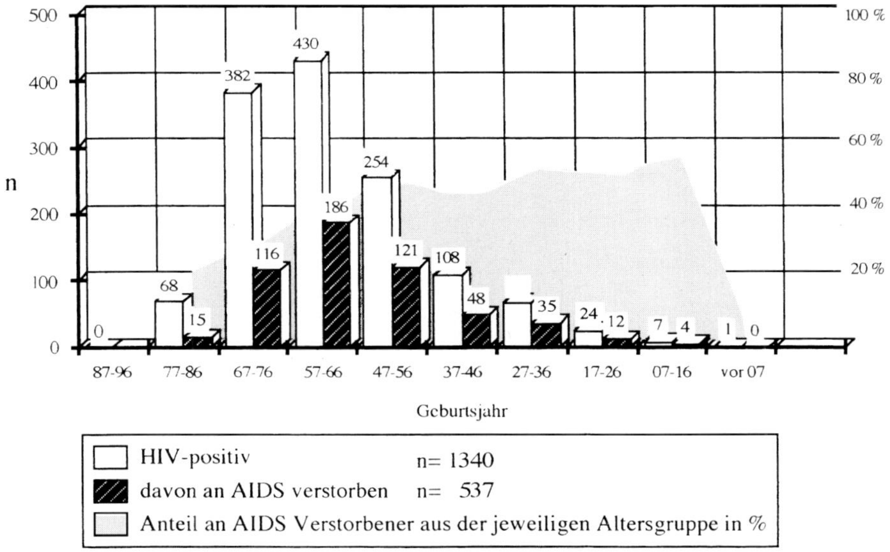

Abb. 1. Altersverteilung anti-HIV-positiver Hämophiler

Die Darstellung der Geburtsjahre (Tabelle 4 und Abb. 1) von anti-HIV-positiven Hämophilen und an Aids verstorbenen Hämophilen zeigt die auffällige Altersverteilung mit 59% im Alter von 21–40 Jahren.

In Tabelle 4 und Abbildung 1 ist ersichtlich, daß der Anteil der an Aids verstorbenen Hämophilen mit zunehmendem Alter steigt von 22,1% in den Geburtsjahren 1977–1986 bis auf 57,1% in den Geburtsjahren 1907–1916.

Bei den anti-HIV-positiven Hämophilen steht Aids als Todesursache mit 548 von 697 (78,6%) Patienten mit Abstand an erster Stelle (Tabelle 4), gefolgt von Tod an den Folgen der Leberzirrhose mit 6,5%.

Bei den anti-HIV-negativen Hämophilen stehen die Folgen der Leberzirrhose als Todesursache mit 33,3% an erster Stelle, wie bei den anti-HIV-positiven Hämophilen, gefolgt von Blutungen als nächsthäufigere Todesursache.

Aus Tabelle 5 und Abbildung 2 geht die Verteilung der Todesursachen bei anti-HIV-positiven und anti-HIV-negativen Hämophilen im Erhebungszeitraum 01/81–10/96 hervor.

Über den Erhebungszeitraum 01/81–10/96 ergaben sich bei 593 von 697 (85,1%) der verstorbenen anti-HIV-positiven Hämophilen therapiebedingte Komplikationen (Aids oder Leberzirrhose) als Todesursache.

Bei der jährlichen Todesursachenerfassung liegt Aids als Todesursache im Erfassungszeitraum 01/81–10/96 bei 78,6% der verstorbenen Hämophilen.

Seit 1982 steigt der Anteil von Aids als Todesursache von wenigen Prozent der anti-HIV-positiven Verstorbenen auf nunmehr 62,8% im Zeitraum vom 01.11.95 bis zum 31.10.1996 an (Tabelle 6).

Hierbei ist zu bedenken. daß unter Berücksichtigung einer Meldeverzögerung sicherlich noch nicht alle tatsächlich bis zum 31.12.1996 Verstorbenen in den 27 im

Tabelle 5. Todesursachenverteilung bei anti-HIV-positiven und anti-HIV-negativen Hämophilen (01/81–10/96)

Todesursache/HIV-Status	Positiv		Negativ		Gesamt	
Aids	548	78,6%			548	73,0%
Leberzirrhose	45	6,5%	18	33,3%	63	8,4%
Blutung	27	3,9%	10	18,5%	37	4,9%
Malignome	14	1,0%	7	13,0%	14	1,9%
Andere innere Krankheiten	14	2,0%	11	20,4%	25	3,3%
Unfall	6	0,9%	7	13,0%	13	1,7%
Suizid	6	0,9%	1	1,9%	7	0,9%
Mord	1	0,1%		0,0%	1	0,1%
Drogen	1	0,1%		0,0%	1	0,1%
Ohne Angabe	42	6,0%		0,0%	42	5,6%
Gesamt	**697**		**54**	100,0%	**751**	

Erläuterung:
Unter „Tod an Leberzirrhose" wurde auch Tod an Blutung aus Ösophagusvarizen bei posthepatischer Leberzirrhose subsummiert.
„Tod an Blutung" enthält nicht die Folgen der Ösophagusvarizenblutung oder Verbluten bei HIV-Thrombopenie.

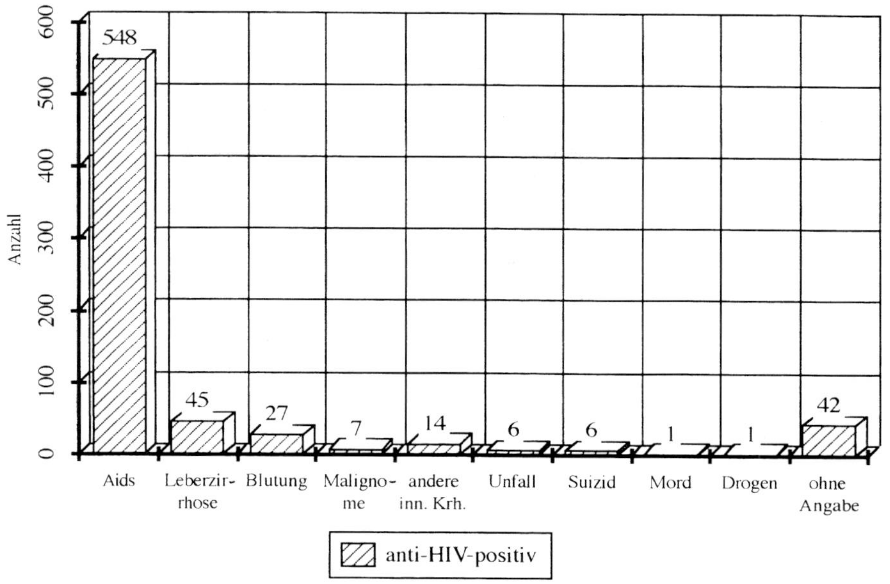

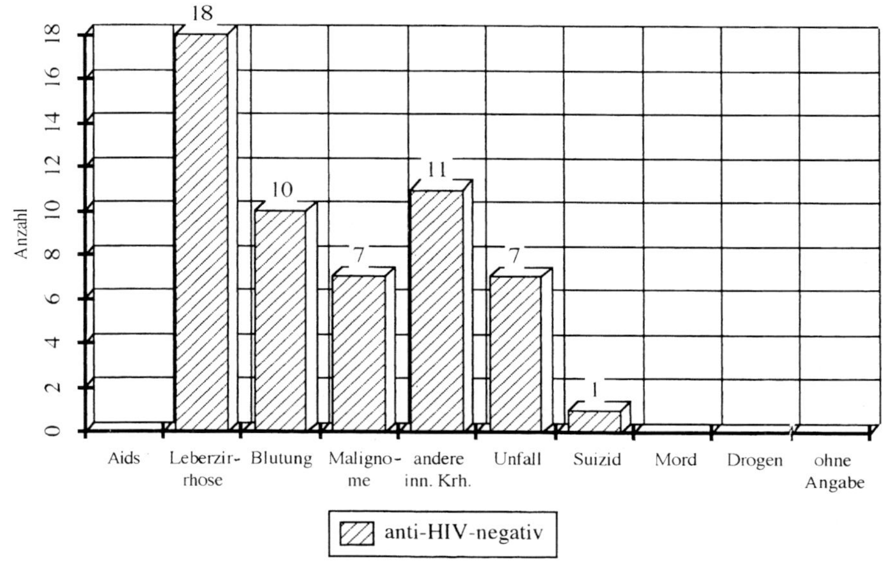

Abb. 2. Todesursachenverteilung bei Hämophilen. Erhebungszeitraum 01/81–10/96

Erhebungszeitraum 1996, also vom 01.11.95 bis 31.10.1996 an Aids als verstorben gemeldeten Hämophilen enthalten sind. In den vergangenen Jahren mußte diese Zahl wegen der Meldeverzögerung wiederholt bei der darauf folgenden Auswertung nach oben korrigiert werden.

Tabelle 6. Todesursachen anti-HIV-positiver und-negativer Hämophiler. Erhebungszeitraum 01/81–10/96

Verstorben im Erhebungszeitraum	Todesursache Aids		Andere Ursachen		Gesamt
1980					
1981					
1982	1	50%	1	50%	2
1983	1	25%	3	75%	4
1984	1	50%	1	50%	2
1985	7	47%	8	53%	15
1986	16	84%	3	16%	19
1987	49	82%	11	18%	60
1988	49	68%	23	32%	72
1989	44	68%	21	32%	65
1990	59	80%	15	20%	74
1991	48	62%	29	38%	77
1992	51	76%	16	24%	67
1993	73	82%	16	18%	89
1994	59	74%	21	26%	80
1995	60	76%	19		79
1996	27	63%	16	37%	43
o. A.	3				3
Summe	548		203		751

Eine graphische Darstellung der Entwicklungstendenz von Aids als Todesursache zeigen die Abbildung 3 und 4.

Aus der Abbildung 3 wird ersichtlich, daß es zu dem Zeitpunkt (1982/83) des Auftretens von Aids als Todesursache bereits bei weit mehr als der Hälfte unserer Hämophilen zu einer HIV-Infektion gekommen war.

Wichtig in der Beurteilung der über einen Zeitraum von nunmehr 15 Jahren erhobenen Daten ist die Beurteilung der HIV-Infektion und der kumulativ erfaßten Todesfälle. Diese systematischen Untersuchungen unserer Hämophilen wurde erstmals 1983/84 möglich. Anhand dokumentierter Serokonversionen durch Untersuchungen tiefgefrorener Plasmen, in denen sich letzter anti-HIV-negativer und erster anti-HIV-positiver Befund nachweisen ließen, waren Rückschlüsse auf den Zeitpunkt der Serokonversion bei einer großen Anzahl von Hämophilen möglich.

Kroner und Goedert (NIH) konnten so aus unserem Münchner Patientenkollektiv durch Anwendung der Turnbull-Berechnung die Serokonversion von 93 Hämophilen in München in Prozent der anti-HIV-negativen Patienten beschreiben. Diese abnehmende Zahl anti-HIV-negativer Patienten ist der ansteigenden Zahl an Aids verstorbener Hämophilen, wie in den Umfrageergebnissen ermittelt, in den entsprechenden Jahren gegenübergestellt (Abb. 3).

Setzt man die Anzahl der pro Jahr an Aids verstorbenen anti-HIV-positiven Hämophilen ins Verhältnis zu den jeweils noch lebenden, zeigt sich ein kontinuierlicher Anstieg des Anteils der an Aids verstorbenen Patienten bei den Todesursachen bei abnehmender Zahl lebender anti-HIV-positiver Hämophiler (Tabelle 7 und Abb. 4).

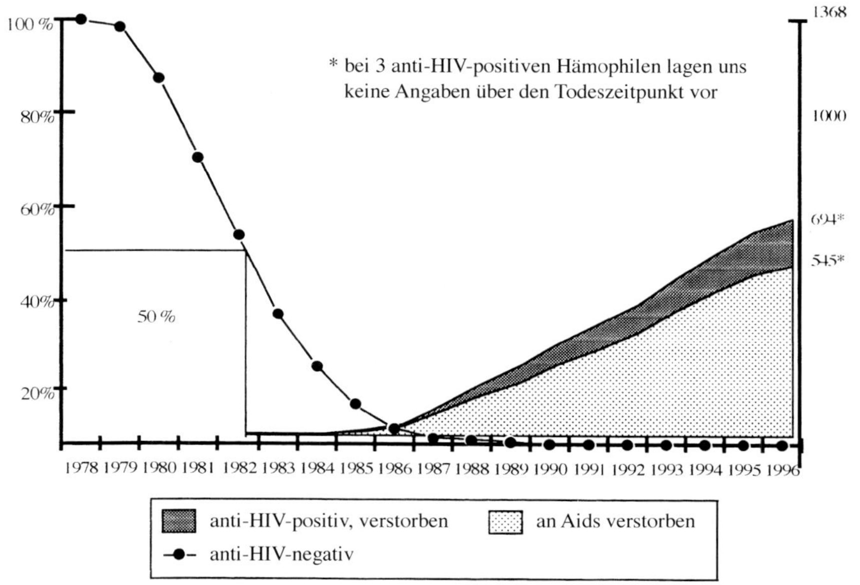

Abb. 3. Serokonversion von 93 Hämophilen in München in % der HIV-AK-negativen Patienten, Anstieg der an Aids verstorbenen Hämophilen in der BRD (Umfrageergebnisse 1995)

Tabelle 7. Anteil der pro Jahr an Aids verstorbenen an der Zahl der jeweils noch lebenden anti-HIV-positiven Hämophilen

Erhebung	An Aids verstorben	Kumulativ	Noch Lebende[a]	Anteil
1980			1368	
1981			1368	0,00 %
1982	**1**	1	1367	0,07 %
1983	**1**	2	1365	0,07 %
1984	**1**	3	1363	0,07 %
1985	**7**	10	1350	0,52 %
1986	**16**	26	1332	1,20 %
1987	**49**	75	1274	3,85 %
1988	**49**	124	1209	4,05 %
1989	**44**	168	1148	3,83 %
1990	**59**	227	1078	5,47 %
1991	**48**	275	1011	4,75 %
1992	**51**	326	949	5,37 %
1993	**73**	399	863	8,46 %
1994	**59**	458	789	7,48 %
1995	**60**	518	717	8,37 %
1996	**27**	**545**	**674**	**4,01 %**
o. A.	3	548	671	

[a] Jeweils nach Abzug der nicht an Aids verstorbenen anti-HIV-positiven Hämophilen

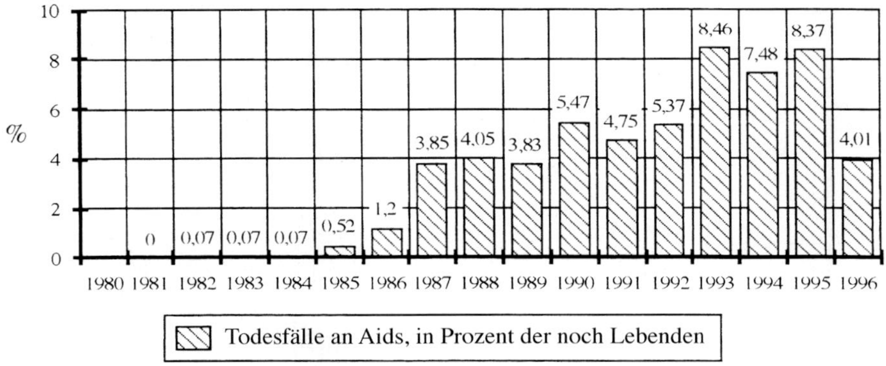

Abb. 4. Anteil der pro Jahr an Aids Verstorbenen an der Zahl der jeweils noch lebenden anti-HIV-positiven Hämophilen

Eine Darstellung des Vergleiches der Mortalität an Aids, Leberzirrhose und anderen Todesursachen bei anti-HIV-positiven Hämophilen, bezogen auf die im jeweiligen Erhebungszeitraum noch lebenden Patienten, verdeutlicht den überproportionalen Anstieg von Aids als Todesursache (Tabelle 8 und Abb. 5).

Tabelle 8. Todesursache Aids, Leberzirrhose und andere Todesursachen, bezogen auf die jeweils noch lebenden anti-HIV-positiven Hämophilen

Jahr	Todesursache				In Prozent der noch lebenden		
	Aids	Hepatitis	andere Ursachen		Aids	Hepatitis	andere Ursachen
1980				1368			
1981				1368			
1982	1			1368	0,1%		
1983	1	1		1367	0,1%	0,1%	
1984	1		1	1365	0,1%		0,1%
1985	7	3	3	1363	0,5%	0,2%	0,2%
1986	16		2	1350	1,2%		0,1%
1987	49	3	6	1332	3,7%	0,2%	0,5%
1988	49	5	11	1274	3,8%	0,4%	0,9%
1989	44	3	14	1209	3,6%	0,2%	1,2%
1990	59	2	9	1148	5,1%	0,2%	0,8%
1991	48	2	17	1078	4,5%	0,2%	1,6%
1992	51	5	6	1011	5,0%	0,5%	0,6%
1993	73	6	7	949	7,7%	0,6%	0,7%
1994	59	3	12	863	6,8%	0,3%	1,4%
1995	60	5	7	789	7,6%	0,6%	0,9%
1996	**27**	**7**	**9**	**717**			
o. A.	3						
Summe	**548**	**45**	**104**				

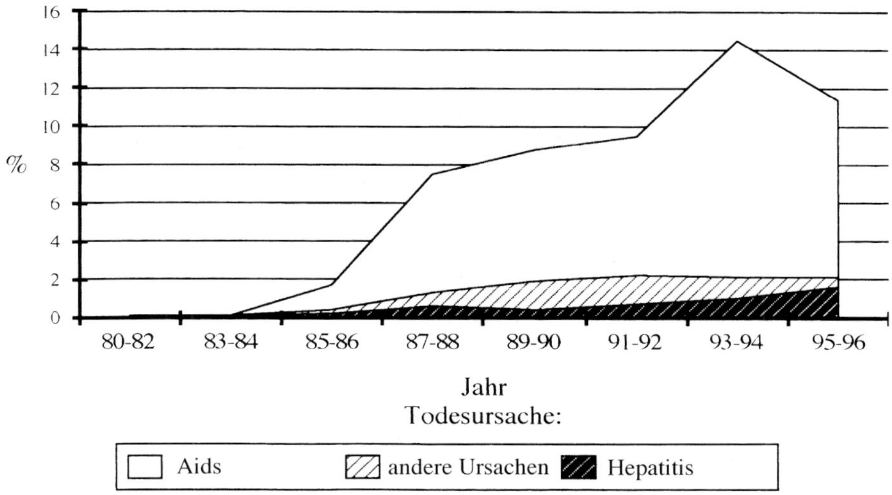

Abb. 5. Anteil der pro Jahr an Aids Verstorbenen an der Zahl der jeweils noch lebenden anti-HIV-positiven Hämophilen

Bezüglich der Verteilung von asymptomatisch HIV-Infizierten, manifest an Aids Erkrankten und Verstorbenen anti-HIV-positiven Hämophilen zeigt sich heute folgendes Bild (Tabelle 8 und Abb. 6).

Zusammengefaßt waren am 31.12.1996 von den 1368 anti-HIV-positiven Hämophilen 568 asymptomatisch HIV infiziert (41,5%). Bei 103 von 1368 Hämo-

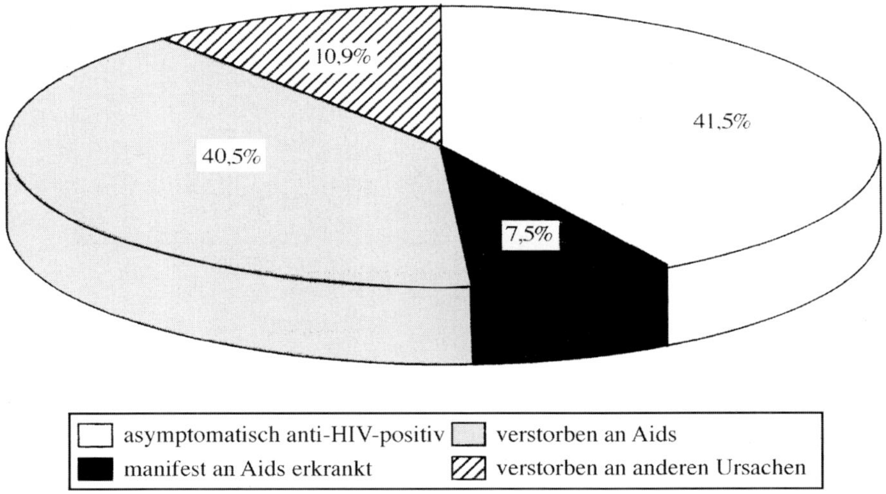

Abb. 6. Anti-HIV-positive Hämophile: asymptomatisch infizierte, manifest an Aids Erkrankte und Verstorbene

Tabelle 9. Todesursache Aids: Weitere Aufschlüsselung bei Patienten mit diesbezüglichen Angaben (z.T. Mehrfachnennungen)

Nr.	Aufgeschlüsselte Todesursache	n	in % bezogen auf Patienten
1	Kachexie	50	18,5 %
2	Pneumocystis-carinii-Pneumonie	45	16,7 %
3	zerebrale Toxoplasmose	45	16,7 %
4	HIV-Enzephalopathie	33	12,2 %
5	„Pneumonie“	25	9,3 %
6	Sepsis	25	9,3 %
7	HIV-assoziierte Blutung	15	5,6 %
8	CMV-Manifestationen	12	4,4 %
9	Lymphom, NHL	11	4,1 %
10	atyp. Mykobakteriose	11	4,1 %
11	Candidiasis, Soor	9	3,3 %
12	Herpesinfektionen	8	3,0 %
13	Kryptosporidiose	8	3,0 %
14	Diarrhoe	6	2,2 %
15	Kryptokokken	6	2,2 %
16	„opportunistische Infektionen“	5	1,9 %
17	PML	5	1,9 %
18	Salmonelleninfektion	4	1,5 %
19	Mykoplasmeninfektion	1	0,4 %
20	Karposi-Sarkom	1	0,4 %

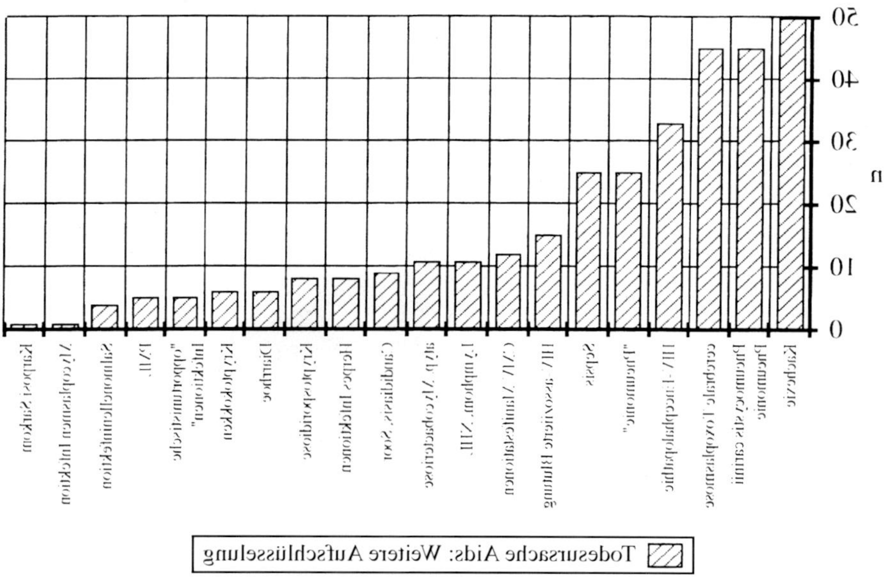

Abb. 7. Todesursache Aids: Weitere Aufschlüsselung bei 270 Patienten mit diesbezüglichen Angaben (z.T. Mehrfachnennungen)

Tabelle 10. Entwicklung der Häufigkeit der Diagnose HIV-Enzephalopathie als Todesursache anti-HIV-positiver Hämophilen

Jahr	Todesursache Aids	Davon HIV-Enzephalopathie	[%]
1980			
1981			
1982	1		
1983	1		
1984	1		
1985	7		
1986	16		
1987	49	1	2,0%
1988	49	1	2,0%
1989	44	3	6,8%
1990	59	9	15,3%
1991	48	1	2,1%
1992	51	4	7,8%
1993	73	2	2,7%
1994	59	4	6,8%
1995	60	5	8,3%
1996	**27**	**3**	11,1%
o.A.	3		
Summe	548	33	6,0%

philen (7,5%) besteht das Vollbild Aids. 697 von 1368 anti-HIV-positiven Hämophilen sind bisher verstorben (51%), davon 548 an Aids (40,1%). 149 (10,9%) sind an anderen Ursachen verstorben.

Eine Aufschlüsselung der Erkrankungen, die eine Zuordnung des Verstorbenen in die Gruppe „an Aids verstorben" bedingte, geht aus Tabelle 9 und Abb. 7 hervor. Wie erwartet, stellen die Diagnosen Kachexie, zerebrale Toxoplasmose, Pneumo-

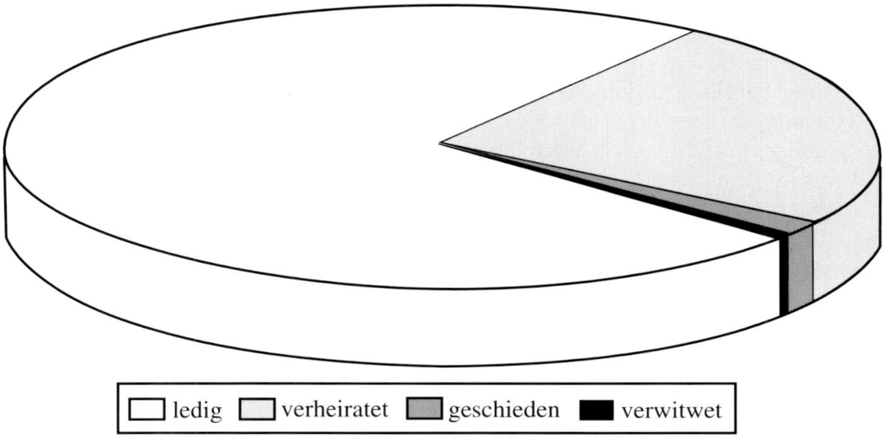

Abb. 8. Familienstand anti-HIV-positiver Hämophiler

Tabelle 11. Familienstand

Ledig	676	Verh. 4 Kinder	9
Ledig 1 Kind	3	Verh. 5 Kinder	2
Verh. K. Kind	66	Geschieden k. Kind	12
Verh. 1 Kind	74	Geschieden 1 Kind	1
Verh. 2 Kinder	60	Geschieden 2 Kinder	2
Verh. 3 Kinder	10	Verwitwet	1

Tabelle 12. Altersverteilung der Nachkommen

Geburtsjahr	Anzahl	Geburtsjahr	Anzahl
1985–1989	61	1955–1959	11
1980–1984	68	1950–1954	6
1975–1979	41	1945–1949	6
1970–1974	32	1940–1944	4
1965–1969	44	1935–1939	1
1960–1964	14	1930–1934	0

cystis-carinii-Pneumonie und HIV-Enzephalopathie mit 173 Nennungen den Hauptanteil von insgesamt 325 Nennungen dar (53,2%).

Der eine an einem Karposi-Sarkom verstorbene anti-HIV-positive Hämophile kam zusätzlich aus einer anderen HIV-Risikogruppe.

Tabelle 10 zeigt die Entwicklung der Häufigkeit der Diagnose HIV-Enzephalopathie als Todesursache anti-HIV-positiver Hämophilen. Diese Diagnose wurde uns 1987 zum ersten Mal als Todesursache genannt. Im Erhebungszeitraum 01.11.95 bis 31.10.1996 zeigten von 27 an Aids verstorbenen Patienten 3 (11,1%) das Bild einer HIV-Enzephalopathie und sind nach Einschätzung ihrer behandelnden Ärzte daran verstorben.

In Ergänzung zu den in den jährlichen Umfrageergebnissen erhobenen Angaben ergibt eine Analyse von anonymisierten[2] Daten bezüglich des Familienstandes von 221 anti-HIV-positiven Hämophilen folgende Verteilung (Tabelle 11 und Abb. 8): Die Abbildung zeigt, daß ein Viertel der anti-HIV-positiven Hämophilen verheiratet ist, was unter Berücksichtigung der Altersstruktur dem Anteil an Verheirateten in einer „Normalpopulation" entspricht. Aus 237 Ehen mit Hämophilen sind 283 Kinder hervorgegangen. Das entspricht einem Mittelwert von 1,1 Kindern pro Ehe. Die Verteilung der Anzahl Familien mit verschieden vielen Kindern geht aus Tabelle 11 hervor

Bei Analyse des Alters von Nachkommen anti-HIV-positiver Hämophiler wird ersichtlich, daß die Zahl der Nachkommen von Hämophilen vor etwa 30 Jahren relativ sprunghaft angestiegen ist (Tabelle 12 und Abb. 9 und 10).

Die Erklärung liegt sicher in einer weitgehenden sozialen Integration von Hämophilen durch die Verminderung der Frequenz von Gelenkblutungen unter Verwendung von Blutplasmapräparaten, was den Patienten ein weitgehend normales Leben ermöglicht hatte.

[2] Mit freundlicher Genehmigung C.-H. Schulte-Hillen.

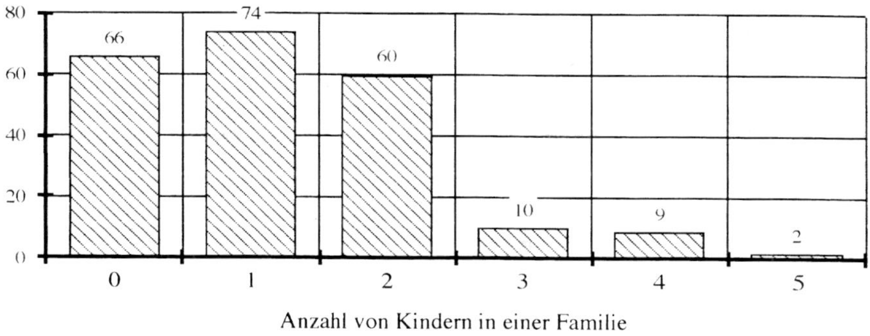

Abb. 9. Anzahl der Kinder in Familien anti-HIV-positiver Hämophiler

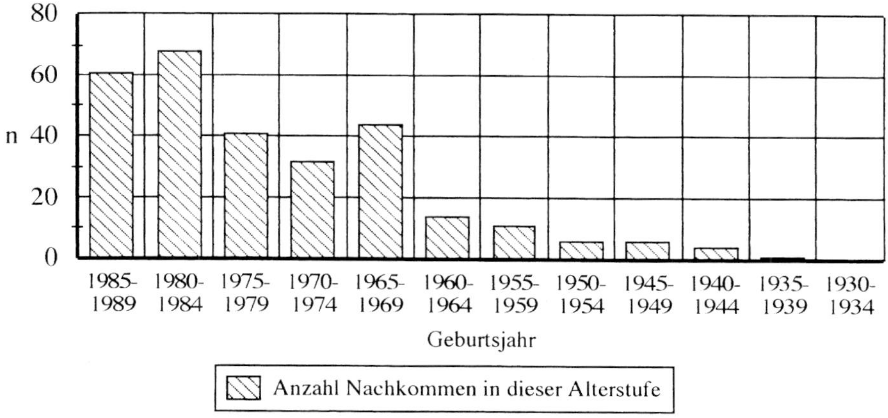

Abb. 10. Altersverteilung von Nachkommen anti-HIV-positiver Hämophiler

Besonderer Dank gilt den an der Umfrage beteiligten Kollegen in den verschiedenen Hämophilie Behandlungszentren Deutschlands

Maurin, Aachen
Rützler, Altstädten
Heidemann, Augsburg
Marbet, Basel
Schulte-Overberg, Berlin
Grosch-Wörner, Berlin
Henze, Berlin
Riess, Berlin
Beck, Berlin
Heinrichs, Berlin
Hilgenfeld, Berlin
Hempelmann, Berlin
Bock, Bielefeld
Teufel, Böblingen
Lentze, Bonn
Brackmann, Bonn
Steinbeck-Klose, Bonn
Eberl, Braunschweig
Rasche, Bremen
Auerswald, Bremen
Holzhüter, Bremen
Brunswig, Buende
Hofmann, Chemnitz
Holfeld, Cottbus
Niekrens, Delmenhorst
Moesseler, Dillingen
Freund, Dortmund
Kotte, Dresden
Weißbach, Dresden

Wolf, Dresden
Kropp, Düsseldorf
Scharf, Düsseldorf
Niehues, Düsseldorf
Trobisch, Duisburg
Bratanoff, Erfurt
Vogel, Erfurt
Klinge, Erlangen
Eckstein, Erlangen
Duerr, Essen
Drexel, Feldkirch
Kreuz, Frankfurt/M.
Scharrer, Frankfurt/M.
Klinkenstein, Frankfurt/M.
Nimtz, Frankfurt/O.
Hasler, Freiburg/Br.
Sutor, Freiburg/Br.
Kemkes-Matthes, Giessen
Joachim, Goerlitz
Reddemann, Greifswald
Schobess, Halle-Wittenberg
Mueller, Halle-Wittenberg
Marx, Hamburg
Bethke, Hamburg
Kuse, Hamburg
Kurme, Hamburg
Verport, Hamburg
Balleisen, Hamm
Berthels, Hannover
Bergmann, Hannover
Zimmermann, Heidelberg
Kerstan, Hildesheim
Wenzel, Homburg/Saar
Dockter, Homburg/Saar
Wollina, Jena
Eggeling, Kassel
Schneppenheim, Kiel
Bruhn, Kiel
Asbeck, Kiel
Lechler, Köln (Lindenthal)
Scheel, Leipzig
Lenk, Leipzig
Bartels, Lübeck
Franke, Magdeburg
Franke, Magdeburg
Aumann, Magdeburg
Havemann, Marburg
Seitz, Marburg
Weipert, Marburg
Eschenbach, Marburg
Gandenberger, München
Klose, München
Schramm, München
Hiller, München
Koehler-Vajta, München
Pollmann, München
Bogner, München
Weisser, Neckargmünd
Leutner, Neckargmünd
Arndt, Neubrandenburg
Berthold, Neubrandenburg
Brockhaus, Nürnberg
Drescher, Oldenburg
Wedemeyer, Potsdam
Schmelzer, Potsdam Drewitz
Anders, Rostock
Kyank, Rostock
Maak, Saalfeld
Kirsch, Saarbrücken
Roost, Schwerin
Subert, Schwerin
Schumacher, Schwerin
Goebel, Siegen
Osswald, Singen
Syrbe, Stadtroda
Maass, Stuttgart
Schwarz, Suhl
Scheel-Walter, Tübingen
Ellbrueck, Ulm
Mingers, Würzburg
Boettcher, Wuppertal
Richter, Zella-Mehlis
Graebner, Zwickau
Kreibich, Zwickau

Hämophilie und HIV-Infektion in Österreich 1996

H. K. HARTL, U. KUNZE, N. MITSCHE, I. PABINGER, P. ARENDS, P. KURNIK, C. MALE, G. MÜLLER, H. RAMSCHAK, R.S. SCHWARZ, W. STREIF, H. TÜRK, H. VINAZZER, H. WANK, W. ZENZ

Sammelerhebung österreichischer Hämophiliezentren, Oktober 1996

Die Organisation sowie die statistische Aufarbeitung der Daten erfolgte am Institut für Sozialmedizin der Universität Wien, die in der Übersicht angeführten Zentren stellten ihre Daten zur Verfügung.

Hämophilie + HIV-Infektionen in Österreich. Sammelerhebung 1996
Pädiatr. Abt. LKH Feldkirch (G. Müller)
Med. Univ. Klinik Graz (H. Ramschak)
Med. Univ. Kinderklinik Graz (W. Zenz)
Ordination Dr. P. Arends, Gussing
Univ. Klinik f. Kinderheilkunde Innsbruck (W. Streif)
Abt. f. Kinder- und Jugendheilkunde LKH Klagenfurt (P. Kurnik)
1. Med. Abt. A.Ö. KH Klagenfurt (H. Türk)
Kinderklinik Linz (R. S. Schwarz)
Ordination Prof. Dr. Vinazzer, Linz
St. Anna Kinderspital Wien (H. Wank)
Univ. Kinderklinik AKH Wien (C. Male)
Univ. Klinik I für Innere Medizin AKH Wien (I. Pabinger)
Institut für Sozialmedizin, Universität Wien (H. K. Hartl, U. Kunze, N. Mitsche)

Die Daten wurden von den angeführten Ärzten erhoben und in einem, dem deutschen Fragebogen zur Todesursachenstatistik identen, Fragebogen eingetragen.

Dieser sehr genaue und detaillierte Fragebogen dürfte jedoch vor allem großen Zentren zu zeitaufwendig gewesen sein, nur 158 komplette Bögen, bei gesamt 458 gemeldeten Patienten, trafen bei uns ein.

Auswertung (Tabellen 1 und 2)

Gemeldet wurden 458 Hämophile, davon 382 mit Hämophilie A und 79 mit Hämophilie B.[1]

[1] Durch die Patientenblätter sind fünf Doppelmeldungen bekannt, die jedoch wegen fehlender Angaben zum Hämophilie-Typ nicht zuordenbar sind. Aufgrund des Fehlens von zwei Drittel der Patientenblätter ist anzunehmen, daß noch mehr Doppelmeldungen inkludiert sind.

I. Scharrer/W. Schramm (Hrsg.)
27. Hämophilie-Symposion Hamburg 1996

Tabelle 1. Hämophilie + HIV-Infektionen in Österreich. Sammelerhebung 1996

Hämophilie A	382
Hämophilie B	79
Gesamt	458

Von den 458 Patienten sind 158 Patientenblätter vorhanden.

Tabelle 2. Hämophilie + HIV-Infektionen in Österreich. Sammelerhebung 1996

Hämophilie A	366[a]	davon HIV positiv 54 davon Aids 7
Hämophilie B	75[a]	davon HIV positiv 9 davon Aids 2

[a] exklusive Daten aus Linz (Kinderklinik).

49% mit einer schweren, 11% mit einer mittleren, 35% mit einer leichten Hämophilie. Bei 5% wurden keine näheren Angaben gemacht.

Zehn Patienten haben einen Hemmkörper gegen Faktor VIII, davon 7 High-responder-Patienten, ein Patient hat Hemmkörper gegen Faktor IX (high responder).

Das Durchschnittsalter der Patienten beträgt 27 Jahre, median 24,5, der älteste Hämophile Österreichs ist 96 Jahre alt, der jüngste Patient 2.

Der Patientenwechsel, beziehungsweise Patientenabgang vom Zentrum, wurde mit 1–4 angegeben, Patientenzuwachs an den einzelnen Zentren zwischen 1 und 5.

92,5% der gemeldeten Patienten waren zum Zeitpunkt der Erhebung am meldenden Zentrum in Behandlung.

Insgesamt wurden 63 Hämophile mit HIV-Infektion angegeben, 54 Patienten mit Hämophile A, davon 7 mit Aids, und 9 Patienten mit Hämophilie B, davon 2 mit Aids. CD4-Zellen < 200 haben gesamt 8 (7/1) Patienten.

Zu Aids als Todesursache kann mangels genauer Daten derzeit keine Angabe gemacht werden, jedenfalls ist aber ein „günstiger" Trend zu beobachten. Diese Beobachtungen werden auch durch Kontrollen und Meldungen des „Unterstützungsfonds"[2] bestätigt.

[2] Der „Unterstützungsfonds für Personen, die durch medizinische Behandlung oder Tätigkeit mit HIV infiziert worden sind, und deren Angehörige" wurde 1989 gegründet und zahlt monatliche Renten an Fondsbegünstigte und Waisen, sowie Einmalzahlungen an Witwen.

Diskussion

Der nun neuerlich erweiterte, und damit dem deutschen idente, Bogen stellt eine große Anforderung an die Hämophiliezentren dar.

Besonders an Zentren mit vielen Patienten.

Für den ersten Anlauf ist eine beachtliche Resonanz festzustellen, immerhin 30% vollständige Beantwortung.

Eine konsequente Weiterführung dieser Untersuchung wird damit eine sehr genaue Übersicht über die Hämophilie in Österreich, und die HIV-Infektion bei Hämophilen, ermöglichen.

Die Ergebnisse der diesjährigen Erhebung liegen durchaus im Trend der Sammelerhebungen der österreichischen Hämophiliezentren der Jahre 1994 und 1995. Bemerkenswert ist lediglich, daß ein Zentrum heuer doppelt so viele Patienten angegeben hat, wie im Vorjahr. Leider ohne Patientenblätter!

Für die Zukunft sind wir überzeugt, nicht nur vernünftige Gegenüberstellungen mit den Erhebungen der Vorjahre anstellen zu können, sondern, zumindest in Ansätzen, auch eine aktuelle und fundamentierte Hämophilie-Statistik zu haben.

Update der antiretroviralen Therapie der HIV-Infektion

M. Flepp

Die aktuelle Hoffnung, daß die progrediente Zerstörung des Immunsystems und der konsekutiv fatale Verlauf der HIV-Infektion durch eine antiretrovirale Therapie entscheidend beeinflußt, ja gar gestoppt werden könnte, beruht u.a. auf folgenden Voraussetzungen:

Neuen Erkenntnissen bezüglich der Pathogenese der HIV-Infektion, der Erkenntnis der Bedeutung der Viruskonzentration im Blut („viral load") – zum einen als prognostischer Marker und zum andern als Marker zur Beurteilung der Wirksamkeit einer Behandlung –, der Verfügbarkeit von standardisierten Testmethoden wie PCR, bDNA oder NASBA zur Messung des „viral load" auch außerhalb von Forschungslabors und schließlich der Verfügbarkeit von neuen, in Kombination verabreicht meist synergistisch wirkenden Medikamenten.

Während der im Mittel etwa 10 Jahre dauernden Phase der klinischen Latenz werden täglich rund 10 Mrd. Viren gebildet und vom Immunsystem wieder eliminiert, d.h. mindestens 30% des Viruspools wird täglich ersetzt und die Halbwertszeit von HIV beträgt ca. 6 h. Weiter werden täglich etwa 2 Mrd. CD4-positive T-Lymphozyten produziert, infiziert und wieder zerstört; die Halbwertszeit der infizierten CD4-Zellen beträgt ca. 1,5 Tage [1, 2, 3]. Bei der HIV-Infektion handelt es sich somit um einen chronischen, äußerst dynamischen Prozeß, der ab Beginn jeden Tag etwas zu Ungunsten des Immunsystems ausfällt.

Der individuelle „viral load", gemessen ca. 1/2 Jahr nach der primären HIV-Infektion, am sog. „setpoint", repräsentiert das dynamische Gleichgewicht zwischen Virusproduktion und Elimination und ist prognostisch für die Geschwindigkeit, mit der die Immunschwäche fortschreitet, bzw. auf klinischer Ebene prognostisch für die Krankheitsprogression zu Aids und/oder Tod. Dabei gilt: Je höher der „viral load", desto rascher die Krankheitsprogression [4, 5, 6]. Wirtsfaktoren welche in ihrer Konsequenz die Höhe des „viral load" (mit)bestimmen sind u.a. Art und Ausmaß der Immunantwort, der zellulären Aktivierung, der Zytokinsekretion und der Infizierbarkeit von Monozyten/Makrophagen bzw. CD4-Zellen; sie sind zumindest teilweise genetisch determiniert und bisher nur schwer zu beeinflussen [7, 8, 9]. Konsekutive Messungen des „viral load" vor und nach Therapiebeginn bzw. -wechsel erlauben die Beurteilung des unmittelbaren Behandlungseffekts und mit Einschränkungen auch den Vergleich der Wirksamkeit zwischen verschiedener Therapieregimes. Ferner besteht eine Korrelation zwischen der Reduktion des „viral load" über eine bestimmte Zeitperiode mit dem klinischen Verlauf. Ein Großteil des klini-

I. Scharrer/W. Schramm (Hrsg.)
27. Hämophilie-Symposion Hamburg 1996

schen Behandlungserfolgs kann durch die Reduktion des „viral load“ erklärt werden [9–12].

Antiretroviral aktive Substanzen

In der Schweiz wurde 1987 AZT (Retrovir) als erste Substanz zur Behandlung der HIV-Infektion zugelassen, 5 Jahre später folgten ddI (Videx) und ddC (Hivid) und 1996 kamen 3TC (Epivir, 3TC), d4T (Zerit) und die Proteaseinhibitoren Saquinavir (Invirase), Ritonavir (Norvir) und Indinavir (Crixivan) dazu. Anfangs 1997 stehen somit zur routinemäßigen Behandlung der HIV-Infektion 8 Substanzen mit 2 verschiedenen Angriffspunkten im Virusreplikationszyklus zur Verfügung. Weitere Reverse-Transkriptase (RT)- und Protease-Inhibitoren werden in Studien geprüft oder sind im Rahmen von compassionate use Programmen erhältlich.

Bei den RT-Inhibitoren werden zur Zeit aufgrund ihres Wirkungsmechanismus zwei Untergruppen unterschieden: die Nukleosidanalogen und die Nichtnukleosidanaloga. *Nukleosidanalogen* (AZT, ddI, ddC, 3TC, d4T, Lobucavir, GW-1592 u. a.) sind eigentliche Prodrugs, die erst intrazellulär durch Phosphorylierung aktiviert werden. Sie hemmen kompetitiv die RT und durch ihre Integration in die Virus-DNA kommt es zum Abbruch der DNA-Kettenbildung. RT-Inhibitoren wirken deshalb lediglich in Zellen, bei denen das Virusgenom noch nicht in das Wirtsgenom integriert ist. Nukleosidanaloga hemmen HIV-1 und HIV-2. Die zugelassenen Substanzen unterscheiden sich bezüglich ihrer Wirksamkeit und insbesondere bezüglich ihrer Liquorgängigkeit und ihres Nebenwirkungsprofils [13].

Bei den *Nichtnukleosidanaloga* (Nevirapin, Delavirdin, Loviride, DMP266, MKC-442 u. a.) handelt es sich chemisch um eine heterogene Substanzgruppe. Sie blockieren die Reverse-Transkriptase durch eine Konformationsänderung an deren aktiver Stelle, die durch eine direkte Bindung an den RT-Enzymkomplex hervorgerufen wird. Als Monotherapie verabreicht zeigt sich ein ausgeprägter, infolge der raschen Resistenzentwicklung in der Regel jedoch lediglich Wochen anhaltender Effekt. Da die meisten Nichtnukleosid-RT-Inhibitoren hepatobiliär verstoffwechselt werden, sind Interaktionen mit andern Substanzen häufig [13, 14].

Proteaseinhibitoren (Indinavir, Saquinavir, Ritonavir, Nelfinavir, VX-478/141W94, KNI-272, U-103373, CGP-53437, CGP 70726, CGP 61783, GS 3333, Hoe/Bay-793 SR-41476, ABT-378 u. a.) bilden ebenfalls eine chemisch heterogene Substanzgruppe. Sie hemmen kompetitiv die Protease von HIV-1 und HIV-2. Diese ist für die Fertigung des viralen Kerns, von Polymeraseproteinen sowie für die Produktion infektiöser Viren essentiell. Als „molekulare Eiweißschere“ schneidet sie das gag- bzw. gag-pol-Polyprotein in funktionstüchtige Einheiten wie die Enzyme Reverse-Transkriptase, sich selbst, die Integrase, sowie das Kapsid und Nukleokapsidproteine. Die selektive Hemmung der HIV-Protease führt demzufolge zu nichtinfektiösen Partikeln mit unreifen morphologischen Merkmalen, „leeren Hüllen“. Proteaseinhibitoren wirken deshalb auch in Zellen, bei denen das Virus- in das Wirtsgenom integriert ist. Den bisher zugelassenen Proteaseinhibitoren gemeinsam ist u. a. ihre beschränkte Löslichkeit, die geringe Liquorgängigkeit und die Metabolisierung über das Cytochrom-P450-System mit konsekutiv mehr oder weniger ausgeprägtem Interaktionspotential. Die zugelassenen Substanzen unterscheiden sich bezüglich ihrer Wirksamkeit, pharmakokinetischen Eigenschaften und ihres Nebenwirkungsprofils [15].

Strategien der antiretroviralen Therapie

Trotz der neuen Erkenntnisse und der Erhältlichkeit von 8 – und bald noch mehr – Medikamenten gegen HIV sind Ende 1996 viele Fragen noch ungeklärt. Sie betreffen in erster Linie Fragen nach der optimalen Strategie: Was ist das Behandlungsziel? Wann soll mit einer Behandlung begonnen werden? Womit, mit welcher Kombination, soll zunächst behandelt werden? Auf welche Kombination kann im Falle eines Versagens der ersten Kombination gewechselt werden?

Behandlungsziel

Ziele der antiretroviralen Therapie sind die Hemmung der Virusreplikation und -verbreitung mit konsekutiver Verbesserung bzw. Stabilisierung der Immunitätslage sowie Verbesserung der Lebensqualität und Lebenserwartung des Patienten. Aufgrund der neuen Erkenntnisse und individuellen Meßbarkeit des „viral load" sind virologische Gesichtspunkte in den Vordergrund zu rücken. Das primäre Ziel jeder antiretroviralen Therapie ist deshalb eine anhaltende Reduktion des „viral load". Durch eine komplette Suppression der Virusreplikation bzw. eine maximale Reduktion der Viruskonzentration auf nicht meßbare Werte erhofft man sich zum einen den größtmöglichen klinischen Nutzen und zum andern eine möglichst langanhaltende Erhaltung der Wirksamkeit der Medikamente.

Massive Virusreplikation einerseits und hohe Mutationsfrequenz andererseits lassen täglich jede Punktmutation entstehen, also auch solche, die Resistenzen gegen einzelne Substanzen vermitteln. Spontan oder unter einer partiell suppressiven Therapie auftretende Mutanten haben unter dem Selektionsdruck dieser Behandlung einen Überlebensvorteil. Die Reduktion des „viral load" um etwa einen Faktor 3–5 (Nukleosidanalogon-Monotherapie) oder etwa 10–50 (Kombination von 2 Nukleosidanaloga) entspricht konzeptionell einer Palliation: Der virologisch passagere Effekt geht einher mit dem zu beobachtenden zeitlich limitierten klinischen Nutzen [16–18].

Die komplette Suppression der viralen Replikation hingegen birgt in sich theoretisch das Potential der Heilung im Sinne der Viruseradikation oder der Umwandlung einer chronisch-progredienten in eine chronisch-stabile Krankheit [19]. Die permanente und vollständige Suppression der Virusreplikation verhindert das Entstehen jeglicher Mutation. Die zentrale Frage dabei ist, ob eine komplette Suppression der Virusreplikation in allen Kompartimenten, z.B. auch dem ZNS, erreicht werden kann.

Wann soll mit einer Behandlung begonnen werden?

Mit einer Behandlung soll spätestens dann begonnen werden, wenn Krankheitssymptome vorliegen oder wenn die CD4-Zellen weniger als 500/µl betragen, da unter diesem Wert das Risiko für opportunistische Erkrankungen langsam ansteigt. Soweit sind sich die meisten Experten einig; in diesen Situationen wurde der Nutzen einer Behandlung in klinischen Studien gezeigt [16–18]. Patienten, bei denen die Immunschwäche jedoch rasch fortschreitet – die im Blut eine relativ hohe Viruskonzentration aufweisen – dürften jedoch unabhängig von der CD4-Zellzahl von einer antiretroviralen Behandlung profitieren.

Die Subkommission Klinik der eidgenössischen Kommission für Aids-Fragen (SKK) nannte im Juli 96 einen Wert von mehr als 30 000 HIV-Erbgutkopien/ml; verschiedene Experten sind jedoch der Ansicht, daß eine antiretrovirale Therapie bei Werten von mehr als 5–10 000 HIV-Erbgutkopien/ml indiziert sei [20, 21].

Aufgrund nachfolgender Überlegungen könnten Menschen mit einer wenig fortgeschrittenen HIV-Infektion von einer relativ aggressiven Behandlung möglicherweise besonders profitieren: Das Immunsystem ist noch weitgehend intakt, und die Erhaltung dieses Zustandes bewahrt den HIV-Infizierten vor der Einnahme multipler Antibiotika und Virostatika, die später zur Prophylaxe oder Therapie opportunistischer Infektionen eingenommen werden müßten. Menschen in einem guten Gesundheitszustand vertragen antiretrovirale Substanzen grundsätzlich besser. In der Frühphase der HIV-Infektion ist die Prävalenz einer Resistenzmutation noch relativ und nach Erreichen des „setpoints“ ist der „viral load“ am niedrigsten, so daß eine komplette Suppression der Virusreplikation u. U. eher möglich sein könnte.

Gegen eine Frühbehandlung werden folgende Argumente angeführt: Der Beginn einer Behandlung bedeutet häufig einen massiven Einschnitt in die Lebensgewohnheiten und die Möglichkeit von Nebenwirkungen; bei fehlendem Krankheitsgefühl ist dies möglicherweise nicht der richtige Zeitpunkt. Eine Kombinationstherapie mit den heute erhältlichen Medikamenten könnte den Nutzen zukünftiger Behandlungsmöglichkeiten einschränken. Bei fehlender Überzeugung, mit einer Frühtherapie das richtige zu tun oder bei Lebensumständen, welche die vorschriftsgemäße Einnahme der Medikamente verhindern, ist es möglicherweise besser, mit einer Behandlung zuzuwarten. Das Wissen über den Nutzen einer Frühtherapie ist beschränkt und Daten zur Sicherheit einer langjährigen Kombinationsbehandlung mit Proteaseinhibitoren fehlen.

Womit, mit welcher Kombination, soll zunächst behandelt werden? Auf welche Kombination kann im Falle eines Versagens der ersten Kombination gewechselt werden?

Da die meisten der bisher durchgeführten Studien in erster Linie dazu dienten, die Wirksamkeit einer bestimmten Substanz nachzuweisen und um deren behördliche Zulassung zu erwirken, weiß man bis heute nicht genau, wie die einzelnen Medikamente am besten eingesetzt werden sollen. Mittlerweile ist jedoch klar, daß sich eine nichtmeßbare Viruskonzentration bei der großen Mehrzahl der Patienten lediglich durch eine Kombination von 3 und mehr Substanzen erreichen läßt. Die Reduktion des „viral load" um etwa einen Faktor 3–5 (Nukleosidanalogon-Monotherapie) oder etwa 10–50 (Kombination von 2 Nukleosidanaloga) entspricht bei praktisch allen Patienten lediglich einer partiellen Suppression der Virusreplikation.

Ist das Behandlungsziel eine komplette Suppression der Virusreplikation, soll deshalb eine primäre Behandlung mit 2 Nukleosidanalogen Reverse-Transkriptase-Hemmern (AZT+ddI, AZT+3TC, AZT+ddC, d4T+ddI, d4T+3TC) nur dann durchgeführt werden, wenn triftige Gründe gegen den Einsatz eines Proteaseinhibitors sprechen. Konkret handelt es sich bei den Dreierkombinationen zur Zeit in der Regel um die Kombination von 2 Nukleosidanalogen Reverse-Transkriptase mit einem potenten Proteasehemmer (z.B. ddI+d4T+Ritonavir, AZT+ddI+Ritonavir, AZT+3TC+Indinavir). In Zukunft kommen wahrscheinlich Mehrfachkombinationen von Nukleosidanalogen, Reverse-Transkriptase-Hemmern, Nichtnukleosidanaloga Reverse-Transkriptase-Hemmern und Proteaseinhibitoren zum Einsatz.

Offensichtlich ist mittlerweile, daß beim Versagen der primär eingesetzten Therapie nicht lediglich eine weitere Substanz zur vorbestehenden Kombination hinzugegeben werden sollte [22–24]. Anhaltenden Erfolg verspricht lediglich der möglichst komplette Ersatz der gesamten Kombination durch Medikamente, mit denen der Patient zuvor nie behandelt wurde und die möglichst keine Kreuzresistenzen mit den zuvor eingesetzten Substanzen aufweisen.

Es ist zu erwarten, daß neue Erkenntnisse die Behandlungsformen weiterhin laufend verändern. Je mehr Medikamente gegen das HI-Virus auf dem Markt sind, desto größer sind die Kombinationsmöglichkeiten und desto besser ist es möglich, nicht nur eine wirksame, sondern auch individuell angepaßte Behandlung durchzuführen.

Literatur

1. Ho DD, Neuman AU, Perelson AS, Chen W, Leonard JM, Markowitz M (1995) Rapid turnover of plasma virions and CD4 lymphocytes in HIV-1 infection. Nature 373: 123–126
2. Wei X, Ghosh SK, Taylor ME et al (1995) Viral dynamics in Human immunodeficiency virus type-1 infection. Nature 373: 117–122
3. Perelson AS, Neumann AU, Markowitz M, Leonard JM, Ho DD (1996) HIV-1dynamics in vivo: virion clearance rate, infected cell life-span, and viral generation time. Science 271: 1582–1586
4. Mellors JW, Kingsley LA, Rinaldo CR, Todd JA, Hoo BS, Kokka RP, Gupta P (1995) Quantitation of HIV-1 RNA in plasma predicts outcome after seroconversion. Ann Intern Med 122: 573–597
5. Mellors JW, Rinaldo CR, Gupta P, White RM, Todd JA, Kingsley LA (1996) Prognosis in HIV-1 infection predicted by the quantity of virus in plasma. Science 272: 1167–1170
6. O'Brien TR, Blattner WA, Waters D et al. (1996) Serum HIV-1 RNA levels and time to development of AIDS in the multicenter hemophilia cohort study. JAMA 276: ???–???
7. Cocchi F, DeVico AL, Garzino-Demo A et al. (1995) Identification of RANTES, MIP-1 alpha, and MIP-1 beta as the major HIV-suppressive factors produced by CD8+ T-cells. Science 270: 1811–1815
8. Feng Y, Broder CC, Kennedy PE, Berger EA (1996) HIV-1 entry cofactor: functional cDNA cloning of a seven-transmembrane G protein-coupled receptor. Science 270: 872

9. O_Brien WA, Hartigan PM, Martin D et al. (1996) Changes in plasma HIV-1 RNA and CD4+ lymphozcyte counts and the risk oft progression to AIDS. N Engl J Med 334: 426–431
10. Katzenstein DA, Hammer SM, Hughes MD et al. (1996) The relation of virologic and immunologic markers to clinical outcomes after nucleoside therapy in HIV-infected adults with 200 to 500 CD4+ cells per cubic millimeter. N Engl J M 335: 1091–1098
11. Mayers, Douglas, Saravolatz L et al. (1996) Viral burdon measurements in CPCRA 007. XI ICAIDS, Vancouver
12. Palumbo PE, Raskino C, Fiscus S et al. (1997) Correlation of HIV Plasma RNA Levels with Clinical Outcome in a Large Pediatric Trial (ACTG 152). 4th Conference on Retroviruses and Opportunistic Infections, January 22–26, Washington, DC, late breaker
13. Hammer SM (1996) Advances in antiretroviral therapy and viral load monitoring. AIDS 10 [Suppl 3]: S1–11
14. Murphy RL, Montaner J (1996) Nevirapine: a review of oits development, pharmaceutical profile and potential for clinical use. Exp Opin Invest Drugs 5: 1183–1199
15. Deeks SG, Smith M, Holodniy M, Kahn JO (1997) HIV-1 protease inhibitors; a review for clinicians. JAMA 277: 145–153
16. Delta Coordinationg Committee (1996) Delta: A randomised double-blind controlled trial comparing combinations of zidovudine plus didanosine or zalcitabine with zidovudine alone in HIV-infected individuals. Lancet 348: 283–291
17. Hammer SM, Katzenstein DA, Hughes MD et al. (1996) A trial comparing nucleoside monotherapy with combination therapy in HIV-infected adults with 200 to 500 CD4+ cells per cubic millimeter. N Engl J Med 335: 1081–1090
18. Cooper D, Montaner J, Katlama C, Stoffels P, Scott J, McDade H et al. (1997) The CAESAR trial: final results. 4th Conference on Retroviruses and Opportunistic Infections. January 22–26, Washington/DC, Abstract 367
19. Perelson AS, Essunger P, Markowitz M, Ho DD (1996) How long should treatment be given if we had an anitretroviral regimen that completely blocke HIV replication? XI ICAIDS, Vancouver
20. Subkommission Klinik (SKK) der Eidgenössischen Kommission für Aids-Fragen (EKAF) (1996) Richtlinien zu Behandlung der HIV-Infektion. Bull Bundesamt Gesundheitswesen 29: 5–7
21. Carpenter CCJ, Fischl MA, Hammer SM et al. for the International AIDS-Society USA (1996) Antiretroviral therapy for HIV infection 1996: recommendations of an international panel. JAMA 276: 146–154
22. Cameron DW et al. (1996) Prolongation of life and prevention of AIDS complication in advanced HIV immunodeficiency with ritonavir. XI International Conference on AIDS, July 7–12, Vancouver
23. Henry K, Tierney C, Kahn J et al. for the ACTG 193A study team (1997) A randomized, double-blind, placebo-controlled study comparing combination nucleoside and triple therapy for the treatment of advanced HIV disease (CD4 $\leq 50/mm^3$). 4th Conference on Retroviruses and Opportunistic Infections, January 22–26, Washington/DC, late breaker
24. Hirsch M for the protocol 039 study group (1997) Indinavir (IDV) in combination with zidovudine (ZDV) and lamivudine (3TC) in ZDV-experienced patients with CD4 cell counts ≤ 50 cells/mm^3. 4th Conference on Retroviruses and Opportunistic Infections, January 22–26, Washington/DC, late breaker

II. Substitutionstherapie und Infektionen

Moderatoren:
R. Seitz (Langen)
M. Roggendorf (Essen)

Prävalenz des GBV-C-Virus bei Patienten mit Gerinnungsstörungen

K. Auberger, P. Kurnik, A. Flemmer, M. Praun, N. Nohe, G. Frösner

Im vergangenen Jahr wurde ein neues „flavivirusähnliches" Virus sequenziert und im Serum von Patienten mit einer Non A–E Hepatitis nachgewiesen. Bei diesem sog. HGV/GBV-C-Virus handelt es sich um ein einsträngiges RNA-Virus mit einer starken Ähnlichkeit mit den Pestiviren sowie mit Homologien zum Hepatitis C-Virus. Beide Viren, das HGV- und das GBV-C-Virus, sind wohl aufgrund ihrer hohen Homologien zwischen den Aminosäure- und Nucleinsäuresequenzen identisch. Zur Zeit bestehen noch erhebliche Unklarheiten über den tatsächlichen Krankheitswert dieses neuen Virus.

Als mögliche Übertragungsmodi für das GBV-C-Virus sind in der Literatur v.a. die parenterale Transmission über Blutprodukte bzw. verunreinigtes Spritzenbesteck bei intravenösem Drogenmißbrauch sowie die vertikale Transmission von der Mutter auf das Kind beschrieben.

Die Prävalenz unter gesunden Blutspendern wird in Asien mit Werten zwischen 0,7 und 2 % angegeben, in Bayern liegt sie nach den Ergebnissen von Prof. Frösner vom Pettenkofer-Institut ebenfalls bei 2 %.

Parenterale Transmission
Prävalenz des GBV-C-Virus unter Blutspendern

- 4/200 (2 %) — J.-T. Wang 1996, Blood 88(5): 1881–1886
- 2/299 (0,7 %) — Y. Nishiyama 1996, Transfusion 36(7): 669
- 1,7 % — T. Kuroki 1996, Lancet 347: 908

In einer Untersuchung von Feucht wurde eine vertikale Transmissionsrate von 33,3 % ermittelt. Diese Zahl ist deutlich höher als die Raten für das Hepatitis C- bzw. HIV-Virus mit 6,7 % bzw. 11,8 %. Kotransmission waren nicht zu beobachten.

Vertikale Transmission

- 3/9 (33,3 %): GBV-C-RNA positiv
- 2/17 (11,8 %): HIV positiv
- 2/30 (6,7 %): HCV positiv
- Keine Kotransmission

Feucht 1996, Lancet 347: 615

I. Scharrer/W. Schramm (Hrsg.)
27. Hämophilie-Symposion Hamburg 1996

In einer 1996 durchgeführten japanischen Untersuchung an 33 Patienten mit einer Hämophilie A fand sich eine Prävalenz von 12% für das GBV-C-Virus, also eine deutlich niedrigere Zahl als sie hier für die HCV bzw. HIV-Infektion mit 58% bzw. 85% angegeben wird.

Prävalenz des GBV-C-Virus unter Hämophilen

- 33 Patienten mit Hämophilie A:
- 4/33 (12%): GBV-C-RNA-positiv
- 19/33 (58%): HIV-positiv
- 28/33 (85%): HCV-positiv

- 2/33 (6%): GBV-C-/HCV-Koinfektion
- 2/33 (6%): GBV-C-/HCV-/HIV-Koinfektion

Y. Nishiyama 1996, Transfusion 36(7): 669

Patienten

Wir führten in den Jahren 1995/96 bei insgesamt 87 Patienten – darunter 62 Patienten mit einer Hämophilie A, 12 Patienten mit einer Hämophilie B und 13 Patienten mit anderen Gerinnungsstörungen im Alter von 10 Monaten bis 24 Jahren eine Testung auf GBV-C-RNA durch. Die Untersuchungen erfolgten zum großen Teil aus tiefgefrorenen Restseren. In diese Zusammenstellung wurden nur Patienten einbezogen, die mehr als 5 Substititionen eines Gerinnungskonzentrates erhalten haben, die meisten stehen unter einer Dauersubstitution.

Ergebnisse

Die Prävalenz des GBV-C-Virus (Tabelle 1) bei den Hämophilie A-Patienten betrug 9,7%, bei den Hämophilie B-Patienten 16,7% und bei den Patienten mit anderen Gerinnungsstörungen wie einem v.-Willebrand-Jürgens-Syndrom, einem Inhibitoren- oder Faktor X-Mangel und einem Bernard-Soulier Syndrom 30,8%. Insgesamt entspricht dies einer Prävalenz von 13,7% (Tabelle 1)

Tabelle 1. Prävalenz der GBV-C-Virämie bei Patienten mit Gerinnungsstörungen (n = 87). Dr. v. Haunersches Kinderspital, Stand 10/96

Hämophilie A (n = 62)	**Hämophilie B** (n = 12)	**Sonstige** (n = 13)
6/62 (9,7%)	2/12 (16,7%)	4/13 (30,8%)

In Tabelle 2 sind die Patienten mit Hämophilie A nach dem Faktor VIII-Konzentrat aufgeschlüsselt, mit dem sie zur Zeit behandelt werden. Angegeben sind hier die Virusinaktivierungs- bzw. die Herstellungsverfahren.

Tabelle 2. GBV-C-Virämie bei Patienten mit Hämophilie A (n = 62). Dr. v. Haunersches Kinderspital, Stand 10/96

Virusinaktivierungsverfahren	Σ Patienten	GBV-C-RNA positiv
Pasteurisierung	n = 39	4/39 (10,2 %), davon 1 Patient[a] 3 Patienten[b]
Dampfbehandlung	n = 2	0/2
Pasteurisierung (monoklonal gereinigt)	n = 9	0/9
gentechnisch hergestellt	n = 12	2/12 (16,7 %), davon 1 Patient[c] 1 Patient[d]

[a] Z.n. nichtvirusinaktivierten Faktorenkonzentraten.
[b] Keine Blutprodukte, keine nichtvirusinaktivierten Faktorenkonzentrate.
[c] Mütterl. Drogenabusus.
[d] Z.n. Blutprodukten und nichtvirusinaktivierten Faktorenkonzentraten, HCV-Koinfektion.

Wir beobachteten bei 4 der insgesamt 39 Hämophilie-A-Patienten, die mit pasteurisiertem Faktor VIII-Produkt substituiert werden, einen positiven GBV-C-RNA-Nachweis. Einer (a) von diesen 4 Patienten hatte früher nicht virusinaktivierte Faktorenkonzentrate erhalten, die 3 anderen Patienten (b) hingegen sind bisher nur mit dem pasteurisierten Faktor VIII-Präparat therapiert worden.

Weitere GBV-C-Nachweise gelangen bei 2 Patienten, die auf ein rekombinantes Präparat eingestellt sind. Bei einem (d) waren jedoch sowohl Bluttransfusionen als auch Behandlungen mit nicht virusinaktivierten und virusinaktivierten Faktorenkonzentraten vor der Ära der gentechnisch hergestellten Produkte vorausgegangen. Zusätzlich liegt bei diesem Patienten eine Hepatitis C-Coinfektion vor. Der 2. Patient (c) hat bisher nur rekombinanten Faktor VIII erhalten, allerdings besteht anamnestisch ein Drogenabusus der Mutter.

Der GBV-C-Test bei den Patienten mit dampfbehandelten und monoklonal gereinigten Präparaten fiel negativ aus.

Tabelle 3. GBV-C-Virämie bei Patienten mit Hämophilie B (n = 12). Dr. v. Haunersches Kinderspital, Stand 10/96

Virusinaktivierungsverfahren	Σ Patienten	GBV-C-RNA positiv
Pasteurisierung	n = 3	0/3
Dampfbehandlung	n = 7	1[a]/7
MAK-Affinitätschromatographie, Inkubation mit Natriumthiocyanat, Ultrafiltration	n = 2	1[b]/2

[a] Z.n. Blutprodukten.
[b] Vertikale Transmission bei GBV-C-RNA- (und HCV-)positiver Mutter.

Unter den Hämophilie-B-Patienten (Tabelle 3) wurde der GBV-C-Virus in 2 von 12 Fällen gefunden. Ein Patient (a) erhielt ein dampfbehandeltes Produkt, in der Vergangenheit waren ihm Blutkonserven verabreicht worden. Der andere (b) war bereits vor der 1. Gabe des Faktor IX-Konzentrates GBV-C-RNA positiv. Hier muß bei einem ebenfalls positiven RNA-Nachweis der Mutter und identischer Virussequenz bei Mutter und Kind von einer vertikalen Transmission ausgegangen werden. Die Mutter ist zusätzlich HCV-RNA positiv, sie hat niemals Blutprodukte erhalten oder jemals einer sog. Risikogruppe angehört.

Patienten mit pasteurisierten und monoklonal gereinigten Faktor-IX-Konzentraten wiesen kein positives GBV-C-Ergebnis auf.

In der Gruppe der Patienten mit den übrigen Gerinnungsstörungen (Tabelle 4) fiel der GBV-C-Virusnachweis bei einem Kind mit schweren Faktor X-Mangel sowie bei 2 weiteren mit isoliertem oder kombiniertem AT III- und Protein C-Mangel positiv aus. Alle Patienten hatten früher Blutkonserven oder nicht virusinaktivierte Faktorenkonzentrate erhalten.

Tabelle 4. GBV-C-Virämie bei Patienten mit sonstigen Gerinnungsstörungen (n = 12). Dr. v. Haunersches Kinderspital, Stand 10/96

Diagnose	Präparat	Σ Patienten	GBV-C-RNA positiv
v.-Willebrand-Jürgens-Syndrom	Haemate HS	n = 5	0/5
F X-Mangel	F IX HS	n = 2	1/2[a]
Inhibitorenmangel	Kybernin Protein C	n = 5	2/5 [b]

[a] Z.n. Blutprodukten.
[b] Z.n. Blutprodukten und/oder nichtvirusinaktivierten Faktorenkonzentraten.

Eine weitere mehrfach transfundierte Patientin mit einem Bernard-Soulier-Syndrom, die hier nicht aufgeführt ist, zeigte ebenfalls einen positiven GBV-C-Virusnachweis.

Zusammenfassung und Diskussion

Die Prävalenz des GBV-C-Virus bei den 87 getesteten Patienten mit Hämophilie A oder B sowie anderen Gerinnungsstörungen liegt bei 13,7%.

Zusammenfassung

• Prävalenz des GBV-C-Virus:	12/87	(13,7%) Patienten
• Prävalenz der HCV-Infektion:	9/87	(10,3%) Patienten
• Prävalenz der HIV-Infektion:	6/87	(6,9%) Patienten
• GBV-C-/HCV-Koinfektion:	1/87	(1,1%) Patienten
• keine GBV-C-/HIV-Koinfektion		

Diese Zahl korreliert mit den Ergebnissen der bereits genannten japanischen Studie an 33 Hämophilie A-Patienten, in der die Prävalenz mit 12% angegeben wird. Eine Koinfektion mit GBV-C- und HCV-Virus wurde lediglich bei 1 Patienten gefunden bei etwa gleich hoher Prävalenz der Hepatitis C (10,3%). Eine statistisch signifikante Assoziation zwischen beiden Infektionen war somit nicht nachweisbar, wie sie in der Literatur beschrieben wird. Koinfektionen mit GBV-C- und HIV-Virus wurden bei den bisher untersuchten Patienten nicht festgestellt.

Bei der Gesamtbetrachtung der 12 GBV-C-positiven Patienten fällt auf, daß 8 (67%) Blutprodukte bzw. nicht virusinaktivierte Faktorenkonzentrate erhalten und sich wahrscheinlich auf diesem Wege infiziert hatten.

Zusammenfassung

- **GBV-C-Infektion (n = 12)**
- 8/12: Blutprodukte,
  nicht virusinaktivierte Faktorenkonzentrate
- 1/12: Vertikale Infektion
- 2/12: Virusinaktivierte Konzentrate?
  Durchseuchung?
  Vertikale Transmission?
- 1/12: Drogenabusus der Mutter

Bei einem Kind (8%) konnte die vertikale Transmission gesichert werden. Drei Patienten (25%) – 6, 7 und 12 Jahre alt – sind ausschließlich mit pasteurisiertem Faktor VIII-Konzentrat substituiert worden. Bei einem weiteren Patienten (8%), der bisher nur mit rekombinantem Faktor behandelt wurde, konnten wir den hochgradigen Verdacht auf eine vertikale Transmission noch nicht bestätigen.

Mit Ausnahme des HCV-RNA-positiven Patienten bot kein einziger jemals klinische oder labormäßige Zeichen einer Hepatitis oder gar einer anderen unklaren Erkrankung.

Durch Familienuntersuchungen und regelmäßige Kontrollen hoffen wir, in Zukunft mehr Erfahrungen mit dem HGV/GBV-C-Virus zu erlangen. Vielleicht ist er auch nur ein „blinder Passagier", wie es eine Kollegin aus dem Pettenkofer-Institut ausdrückte. Aber, allein die Möglichkeit einer Übertragung durch virusinaktivierte Gerinnungsfaktoren, wie sie bei 2 unserer Patienten diskutiert werden muß, sollte uns Behandler dazu veranlassen, das Nutzen-/Risiko-Verhältnis bei der Hämophilietherapie immer wieder kritisch zu überdenken.

Literatur

1. Yoshiba M, Okamoto H, Mishiro S (1995) Detection of GBV-C hepatitis virus genome in serum from patients with fulminant hepatitis of unknown aetiology. Lancet, Vol 346: 1131–1132
2. Lin HH, Kao JH, Chen PJ, Chen DS (1996) Mechanism of vertical transmission of hepatitis G. The Lancet, Vol 347: 1116

3. Feucht HH, Zollner B, Polywka S, Laufs R (1996) Vertical transmission of hepatitis G. The Lancet, Vol 347: 615–616
4. Nishiyama Y, Nakashimo H, Hino K (1996) Infection with hepatitis GB virus among japanese hemophiliacs. Transfusion 36 (7): 669
5. Wang JT, Tsai FC, Lee CZ, Chen PJ, Sheu JC, Wang TH, Chen DS (1996) A prospective study of transfusion-transmitted GB virus C infection: similar frequency but different clinical presentation compared with hepatitis C virus. Blood, Vol 88: 1881–1886
6. Schmidt B, Korn K, Fleckenstein B (1996) Molecular evidence for transmission of hepatitis G virus by blood transfusion. The Lancet, Vol 347: 909
7. Kuroki T, Nishiguchi S, Tanaka M, Enomto M, Kobayashi K (1996) Does GBV-C cause fulminant hepatitis in Japan? The Lancet, Vol 347: 908
8. Kao JH, Chen PJ, Chen DS (1996) GBV-C in the aetiology of fulminant hepatitis. The Lancet, Vol 347: 120–121
9. Sallie R, Shaw J, Mutimer D (1996) GBV-C virus and fulminant hepatic failure. The Lancet, Vol 347: 1552
10. Aikawa T, Sugai Y, Okamoto H (1996) Hepatitis G infection in drug abusers with chronic hepatitis C. The New England Journal of Medicine, Vol 334: 195–196

Hepatitis G bei Hämophilen

T. Ruf, K.-H. Nachtsheim, B. Matz, H. H. Brackmann, G. Hess, M. Herlt, C. Seidel, U. Spengler, W. Effenberger, K. E. Schneweis, R. Kaiser

Hepatitis-G-Virus

Ende 1994 wurde erstmals die Nukleinsäure des Hepatitis-G-Virus im Plasma eines Patienten mit chronischer Hepatitis unklarer Ätiologie nachgewiesen [1, 2, 3]. Das Hepatitis-G-Virus gehört zur Familie der Flaviviren. Das vollständige Genom (9392 Nukleotide) kodiert für ein Polyprotein von 2873 Aminosäuren und enthält einen kontinuierlichen offenen Leserahmen (ORF) [3, 4] (Abb. 1).

Das Hepatitis-G-Virus ist ein unabhängiges Isolat des GB-Virus C (GBV-C, Sequenzhomologie 95%) und eng verwandt zum Hepatitis-C-Virus und zu den GB-Viren A und B (GBV-A, GBV-B) [5]. Das Virus wird parenteral übertragen und scheint in einigen Fällen für akute und chronische Hepatitiden verantwortlich zu sein [2, 5]. Es ist weltweit verbreitet und kommt in der Bevölkerung je nach Risikogruppe mit unterschiedlicher Prävalenz vor [7].

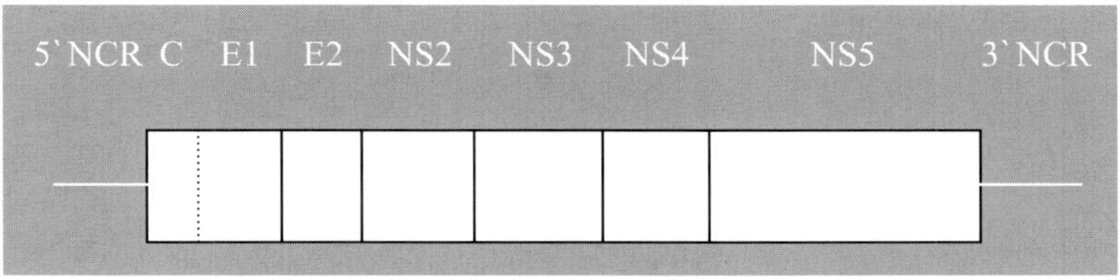

Abb. 1. Putative HGV-Genomorganisation (Mod. nach Muerhoff et al. [4])

Zusammenfassung

Gegenstand dieser Untersuchung ist die Häufigkeit eines positiven HGV-RNA Nachweises bei Hämophilie-Patienten. Hier wurden 183 Patienten des Hämophiliezentrums der Universität Bonn auf HGV-RNA spezifische Sequenzen mittels RT-PCR getestet. Dabei konnten bei 24 (13,1%) dieser Patienten die entsprechenden Sequenzen nachgewiesen werden. Bei 12 dieser 24 Patienten waren Seren aus dem Vorjahr verfügbar, in allen diesen Seren konnten in jedem Fall für mindestens einen Primerbereich HGV-spezifische Sequenzen nachgewiesen werden. Von den 24 HGV-RNA-Positiven wiesen 21 zusätzlich HCV-Antikörper auf, bei 20

I. Scharrer/W. Schramm (Hrsg.)
27. Hämophilie-Symposion Hamburg 1996

dieser Patienten konnte HCV-RNA nachgewiesen werden. 11 der 21 Patienten wiesen zusätzlich zu ihrer HCV-Infektion auch eine HIV-Infektion auf, so daß 3 Patienten mit isoliert HGV-RNA-positivem Ergebnis verblieben. Davon zeigte ein Patient eine geringgradige Synthesefunktionsstörung, die aber wahrscheinlich auf seine Hemmkörpertherapie zurückgeführt werden muß. Bei den anderen beiden Patienten konnten keine pathologischen Veränderungen hinsichtlich einer Leberschädigung oder einer Schädigung anderer Organe festgestellt werden.

Im gleichen Zeitraum wurden auch 78 Seren von Patienten der Medizinischen Klinik der Universität Bonn, aufgrund unklarer Hepatitiden, nach Ausschluß der bisher bekannten Hepatitiden, auf HGV-RNA getestet. Von diesen Patienten zeigten 7 (9%) ein positives Testergebnis, wobei in diesem Kollektiv zum Teil deutliche Transaminasenanstiege zu verzeichnen waren.

Patienten

Es wurden 183 Hämophiliepatienten in einem Alter zwischen 1 Jahr und 91 Jahren untersucht, die alle mit Gerinnungspräparaten behandelt wurden. Im gleichen Zeitraum wurden auch 78 Patienten der Medizinischen Klinik der Universität Bonn getestet.

Material und Methoden

Die RNA-Isolierung erfolgte aus dem Serum der Patienten mittels eines RNA-Präparationskits (QIAamp, Qiagen). Die RNA wurde dann in einer Reversen Transkription-Polymerasekettenreaktion eingesetzt, wobei hierin Primer für die Bereiche 5`NCR (Coding-Strand: 5´-CGG CCA AAA GGT GGT GGA TG-3`, Non-Coding-Strand: 5`-CGA CGA GCC TGA CGT CGG G-3`) und NS5a (Coding-Strand: 5`CTC TTT GTG GTA GTA GCC GAG AGA T-3`, Non-Coding-Strand: 5`-CGA ATG AGT CAG AGG ACG GGG TAT-3`) sowie digoxigenierte Nukleotide (Hepatitis G-Primer and Capture Probe Set, Expand™ Reverse Transkriptase, Expand™ HIFI PCR-System, Boehringer Mannheim GmbH) eingesetzt wurden. Anfangs wurden auch Primer für den Bereich NS3 (Coding-Strand: 5`-GAC GTT GGT GAG ATC CCC TT-3`, Non-Coding-Strand: 5`-CGA AGT TTC CTG TGT ACC C-3`) eingesetzt, mit diesen konnten jedoch keine befriedigenden Ergebnisse erzielt werden. Am Beginn der Untersuchungen erfolgte die Analyse durch Auftrennung der PCR-Produkte in einer Agarosegelelektrophorese, anschließend wurde das Gel geblottet und eine Hybridisierung mit 5`-Biotin markierten Primern (5`NCR, NS5a) durchgeführt, die Detektion erfolgte dann mit einer Streptavidin-Peroxidase und die Sichtbarmachung durch eine Chemolumineszenzreaktion mit Lumigen, dabei entsprach die Größe (5`NCR: 184 bp, NS5a: 134 bp) der PCR-Produkte den Erwartungen. Zur Vereinfachung setzten wir im weiteren Verlauf der Untersuchungen zur Detektion der PCR-Produkte einen ELISA ein (ELISA DIG Detection, Boehringer Mannheim GmbH). Bei diesem ELISA werden die denaturierten PCR-Produkte mit biotinylierten Sonden (5`NCR:5`-Biotin GGT AGC CAC TAT AGG TGG G-3`, NS5a: 5`Biotin GTT ACT GAG AGC AGC TCA GAT-3`) hybridisiert, über das Biotin erfolgt eine Bindung des PCR-Produkts an die Streptavidin-beschichteten Mikrotiterplatten, nach Zugabe eines mit einer Peroxidase gekoppelten Anti-Digoxigenin-Antikörpers kommt es zu einer Bindung dieses Antikörpers an die digoxigeninmarkierten Nukleotide und nach Zugabe des Substrates ABTS® zu einer Farbreaktion, welche bei 405 nm im Photometer gemessen wird.

Ergebnisse

Von 183 getesteten Hämophiliepatienten wiesen 24 (13,1%) HGV-spezifische RNA-Sequenzen in ihrem Blut auf. Von diesen 24 Patienten wiesen 21 zusätzlich HCV-Antikörper auf, bei 20 dieser Patienten konnte HCV-RNA nachgewiesen werden. 11 der 21 HCV-seropositiven Patienten zeigten zusätzlich zu ihrer HCV-Infektion eine HIV-Infektion. 3 Patienten verblieben mit isoliert HGV-RNA-positivem Ergebnis. Ein Patient zeigte eine geringgradige Synthesefunktionsstörung der Leber, deren Ursache jedoch wahrscheinlich auf seine augenblickliche Hemmkörpertherapie zurückzuführen ist. Bei den anderen beiden Patienten zeigten sich keinerlei pathologischen Veränderungen hinsichtlich einer Leberschädigung (Tabelle 1).

Tabelle 1. Ergebnisse

HCV-Ak	+	+	+	+	–	Pat. gesamt 183
HCV-RNA	+	–	+	–	–	
HIV	+	+	–	–	–	
HGV +	11	–	9	1	3	24
HGV –	41	2	46	13	57	159

Von den verbleibenden 159 Patienten wiesen 102 HCV-Antikörper auf. Bei 87 dieser Patienten konnte HCV-RNA nachgewiesen werden, und 41 dieser Patienten zeigten zusätzlich zu ihrer HCV-Infektion eine HIV-Infektion.

Bisher konnten von 12 der 24 HGV-positiven Patienten eine (n = 8 Patienten), zwei (n = 3) oder drei (n = 1) Serumproben aus dem Vorjahr getestet werden. Alle Proben wiesen ein positives Signal in der PCR-Analyse auf, bei 3 Proben ausschließlich im 5`NCR-Bereich und bei 2 Proben nur im NS5a-Bereich.

Im gleichen Zeitraum wurden auch Seren von 78 Patienten der Medizinischen Klinik der Universität Bonn mit auf HGV-RNA-spezifische Sequenzen getestet. Dabei konnte bei 7 (9%) Patienten ein positives Signal in der PCR-Analyse gefunden werden, wobei 3 Patienten eine HCV-Koinfektion, 1 Patient eine HBV-Koinfektion zeigte und bei 3 Patienten keine weiteren Infektionen nachgewiesen werden konnten. Von den 3 Patienten mit einem isoliertem HGV-RNA-Nachweis zeigte 1 Patient eine deutliche Transaminasenerhöhung.

Diskussion

Alle bisher positiv für HGV-RNA gefundenen Hämophiliepatienten wurden vor dem Jahr 1982 geboren und wurden früher mit nicht virusinaktivierten Präparaten behandelt.

Von den HGV-RNA-Positiven, von welchen früher eingetroffene Proben (bis 1 Jahr zurückliegend) zur Verfügung standen, waren diese in allen Fällen positiv. Dies spricht für chronische Verläufe.

Ziel der weiteren Untersuchungen ist es, die Infektion über Seren aus früheren Jahren zurückzuverfolgen, um Hinweise auf den Einfluß der Infektion in ihrem Verlauf auf den Patienten zu bekommen, und Ursachen für die häufig auftretende Viruspersistenz zu finden, und eventuell die jeweilige Infektionsquelle zu lokalisieren.

Literatur

1. Simons JN et al. (1995) Identification of two flavivirus-like genomes in the GB hepatitis agent. Proc Natl Acad Sci USA 92: 3401–3405
2. Simons JN et al. (1995) Isolation of novel virus-like sequences associated with human hepatitis. Nature Medicine 1: 564–569
3. Linnen J et al. (1996) Molecular cloning and disease association of hepatitis G virus: a transfusion-transmissible agent. Science 271: 505–508
4. Muerhoff S et al. (1995) Genomic organisation of GB viruses A and B: two new members of the flavivirdae associated with GB agent hepatitis. J Virology 69: 5621–5630
5. Decker R (1996) Abbott Laboratories and Kim, Genelabs Technologies, pers. Mitteilungen
6. Yoshiba M et al. (1995) Detection of GBV-C hepatitis virus genome in serum from patients with fulminant hepatitis of unknown etiology. Lancet 346: 1131–1132
7. Nübling CM et al. (1996) GB-C genomes in a high risk group, in plasma pools, and in intravenous immunoglobulin. Lancet 347: 68

Virusinaktivierung und Prävalenz der Hepatitis G bei Hämophiliepatienten

C. Uhle, T. Goeser, R. Seelig, R. Zimmermann

Die Anzahl der bekannten Hepatitis-Viren hat seit der Entdeckung des Hepatitis B-Virus 1963 stark zugenommen (Tabelle 1). Ein Meilenstein war die Entdeckung des Hepatitis-C-Virus durch Choo 1989. Dieses Virus stellt bei über 90% der posttransfusionellen Non-A–Non-B-Hepatitiden das infektiöse Agens dar.

Tabelle 1. ABC der Virushepatitiden

Hepatitistyp	Erbmaterial	Übertragungsweg	Entdeckungsjahr
Hepatitis A	RNA	fäko-oral	1973
Hepatitis B	DNA	parenteral	1963
Hepatitis C	RNA	parenteral	1989
Hepatitis D	RNA-Viroid	parenteral	1974
Hepatitis E	RNA	fäko-oral	1980

Aber immer noch gab es Hepatitiden unklarer Genese, so daß die Existenz weiterer Hepatitisviren vermutet wurde. Schließlich konnte Simons 1995 mit modernen molekularbiologischen Methoden ein bis dahin noch nicht bekanntes Hepatitisvirus in einer westafrikanischen Serumprobe nachweisen [5]. Er nannte dieses Virus GB-Virus-C (GBV-C). Wenig später beschrieb Linnen bei einem Patienten mit, wie sich allerdings erst später herausstellte, chronischer Hepatitis C das Vorhandensein eines weiteren Virus, von ihm Hepatitis-G-Virus (HGV) genannt [1].

Eigenschaften von HGV

Das Hepatitis-G-Virus gleicht in über 95% seiner Aminosäure-Sequenz dem GB-Virus-C, so daß beide wohl 2 verschiedene Genotypen desselben Virus darstellen [1, 3]. Im weiteren wird HGV und GBV-C synonym verwendet. Das Hepatitis-G-Virus gehört wie das Hepatitis-C-Virus zur Gruppe der Flaviviridae und wird wie dieses auch parenteral übertragen. Momentan kann es nur mittels der teuren Polymerasekettenreaktion nachgewiesen werden. Antikörper sind bis jetzt noch nicht gefunden worden.

Es herrscht noch Uneinigkeit über die klinische Relevanz einer HGV-Infektion [6, 7]. Häufig verläuft die Infektion asymptomatisch und ohne Transaminasen-

I. Scharrer/W. Schramm (Hrsg.)
27. Hämophilie-Symposion Hamburg 1996

anstieg. Allerdings soll jede 2. Infektion chronisch verlaufen und in einer japanischen Untersuchung konnte bei 6 Patienten mit fulminant verlaufender Hepatitis bei 3 Patienten von den bis dato bekannten Hepatitisviren nur GBV-C nachgewiesen werden, so das GBV-C als pathogenes Agens angenommen wurde [6].

Prävalenz von HGV

In Risikogruppen für parenteral übertragene Viruserkrankungen, wie Hämodialysepatienten oder Drogenabhängige liegt die Prävalenz für HGV nach Linnen bei bis zu 33% [1]. Bei 18% der von ihm untersuchten Hämophiliepatienten konnte Linnen HGV-RNA nachweisen (Tabelle 2). Erstaunlich hoch ist die Prävalenz für HGV mit 1,7% bei gesunden (normale Transaminasen) amerikanischen Blutspendern. In einer Untersuchung an der Universitätsklinik Heidelberg konnte sogar bei 2,5% der gesunden Blutspender HGV-RNA nachgewiesen werden (eigene unveröffentlichte Daten).

Tabelle 2. Prävalenz von HGV

Erkrankung/Kollektiv	HGV-RNA positiv	Anzahl [%]
Chronische Hepatitis Non A–C	15/158	9
Chronische Hepatitis C	18/96	19
i.v.-Drogenabhängige	20/60	33
Chronische Hämodialyse	7/69	10
Hämophilie	9/49	18
Gesunde Blutspender	13/769	1,7

Diese hohe Prävalenz von HGV/GBV-C in der Bevölkerung korreliert gut mit der hohen Anzahl GBV-C-RNA positiver kommerzieller Plasmapools, wie Nübling vom Paul-Ehrlich-Institut 1996 in einer retrospektiven Untersuchung zeigen konnte [4]. Vor Einführung des Anti-HCV-Screenings 1990 konnte in 40% der amerikanischen Plasmapools GBV-C-RNA nachgewiesen werden. Interessanterweise sank diese hohe Prävalenz nach Einführung des Anti-HCV-Screenings 1990 nicht wesentlich ab (33%). Für europäische Plasmapools lag die Prävalenz mit 7–10% deutlich niedriger.

Virusinaktivierungsverfahren

Bei der Herstellung von Faktorenkonzentraten aus Plasmapools müssen seit 1985 Virusinaktivierungsverfahren angewandt werden. Vier wichtige Virusinaktivierungsverfahren, die primär auf die Eliminierung von HIV und HCV abzielen, sind die Behandlung mit trockener Hitze oder mit Dampf, die Pasteurisierung und die Behandlung mit Solvens-Detergens-Mixturen. Zumindest die letzten 3 Verfahren haben in großen Studien ihre Wirksamkeit gegen HIV und HCV bewiesen [2]. Interessant ist jetzt die Frage, ob auch das Hepatitis-G-Virus durch diese Verfahren bei der Herstellung von Gerinnungsfaktorenkonzentraten eliminiert wird.

Material und Methoden

In unserem Hämophiliezentrum in Heidelberg haben wir 73 Patienten (mittleres Alter 33,7 Jahre) mit Hämophilie A oder B untersucht. 47 Patienten hatten eine schwere, 11 Patienten eine mittelschwere und 15 Patienten eine milde Hämophilie. Von diesen 73 Patienten waren 55 vor 1985 mehrfach mit nicht virusinaktivierten Faktorenkonzentraten behandelt worden. Die restlichen 18 Patienten sind bisher ausschließlich mit virusinaktivierten oder rekombinanten Faktorenkonzentraten behandelt worden. Serumproben aller Patienten wurden mittels einer „nested" RT-Polymerase-Kettenreaktion (RT-PCR) mit Primern die an die Helikaseregion und an die 5' nichtkodierende Region des HGV-Genoms binden, auf das Vorhandensein von HGV-RNA untersucht. Zusätzlich wurde das Serum aller Patienten auf HCV-RNA und HIV-Antikörper untersucht.

Ergebnisse

Insgesamt konnte bei 8/73 Patienten HGV-RNA im Serum nachgewiesen werden. Dies entspricht einer Prävalenz von 11%. Alle HGV-infizierten Patienten waren früher mit nichtvirusinaktivierten Gerinnungsfaktorkonzentraten behandelt worden. Betrachtet man die Prävalenz für HGV nur für diese Gruppe, so liegt sie bei 15% (Tabelle 3). Alle Patienten, die nur virusinaktivierte oder rekombinante Faktorenkonzentrate erhalten hatten, waren HGV-RNA negativ.

In dieser Gruppe konnte auch keine HIV- oder HCV-Infektion, bis auf einen Patienten, der HCV-RNA positiv war, nachgewiesen werden.

Von den 8 HGV-RNA positiven Patienten waren 7 mit HCV koinfiziert, 3 Patienten HGV, HCV und HIV koinfiziert.

Tabelle 3. Prävalenz von HGV in Abhängigkeit vom verwendeten Faktorenkonzentrat

Art des Faktorenkonzentrates	Anzahl der Patienten	HGV-RNA-positiv	HCV-RNA-positiv	Anti-HIV-positiv
Nichtvirusinaktiviert	55 (75%)	8 (15%)	44 (80%)	16 (29%)
Virusinaktiviert	13 (18%)	0	1 (9%)	0
Rekombinant	5 (7%)	0	0	0
Gesamt	73	8 (11%)	45 (62%)	16 (22%)

Diskussion

Im untersuchten Gesamtkollektiv lag die Prävalenz für HGV bei 11%, wobei alle HGV-infizierten Patienten aus der Untergruppe der mit nichtvirusinaktivierten Faktorenkonzentraten behandelten Patienten stammten. Die Prävalenz für HGV lag in dieser Untergruppe dementsprechend höher, nämlich bei 15%. Dies entspricht den Ergebnissen von Linnen, der für Hämophile eine Prävalenz von 18% beschrieb [1].

Die hohe Koinfektionsrate von HGV und HCV bestätigt noch einmal, daß beide Viren über denselben Infektionsweg, nämlich parenteral, übertragen werden.

Der fehlende Nachweis von HIV, HCV und schließlich HGV bei nur mit virusinaktivierten oder rekombinanten Faktorenkonzentraten behandelten Patienten spricht für eine wirkungsvolle Elimination dieser Viren durch die bei der Herstellung von Faktorenkonzentraten aus Plasmapools angewandten Virusinaktivierungsverfahren. Lediglich bei einem Patienten aus dieser Gruppe konnte HCV-RNA nachgewiesen werden. Dieser Patient war ausschließlich mit einem Faktoren Konzentrat behandelt worden, das mittels Pasteurisierung bei der Herstellung virusinaktiviert wird. Eine umfassende Anamnese ergab keinen Hinweis auf einen anderen Risikofaktor für eine HCV-Infektion. Somit bleibt die Ursache für die HCV-Infektion letztlich unklar.

Zusammenfassung

HGV/GBV-C scheint ein neues parenteral übertragenes Hepatitisvirus darzustellen. Die klinische Relevanz einer HGV-Infektion ist letztlich noch nicht geklärt. Vieles spricht jedoch für eine geringe Pathogenität des Virus. Unsere Untersuchungen zeigen, daß HGV durch moderne Virusinaktivierungsverfahren bei der Herstellung von Faktorenkonzentraten aus Plasmapools zuverlässig eliminiert zu werden scheint.

Literatur

1. Linnen J, Wages J Jr., Zhang-Keck ZY et al. (1996) Molecular cloning and disease association of hepatitis G virus: a transfusion-transmissible agent. Science 271: 505–508
2. Mannucci PM (1993) Clinical evaluation of viral safety of coagulation factor VIII and IX concentrates. Nox Sang 64: 197–203
3. Masuko K, Mitsui T, Iwano K et al. (1996) Infection with hepatitis GB virus C in patients on maintenance hemodialysis. N Engl J Med 334: 1485–1490
4. Nübling CM, Löwer J (1996) GB-C genomes in a high-risk group, in plasma pools and in intravenous immunoglobulin. Lancet 347: 68
5. Simons JN, Leary TP, Dawson GJ et al. (1995) Isolation of a novel virus-like sequences associated with human hepatitis. Nat Med 1: 564–569
6. Kuroki T, Nishiguchi S, Tanaka M et al. (1996) Does GBV-C cause fulminant hepatitis in Japan? Lancet 437: 908
7. Yoshiba M, Okamoto H, Mishiro S (1995) Detection of GBV-C hepatitis virus genome in serum from patients with fulminant hepatitis of unknown aetiology. Lancet 346: 1131–1132

GB-C/Hepatitis G Virus bei Hämophilen, Dialysepatienten, HIV-Infizierten und sein Nachweis in Blutprodukten

M. Nübling, J. Löwer

Bereits in den 60er Jahren wurde von Deinhardt et al. versucht, im Blut eines amerikanischen Chirurgen mit den Initialen G. B., der an Hepatitis erkrankt war, das verantwortliche infektiöse Agens zu finden. Dieses Hepatitisagens ließ sich zwar aus dem Blut des G. B. auf Krallenäffchen übertragen und rief auch bei dieser Spezies Leberentzündungen hervor, doch außer einer groben biologischen Charakterisierung entzog sich das mutmaßliche Hepatitisvirus (zumindest vorerst) seiner Entdeckung [3]. Auch die Identifizierung der Hepatitisviren A, B und D und schließlich C und E brachte in der Folgezeit keine Klärung, da entsprechende Tests bei GB-Plasma immer negativ ausfielen.

Aus mit GB-Plasma über mehrere Passagen infizierten Tamarinaffen wurden schließlich Genome von 2 neuen Viren erhalten, die GB-A und GB-B genannt wurden [14]. Genomanalysen belegen, daß es sich um RNA-Viren handelt, die, wie z. B. auch HCV, zur Familie der *Flaviviridae* gezählt werden [9]. Allerdings wurden GB-A und GB-B bisher ausschließlich in Tamarinen nachgewiesen, so daß es sich höchstwahrscheinlich um Affenviren handelt [2, 5, 11]. Die Suche nach einem verwandten menschlichen Virus in Humanseren mit von GB-A bzw. GB-B abgeleiteten „degenerierten" PCR-Primern führte schließlich zu der Entdeckung eines neuen Virus, das als GB-C-Virus bezeichnet wurde [13].

Parallel zu diesen von der Fa. Abbott durchgeführten Arbeiten versuchte die amerikanische Gentechnikfirma Genelabs in Zusammenarbeit mit Fa. Boehringer Mannheim aus dem Blut eines Patienten mit chronischer Hepatitis zunächst unklarer Ursache (Non A–E) mit exakt der bei der HCV-Entdeckung angewendeten Methodik (cDNA-Expressionsbank, Suche mit Antikörpern des Patienten) ein neues Virus zu klonieren. Nicht ohne Ironie ist, daß bei diesem Patienten mit empfindlicheren Antikörpertests schließlich doch eine HCV-Infektion nachgewiesen wurde. Dennoch hatten die Forscher das Glück, neben HCV zusätzlich Sequenzen eines zweiten unbekannten Flavivirus in dem Patientenserum zu finden. Obwohl der kausale Zusammenhang zwischen diesem Virus und der Krankheit nicht belegt ist, erhielt es die Bezeichnung Hepatitis-G-Virus (HGV) [7].

Sequenzvergleiche ergaben schließlich, daß es sich bei GB-C und HGV um 2 Isolate desselben Virus handelt, die in den Aminosäureabfolgen ihrer Polyproteine zu über 98 % übereinstimmen. Das Aufbauprinzip des Virusgenoms und die Eigenschaften des in Struktur- und Nichtstrukturbereiche gegliederten Polyproteins begründen zwar die Einordnung von GB-C/HGV zur Familie der *Flaviviridae* [6], doch unterscheidet sich das neue Virus auf Sequenzebene deut-

I. Scharrer/W. Schramm (Hrsg.)
27. Hämophilie-Symposion Hamburg 1996

lich von den anderen humanen Flaviviren (z. B. HCV, FSME-Virus oder Gelbfiebervirus).

Die Übertragung von GB-C/HGV durch Blut wurde bereits in den Originalarbeiten beschrieben [7, 13]. Da Antikörpertests noch nicht verfügbar sind, können Infektionen mit GB-C/HGV bislang ausschließlich über den Nachweis der viralen RNA im Serum oder Plasma, z. B. mit der Ploymerasekettenreaktion (PCR), nachgewiesen werden.

Die Bestimmung der Prävalenz des Virus mit Hilfe der GB-C/HGV-PCR in entsprechenden Risikogruppen (z. B. Drogenabhängige, Dialysepatienten) im Vergleich zu einer unauffälligen Kontrollgruppe (Blutspender) sollte Aufschluß über die Häufigkeit der Übertragung bzw. auch den Verlauf der Infektion (z. B. Persistenz) geben. Nachdem auch virale Genome sowohl in Plasmapools als auch in daraus hergestellten Plasmaderivaten nachgewiesen worden waren, wollten wir durch Untersuchung von Empfängern auch die mögliche Übertragung von GB-C/HGV durch solche Präparate untersuchen.

Material und Methoden

Plasmen/Sera

Blutspender

Plasmaaliquots von 739 freiwilligen Blutspendern aus Hessen (Oberursel, Rüsselsheim) wurden vom „Blutspendedienst Hessen des Deutschen Roten Kreuzes GmbH, Frankfurt" (E. Seifried, H. Bialleck) zur Verfügung gestellt. Alle Blutspender waren mit antiHIV1/2-, antiHCV-, HBsAg- und ALT-Tests ohne auffälliges Ergebnis untersucht worden. Darüber hinaus wurden weitere 100 Plasmen von hessischen Blutspendern mit erhöhten ALT-Werten (> 45 U) hinsichtlich GB-C/HGV analysiert.

Risikogruppen für über Blut übertragbare Viren

– *Hämophile:*
Seren von Hämophilen, die von der „Hämostaseologischen Abteilung der Uniklinik München" (116 Patienten; W. Schramm) betreut werden, und entsprechendes Probenmaterial der „Hämostaseologischen Abteilung der Uniklinik Frankfurt" (45 Patienten; I. Scharrer) wurden dem PEI zur Verfügung gestellt. Die Patienten waren über Jahre mit Faktorenpräparaten vor Einführung der Virusinaktivierung, behandelt worden. Die meisten dieser Patienten waren antiHCV-positiv (129/161; 80%). Ausschließlich von den HCV-Infizierten waren 53 (zusätzlich) HIV-positiv. Dies ergibt in dem Gesamtkollektiv eine HIV-Prävalenz 33% (53/161).
– *Dialysepatienten:*
Seren von 53 Dialysepatienten, die am „Kuratorium für Dialyse und Nierentransplantation, Königstein" (A. J. Fürsch) betreut wurden, waren hinsichtlich negativer Ergebnisse in HIV1/2-, HCV- und HBV-Tests vorselektiert worden. Die meisten der Patienten waren mit Erythrozytenkonzentraten multipel transfundiert worden.

– *HIV1-infizierte männliche Homosexuelle*
– *HIV1-/HCV-koinfizierte i.v.-Drogenabhängige:*
90 HIV-positive Seren wurden routinemäßig am „Zentrum für Innere Medizin der Uniklinik Frankfurt" (S. Staszeweski) gesammelt und anschließend auf ihren antiHCV-Status untersucht. Die Aufschlüsselung nach Risikogruppen ergab, daß alle 43 HIV/HCV-koinfizierten Seren i.v.-Drogenabhängigen (17 Frauen, 26 Männer) zugeordnet wurden, während die 47 antiHCV-negativen Proben von männlichen Homosexuellen stammten.
– *Teilnehmer einer klinischen Studie:*
13 Autoimmunpatienten hatten als Teilnehmer einer klinischen Studie mit IVIG B (Tabelle 2) innerhalb weniger Tage eine große Menge (3000 ml) einer bestimmten Charge des Immunglobulins erhalten, die sich retrospektiv als positiv in der GB-C/HGV-PCR erwies. Serumabnahmen der Patienten zu den Zeitpunkten vor (t = 0) bzw. 28, 50 und 180 Tage nach der Gabe wurden auf Anwesenheit von GB-C/HGV-RNA untersucht. Weitere 18 Autoimmunpatienten hatten als Placebo Albumin erhalten und wurden in denselben Zeitintervallen analysiert.

Probenvorbereitung und GB-C/HGV-PCR

RNA wurde aus 140 µl Probe mit Hilfe von Silikasäulchen (QIAamp Viral RNA Kit; Fa. QIAGEN, Hilden) nach der Anleitung des Herstellers extrahiert. Für die 739 Blutspender wurden dabei Minipools aus jeweils 5 Plasmen hergestellt und mit 2 × 140 µl das doppelte Volumen extrahiert. Ein Fünftel (10 µl) der extrahierten RNA wurde dann mit Hilfe von rekombinant hergestellter reverser Transkriptase (50 µM MLV RT; Fa. Applied Biosystems) und „random" Hexameren (2,5 µM) als Primern in cDNA umgeschrieben. Daran wurde eine GB-C/HGV-spezifische „nested" PCR mit G8 und G9 bzw. G10 und G11 (jew. 0,15 µM) als äußere bzw. innere Primerpaaren angeschlossen [8]. Jeder PCR-Lauf wurde mit einer Reihe von positiven und negativen Kontrollen durchgeführt. Nach Elektrophorese wurden die PCR-Produkte im mit Ethidiumbromid gefärbten Agarosegel ausgewertet. Im Falle eines positiven Minipools (s. oben) wurde das GB-C/HGV-positive Einzelplasma identifiziert.

Bei der Analyse von kommerziellen Blutprodukten (z. B. Faktorenkonzentrate, Immunglobuline) wurde in einem Parallelansatz mit einer geringen Menge GBC/HGV „gespiket", um so durch Inhibitoren verursachte falsch-negative Ergebnisse ausschließen zu können.

Ergebnisse und Diskussion

PCR-Untersuchungen an verschiedenen Populationen (Tabelle 1)

Blutspender

Zur Bestimmung der Häufigkeit einer GB-C/HGV-Virämie in der Normalbevölkerung wurden 739 Blutspender aus Hessen mittels RT-PCR analysiert. Hier erwiesen

Tabelle 1. Verschiedene Populationen und GB-C/HGV-PCR

Population	Anzahl an untersuchten Seren bzw. Plasmen	GB-C/HGV-PCR negativ	GB-C/HGV-PCR positiv
Blutspender (ALT < 45 U)	739	722	17 (2,3%)
Blutspender (ALT > 45 U)	100	96	4 (4%)
Hämophile	161	135	26 (16,1%)
Dialysepatienten	53	48	5 (9,4%)
Männliche Homosexuelle	47	41	6 (12,8%)
i.v.-Drogenabhängige	43	29	14 (32,5%)

sich 17 (2,3%) als virämisch (PCR-positiv) zum Zeitpunkt der Blutspende (Tabelle 1). Sehr ähnliche Werte wurden für eine ähnlich große Gruppe amerikanischer Blutspender ermittelt [7].

Diese Rate ist deutlich höher als die bei Einführung des Antikörperscreenings für HCV gemessenen Werte (bei Einführung des antiHCV-Screenings waren 0,5–1% der Spender reaktiv, und die überwiegende Mehrheit der dann als antiHCV-positiv bestätigten Proben war auch in der HCV-PCR positiv [1]).

Bei der Testung von 100 Blutspenden, die aufgrund erhöhter Leberenzymwerte (ALT>45 Einheiten) ausgesondert wurden, wurde zwar mit 4 (4%) PCR-positiven eine im Vergleich etwas erhöhte Rate gefunden, jedoch ist die Stichprobe zu klein, um daraus einen Zusammenhang zwischen ALT-Erhöhung und GB-C/HGV-Infektionen abzuleiten.

Über den typischen Verlauf einer GB-C/HGV-Infektion bzw. unterschiedliche Verlaufsformen ist noch nicht allzuviel bekannt. Es gibt GB-C/HGV-Infizierte, die über Jahre hinweg ihren virämischen Status beibehalten, ohne daß irgendwelche mit dieser Infektion zusammenhängenden Symptome zu erkennen sind, wie entsprechende Untersuchungen an mehreren Verläufen ergaben (Daten nicht gezeigt; [7]). Andere GB-C/HGV-Infektionen scheinen den Verlauf zu nehmen, wie er auch für andere Virusinfektionen (z.B. HAV, Rötelnvirus) typisch ist: nach einer kurzen Phase der Virämie verschwinden die im Serum nachweisbaren Genome des GB-C/HGV wieder, so daß eine noch nicht detailliert analysierte Immunantwort, die gegen GB-C/HGV gerichtet ist, ihre Wirkung zeigt.

Risikogruppen für über Blut übertragene Viren

– *Hämophile:*

Bei der Untersuchung von 161 Hämophilen, die z.T. schon seit vielen Jahren mit Faktorenkonzentraten behandelt wurden, waren 26 (16%) in der GB-C/HGV-PCR positiv (Tabelle 1). Diese im Vergleich zu den Blutspendern deutlich höhere Rate legt zwar eine Übertragung auch dieses neuen Flavivirus über Faktorenkonzentrate nahe, zumal diese bis Mitte des letzten Jahrzehnts kaum virusinaktiviert wurden. Allerdings ist dieselbe Population zu einem wesentlich höheren Anteil mit HCV infiziert: 129 der 161 Patienten (80%) sind antiHCV-positiv. Diese Diskrepanz im Nachweis der beiden Flaviviren könnte zurückzuführen sein auf eine deutlich höhere Infektiosität von HCV im Vergleich zu GB-C/HGV und/oder das relativ häufige Verschwinden der Virämie im Verlaufe einer GB-C/HGV-Infektion (s. oben). Auch hier werden weitere Untersuchungen, z. B. mit Antikörpertests, Klarheit bringen.

– *Dialysepatienten:*

Die Untersuchung von Dialysepatienten ergab, daß auch in dieser Patientengruppe mit 5 PCR-positiven aus 53 Patienten (9%) eine erhöhte Rate an GB-C/HGV-Infektionen nachweisbar ist (Tabelle 1). Bei der Interpretation dieser Zahl ist zu berücksichtigen, daß die analysierten Dialysepatienten hinsichtlich eines negativen Status für andere durch Blut oder nosokomial übertragene Viren (HCV, HBV, HIV) vorselektiert waren.

– *HIV-positive männliche Homosexuelle:*

47 HIV-positive homosexuelle Männer, die außer homophilen Sexualpraktiken kein weiteres Risiko für ihre HIV-Infektionen aufwiesen, waren mit 12,7% (6/47) PCR-Positivität ebenfalls deutlich häufiger GB-C/HGV-virämisch als Kontrollgruppen (Tabelle 1). Die nächstliegende Erklärung, nämlich die mutmaßliche Übertragung von GB-C/HGV auf demselben Wege wie HIV, ist überraschend, da das Flavivirus HCV in dieser Gruppe nicht häufiger auftritt als in unauffälligen Kontrollgruppen. Die Erklärung für die erhöhte GB-C/HGV-Prävalenz in dieser Gruppe muß durch Untersuchung von HIV-negativen Homosexuellen geprüft werden, bei denen dann ebenfalls eine vergleichsweise höhere GB-C/HGV-Prävalenz zu finden sein müßte.

– *HIV-/HCV-koinfizierte i.v.-Drogenabhängige:*

Die Untersuchung von 43 Drogenabhängigen, die aufgrund ihres i.v.-Drogenkonsums bereits mit HIV und HCV infiziert waren, ergab erwartetermaßen auch für GB-C/HGV die im Vergleich zu den anderen Risikogruppen (s. oben) höchste Rate an positiven Ergebnissen in der GB-C/HGV-PCR: 14/43 (32%). Wie bereits bei der Gruppe der Hämophilen ist auch hier die im Vergleich zu den beiden anderen Viren (HCV, HIV) noch relativ geringe Virämierate für GB-C/HGV zunächst überraschend, aber entweder durch eine geringere Infektiosität des GB-C/HGV oder durch einen unterschiedlichen Infektionsverlauf zu erklären.

Untersuchung von Blutprodukten und Empfängern

Bei der Untersuchung von Blutprodukten war von verschiedenen Gruppen wiederholt von positiven Befunden mit der GB-C/HGV-PCR an Endprodukten berichtet worden [4, 10, 12]. So wurden auch bei Untersuchungen am Paul-Ehrlich-Institut verschiedene Immunglobulinpräparate in der GB-C/HGV-PCR positiv getestet (Tabelle 2). Die Frage war, ob solche PCR-positiven Befunde an Endprodukten mit möglichen Übertragungen in Zusammenhang zu bringen sind. In Zusammenarbeit mit einem pharmazeutischen Unternehmer wurden Teilnehmer einer klinischen Studie (31 Autoimmunpatienten), die über den kurzen Zeitraum von 5 aufeinanderfolgenden Tagen eine sehr große Menge (3000 ml) eines in der GB-C/HGV-PCR als positiv getesteten intravenösen Immunglobulinpräparates (IVIG B; 13 Patienten) bzw. als Placebo Albuminlösung (18 Patienten) erhalten hatten, retrospektiv auf eine mögliche Übertragung des Virus durch dieses Präparat analysiert. Hierzu wurden Patientenseren, die vor (t = 0) und 28, 50 und 180 Tage nach der Gabe von IVIG B bzw. Albumin gewonnen worden waren, in der GBC/HGV-PCR nachuntersucht.

Tabelle 2. Testung von verschiedenen i.v.-Immunglobulinen (IVIG) in der GB-C/HGV-PCR

IVIG	Virusinaktivierungs-verfahren	Untersuchte Chargen (GB-C/HGV-PCR)	GB-C/HGV-PCR positiv
A	Solvens/Detergens	10	0
B	Sulfonisierung	16	15 (93%)
C	pH 4, Protease	10	2 (20%)
D	pH 4	10	0
E	Protease	12	1 (8%)
F	Solvens/Detergens	10	0
G	Pasteurisierung	7	0
H	Pasteurisierung	10	0
I	Cohn-Fraktionierung	10	6 (60%)
B (neu)	Solvens/Detergens	6	0

Weder bei den 13 hier untersuchten Verläufen der IVIG B-Empfänger noch bei der Kontrollgruppe könnte mit der PCR eine neue GB-C/HGV-Infektion nachgewiesen werden. Diese Befunde, die sich mit den bei analogen Untersuchungen erhaltenen Ergebnissen decken (Daten nicht gezeigt), legen nahe, daß auch von PCR-positiven Präparaten bei potenter Virusinaktivierung kein erhöhtes Übertragungsrisiko ausgehen muß. Dennoch ist ein solcher PCR-Befund an einem Endprodukt beunruhigend, weist er doch die Verteilung von Virusgenomen im Präparat nach. Unsere Untersuchungen werden mit demnächst verfügbaren Antikörpertests ergänzt werden, um so letztlich Gewißheit über die Gültigkeit der Schlußfolgerungen zu erhalten.

Unabhängig von diesen Befunden hatte der Hersteller des IVIG B mittlerweile ein Nachfolgepräparat mit einem neuen Virusinaktivierungsschritt (Solvens/Detergens) entwickelt. Die Untersuchung von Produktions-Plasmapools, die für die parallele Herstellung des alten und neuen IVIG B verwendet wurden, ergab, daß in allen hier untersuchten 22 Plasmapools GB-C/HGV-Genome nachweisbar sind (Pools 1a–6d, Tabelle 3). Dies ist in Einklang mit der relativ hohen Virämierate bei Blutspendern (s. Tabelle 1). Die 6 daraus hergestellten IVIG B-Chargen waren alle positiv in der GB-C/HGV-PCR, während in den sechs parallel hergestellten Chargen mit Solvens/Detergens-Behandlung (neues IVIG B) keine virale RNA nachweisbar

Tabelle 3. Testung von Plasmapools und daraus hergestellten i.v.-Immunglobulinpräparaten in der GB-C/HGV-PCR

Plasmapool	GB-C/HGV-PCR	IVIG B-Charge	GB-C/HGV-PCR	IVIG B S/D Charge	GB-C/HGV PCR
1a–1f	6/6 pos	1	positiv	1-S/D	negativ
2a, 2b	2/2 pos	2	positiv	2-S/D	negativ
3a–3d	4/4 pos	3	positiv	3-S/D	negativ
4a–4c	3/3 pos	4	positiv	4-S/D	negativ
5a–5c	3/3 pos	5	positiv	5-S/D	negativ
6a–6d	4/4 pos	6	positiv	6-S/D	negativ

war (Tabelle 3). Offensichtlich verhindert diese Virusinaktivierungsmethode, die v. a. gegen umhüllte Viren gerichtet ist, im Verlaufe der Fraktionierung der Plasmapools die Verteilung der GB-C/HGV-RNA in das Endprodukt.

Literatur

1. Alter HJ (1995) To C or not to C: These are the questions. Blood 85: 1681–1695
2. Bukh J, Apgar CL (1997) Five new or recently discovered (GBV-A) virus species are indigenous to new world monkeys and may constitute a separate genus of the Flaviviridae. Virology 229: 429–436
3. Deinhardt F, Holmes AW, Capps RB, Popper H (1967) Studies on the Transmission of Human Viral Hepatitis to Marmoset Monkeys. J Exp Med 125: 673–687
4. Garciatrevijano ER, Lopezalcorocho JM, Quintana M, Hernandez F, Carreno V (1996) HGV in coagulation-factor concentrates. Lancet 348: 1032
5. Leary TP, Desai SM, Yamaguchi J, Chalmers ML, Schlauder GG, Dawson GJ, Mushahwar IK (1996) Species-specific variants of GB virus A in captive monkeys. J Virol 70: 9028–9030
6. Leary TP, Muerhoff AS, Simons JN, Pilotmatias TJ, Erker JC, Chalmers ML, Schlauder GG, Dawson GJ, Desai SM, Mushahwar IK (1996): Sequence and genomic organization of GBV-C: A novel member of the flaviviridae associated with human non-A-E hepatitis. J Med Virol 48: 60–67
7. Linnen J, Wages J, Zhangkeck ZY, Fry KE, Krawczynski KZ, Alter H, Koonin E, Gallagher M, Alter M, Hadziyannis S, Karayiannis P, Fung K, Nakatsuji Y, Shih JWK, Young L, Piatak M, Hoover C, Fernandez J, Chen S, Zou JC, Morris T, Hyams KC, Ismay S, Lifson JD, Hess G, Foung SKH, Thomas H, Bradley D, Margolis H, Kim JP (1996) Molecular cloning and disease association of hepatitis G virus: A transfusiontransmissible agent. Science 271: 505–508
8. Masuko K, Mitsui T, Iwano K, Yamazaki C, Okuda K, Meguro T, Murayama N, Inoue T, Tsuda F, Okamoto H, Miyakawa Y, Mayumi M (1996) Infection with hepatitis GB virus C in patients on maintenance hemodialysis. N Engl J Med 334: 1485–1490
9. Muerhoff AS, Leary TP, Simons JN, Pilot-Matias TJ, Dawson GJ, Erker JC, Chalmers ML, Schlauder GG, Desai SM, Mushahwar IK (1997) Genomic Organization of GB Viruses A and B: Two New Members of the *Flaviviridae* Associated with GB Agent Hepatitis. J Virol 69: 5621–5630
10. Nübling CM, Löwer J (1996) GB-C genomes in a high-risk group, in plasma pools, and in intravenous immunoglobulin. Lancet 347: 68
11. Schlauder GG, Dawson GJ, Simons JN, Pilot-Matias TJ, Gutierrez RA, Heynen CA, Knigge MF, Kurpiewski GS, Buijk SL, Leary TP, Muerhoff AS, Desai SM, Mushahwar IK (1995) Molecular and Serologic Analysis in the Transmission of the GB Hepatitis Agents. J Med Virol 46: 81–90
12. Schreier E, Hohne M, Kunkel U, Berg T, Hopf U (1996) Hepatitis GBV-C sequences in patients infected with HCV contaminated anti-D immunoglobulin and among iv drug users in Germany. J Hepatol 25: 385–389
13. Simons JN, Leary TP, Dawson GJ, Pilot-Matias TJ, Muerhoff AS, Schlauder GG, Desai SM, Mushawar IK (1996): Isolation of novel virus-like sequences associated with human hepatitis. Nature Medicine 1: 564–569
14. Simons JN, Pilot-Matias TJ, Leary TP, Dawson GJ, Desai SM, Schlauder GG, Muerhoff AS, Erker JC, Buijk SL, Chalmers ML, van Sant CL, Mushahwar IK (1995) Identification of two flavivirus-like genomes in the GB hepatitis agent. Proc Nat Acad Sci 92: 3401–3405

Die Prävalenz des GB-Virus-C/Hepatitis-G-Virus in Blutspenden und seine Übertragung auf Empfänger

E. Seifried, H. Bialleck, H. Weber, E. Waschk, S. Marx, S. Tschauder, W. K. Roth

1995 wurden mehrere neue Viren entdeckt, die möglicherweise mit der Hepatitis Non-A-E assoziiert sind. GB-Virus-A (GBV-A) und GB-Virus-B (GBV-B) wurden aus dem Plasma eines Tamarinaffen isoliert, der mit dem Serum eines an einer akuten Gelbsucht erkrankten Chirurgen mit den Initialen GB infiziert worden war. Es stellte sich im Laufe weiterer Untersuchungen heraus, daß beide Viren in Menschen nicht nachgewiesen werden können, und daß nur GBV-B eine Hepatitis in Tamarinaffen hervorrufen kann. Nachfolgend wurde mit degenerierten Primerpaaren, die von konservierten Sequenzen des Hepatitis-C-Virus (HCV), des GBV-A und des GBV-B abgeleitet worden waren, das GB-Virus-C (GBV-C) aus dem Plasma eines Hepatitispatienten isoliert.

Unabhängig davon wurde das Hepatitis G-Virus (HGV) durch Immunoscreening einer cDNA-Genbank aus dem Serum eines Non-A-E-Hepatitispatienten isoliert. Sequenzvergleiche ergaben, daß das GBV-C und HGV Isolate desselben Virusgenus sind und daß die neu entdeckten Viren GBV-A, GBV-B, GBV-C/HGV mit dem bekannten HCV in die gleiche Familie der Flaviviridae eingeordnet werden können. Die neu entdeckten Hepatitisviren stellen jedoch keine Subtypen des HCV dar, sondern sind eigenständige Viren.

Die hohe Prävalenz des GBV-C/HGV in Risikogruppen wie i.v.-Drogenabhängigen, Hämophiliepatienten, Transfusionsempfängern, Patienten mit Hepatitis B und C sowie Non-A-E-Patienten weist auf einen bevorzugten parenteralen Transmissionsweg des Virus hin. Bei der Untersuchung von freiwilligen amerikanischen Blutspendern auf die Anwesenheit von GBV-C/HGV ergab sich eine Prävalenz von 1,7 %. Dies bestätigt die mögliche Übertragung durch Blut und Blutprodukte.

Wir haben uns die Aufgabe gestellt, die Prävalenz des neu entdeckten GBV-C/HGV in deutschen Blutspendern zu untersuchen und die Übertragung auf Empfänger infizierter Blutprodukte zu analysieren.

Ergebnisse

Für unsere Untersuchungen zur Prävalenz von GBV-C/HGV in Blutspendern entwickelten wir neue Primer für die Polymerasekettenreaktion, die im NS3-Protein das Virus binden und ein Amplifikat von 307 Basenpaaren erzeugen. Im Gegensatz zu den publizierten Primern aus der NS3-Region des Virus konnten wir auf degenerierte Nukleotide verzichten und erhielten nach 51 Zyklen in einer einfachen, nichtverschachtelten PCR genügend Amplifikationsprodukte, die wir direkt sequenzieren konnten. Von 1143 einzeln getesteten Blutspenden mit einer ALT unter 45 IU/l (akzep-

I. Scharrer/W. Schramm (Hrsg.)
27. Hämophilie-Symposion Hamburg 1996

Tabelle 1. Prävalenz von GBV-C/HGV in US-amerikanischen und hessischen Blutspendern (*nv* nicht verfügbar)

Personen-/Risikogruppen	USA (Science 1996, 271: 505–508)	Blutspendedienst DRK Hessen
Blutspender ALT < 45	13/769 (1,7%)	15/1143 (1,3%)
Stadt	nv	10/507 (2,0%)
Land	nv	5/636 (0,8%)
Blutspender ALT 25–45	nv	0/137 (0,0%)
Blutspender ALT > 45	11/709 (1,5%)	3/100 (3,0%)
Vielfachtransfundierte	18/100 (18,0%)	
Hämophile	18/96 (18,8%)	

tierte Blutspenden entsprechend den Richtlinien der Bundesärztekammer) waren 15 (1,3%) positiv (Tabelle 1). Um die Sensitivität unserer Primer zu überprüfen, wurden 450 Blutspenden der 1143 Getesteten mit einem publizierten Primerpaar, das für die NS5-Region des Virus spezifisch ist, nachgetestet. Mit diesem Primerpaar konnten wir keine zusätzlichen positiven Spenden entdecken, was darauf hinweist, daß die Sensitivität unserer PCR ausreichend ist. Alle GBV-C/HGV-positiven 15 Spenden wurden mit unserem NS3-Primerpaar und dem publizierten NS5-Primerpaar nachgetestet. Dabei benutzten wir eine weitere unabhängige Serumprobe des jeweiligen positiven Spenders. Die Sequenzierung des NS3-Amplifikationsproduktes und seine phylogenetische Analyse ergab eine Homologie der Isolate zueinander und zu den GBV-C- bzw. HGV-Prototypsequenzen von 80–87% auf dem Nukleotidlevel. Auf Aminosäurenebene waren 6 Isolate identisch mit den Prototypsequenzen von GBV-C/HGV, 6 Isolate hatten 1, ein Isolat hatte 2 und ein weiteres Isolat hatte 6 Aminosäurenaustausche. Die Austausche veränderten die Polarität des Proteines nicht, bis auf eine Ausnahme, bei der ein hydrophobes Alanin gegen ein hydrophiles Glutamat ausgetauscht war. Die Aminosäurenaustausche häuften sich im Bereich der Positionen 1454 und 1461–1468.

Die Aufteilung der Blutspender nach städtischer und ländlicher Herkunft ergab deutlich unterschiedliche Prävalenzen für GBV-C/HGV. Während nur 5 von 635 ländlichen Spendern aus Nordhessen positiv waren (0,8%), konnten aus 10 von 507 städtischen Spendern aus Frankfurt und Umgebung (2,0%) GBV-C/HGV Sequenzen isoliert werden. Die Unterschiede in der Prävalenz zwischen städtischen und ländlichen Spendern war signifikant im χ^2-Test ($p = 0{,}04$).

Bei für eine Blutspende nicht zugelassenen Spendern mit einer ALT über 45 IU/l waren 3 von 100 getesteten (3%) GBV-C/HGV positiv. Diese erhöhte Prävalenz war jedoch nicht signifikant im Vergleich zur Prävalenz bei solchen Blutspendern, die eine ALT unter 45 hatten. Bei der Überprüfung der Blutspender mit einer ALT unter 45 gab es unter der Gruppe, die eine leicht erhöhte ALT von 25 bis 45 IU/l hatten, keinen einzigen GBV-C/HGV-Positiven. Dies läßt darauf schließen, daß das Virus nicht mit der Erhöhung der ALT einhergeht und seine ätiologische Rolle in Fällen mit chronischer Hepatitis in Zweifel steht.

Aufgrund der hohen Prävalenz des GBV-C/HGV in Transfusionsempfängern, i.v.-Drogenabhängigen und Hämophilen wird ein bevorzugter parenteraler Transmissionsweg unterstellt. Wir untersuchten deshalb die Empfänger der Blut-

Tabelle 2. Lookback der GBV-C/HGV-positiven Blutprodukte

Spender	Präparat	Abgabe-datum	Empfänger: 1. PCR-Ergebnis	Empfänger: 2. PCR-Ergebnis	Test-/Konversions-intervall (Tage)
1	EK	16.01.96	–	-	176
2	TK-ZS	28.11.95	–	-	218
3	TK-ZS	28.11.95	–	Kein Eingang	104
4	TK	27.11.95	–	–	231
5	EK	01.12.95	+	Kein Eingang	222
6	EK	22.02.96	–	+	140
6	GFP-VIP	25.03.96	–	Kein Eingang	16
7	EK	27.02.96	++	++	62
7	TK	27.02.96	+	Kein Eingang	140
8	EK	28.02.96	–	–	133

EK Erythrozytenkonzentrat, *TK* Thrombozytenkonzentrat, *TK-ZS* Thrombozytenkonzentrat nach maschineller Zellseparation, *GFP-VIP* virusinaktiviertes gefrorenes Frischplasma, - negativ; + Amplifikatbande in der Gelelektrophorese; ++ starke Amplifikatbande in der Gelelektrophorese

produkte, die GBV-C positiv waren. 10 Empfänger konnten aufgespürt werden, wovon 4 GBV-C/HGV 6 Monate nach Transfusion positiv waren (Tabelle 2). Die Sequenzanalyse und die phylogenetische Untersuchung ergaben einen sehr hohen Verwandtschaftsgrad zwischen den Isolaten aus den positiven Spenden und den entsprechenden Empfängern (Tabelle 3). Die Homologien lagen zwischen 98 und 100%, was in dem untersuchten Segment von 195 Basenpaaren 0 bis 4 Nukleotidaustauschen entsprach (Tabelle 3). Im Vergleich dazu lagen die Homologien der Isolate der Blutspender zwischen 80 und 87% und von Sequenzen, die in der Genbank abgelegt sind, zwischen 75 und 90%. Von einem Spender (Nr. 7) wurden sowohl Erythrozyten als auch Thrombozyten an 2 verschiedene Empfänger transfundiert. Beide Empfänger wurden infiziert, wobei in den Sequenzen der Isolate jeweils 1 bzw. 4 Nukleotide im Vergleich zum Spender ausgetauscht waren. Dies zeigt, daß in einem Spender verschiedene Varianten (Quasispezies) des GBV-C/HGV existieren. Interessant ist die Beobachtung, daß die Konversion von PCR-

Tabelle 3. Phylogenetische Analyse der GBV-C/HGV-Sequenzen

Quelle der Sequenzen	Nukleotidaustausche	Homologie [%]
Fremdisolate	Nicht untersucht	75–90
15 Spender DRK Hessen	25–39	80–87
EK Spender 5/Empfänger	[a]2	99
EK Spender 6/Empfänger	[a]1	99,5
EK Spender 7/Empfänger 1	[a]0	100
TK Spender 7/Empfänger 2	[a]4	98

[a] Angegeben sind die Unterschiede zwischen den jeweiligen Spender- und den zugehörigen Empfängerisolaten.

negativ zu PCR-positiv länger als 35 Tage nach Transfusion dauern kann. Dies entspricht den Berichten in der Literatur, nach denen Transfusionsempfänger 2 Wochen bis zu 6 Monate nach Transfusion positiv werden können. Eine Posttransfusionshepatitis wurde nicht beobachtet.

Die hohe Prävalenz von GBV-C/HGV in gesunden Blutspendern, die selbst nie Bluttransfusionen erhalten hatten, veranlaßte uns, intrafamiliäre Übertragungswege zu untersuchen. Bei den positiven Blutspendern fanden wir keine besonderen parenteralen Übertragungsrisiken im Vergleich zu negativen Blutspendern, wie wir anhand eines detaillierten Fragebogens feststellen konnten. Auch gab es keine Unterschiede in den Risiken zwischen den ländlichen und den städtischen Blutspendern. Wir konnten insgesamt 11 Familienmitglieder von 5 positiven Blutspendern untersuchen. Alle waren negativ bis auf die Mutter eines 44jährigen Spenders und eines der beiden Kinder einer 30jährigen Spenderin. Alle positiven Familienmitglieder und Blutspender waren gesund und hatten nie Zeichen einer Hepatitis. Die Sequenzanalyse ergab eine 98 bzw. 99%ige Homologie zwischen den Isolaten des Blutspenders und seiner Mutter bzw. der Blutspenderin und ihres 12jährigen Sohnes. Dieses Ergebnis legt nahe, daß es zur intrafamiliären bzw. vertikalen Übertragung von der Mutter auf das Kind kommen kann. Dies könnte sehr gut die hohe Prävalenz in der gesunden Bevölkerung, für die die Blutspender repräsentativ sind, erklären.

Schlußfolgerungen

GBV-C/HGV ist in gesunden Blutspendern ohne parenterale Risiken weit verbreitet. Eine intrafamiliäre/vertikale Übertragung ist hochwahrscheinlich.

Die Übertragung durch Blut und Blutprodukte ist mit 50% relativ ineffektiv. Eine Posttransfusionshepatitis konnte bei Empfängern von virushaltigen Blutprodukten mit einer nachgewiesenen Übertragung nicht beobachtet werden.

Die pathogenetische Bedeutung des Virus ist z.Z. nicht erkennbar und bleibt unklar.

Der Einfluß auf die Transfusionsmedizin wäre aufgrund der hohen Prävalenz bei Blutspendern von großer Bedeutung.

Zusammenfassung

Die weite Verbreitung des GB-Virus C/Hepatitis G-Virus (GBV-C/HGV) in der US-amerikanischen Normalbevölkerung (1–2%) und die Prävalenz von über 18% bei Polytransfundierten und Hämophilie-Patienten unterstreicht seine große Bedeutung für das Blutspendewesen. Da z.Z. kein Serotest zur Verfügung steht, wurde unter Verwendung eigens abgeleiteter NS3-Primer eine PCR etabliert, um die Prävalenz bei Blutspendern im Raum Hessen zu untersuchen. Unter 1143 Blutspendern mit einer ALT unter 45 IU/L wurden 15 (1,3%) Positive gefunden. Von 507 Spendern aus dem städtischen Frankfurter Bereich waren 10 (2,0%) positiv, während aus dem ländlichen oberhessischen Bereich nur 5 von 635 (0,8%) positiv waren. Von 100 getesteten Patienten mit einer ALT über 45 IU/L waren 3% positiv.

Im Lookback wurden 4 Übertragungen unter insgesamt 10 Empfängern GBV-C/HGV-positiver Blutprodukte gefunden. In 3 Fällen wurde das Virus durch Erythrozytenkonzentrate und in einem Fall durch ein Thrombozytenkonzentrat übertragen. Mit Hilfe der Sequenzierung und phylogenetischen Analyse der Spender- und der zugehörigen Empfängeramplifikate konnte die Übertragung gesichert werden. Umgebungsuntersuchungen innerhalb der Familien der GBV-C/HGV-positiven Spender ergaben Anhaltspunkte für eine horizontale Übertragung.

III. Akutbehandlung der Hemmkörperhämophilie

Moderatoren:
E. O. Meili (Zürich)
H.-H. Brackmann (Bonn)

Experiences with Recombinant Factor VIIa (rVIIa) in Treatment of Haemophilic Inhibitor Bleeding

J. Ingerslev, O. Sneppen, I. Hvid, L. Knudsen, H. Thykjaer, U. Fredberg, S. Sindet-Petersen

Formation of an alloantibody against the deficient coagulation factor is one of the most serious complications in haemophilia, and substitution therapy poses particular problems, since inhibitors completely or partly blocks the function of factor VIII or IX. Intensified treatment adopting increased dosage of factor VIII or IX may temporarily assist in haemostasis if the inhibitor level is low and anamnesis absent or weak. If an intermediate titre inhibitors is found, a porcine factor VIII concentrate may provide haemostasis in patients demonstrating low degree or no cross-reactivity towards this heterologous FVIII molecule. In some patients anamnesis towards the porcine F VIII molecule results following exposure, and allergic type side effects may occur. In patients with highly titered inhibitors, control of bleeding may be acquired using a prothrombin complex concentrate (PCC) or activated factor IX concentrates (aPCCs) which have been the major treatment modalities for numerous years. Haemostatic efficacy is seen in around 65% of bleedings treated [1]. As of today, the exact function of these concentrates seems relatively unclear. Following their prolonged administration thrombogenic side-effects may appear [2].

Reported incidences of inhibitors amongst haemophilia A patients vary greatly, and the frequency of clinically important inhibitors is somewhat obscure. The actual prevalence of high responder inhibitor cases in our centre is 3%, excluding those patients who have reached immune tolerance through high-dose factor VIII treatment.

In the following we report our clinical experiences in years 1990–1996, utilising a recombinant factor VIIa (rFVIIa) concentrate in management of haemophilic inhibitor bleeding, including surgical interventions, treatment of minor bleedings in-hospital and a home-treatment program. Data summarized here represents an up-date of our continued experience with rFVIIa, an interim report of which has earlier been presented [3].

Patients and Methods

The patient material consists of six haemophilia A patients (age 3–54 years) who have demonstrated a high responder tendency or persisting high titered inhibitor levels.

I. Scharrer/W. Schramm (Hrsg.)
27. Hämophilie-Symposion Hamburg 1996

Surgical Episodes

Clinical management reported comprise 12 major and minor surgeries and 36 in-hospital treatments of bleedings that were carried out under a compassionate use treatment protocol program initiated by the manufacturer (February 1990 to June 1994). Data from these episodes has been subjected to audit. Hence, a total of 15 surgical procedures: seven dental surgical episodes, three central line implantations, a herniotomy, two total knee-joint arthroplasties, and a removal of a skin tumor have been performed using rVIIa together with tranexamic acid (at 25 mg per kg bw q 6 h) in most instances. The rFVIIa product (NovoSeven) was supplied by Novo Nordisk A/S (Gentofte, Denmark). Post-licensure treatments were financially covered by respective public authorities of our country.

Since rFVIIa displays a short half-life of around 2.5 h, frequent administration was required in major bleeding such as surgery as well as in treatment of clinically overt bleeding with physical signs of haemarthrosis or large muscle bleeding. An overview of type of surgery and the posology chosen for each type of operation is given in Tables 1 and 2. In our haemophilia A patients, bolus doses ranging 74–125 µg per kg bw were injected intravenously. In principle, 2-h dosage intervals

Table 1. Major haemophilic inhibitor surgery using rFVIIa and tranexamic acid

Surgical procedure	Total blood loss (ml)	rFVIIa used (mg)
Total condylar knee-joint arthroplasty	1000	748
Bilateral total condylar knee-joint arthroplasty	1300[a]	1360
Herniotomy	< 50	475
Elbow joint synovectomy	210	460

[a] Per knee.

Table 2. Minor haemophilic inhibitor surgery using rFVIIa and tranexamic acid

Surgical procedure	Total blood loss (ml)	rFVIIa used (mg)
Dental		
Extraction –7 –8, +7 +8 and scaling	150	50
Extraction 7– 8–, 7+ 8+ and scaling	500	70
Extraction 2 × 8	<50	80
Extraction 2 × 8	<50	80
Extraction 2 × 8	<50	65
Extraction 2 × 8	<50	65
Extraction 8, root amputation 7	10	132
Central lines		
Port-A-Cath	<20	103
Broviac	<20	23
Port-A-Cath	<20	59
Other		
Excision of skin tumor	<10	48

were utilised during initial 10–30 h following major surgery, after which a gradual prolongation to 3–4–6 hourly time intervals between administration was selected in order to maintain haemostasis. Likewise, treatment of minor bleedings employed dosage frequencies of 2–3 hours until clinical improvement was reached, as determined by pain reduction and range of motion. Treatments performed during the compassionate use program required a previously obtained spoken and written informed patient consent, and surgical treatment was in each case approved by legal authorities.

Minor Bleedings Treated in Hospital

Under the compassionate use program, treatment of minor bleedings were allowed only in the hospital. In consequence, patients most often reported only when indisputable haemarthrosis or a muscle haematoma had been established. The dose of rFVIIa in these instances was 80–100 μg per kg b.w. and 2–3 hourly administration was employed until clinical improvement was obtained.

Home Treatment Program

Following European licensure of rFVIIa, a home treatment program was established allowing for self-treatment at home as soon as symptoms of a new bleeding were felt, following reporting by telephone to the Centre. Typically, treatment consisted of two injections of rFVIIa separated by 2–3 h. The following day, a complete report was obtained in each case for documentation.

In surgical episodes laboratory monitoring consisted of: the platelet count, the activated partial thromboplastin time (APTT), the prothrombin time (PT), factor VII:C, fibrinogen, D-dimers, and antithrombin. In some instances the prothrombin fragment F1+2 was quantitated.

Results

Surgical Interventions

Haemostasis was efficient during and after all surgical procedures carried out. In the second dental surgical session, we noted a cumulated blood loss of 500 ml following extraction of two teeth No. 7 and two teeth No. 8 plus concomitant subgingival scaling in a patient with extensive periapical and periodontal infections. In subsequent patients, oral surgery removing two wisdom teeth in each session, surgery was accompanied by blood losses comparable to those seen in non-haemophilic persons. During central line implantations and herniotomy bleeding was minimal, and no spontaneous wound haematomas or wound oozing was observed. Bleeding during and after total knee-joint arthroplasties was 1000–1300 ml per knee.

Table 3. Late re-bleedings after minor surgery (rFVIIa treatment previously discontinued after < 40 h)

Previous surgical procedure	Postoperative day	No. of additional doses of rFVIIa used
Dental	5	1
Dental	7	2
Dental	9	8
Dental	5	1
Dental	8	1
Catheter implantation	3	8
Catheter implantation	9	9

Re-bleeding occurred in some patients several days after discontinuation of rVIIa dosing (Table 3). In these instances, bleeding was controlled with repeated dosing of rFVIIa. During ongoing treatment with rFVIIa, a postoperative bleeding occurred as a result of trauma 4 h after the previous injection of rFVIIa on postoperative day 9 following a total knee-joint replacement. A periarticular haematoma was controlled with intensified rFVIIa treatment, but manipoulation of the knee joint under general anaesthesia was required on postoperative day 17 in order to increase mobility.

Minor Bleedings Treated in Hospital

A series of 36 treatments of minor bleedings in three patients were collated. According to the compassionate use protocol, rFVIIa administration was allowed in hospital only. For this reason, the typical bleeding at submission was a large haemarthrosis or a muscle haematoma demanding several doses of rFVIIa as illustrated in Table 4.

Table 4. Minor haemophilic inhibitor bleedings treated in hospital

Site of bleeding	No. of episodes	No. of doses per bleeding	
		Mean	Range
Joint	25	8.0	3–16
Muscle/soft tissue	10	9.5	7–13
Gastrointestinal	1	6.0	

Minor Bleedings Treated at Home

Till now, a total of 29 treatments have been administered by four patients in the home setting. The distribution of numbers of doses required to control bleedings is illustrated in Table 5. Recurrence of bleeding has not been reported in any of these cases.

Table 5. Minor haemophilic inhibitor bleedings treated by self-administration at home

Site of bleeding	No. of episodes	No. of doses per bleeding
Joint	20	16 bleedings two doses 2 bleedings three doses 2 bleedings four doses
Muscle/soft tissue	6	4 bleedings two doses 1 bleeding one dose 1 bleeding three doses
Other	3	2 bleedings two doses 1 bleeding one dose

No uncontrollable bleeding has occurred in our series of treatments, and shifting to other haemostatic agents was never required. We noted recurrent increase in body temperature in one patient following rFVIIa injections through his Port-A-Cath. In spite of thorough investigation by means of sampling of blood cultures from the catheter box and from the peripheral blood, the cause of the febrile reaction was not identified, and there was no recurrence of this event. Although a relationship can not be excluded, a febrile drug reaction to rFVIIa seems quite unlikely since such complications were not seen in this patient on other occasions nor in other patients treated. No other adverse reactions or side effects were seen or subjectively reported.

Discussion and Conclusions

Until recently, the general advice has been to attempt surgery in the haemophilic patient with inhibitors only on stringent indication and when acutely demanded. Hence, only limited information regarding elective surgery have appeared, most often in cases where a porcine factor VIII concentrate was used. Several case-reports have documented a positive outcome of essential surgery covered by aPCCs.

In our series of patients, the rFVIIa concentrate has proven reliable in providing haemostasis in surgical sessions, in the postoperative period and in minor bleedings treated in hospital and by self-administration as part of a home treatment program. In the postoperative patient we have noted a continuous decrease in bleeding as judged from decreasing amounts of blood in suction catheter bags with time and as visualized by wound inspection. In case of late recurrence of bleeding in oral surgery or when minor acute traumatic skin lesions have occurred, haemostasis was promptly induced following administration of rFVIIa.

Likewise, treatment of minor bleedings have been efficient. Clinically overt bleeding takes a higher number of doses of rFVIIa, as compared to early intervention at bleeding onset at home.

Since the number of patients treated in our series is quite small, we can not guarantee that rFVIIa will be equally effective in all haemophilic patients with inhibitors. However, emerging experience in several other treatment centers suggests that rFVIIa seems to possess a high degree of haemostatic efficacy [4].

The frequent administration of bolus doses of rFVIIa poses some practical problems and increases the likelyhood of inadequate compliance. Recent reports have shown that continuous infusion devices may be helpful in solving the frequent administration problem and in lowering the demand for concentrate [5].

Our routine laboratory monitoring of patients did not reveal changes pointing at consumption coagulopathy or displaying biochemical changes suggesting development of DIC. Thromboembolic complications have not been encountered in our series.

Our conclusion is that rVIIa has persistently demonstrated a high degree of efficacy in 15 minor and major surgeries in haemophilic inhibitor patients and in 65 treatments of minor bleedings. Self-administration at home seems very favourable, since the number of doses needed to arrest a new bleeding is very low. We have recorded only one non-serious adverse event that seemed unrelated to use of the drug, and side effects have been absent throughout.

References

1. Samsjödin L, Heijnen L, Mauser-Bunschoten E et al. (1981) Effect of activated prothrombin complex concentrate (FEIBA) on joint and muscle bleeding in patients with haemophilia A and antibodies to factor VIII. N Engl J Med 305: 717–721
2. Chavin SI, Siegel DM, Roccota Jr et al (1988) Acute myocardial infarction during treatment with an activated prothrombin complex concentrate in a patient with factor VIII deficiency and a factor VIII inhibitor. Am J Med 85: 245
3. Ingerslev J, Sneppen O, Knudsen L, Sindet-Petersen S (1994) Efficacy of recombinant factor VIIa (rFVIIa) in surgical procedures in haemophilia A patients with inhibitors and congenital factor VII deficiency. In: Scharrer I, Schramm W (eds) 24. Hämophilie Symposion, Hamburg 1993. Springer, Berlin Heidelberg New York, pp 122–125
4. Ingerslev J, Freidman D, Gastineau D, Gilchrist G, Johnsson H, Lucas G, McPherson J, Preston E, Scheibel E, Shuman M (1996) Major surgery in haemophilic patients with inhibitors using recombinant factor VIIa. Haemostasis 26 (S1): 118–123
5. Schulman S, Bech Jensen M et al Feasibility of using recombinant factor VIIa in continuous infusion. Thromb haemostas 75: 432

Acquired Coagulation Inhibitors in the Non-Congenital Factor Deficient Population: Clinical Manifestations and Management

A. Moliterno, W. R. Bell

Introduction

Although antibodies to coagulation proteins occur frequently in the patients with congenital deficiencies of procoagulant proteins, their appearance in the non-hemophilic population is rare [1] Offsetting the rarity of these inhibitors is the severity of the clinical consequences of what has been termed acquired hemophilia; when these inhibitors do appear, they produce recurrent, devastating hemorrhage.

As these inhibitors occur infrequently, details of the clinical manifestations, management and natural history are difficult to gather. Prior reviews include essential information regarding the clinical presentations and natural history of these disorders [2, 3]. We have encountered 28 patients over the last 20 years who spontaneously developed inhibitors to coagulation proteins. We report here on the natural history of "acquired hemophilia", the hemorrhagic manifestations and response to activated clotting factors.

Material and Methods

We reviewed the files of the Special Coagulation Laboratory and identified patients who developed circulating anticoagulants directed against specific coagulation proteins. We gathered additional information from the hospital records and the Hematology Clinic files. All studies were performed on blood anticoagulated with 3.8% sodium citrate (v/v 9:1). The prothrombin and activated partial thromboplastin times, fibrinogen, circulating anticoagulant studies, fibrin-fibrinogen degradation products, factor levels and Bethesda unit assays were performed according to standard techniques [4, 5].

The patients were either referred to The Hopkins University Hospital Hematology service shortly after diagnosis or diagnosed at the Johns Hopkins Hospital. The Adult Hematology service provided all subsequent care. The treatment [epsilon aminocaproic acid was given intravenously (IV) initially as a loading dose of 5.0 g in D5W or normal 0.85% saline over 90–120 min and followed by 2.0 g every 4–6 h, Factor VIII inhibitor bypassing activity (FEIBA, Immuno AG, Vienna, Austria) was administered IV at a dose of 75–100 kg 12 h for a maximum of three consecutive doses] chosen for patients were at the discretion of the attending physician and not subject to randomization.

I. Scharrer/W. Schramm (Hrsg.)
27. Hämophilie-Symposion Hamburg 1996

Results

Patient Population

We identified 28 patients who experienced inhibitors to specific coagulation proteins. Seventeen were female, three of whom were postpartum at diagnosis. The average age of the non-post-partum patients was 66 years (range 37–84), postpartum 29 (range 22–33; see Table 1). Co-morbid conditions included advanced pulmonary disease, diabetes mellitus, coronary artery disease, rheumatoid conditions and thyroid disease. Active medical illnesses were not present in five patients (see Table 2). The median follow-up period was 40 months (range 1 month to 19 years).

Table 1. Age distribution

Status	# of patients	Age range	Average age
Postpartum female	3	22–33	29
Non-post-partum female	14	37–84	66.7
Male	11	59–77	66

Table 2. Co-morbid conditions

Status	# of patients	
Pulmonary disease	11	
Diabetes mellitus	6	
Coronary artery disease	4	
Rheumatic disease	4	
Rheumatoid arthritis		2
Polymyositis		1
Ankylosing spondylitis		1
Thyroid disease	3	
Postpartum	3	
Malignancy[a]	2	
Lung carcinoma		1
Pancreatic carcinoma		1
Drug reaction- INH	1	
No active associated conditions	5	

[a] The relationship between these malignancies and the development of the inhibitors is uncertain. One patient developed carcinoma of the pancreas 20 months after the onset of her inhibitor while the other patient developed non-small cell lung carcinoma 5 years after she developed her inhibitor.

Table 3. Inhibitor profiles

Patient	Age	Sex	Inhibitor type	% factor activity	Bethesda unit Presentation	Range
1	62	M	VIII	1.4	–	–
2	80	F	VIII	1.5	–	–
3	39	F	VIII	14.0	1.05	1.05– 30.0
4	80	F	VIII	1.7	–	–
5	59	M	VIII	6.2	.2	.2– 1.6
6	33	F	VIII	2.6	10.6	7.5– 19.7
7	75	M	VIII	< 1.0	24.0	3.3– 32.0
8	67	F	VIII	4.7	7.6	1.5– 310.0
9	22	F	XI	21.0	25.0	14.0– 25.0
10	60	M	VIII	< 1.0	16.5	9.0–1400.0
11	64	M	VIII	< 1.0	13.5	.27– 980.0
12	32	F	VIII	8.0	–	–
13	84	F	X	13.0	1.4	–
14	66	M	XIII	0.0	–	–
15	61	M	VIII	< 1.0	1.25	1.25– 210.0
16	58	F	VIII	< 1.0	37.5	33.0– 730.0
17	74	F	VIII	< 1.0	2.3	2.3– 2.8
18	67	M	XI	1.5	1.5	1.5–
19	46	F	VIII	< 1.0	265.0	30.0–1250.0
20	72	F	VIII	< 1.0	2.5	2.5– 23.0
21	72	F	VIII	5.0	14.5	1.4– 14.5
22	82	F	VIII	1.4	13.5	13.5– 175.0
23	73	F	VIII	12.5	1.0	– 1.0
24	65	M	VIII	11.0	–	– .5
25	70	F	VIII	1.0	700.0	60.0–3100.0
26	71	M	VIII	20.0	.55	– .55
27	77	M	VIII	1.0	31.0	– 31.0
28	37	F	VIII	< 1.0	10.0	–

Inhibitor Types

Twenty-four patients developed inhibitors directed against factor VIII, two against factor XI, one against factor X and one against factor XIII. The results of factor activity and Bethesda unit assays are indicated in Table 3.

Clinical Presentations

Of the 24 patients who experienced inhibitors to factor VIII, 18 (74%) initially presented with soft tissue hemorrhage only. Three presented with spontaneous gastrointestinal bleeding, two with hematuria and one with prolonged bleeding after a colonic polyp removal.

The patient who experienced an inhibitor to factor XIII and the patient who developed an inhibitor to factor X presented with soft tissue hemorrhages.

The two patients with factor XI inhibitors were detected via prolonged activated partial thromboplastin times. These two patients did not experience bleeding diatheses.

Management of Acute Hemorrhage

Soft Tissue or Extremity

Twenty-six patients experienced 45 episodes of soft tissue hemorrhage that required inpatient management. Supportive measures alone (ice to affected area, elevation of the extremity, epsilon-aminocaproic acid) were employed in 19 of the 46 episodes (42%). We employed activated prothrombin complex concentrates (FEIBA) when either symptoms and signs of nerve compression developed or hemorrhage persisted despite the aforementioned supportive measures. Treatment with FEIBA was effective in controlling hemorrhage in each of 26 episodes.

Pharynx/Oral Mucosa

Six episodes of pharyngeal or oral mucosa hemorrhage occurred in six different patients. One episode was minor and managed with supportive care alone. Four episodes produced either respiratory compromise or swallowing difficulties; all were managed successfully with FEIBA. One patient developed a severe pharyngeal hemorrhage and underwent emergent tracheotomy without recognition of her factor VIII inhibitor. Postoperatively the patient developed persistent hemorrhage which did not cease despite factor VIII supplementation (activated prothrombin complexes were not available at that time). She succumbed to complications of her hemorrhage.

Urogenital Hemorrhage

Four patients developed urogenital hemorrhage. Three patients developed four episodes of bleeding localized to the upper tracts documented by computerized axial tomography or intravenous pyelogram. Two of these episodes responded promptly to a single course of FEIBA therapy. Two episodes were marked by recurrent hemorrhage despite repeated courses of FEIBA. Both episodes of persistent hematuria ultimately resolved spontaneously.

Hematuria in one patient was attributed to a bladder malignancy; biopsy established papillary carcinoma in situ.

Gastrointestinal Hemorrhage

A total of four patients developed gastrointestinal hemorrhage. Two patients developed lower GI bleeding; one patient was found to have a colonic polyp, while the others underwent colonoscopy and esophagogastric duodenoscopy, both of which were negative. Neither episode required therapy.

A third patient's course was complicated by an episode of severe abdominal pain which was attributed to an intramuscular small bowel hemorrhage. The patient had a dramatic reduction in abdominal pain in response to FEIBA therapy.

The fourth patient initially presented with severe upper gastrointestinal tract hemorrhage which was attributed to gastric and duodenal arteriovenous malformations. FEIBA therapy was effective in stopping the hemorrhage, but the patient would re-bleed within days. At least seven separate courses of FEIBA were employed as were trials of porcine Factor VIII and human Factor VIII. Unfortunately, none of these measures were successful in permanently controlling her recurrent hemorrhage and she ultimately succumbed to complications of her bleeding.

Adverse Reactions

In the more than 40 episodes of hemorrhage in which FEIBA was employed, adverse reactions such as allergic phenomena, rash, fever, thrombocytopenia, hepatitis or disseminated intravascular coagulation were not observed. Particularly, no episodes of thrombosis occurred after FEIBA therapy.

Morbidity and Mortality

The 26 patients with "acquired hemophilia" were followed for a median of 40 months and a range between 1 and 228 months.

Resolved Inhibitors

Eleven of the 26 patients resolved their inhibitors on average 14 months after diagnosis. Eight of these 11 (30%) lost their inhibitors spontaneously while three lost their inhibitors in association with receiving combination chemotherapy consisting of cytoxan, prednisone and vincristine. Both postpartum patients (#6 and #12) resolved their inhibitors at 8 months from diagnosis. Patient #14, who developed his inhibitor after INH exposure, resolved within 6 months after discontinuation of INH. Two patients with rheumatic conditions, #24 with rheumatoid arthritis and #5 with ankylosing spondylitis, resolved their inhibitors at 9 and 28 months, respectively. The remaining five patients resolved their inhibitors spontaneously at an average of 15 months.

Three patients in this group died. One patient (#1) succumbed to congestive heart failure 100 months after spontaneous resolution of his inhibitor. Patient #17 succumbed to adenocarcinoma of the pancreas 2 months after achieving resolution of the inhibitor in association with combination chemotherapy. Patient #5 ultimately died of a recurrent vasculitic process, 16 months after the spontaneous resolution of the inhibitor. Of note, patient #14 developed a myelodysplastic syndrome 3 years after resolution of his inhibitor and patient #13 developed carcinoma of the breast 2 years after resolution of her inhibitor.

Persistent Inhibitors

Fifteen patients did not or have not yet experienced spontaneous resolution of their inhibitors. Seven patients have maintained their inhibitors from 2 to 168 months (average 33 months). Included in this group are one patient with rheumatoid arthritis (2 months) and one patient with polymyositis (168 months).

Eight patients belonging to this group died with their inhibitors on average 22 months from their diagnosis. Patient #23 presented with massive lower extremity deep hemorrhage and pneumatosis cystoides intestinalis with subsequent bowel obstruction and multisystem organ failure. Patient #4 succumbed to complications of postoperative hemorrhage after emergency tracheotomy. Patient #11 developed an intracerebral hemorrhage in the setting of hypertensive encephalopathy and died. Patient #20 was hospitalized continuously through the 4 months from the diagnosis of her inhibitor until her death; she developed recurrent generalized gastrointestinal hemorrhage, required more than 100 units of packed red blood cells, and ultimately succumbed to an aspiration pneumonia. After living with both severe obstructive

Table 4. Mortality

Patient #	Inhibitor type	# months Re-solved	# months Unre-solved	Primary therapy month from DX	Death # months from DX	Death Cause
14	XIII	6				
12	VIII	8				
6	VIII	8				
1	VIII	8		CB?	108	Congestive heart failure
24	VIII	9				
26	VIII	12				
13	X	12				
2	VIII	14				
17	VIII	18		CVP@1	20	Metastatic carcinoma, Pankreas
5	VIII	28			44	Vasculitis
10	VIII	36		CVP @4		
23	VIII		1		1	Multiple organ failure
4	VIII		2		2	Surgical bleeding
28	VIII		2			
22	VIII		3		3	Cause unknown
20	VIII		4		4	Respiratory failure, persistent GI hemorrhage
27	VIII		6			
11	VIII		15		15	Intracranial hemorrhage, hypertensive encephalopathy
25	VIII		20			
15	VIII		36		36	Respiratory failure, MI
21	VIII		38	CVP@6		
19	VIII		42			
7	VIII		48		48	Unknown
16	VIII		64			
8	VIII		72	CVP @62	72	Non-small cell lung carcinoma
3	VIII		168			

C = cyclophosphamide; P = prednisone; V = vincristine.

pulmonary disease and his inhibitor for 36 months, patient #15 died suddenly of respiratory failure; postmortem examination established aspiration pneumonia and myocardial infarction as the cause of death. Patient #8 developed non-small cell lung carcinoma 5.5 years after her inhibitor was diagnosed and died 4 months after her cancer diagnosis. Patients #22 and #7 died suddenly while at home of unknown causes. Mortality information for all patients is detailed in Table 4.

Discussion

While inhibitors to coagulation proteins are frequent in the hemophilic populations [1] and even have been reported at low levels in a normal population [7, 10], acquired hemophilia is a rare event.

During the past 20 years, 26 patients who developed inhibitors to coagulation proteins have been identified at the Johns Hopkins Hospital. Many details of this population and their presentation are worthy of comment. First, "acquired hemophilia" in the absence of a predisposition to an autoimmune condition is a disease predominantly of older age (Fig. 1). When the patients with pregnancy or rheuma-

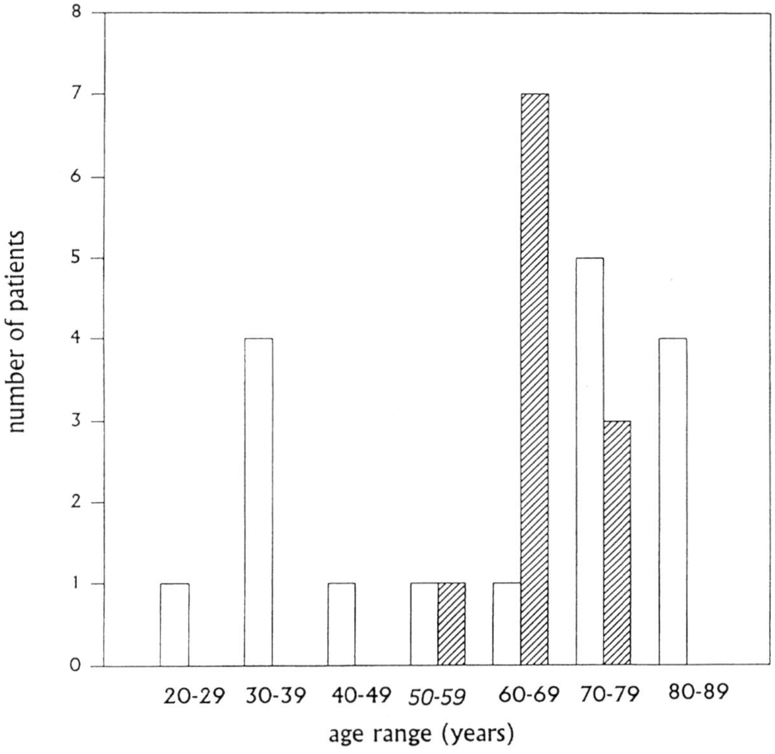

Fig. 1. Age and gender distribution. *Open bars* indicate females

tic illness are excluded from this group, the average age at diagnosis is 70 years. Second, compared to the frequency of concurrent autoimmune conditions or malignancies, these patients carried a higher frequency of pulmonary disease (42%), adult onset diabetes mellitus and coronary artery disease. While these are conditions characteristic of an older population, they are not typically associated with autoimmunity.

Perhaps the most striking aspect of these patient profiles are the features of how these patients experienced hemorrhage. In contrast to patients who are afflicted with classic hemophilia, these patients presented with spontaneous soft tissue hematomas and ecchymoses as opposed to intra-articular bleedings. Indeed, more than three quarters of the hospital admissions in this group of patients were precipitated by soft tissue hemorrhages. Alternatively, these patients had a relatively low frequency of gastrointestinal or genitourinary hemorrhage, and more than a third of these hemorrhages were eventually attributed to specific lesions.

The clinical observation that patients with acquired hemophilia predominantly hemorrhage into soft tissue in contrast to the intra-articular pattern so typical of congenital hemophiliacs has long been recognized [3, 11] but not yet explained. Alloautobodies and autoantibodies directed against the Factor VIII protein are restricted to the IgG4 subtype. While they neither fix complement nor form immune complexes [14], they do inactivate Factor VIII by inhibiting its interaction with phospholipid [13].

Therapy for soft tissue bleeding was primarily supportive when neither neurological nor joint involvement was evident. Epsilon-aminocaproic acid was employed in nearly every instance excepting the urinary tract without adverse effect and probably provided some clinical benefit. Additionally, ice, bed rest and absolute avoidance of all unnecessary invasive procedures were mainstays of therapy. More serious hemorrhages were treated with both the above measures and activated prothrombin complex concentrates. We found these agents (FEIBA, AUTOPLEX) to be safe and effective at the dosing regimen we used. Although the most appropriate form of therapy (activated prothrombin concentrates, human factor VIII, porcine factor VIII) may need to be established on a patient to patient basis, the activated prothrombin complexes are extremely useful in emergent situations as they provide a rapid onset of action. The striking repeated and consistent success with the FEIBA preparation is noteworthy.

While incurring many hospital admissions for soft tissue hemorrhage, the inhibitors were a direct cause of death in only two cases. Patient #4 died from postoperative hemorrhage after emergency tracheotomy was performed without the benefit of knowing her inhibitor status. Activated prothrombin complex concentrates were not available at this time, and she did not respond to massive doses of factor VIII. Patient #11 developed intracerebral hemorrhage in the setting of hypertensive encephalopathy. However, many of the deaths in the uninvolved inhibitor group were unexplained and bleeding may have played a role. One half of the deaths in the unresolved group occurred within 4 months of diagnosis of the inhibitor.

While we have reported here the use of primary therapy in five of these cases, no rational conclusions can be drawn from the results given the lack of standardization of therapy and the small numbers of patients. What is evident from this and other series [2, 3, 6] of patients is the high rate of spontaneous remission of the disease. The combination of a rare disease with spontaneous remission rate makes it difficult to evaluate the success of primary therapy trials [6, 8, 9]. Additionally, this study demonstrates that many patients have survived greater than 36 months with their inhibitors, and that a significant proportion of all deaths (36%) occurred within 4 months of diagnosis, possibly before immunosuppressive therapy would have taken effect.

In conclusion, we have found that "acquired hemophilia" is a disease of the elderly manifest in the majority by soft tissue hemorrhage. We have found activated prothrombin complexes to be effective in life- or limb-threatening hemorrhages. As spontaneous remissions occur and patients can function for years with these inhibitors present, we do not typically proceed with primary therapy for these patients, but we do recognize the need for a controlled trial to establish the efficacy of primary therapy given the natural history of this process.

Acknowledgement. Supported in part by NIH research grant HL 36260 from the NHLBI of the National Institutes of Health, Bethesda, MD.

References

1. Ehrenforth S, Kreuz W, Scharrer I et al. (1992) Incidence of development of factor VIII and factor IX inhibitors in haemophiliacs. Lancet 339: 594–598
2. Green D, Lechner K (1981) A survey of 215 non-hemophilic patients with inhibitors to FVIII. Thromb Haemost 45: 200–203
3. Lottenberg R, Kentro TB, Kitchens CS (1987) Acquired haemophilia: a natural history study of the patients with factor VIII inhibitors receiving little or no therapy. Arch Intern Med 147: 1077–1081
4. Biggs R (1976) Human blood coagulation, haemostasis and thrombosis. Bladenwell, Oxford, pp 702–704
5. Kasper C (1975) A more uniform measurement of factor VIII inhibitor. Thromb Diath Haemorrh 34: 869–872
6. Spero JA, Lewis JH, Hasiba U (1981) Corticosteroid therapy for acquired Factor VIII:C inhibitors. Br J Haematol 48: 635–642
7. Algiman M, Dietrich G, Nydegger U et al (1992) Natural antibodies to Factor VIII (anti-hemophilic factor) in healthy individuals. Proc Natl Acad Sci USA 89: 3795–3799
8. Green D, Rademaker AW, Briet E (1993) A prospective randomized trial of prednisone and cyclophosphamide in the treatment of patients with Factor VIII autoantibodies. Thromb Haemost 70: 753–757
9. Lian EC-Y, Larcada AF, Chiu AY-Z (1989) Combination immunosuppressive therapy after Factor VIII infusion for acquired Factor VIII inhibitor. Ann Intern Med 110: 774–778
10. Gilles JG, Saint-Remy JR (1994) Healthy subjects produce both anti-Factor VIII and specific anti-idiotypic antibodies. J Clin Invest 94: 1496–1505
11. Ludlam CA, Morrison AE, Kessler C (1994) Treatment of acquired hemophilia. Semin Hematol(Suppl) 31: 16–19
12. Allain JP, Gaillandre A, Frommel D (1981) Acquired hemophilia: Functional study of antibodies to Factor VIII. Thromb Haemost 45: 285–289
13. Arai M, Scandella D, Hoyer LW (1989) Molecular basis of Factor VIII inhibition of human antibodies. J Clin Invest 83: 1978–1984
14. Hoyer LW, Gawryl MS, de la Fuente B (1984) Immunochemical characterization of Factor VIII inhibitors. In: Hoyer Lw (ed) Factor VIII inhibitors. Liss, New York, pp 73–85

Wieviel darf die Behandlung einer Blutung bei Patienten mit Hemmkörperhämophilie kosten?

F. Bergmann, P. F. Hoyer, M. Barthels, H. Riehm

Im Zeitalter der Kostendämpfung bzw. Budgetierung im Gesundheitswesen muß auch die kritische Frage nach den Kosten der Hemmkörperhämophiliebehandlung offen diskutiert werden.

Die Substitutionstherapie bei Patienten mit Hemmkörperhämophilie ist problematisch, insbesondere wenn es sich um einen niedrigtitrigen Hemmkörper (HK) handelt oder die HK-Aktivität stark schwankend ist. Als Therapie der Wahl werden aktivierte Prothrombinkomplexpräparate (aPCC) (FEIBA, Autoplex) empfohlen, deren thrombogenes Potential bekannt ist. Seit einigen Jahren steht als weitere Behandlungsalternative rekombinanter Faktor VIIa (rFVIIa, NOVOSEVEN, Fa. NovoNordisk) zur Verfügung. Dieses Präparat ist seit 1996 in Deutschland zugelassen. FVIIa bewirkt eine Gerinnungsaktivierung über das extrinsische System, er wird lokal an *„tissue factor"* gebunden. Dieser Komplex aktiviert direkt FX zu FXa mit konsekutiver Thrombingeneration.

Bei Patienten mit einem niedrigtitrigen Hemmkörper, z. B. unter Immuntoleranztherapie, bietet rFVIIa im Vergleich zu aPCC wichtige Vorteile. Hierzu gehört die gute Steuerbarkeit bei kurzer Halbwertszeit; im Gegensatz zu aPCC, ist die Gerinnungsaktivität meßbar. Da es sich um ein gentechnisch hergestelltes Produkt handelt, ist die Virussicherheit hoch. Der zur Zeit entscheidende Nachteil dieser Behandlungsalternative sind die hohen Kosten.

Kosten der Behandlung einer Blutung bei HK-Hämophilie

Exemplarisch werden anhand zweier Beispiele die Kosten der Therapie von Blutungen bei Hemmkörperhämophilie A mit den verschiedenen Präparaten berechnet. Die Berechnungen basieren auf den folgenden Vorgaben:

Preise inkl. MwSt.:

• FEIBA	1000 E	1886,– DM
• NOVOSEVEN	1,2 mg	1587,– DM
• F-VIII-Konzentrat	1000 E	1254,– DM

Die Beispiele beziehen sich auf ein Kind mit 15 kg Körpergewicht, alle Dosierungen sind pro kg KG angegeben. Die jeweiligen Angaben in Klammern bei der FEIBA-Medikation beziehen sich auf eine Packungsgröße von 500 E, welche aber nicht mehr verfügbar ist, bei der Behandlung von Kindern jedoch eine kostengünstigere

I. Scharrer/W. Schramm (Hrsg.)
27. Hämophilie-Symposion Hamburg 1996

Packungsform darstellen würde. Für NOVOSEVEN werden ebenfalls 2 Dosierungen bzw. Kostenkalkulationen angeführt; diese resultieren aus der Packungseinheit für rFVIIa von 1,2 mg. Wählt man exakt 90 µg/kg KG bei einem 15 kg schweren Patienten, müssen für jede Injektion 2 Ampullen benutzt werden, daher die höheren Kosten. Eine Ampulle pro Injektion entspräche bei 15 kg 80 µg/kg KG. Das Kind erhält während der Behandlung zusätzlich FVIII-Konzentrat zur Immuntoleranztherapie, es wird daher bei einem niedrigtitrigem HK nach der Gabe des F-VIII-Konzentrats auf die Gabe von rFVIIa oder aPCC verzichtet.

Beispiel 1: Implantation eines zentralvenösen Katheters

Substitutionstherapie über 8 Tage:

	FVIII-Konzentrat	FEIBA	NOVOSEVEN
Dosis	2 × 100 E	2 × 100 E	1. + 2. Tag 90 µg q 2 h, dann 90 µg q 3 h
		2 × 100 E (500 E)	Bolus 90–120 µg 1. + 2. Tag 80 µg q 2 h dann q 3 h
Kosten	30.096 DM	60.352 DM	177.744 DM
		(45.264 DM)	90.459 DM
Kosten pro kg/Tag	251 DM	503 DM	754–1481 DM
Gesamt		**90.448 DM**	**120.555–207.840 DM**

Beispiel 2: Behandlung einer Sprunggelenkblutung

Substitutionstherapie über 3 Tage:

	FVIII-Konzentrat	FEIBA	NOVOSEVEN
Dosis	2 × 100 E	2 × 100 E	1. + 2. Tag 90 µg q 2 h, dann q 3 h
		2 × 100 E (500 E)	1. + 2. Tag 80 µg q 2 h, dann q 3 h
Kosten	11.280 DM	22.632 DM	50.784 DM
		(16.974 DM)	25.392 DM
Kosten pro kg/Tag	251 DM	503 DM	564–1129 DM
Gesamt		**33.912 DM**	**36.672–62.064 DM**

Erfahrungen mit dem Einsatz von rFVIIa

Die Kosten der Substitutionstherapie mit rFVIIa sind deutlich höher als mit aPCC. Aufgrund umfangreicher eigener Erfahrungen mit rFVIIa kann bei einer Verlängerung des Dosisintervalls, Wahl einer niedrigeren Dosierung oder verkürzte Behandlungsdauer – hieraus würde eine Kostenreduktion resultieren – die Behandlung problematisch bzw. ineffektiv sein. Von 1993–1996 wurden 2 Kinder mit Hemmkörperhämophilie behandelt; Patient A, 1,5 Jahre alt mit HK-Hämophilie A, maximal 24 Bethesdaeinheiten; Patient B, 11 Jahre alt, mit HK-Hämophilie B und schweren anaphylaktischen Reaktionen auf verschiedene FIX Konzentrate, maximal 64 Bethesdaeinheiten.

Substitutionabedarf Patient A

- Behandlungen: 3 (2 x „minor surgery", 1 x Sprunggelenkblutung)
- Dosis: 80–90–(120) µg/kg q 2–3h i.v.
- Injektionen je Blutung: 66, 17, 32
- Verbrauch je Blutung: 79,2 mg, 20,4 mg, 38,4 mg
- Gesamtverbrauch: 138 mg (115 Ampullen)
- Gesamtkosten: 182.505 DM

Substitutionabedarf Patient B

- Behandlungen: 18 (2 x „minor surgery", 7 x Gelenke, 1 x Weichteile, 4 x Schleimhäute, 4 x Muskulatur)
- Dosis: 90 µg/kg q 2–3 (–4) h i.v.
- Injektionen je Blutung: 5–100 (Mittel 31, Median 19)
- Verbrauch je Blutung: 12–248,8 mg (Mittel 78,7 mg, Median 45,6 mg)
- Gesamtverbrauch: 1416 mg (1180 Ampullen)
- Gesamtkosten: 1.872.660 DM

Bei diesen Behandlungen machten wir die folgenden Erfahrungen:
rFVIIa wurde immer gut vertragen, er stellt eine effektive Behandlungsalternative bei HK-Hämophilie dar. 18/21 Anwendungen wurden als excellent, effektiv oder partiell effektiv bewertet. Zeichen der Verbrauchskoagulopathie oder thromboembolische Ereignisse wurden nicht beobachtet. Das Dosisintervall von 2 h hatte eine hohe Effektivität. Nachblutungen wurden beobachtet, wenn das Dosisintervall > 3 h oder die Dosis < 80 µg/kg betrug. Die Behandlungsdauer für verschiedenene Blutungsepisoden variierte z. T. erheblich.

Perspektive

Bedauerlicherweise wird es in Hämophiliezentren, die einer Budgetierung der Gerinnungskonzentrate unterliegen, kaum noch möglich sein, das Präparat NOVOSEVEN aufgrund der hohen Kosten einzusetzen. Wichtige, weitere Behandlungsbeobachtungen werden unterbleiben. Die Therapiekosten für Hemmkörperhämophiliepatienten dürfen gewisse Grenzen nicht überschreiten. Es bleibt daher nur zu hoffen, das im Interesse der Patienten eine Neukalkulation des Preises erfolgen wird, da die von der Firma bzw. anderen Arbeitsgruppen publizierten Dosisempfehlungen unserer Erfahrung nach zu niedrig sind.

Elimination von erworbenen Gerinnungsinhibitoren mit extrakorporaler Immunadsorption (Ig-Therasorb)

P. Knöbl, K. Derfler, I. Pabinger, K. Lechner

Die Bildung von Antikörpern gegen die Gerinnungsfaktoren VIII und IX stellt ein bekanntes Problem bei der Behandlung von Patienten mit Hämophilie dar [1]. Solche Antikörper können jedoch auch spontan bei Patienten mit ursprünglich normaler Blutgerinnung auftreten [2]. Weitere erworbene Gerinnungsinhibitoren, die sich klinisch in schwerer Blutungsneigung äußern können und deren Inzidenz in den letzten Jahren (durch den zunehmenden Einsatz von Fibrinklebern) zunimmt, sind gegen die Faktoren II und V gerichtet [3]. Spontane Gerinnungsinhibitoren wurden bei Patienten mit Autoimmunerkrankungen, Malignomen oder Paraproteinämien gefunden, sie können auch postpartal auftreten oder durch Medikamente oder Blutprodukte induziert werden. In der Mehrzahl der Fälle kann jedoch keine zugrundeliegende Ursache identifiziert werden [4].

Die Behandlung in Fallen mit ausgeprägter Blutungsneigung oder notwendigen chirurgischen Interventionen ist schwierig. Niedrigtitrige F-VIII-(oder F-IX-) Antikörper können durch hochdosierte Substitution überkommen werden, bei hochtitrigen Inhibitoren (> 10 BU/ml) ist dieser Ansatz jedoch nicht erfolgreich. Für solche Fälle stehen mehrere Therapieoptionen zur Verfügung [5]: Behandlung mit porzinem F VIII, mit aktivierten Prothrombinkomplexkonzentraten (FEIBA) oder aktiviertem F VII (NOVOSEVEN). Bei F-V-Inhibitoren existiert keine suffiziente Substitutionsmöglichkeit. Zur Entfernung von hochtitrigen Gerinnungsinhibitoren wurde in der Vergangenheit oft die Plasmapherese eingesetzt, ein Verfahren, das jedoch wenig effektiv und oft mit Nebenwirkungen behaftet ist [6].

Es steht nun seit kurzem eine neue Methode zur extrakorporalen Elimination von Plasmaproteinen zur Verfügung, die auf der selektiven Adsorption eines spezifischen Proteins (z.B. Apolipoprotein B oder IgG) an Sepharose gekoppelte Schafantikörper gegen dieses Protein beruht [7]. Diese Methode wurde bisher erfolgreich zur spezifischen Elimination von Apolipoproteinen bei Hyperlipidämien (Anti-Apolipoprotein B = LDL-Therasorb-Säulen) [9], zur Behandlung von Autoimmunerkrankungen [8] und zur Entfernung von HLA-Antikörpern vor Nierentransplantation [10] (Anti-Immunglobulin = Ig-Therasorb-Säulen) eingesetzt. Wir berichten über die erfolgreiche Elimination von hochtitrigen F-VIII- und F-V-Inhibitoren bei 4 Patienten durch extrakorporale Immunadsorption an Ig-Therasorb-Säulen [11, 12].

I. Scharrer/W. Schramm (Hrsg.)
27. Hämophilie-Symposion Hamburg 1996

Methoden

Extrakorporale Immunadsorption (Abb. 1)

In einem kontinuierlichen Verfahren wird Blut mit einer Flußrate von 50–80 ml/min aus einer dicklumigen Kubitalvene (oder einem zentralvenösen Dialysekatheter) entnommen und mit 0,15 molarem Zitrat („ACD-A" anticoagulant citrate dextrose, formula A; Fa. Baxter, Deutschland; Volumenverhältnis 1:22) und Heparin (1000 U/h) antikoaguliert. Die Separation von Plasma und Blutzellen erfolgt mit einem Fenwal-Plasmapheresesystem (Fa. Baxter). Das Plasma wird alternierend über eine von 2 Säulen mit an Sepharose gebundene polyklonale Schafantikörper gegen humane Immunglobuline (Ig-Therasorb; Fa. Baxter) geleitet. Eine Säule enthält 150 ml Sepharose und hat eine Proteinbindungskapazität von 4 g. In jedem Adsorptionszyklus von 15 min Dauer werden 500 ml Plasma auf eine Säule geladen, während die andere regeneriert wird. In einer Sitzung werden innerhalb von ca. 4 h 14–16 Zyklen durchgeführt, was einem totalen verarbeitetem Plasmavolumen von 6–8 l pro Sitzung entspricht. Die Regeneration der Säulen erfolgt durch Proteinelution mit Glycinpuffer, pH 2,8, und Waschzyklen mit Phosphatpuffer. Die Steuerung des Flusses von Plasma und Regeneratlösungen erfolgt durch ein automatisiertes System (ADA, Fa. Baxter). Nach der Immunadsorption wird das Plasma, die zuvor separierten Zellen und Protaminsulfat (10 mg/h) zur Heparinneutralisierung über eine kontralaterale Kubitalvene reinfundiert. Abbildung 1 zeigt ein Schema des Verfahrens.

Jedem Patienten wurden 2 Säulen zugeordnet und zwischen den Sitzungen steril gelagert. Die Säulen sind bis zu 100mal für einen Patienten wiederverwendbar. Nach jeder Sitzung wurden 11 mmol Kalziumglukonat zur Zitratneutralisierung sowie 5–10 g eines Immunglobulinkonzentrates verabreicht.

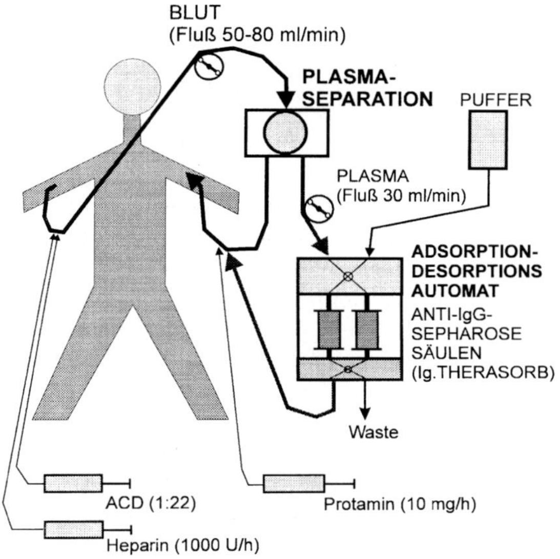

Abb. 1. Schema des extrakorporalen Kreislaufes zur Immunasorption (s. Text). *ACD* „anticoagulant citrate dextrose"

Patienten

Patientin 1 war eine 50 Jahre alte Frau mit langjähriger rheumatoider Arthritis. Zuletzt wurde sie mit nichtsteroidalen Antirheumatika behandelt. Sie wurde wegen eines spontan aufgetretenen ausgedehnten Hämatomes des Gesichtes und der Zervikalregion und einer verlängerten aPTT in unserer Abteilung aufgenommen. Es wurde ein schwerer F-VIII-Mangel (< 0,01 U/ml) und ein hochtitriger F-VIII-Inhibitor (132 BU/ml) gefunden. Da keine lebensbedrohende Blutung vorlag, wurde primär angestrebt, den Antikörper mit einer extrakorporalen Therapie mit Ig-Therasorb-Immunadsorption zu entfernen und die Nachbildung mit einer immunsuppressiven Therapie (Kortison 50 mg/Tag und Cyclophosphamid 100 mg/Tag) zu verhindern.

Patient 2 war ein 60jähriger Mann mit langjährigem Typ-2-Diabetes mellitus unter Sulfonlyharnstoff- und Biguanidtherapie. Vor 4 Jahren war eine Lobektomie der rechten Lunge wegen eines nichtkleinzelligen Bronchialkarzinomes vorgenommen worden. Drei Monate vor der jetzigen Aufnahme wurde eine Bypassoperation der rechten Femoralarterie durchgeführt. Dabei waren schwere Blutungskomplikationen aufgetreten und eine verlängerte aPTT gefunden worden, es wurden jedoch keine weiteren diagnostischen Schritte unternommen. Der Patient wurden wegen ausgedehnter subkutaner und intramuskulärer Hämatome der oberen Extremitäten mit Zeichen eines Kompartmentsyndromes (Kompression der Nn. ulnaris und medianus) in unserer Abteilung aufgenommen. Er war schwer anämisch. Die F-VIII-Spiegel waren < 0,01 U/ml, der Inhibitortiter 313 BU/ml. Es bestanden keine klinischen oder laborchemischen Zeichen eines Autoimmungeschehens oder einer floriden malignen Erkrankung. Wegen der ausgeprägten Blutungsneigung begannen wir zunächst mit einer hochdosierten F-VIII-Substitution (3mal täglich 5000 U Beriate; Fa. Behring, Österreich). Weiter wurde eine immunsuppressive Therapie mit Kortison und Cyclophosphamid eingeleitet.

Patient 3 war ein 31 Jahre alter Mann mit schwerer Hämophilie A, der seit seinem 5. Lebensjahr einen F-VIII-Inhibitor hat. Der höchste Inhibitortiter vor vielen Jahren war 200 BU/ml. In den letzten Jahren wurde der Patient mehrmals mit FEIBA behandelt. Wegen einer schweren hämophilen Arthropathie des rechten Kniegelenks, die den Patienten praktisch immobil machte, war ein elektiver Kniegelenkersatz geplant. Zur präoperativen Elimination des Inhibitors war eine Immuntoleranztherapie nach dem Malmö-Protokoll [13] vorgesehen. Da der Inhibitortiter mit 29 BU/ml hoch war, wurde, wie von Fr. Nilsson empfohlen, eine Titerreduktion mit Immunadsorption vorgenommen.

Patientin 4 war eine 68jährige Frau, die wegen einer Makrohämaturie und pathologischen Gerinnungstests in unserer Abteilung aufgenommen wurde. Die Hämaturie hatte 9 Tage vor der Aufnahme ohne ersichtlichen Grund begonnen. Zystoskopisch zeige sich eine Blutung aus dem Ostium des linken Ureters. Die Patientin war schwer anämisch (Hb 6,6 g/dl), tachykard und hypoton. Im Labor fand sich eine verlängerte aPTT (> 180 s) und verminderte Prothrombinzeit (17%). Normotest (97%) und Thrombinzeit (13.5 s) waren normal. Die F-V-Aktivität war < 0,01 U/ml, der

F-V-Inhibitor-Titer (gemessen mit einer Modifikation der Bethesda-Methode) betrug approximativ 26 BU/ml (eine 1:26-Verdünnung des Patientenplasmas mit Normalplasma inaktivierte nach 2stündiger Inkubation 50% der F-V-Aktivität). Die Patientin erhielt Erythrozyten- und Thrombozytenkonzentrate, „fresh frozen plasma" sowie Kortison ohne nennenswerte Besserung der Hämaturie.

Resultate

Bei den Patienten mit F-VIII-Inhibitoren waren jeweils 4 Immunadsorptionssitzungen notwendig, um den F-VIII-Inhibitor-Titer auf < 1 BU/ml zu senken und den F-VIII-Spiegel anzuheben. Bei der Patientin mit dem F-V-Hemmstoff benötigten wir 7 Sitzungen. Die mittlere Dauer einer Sitzung betrug 4,2 ± 0,6 h; es wurde ein mittleres Plasmavolumen von 7289 ± 600 ml pro Sitzung verarbeitet. Die mittlere Inhibitorreduktion pro Sitzung betrug 75%. Die Serumimmunglobulinspiegel fielen auf Tiefstwerte von 19 mg/dl IgG, 8 mg/dl IgA und 3 mg/dl IgM.

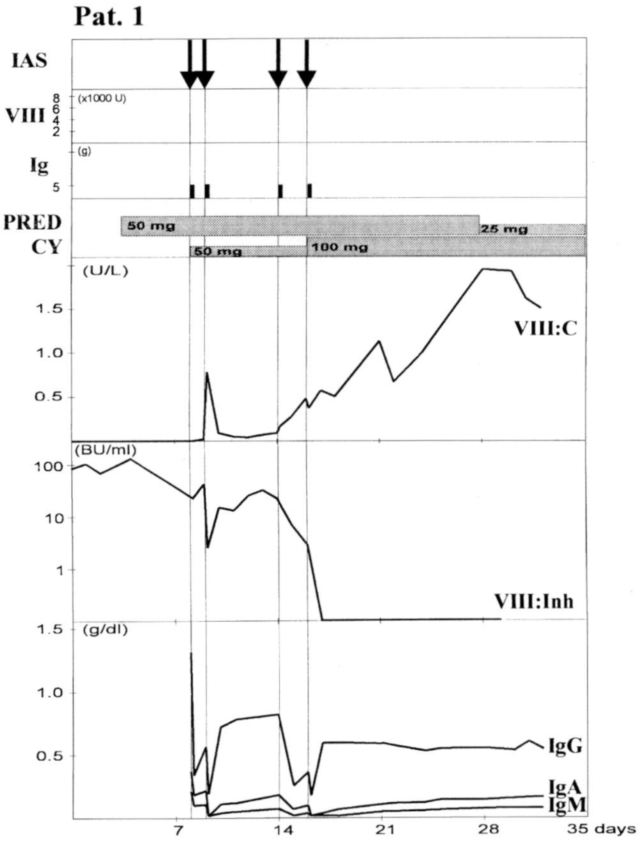

Abb. 2. Therapie und Verlauf von Patient 1. *IAS* Immunadsorption, *VIII* F-VIII-Substitution, *Ig* Immunglobulinsubstitution, *PRED* Prednisolon, *CY* Cyclophosphamid

Bei Patientin 1 stieg die F-VIII-Aktivität direkt nach der 2. Immunadsorption spontan (ohne Substitution) transient auf 0,8 U/ml an, nach 2 weiteren Sitzungen war der Inhibitor komplett eliminiert und die F-VIII-Spiegel stabil im Normalbereich (Abb. 2). Die Patientin ist nunmehr seit über 2 Jahren ohne Immunsuppression hämostaseologisch unauffällig.

Patient 2 war wegen des hohen Inhibitortiters refraktär auf die hochdosierte F-VIII-Substitution (Abb. 3). Nach 2 Immunadsorptionen konnten erstmals normale Postsubstitutions-F-VIII-Werte gemessen werden. Nach 2 weiteren Sitzungen wurde der Inhibitor komplett eliminiert und die F-VIII-Spiegel stiegen ohne Substitution in den Normalbereich an. Der Patient ist seit über 2 Jahren ohne Immunsuppression hämostaseologisch normal.

Beim Patient 3 wurde der Inhibitortiter durch 4 Immunadsorptionen auf < 1 BU/ml reduziert (Abb. 4); das F-VIII-Recovery bei den nachfolgenden Substitutionen war normal. Die Immuntoleranztherapie wurde erfolgreich durchgeführt und der Kniegelenkersatz verlief unter Therapie mit humanem F VIII ohne Blutungskomplikationen.

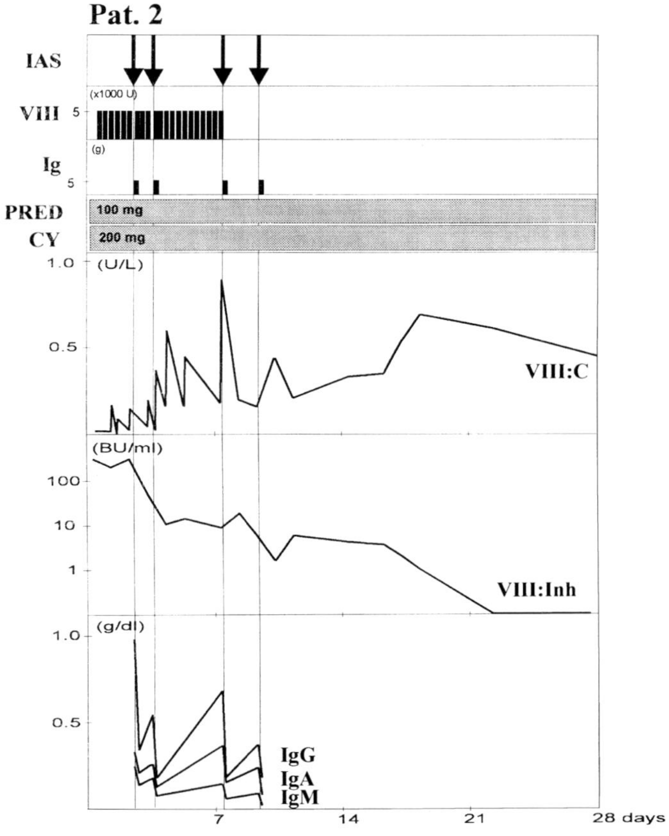

Abb. 3. Therapie und Verlauf von Patient 2. *IAS* Immunadsorption, *VIII* F-VIII-Substitution, *Ig* Immunglobulinsubstitution, *PRED* Prednisolon, *CY* Cyclophosphamid

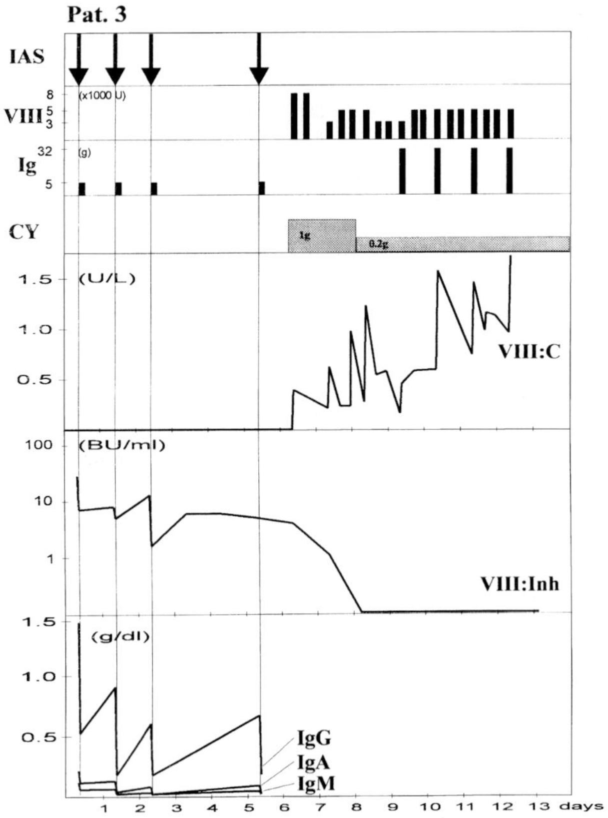

Abb. 4. Therapie und Verlauf von Patient 3. *IAS* Immunadsorption, *VIII* F-VIII-Substitution, *Ig* Immunglobulinsubstitution, *Cy* Cyclophosphamid

Bei Patientin 4 sistierte die Hämaturie nach 8 Tagen. Zu diesem Zeitpunkt war der Inhibitor noch immer nachweisbar und die F-V-Aktivität unter 0,01 U/ml. Die F-V-Aktivität blieb niedrig, bis der Inhibitor nach 7 Sitzungen komplett eliminiert war, und stieg danach steil an. Die Immunsuppression wurde nach 2 Monaten beendet, die Patientin ist seither in Remission.

Die Immunadsorptionstherapie wurde von allen Patienten sehr gut toleriert. Es traten keinerlei Nebenwirkungen auf, insbesondere konnten wir kein Fieber, Schüttelfrost, allergische Reaktionen oder kardiovaskuläre Probleme beobachten. Die Antikoagulation des extrakorporalen Kreislaufes war mit keiner erhöhten Blutungsneigung assoziiert.

Diskussion

Behandlungsinduzierte F-VIII-Inhibitoren bei Hämophilen sind, ebenso wie „spontane" Hemmstoffe bei vormals normalen Patienten, ernste und oft lebensbedrohen-

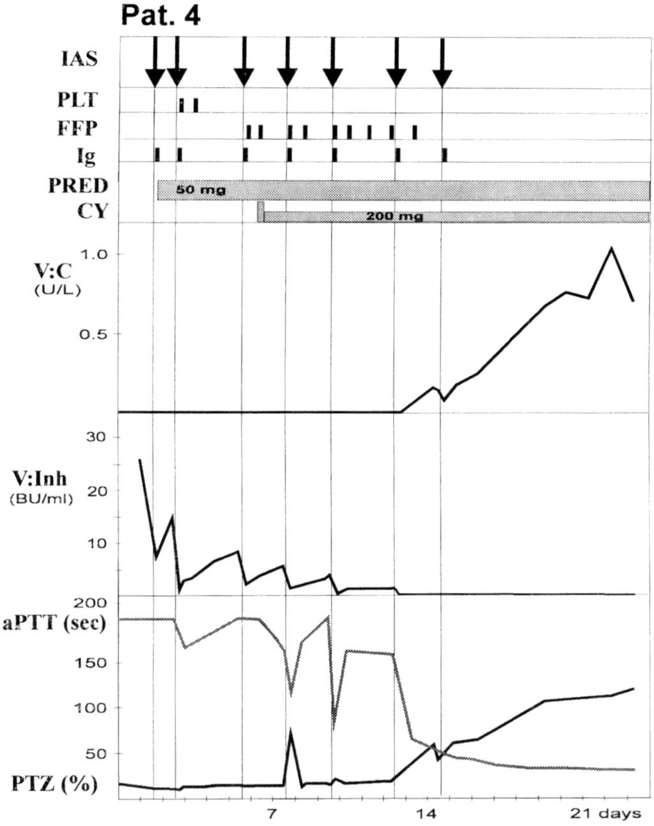

Abb. 5. Therapie und Verlauf von Patient 4. *IAS* Immunadsorption, *PLT* Thrombozytenkonzentrate, *FFP* Fresh-frozen-plasma-Infusionen, *Ig* Immunglobulinsubstitution, *PRED* Prednisolon, *CY* Cyclophosphamid

de Erkrankungen. Während bei Hemmkörperhämophilen durch den Antikörper selbst keine zusätzliche Erhöhung des Blutungsrisikos auftritt, ist jedoch die Effizienz der Substitution im Falle von Blutungen oder bei notwendigen chirurgischen Eingriffen minimal. Bei Patienten mit spontanen Hemmstoffen steht oft eine massive Blutungsneigung im Vordergrund, eine Therapie ist oft lebensnotwendig. Eine Substitutionstherapie mit humanem F VIII ist nur bei F-VIII-Inhibitortitern < 5 BU/ml möglich. Bei F-V-Inhibitoren ist keine hochdosierte Substitutionsmöglichkeit bekannt, da keine F-V-Konzentrate verfügbar sind. „Fresh frozen plasma“ oder Thrombozytenkonzentrate als Quellen für F V sind zur hochdosierten Therapie aus Gründen der Volumenbelastung nicht geeignet. Bei solchen Antikörpern und auch bei hochtitrigen F-VIII-Inhibitor ist eine Titerreduktion notwendig. Dazu wurden bisher verschiedene Methoden, wie Plasmapherese [6] oder Immunadsorption an Staphylokokkenprotein A [14, 15] oder immobilisierten F VIII [16] verwendet.

Wir beschreiben eine neue Methode zur spezifischen extrakorporalen Elimination von Gerinnungsinhibitoren durch an Sepharose gebundene polyklonale Schafantikörper gegen humane Immunglobuline (Ig-Therasorb). Damit gelingt die nahezu komplette Entfernung aller Immunglobulinklassen aus der Zirkulation. Dieses Verfahren wurde bisher erfolgreich zur Behandlung von Autoimmunerkrankungen (Lupus erythematodes, maligner Exophthalmus etc.) [8] oder zur Entfernung von HLA-Antikörpern vor Nierentransplantation [10] eingesetzt. Unsere Daten zeigen, daß auch die Entfernung von Gerinnungsinhibitoren mit diesem Verfahren hocheffizient, rasch und nebenwirkungsfrei möglich ist. Es gelingt mit geringem Aufwand und Kosten die rasche Rekonstitution einer suffizienten Hämostase, was für die Patienten lebensrettend sein kann.

Nilsson beschrieb als Erste die Elimination von F-VIII- und F-IX-Inhibitoren durch extrakorporale Immunadsorption an Sepharose-gebundenem Staphylokokkenprotein A (Immunosorba-Säulen, Fa. Excorim, Schweden) [14]. Das Prinzip, die technische Ausrüstung und die Matrix der Säulen ist ähnlich wie bei unserem Verfahren, die Methode der Immunglobulinbindung ist jedoch grundlegend verschieden. Diese beiden Verfahren sind nur schwer vergleichbar. Die Immunglobulinbindungskapazität der Ig-Therasorb-Säulen ist mit 4 g/Säule höher als die der Protein-A-Säulen (1,2 g). Dies könnte die Effizienz erhöhen und kürzere Pheresezeiten und damit eine Verminderung der notwendigen Antikoagulation von Patienten mit hämorrhagischer Diathese ermöglichen. Ein weiteres Verfahren zur Immunadsorption, silikatgebundenes Staphylokokkenprotein A (Prosorba Säulen, Fa. Imre Corp., Seattle, USA), wurde bisher erfolgreich zur Behandlung der Autoimmunthrombopenie eingesetzt [17, 18], aber auch bei Patienten mit F-VIII-Inhibitoren verwendet. Dieses System hat einige gravierende Nachteile: es können nur 2000 ml Plasma pro Sitzung verarbeitet werden, die Plasmaflußrate ist mit 10–20 ml/min sehr niedrig und die Säulen sind nur zur einmaligen Verwendung bestimmt. Außerdem wurden schwerwiegende Nebenwirkungen mit Protein-A-Säulen beschrieben [19].

Ein weiterer Vorteil unseres Verfahrens ist die Möglichkeit, mit den Ig-Therasorb-Säulen alle Immunglobulinklassen und -subklassen zu binden, während Staphylokokkenprotein A nur IgG der Subklassen 1, 2 und 4 binden kann. Da Gerinnungsinhibitoren hauptsächlich IgG 4 sind, mag dieser Vorteil wenig bedeutsam sein. Es sind jedoch auch mehrere Fälle von Inhibitoren beschrieben, die mit anderen Immunglobulinklassen assoziiert sind [20–23].

Eine wichtige Überlegung beim Einsatz derart aufwendiger Verfahren ist die Frage der Kosten. Eine überschlagsmäßige Kalkulation zeigt, daß der Preis für 2 Ig-Therasorb-Säulen (ca. 18000 DM) plus der Immunglobulinsubstitution (250 DM/10 g) äquivalent mit dem von 27000 U FEIBA oder humanem F-VIII-Konzentrat bzw. von 14000 U eines porzinen F-VIII-Konzentrates ist. Die hohe Effizienz der Ig-Therasorb-Immunadsorption erhöht das Recovery nach einer F-VIII-Substitution, so daß diese früher beendet werden kann oder gar nicht notwendig ist. In Bezug auf die Kosten rechtfertigt schon eine Reduktion der hochdosierten Substitutionstherapie um 1–2 Tage die Verwendung der Ig-Therasorb-Immunadsorption.

Ein potentieller Nachteil unserer Methode könnte die Ausbildung von Anti-Schafantikörpern bei damit behandelten Patienten sein. Eine Analyse von Patienten unter chronischer Therapie mit LDL-Therasorb-Säulen (Anti-Apolipoprotein-B-Antikörper statt Anti-Ig-Antikörper) zur Behandlung von familiären Hyperlipidämien zeigt, daß nach 12 Monaten unter wöchentlicher Therapie ein leichtes

Ansteigen von Anti-Schafantikörpern verzeichnet werden kann [7]. Dieses Risiko dürfte bei unseren Patienten von untergeordneter Bedeutung sein, da nur wenige Behandlungszyklen notwendig sind und gleichzeitig eine immunsuppressive Therapie verabreicht wird. Es sind aber sicherlich mehr Daten notwendig, um das Risiko und die klinische Bedeutung von solchen Antikörpern abschätzen zu können.

Zusammenfassend glauben wir, daß die Immunadsorption über Ig-Therasorb ein vielversprechendes Verfahren zur raschen, effizienten und sichern Elimination von Gerinnungsinhibitoren darstellt. Es erfordert jedoch eine entsprechende technische Ausrüstung und ein qualifiziertes Team und ist daher sicherlich auf spezialisierte Zentren beschränkt.

Literatur

1. Briet E, Rosendaal FR, Kreuz W, Rasi V, Peerlinck K, Vermylen J, Ljung R, Rocino A, Addiego J, Lorenzo JI, Pabinger I (1994) High titer inhibitors in severe haemophilia A. A metaanalysis based on eight long-term follow-up studies concerning inhibitors associated with crude or intermediate purity factor VIII products. Thromb Haemost 72: 162–164
2. Green D, Lechner K (1981) A survey of 215 non-hemophilic patients with inhibitors to factor VIII. Thromb Haemost 45: 200–203
3. Knöbl P, Tribl B, Lechner K (1996) Erworbene Faktor V Inhibitoren. Hämostaseologie 16: 180–187
4. Feinstein DI (1994) Immune coagulation disorders. In: Colman RW, Hirsh J, Marder VJ, Salzman EW (eds) Hemostasis and Thrombosis. Lippincott Comp., Philadelphia, ISBN 0397-51059-4, pp 881–905
5. Nilsson IM, Berntorp E, Freiburghaus C (1993) Treatment of patients with factor VIII and IX inhibitors. Thromb Haemost 70: 56–59
6. Francesconi M, Korninger C, Thaler E, Niessner H, Hocker P, Lechner K (1982) Plasmapheresis: its value in the management of patients with antibodies to factor VIII. Haemostasis 11: 79–85
7. DuMoulin A, Müller-Derlich J, Bieber F, Richter WO, Frei U, Müller R, Spaethe R (1993) Antibody Based Immunoadsorption as a Therapeutic Means. Blood Purif 11: 145–149
8. Graninger W, Druml W, Derfler K. IgG-apheresis in severe life-threatening lupus erythematosus. Manuscript in preparation
9. Derfler K, Swoboda K, Hirschl MM, Gottsauner-Wolf M, Steger G, Sunder-Plassmann G, Widhalm K (1992) Comparison of plasmaseparation and immunospecific LDL elimination in severe hypercholesterolemia. Int J Artificial Organs 15: 307–308
10. Diem K, Mayr W, Sautner T, Mühlbacher F, Hörl W, Jansen M, Druml W, Derfler K (1995) Anti-HLA antibody reinoval by IgG immunoapheresis in highly sensitized renal transplant recipients. J Am Soc Nephrol 6: 1080a
11. Knöbl P, Derfler K, Korninger L, Kapiotis S, Jäger U, Maier-Dobersberger T, Hörl W, Lechner K, Pabinger I (1995) Elimination of acquired factor VIII antibodies by extracorporal antibody-based immunoadsorption (Ig-Therasorb). Thromb Haemost 74: 1035–1038
12. Tribl B, Knöbl P, Derfler K, Kapiotis S, Aspöck G, Jäger U, Hörl W, Lechner K (1995) Rapid elimination of a high titer spontaneous factor V antibody by extracorporal antibody-based immunoadsorption and immunosuppression. Ann Haematol 71: 199–203
13. Nilsson IM, Berntorp E, Zettervall O (1988) Induction of immune tolerance in patients with hemophilia and antibodies to factor VIII by combined treatment with intravenous IgG, cyclophosphamide, and factor VIII. N Engl J Med 318: 47–50
14. Nilsson IM, Jonsson S, Sundqvist SB, Ahlberg A, Bergentz SE (1981) A procedure for removing high titer antibodies by extracorporeal protein A sepharose adsorption in hemophilia. Blood 58: 38–42

15. Freedman J, Semple JW, Teitel J, Stewart K, Garvey B (1992) Clinical and immunologic effects of staphylococcal protein A immunoadsorption therapy for inhibitor to factor VIII. Transfus Sci 13: 223–32
16. Nilsson IM, Sundqvist SB, Freiburghaus C (1983) Extracorporeal protein A sepharose and specific affinity chromatography for removal of antibodies. In: Hoyer LW (ed) Factor VIII inhibitors. Liss Inc, New York, pp 225–241
17. Snyder HW, Cochran SK, Balint JP, Bertram JH, Mittelman A, Guthrie TH, Jones FR (1992) Experience with protein A – immunoadsorption in treatment-resistant adult immune thrombocytopenic purpure. Blood 79: 2237–2345
18. Christie DJ, Howe RB, Lennon SS, Sauro SC (1993) Treatment of refractoriness to platelet transfusion by protein A column therapy. Transfusion 33 :234–242
19. Käbisch A, Kroll H, Wedi B, Kiefel V, Pralle H, Müller-Eckhardt C (1994) Severe adverse effects of protein A immunoadsorption. Lancet 343: 116
20. Hoyer LW, Gawryl MS, de la Fuente B (1983) Immunochemical characterization of factor VIII inhibitors. In: Hoyer LW (ed) Factor VIII inhibitors. Liss Inc, New York, pp 73–85
21. Glueck HI, Hong R (1965) A circulating anticoagulant in GGGlA-multiple myeloma: Its modification by penicillin. J Clin Invest 44: 1866–1881
22. Lane TA, Shapira SS, Burka ER (1978) Factor V antibody and disseminated intravascular coagulation. Ann Int Med 89: 182–185
23. Crowell EB (1975) Observations on a factor V inhibitor. Br J Haematol 29: 397–404

Bestimmt die Art der Blutstillung den klinischen Verlauf bei Patienten mit erworbener Hemmkörperhämophilie?

E. O. Meili, A. von Felten

Die Diagnose einer erworbenen Hemmkörperhämophilie wird in den meisten Fällen dann gestellt, wenn der Patient blutet. Diese Blutungen gehören zu den bedrohlichsten, die beobachtet werden. Therapeutisches Ziel ist deshalb in erster Linie die Blutstillung, dann aber auch die Elimination des Hemmkörpers, die durch eine medikamentöse immunsuppressive Therapie erfolgt. Die im Folgenden berichteten Beobachtungen zeigen, daß die Hemmkörperelimination durch gewisse blutstillende Maßnahmen sehr erschwert werden kann.

Die Blutstillung bei Patienten mit erworbener Hemmkörperhämophilie erfolgt entweder mit Faktor-VIII-Präparaten, bei niedrigem Hemmkörpertiter gegen porzinen Faktor VIII meistens mit porzinem F-VIII-Konzentrat (Hyate C) oder mit Präparaten mit Faktor-VIII-Bypasseffekt: aktivierte Prothrombinkomplexkonzentrate (Feiba) oder rekombinanter aktivierter Faktor VII (rF-VIIa; NovoSeven). Die Behandlung mit porzinem Faktor-VIII-Konzentrat hat den Vorteil, daß die hämostatische Wirkung dann kontrollierbar und gut ist, wenn der Hemmkörper gegen porzinen Faktor VIII niedrigtitrig oder gar unter der Nachweisgrenze ist. Dies war bei allen 10 unserer seit 1990 beobachteten Autoimmunhemmkörperpatienten am Anfang, d.h. zum Zeitpunkt der Diagnosestellung, der Fall. Ein gravierender Nachteil dieser Behandlung war, daß porzines Faktor-VIII-Konzentrat bei 3 der 6 damit behandelten Patienten zu einer massiven Aktivierung des Hemmkörpers, und zwar sowohl desjenigen gegen den humanen als auch desjenigen gegen den porzinen Faktor VIII führte, wodurch die Patienten über lange Zeit durch ihre Blutgerinnungsstörung vital gefährdet waren.

Es ist heutzutage noch nicht möglich zu unterscheiden zwischen Inhibitoren, die durch porzinen Faktor VIII aktiviert werden, und solchen, bei denen dies nicht der Fall ist. Insbesondere kann aufgrund des spontanen Inhibitortiters gegen den porzinen Faktor VIII vor der Behandlung nicht vorausgesagt werden, ob diese einen Boostereffekt verursachen wird oder nicht. Wie unsere Beobachtungen gezeigt haben, kann ein weiterer Anstieg des Hemmkörpertiters auch dann nicht vermieden werden, wenn aufgrund einer noch so engmaschigen Kontrolle das porzine Faktor-VIII-Präparat beim ersten Nachlassen der Wirkung immediat abgesetzt wird: Bei einem unserer Patienten wurde die Hemmkörperdiagnose anläßlich von postoperativen Blutungskomplikationen gestellt [Faktor VIIIC 3%, Hemmkörper 3 Bethesda-Einheiten (BE) gegen humanen, 0,5 gegen porzinen Faktor VIII]. Der Patient wurde primär mit porzinem Faktor-VIII-Konzentrat behandelt unter täglicher Monitorisierung. Bei nachlassendem Ansprechen auf das

I. Scharrer/W. Schramm (Hrsg.)
27. Hämophilie-Symposion Hamburg 1996

porzine Faktor-VIII-Konzentrat am 6. Behandlungstag (geringere Verkürzung der aPTT nach der Substitution) wurde sogleich auf rFVIIa gewechselt. Trotzdem kam es zu einem Hemmkörperanstieg auf maximal 241 BE gegen humanen Faktor VIII mit zahlreichen gefährlichen Blutungsepisoden. 13 Monate später betrug der Hemmkörpertiter immer noch 108 BE, der Patient ist noch nicht aus der Gefahrenzone.

Die Hemmkörperaktivierung als Komplikation der blutstillenden Behandlung mit porzinem Faktor-VIII-Konzentrat muß deshalb beim Festsetzen der Behandlungsstrategie berücksichtigt werden. Besonders deutlich zeigte dies der Vergleich des Krankheitsverlaufes bei 2 Patientinnen mit postpartal aufgetretener Hemmkörperhämophilie, die beide bezüglich Immunsuppression vergleichbar behandelt worden waren.

Patientin 1

27jährig, 3 Geburten, Körpergewicht 50 kg. 12 h nach einer primär komplikationslosen Sectio caesarea wegen Placenta praevia traten massive Blutungen aus der Vagina und den Wunddrains auf. Die Diagnose Hemmkörperhämophilie wurde am Tag 3 post partum (pp) gestellt: Faktor-VIII C 7%, Hemmkörper 1,2 BE gegen humanen, < 0,4 gegen porzinen Faktor VIII. Blutstillende Behandlung mit porzinem Faktor-VIII-Konzentrat (total 79 100 IE), womit die primäre uterine und renale Blutung beherrscht wurde. Tag 10 pp wieder massive uterine Blutung bei angestiegenem Hemmkörpertiter (15 BE anti-human, 1 BE anti-porzin), die mit porzinem Faktor VIII in Kombination mit Plasmapherese gestillt werden konnte. 8 und 11 Wochen pp eine Waden- und eine Vorderarmblutung, die bei fehlendem Ansprechen auf porzinen Faktor VIII konservativ behandelt wurden. Bei daraufhin massiv angestiegenem Hemmkörpertiter (maximal 400 BE gegen humanen, 42 gegen porzinen Faktor VIII) ereignete sich 4 Monate pp eine lebensgefährliche Mediastinal- und Retroperitonealblutung, die über 22,5 Tage mit rF VIIa wirkungsvoll behandelt wurde. Eine weitere Blutung in die retroperitoneale Muskulatur mit sensibler und motorischer Femoralisparese 6 Monate pp wurde ebenfalls erfolgreich mit rF VIIa über 11 Tage behandelt. Gleichzeitig wurde die anfänglich unwirksame und deshalb abgesetzte immunsuppressive Behandlung mit Cyclophosphamid 100 mg/Tag und Prednison 50 mg/Tag wieder aufgenommen, worauf der Hemmkörpertiter langsam absank. Trotzdem ereignete sich 9 Monate pp noch eine Handrückenblutung, die eine chirurgische Evakuation nötig machte, was unter rF VIIa wiederum komplikationslos gelang. Total hat die Patientin 1288,8 mg rF VIIa erhalten. Faktor VIIIC wurde 10 Monate pp wieder meßbar, betrug 11 Monate pp > 10%, und war 15 Monate pp erstmals im Normbereich (> 50%). Seit dem Zeitpunkt 11 Monate pp (> 10% FVIIIC) war die Patientin blutungsfrei.

Auffallend war ein streng paralleler Verlauf der beiden Hemmkörpertiter, der nahelegt, daß es sich hier nicht nur um ein Phänomen der Kreuzimmunisierung, sondern um denselben Antikörper mit etwas verminderter Affinität zum porzinen Faktor VIII handelt. Folgerichtig führte deshalb die Behandlung mit porzinem Faktor VIII auch zur Boosterung des antihumanen Hemmkörpers.

Tabelle 1. Therapie der 2 Patientinnen (*pp* post partum)

	Patientin 1	Patientin 2
Befunde bei Diagnosestellung:	(Tag 3 PP)	(Tag 20 pp)
Faktor VIIIC	7%	2%
Inhibitor Anti-human-F VIIIC	1,2 BE	2 BE
Inhibitor Anti-porzin-F VIIIC	< 0,4 BE	< 0,4 BE
Dosis: porziner F VIII (Hyate C)	79100 IE	0
Dosis: rF VIIa (NovoSeven)	1288,8 mg	410,4 mg
Maximaler Hemmkörpertiter	400 BE	2 BE
Anzahl gefährlicher Blutungen nach der Primärblutung	5	keine
Zeitdauer bis F VIIIC > 10%	11 Monate	34 Tage
Zeitdauer bis F VIIIC > 50%	15 Monate	12 Monate

Patientin 2

27jährig, 1 Geburt, Körpergewicht 80 kg. Blutungsbeginn 8 Tage nach einer primär komplikationslosen vaginalen Geburt aus Vagina und Episiotomiewunde. Die Patientin war zu diesem Zeitpunkt bereits aus dem Spital entlassen worden und wurde am Tag 15 pp wieder eingewiesen mit einem Hämoglobin von 4,9 g/dl. Die Diagnose Hemmkörperhämophilie wurde am Tag 20 pp gestellt: Faktor VIIIC 2%, Hemmkörper 2 BE gegen humanen, < 0,4 gegen porzinen F VIII. Es erfolgte eine primäre blutstillende Behandlung mit rF VIIa, zuerst am Tag 21–23 pp (33 h, 13 x 7,2 mg), wegen Blutungsrezidivs nach Absetzen nochmals am Tag 24–33 pp (44 x 7,2 mg; total 410,4 mg). Die immunsuppressive Behandlung erfolgte mit Cyclophosphamid (2 x 1 g i.v. als Bolus) und Prednison (50 mg/Tag für eine Woche). Ab Tag 34 pp betrug F VIIIC > 10% (14–27%). Die Patientin hatte keinerlei Blutungen mehr, obschon Faktor VIIIC erst 12 Monate pp > 50% betrug.

Obschon es bestimmt auch bei postpartal auftretender Hemmkörperhämophilie Unterschiede im Spontanverlauf gibt, fällt doch der viel blandere Verlauf bei der zweiten, primär mit rF VIIa behandelten Patientin auf (Tabelle 1). Bei vergleichbarer immunsuppressiver Behandlung erfolgte hier kein Hemmkörperanstieg. Möglicherweise ist die immunsuppressive Therapie bei niedrigerem Hemmkörpertiter auch besser wirksam. Die Patientin war bereits ab Tag 34 pp aus der Gefahrenzone, wie dies gemäß unserer Erfahrung bei einem Faktor-VIIIC-Spiegel von > 10% der Fall ist.

rF VIIa sollte bei diesen Patientinnen als blutstillendes Medikament der ersten Wahl eingesetzt werden können, weil die lebensbedrohliche Phase durch Vermeiden einer Hemmkörperboosterung damit möglicherweise verkürzt werden kann. Obschon dies auch kostensparend sein könnte, zwingt uns leider der zu hohe Preis des Medikamentes zu einer restriktiveren Anwendung.

IV. Thrombophilie: Thrombotisch-thrombozytopenische Purpura (TTP)

Moderatoren:
I. Scharrer (Frankfurt)
E. Wenzel (Homburg)

Improvement in Survival in TTP-HUS During the Past Decade: Prospective Study of 108 Patients

W. Bell

Abstract

Background and Methods

Thrombotic thrombocytopenic purpura-hemolytic uremic syndrome (TTP-HUS) is characterized by microangiopathic hemolytic anemia, thrombocytopenia, fever, central nervous system abnormalities, and renal dysfunction. In early reports the mortality approached 100%. A prospective treatment protocol was implemented on all patients admitted to Johns Hopkins Hospital (1979–1990) with the diagnosis of TTP-HUS. Treatment regimens included.

1. prednisone at 200 mg a day for minimally symptomatic patients without CNS symptoms,
2. prednisone plus plasma exchange, for patients who deteriorated before or failed to improve after 48 h of prednisone alone and patients presenting with CNS symptoms and rapidly declining hematocrit value and platelet count.

Results

A total of 108 patients were treated with survival at 91%. Prednisone alone was unequivocally useful in mild TTP-HUS (30 patients, two deaths, two relapsed). Plasma exchange plus prednisone was given for complicated TTP-HUS (78 patients, eight deaths, 67 relapsed). Relapse occurred in 22 of 36 patients given maintenance plasma infusions. Neither splenectomy nor aspirin/dipyridamole were effective in those who responded poorly to plasma exchange. None of 71 patients tested had 0157:H7 *E. coli* infection and 9% were pregnant and none of ten neonates had TTP-HUS.

Conclusions

Excellent treatment with 91% survival is available for patients with TTP-HUS.

Keywords

Thrombotic thrombocytopenic purpura (TTP), hemolytic uremic syndrome (HUS)

I. Scharrer/W. Schramm (Hrsg.)
27. Hämophilie-Symposion Hamburg 1996

Introduction

Thrombotic thrombocytopenic purpura (TTP) was initially described by Moschcowitz in 1924 [1]. Years later, a similar disease was recognized in young children and designated "hemolytic uremic syndrome" (HUS) by Gasser [2]. Today the two disorders are regarded as part of a spectrum often designated "TTP-HUS" [3, 4].

In early reports on TTP the mortality rate was virtually 100%. One of the first documented survivors of TTP-HUS reported in 1959 was treated with exchange transfusions [5]. A variety of other therapeutic approaches had been tried in an uncontrolled fashion with limited success. Because of the often fulminant and unrelenting rapid progression of the disorder, multiple treatments have been employed simultaneously, making it difficult to define which therapy was effective. In 1963 [6] it was suggested that plasma therapy might be beneficial. Plasmapheresis and plasma infusion are usually combined with other forms of therapy, creating difficulties in defining the most efficacious method of treatment. We studied prospectively the role of plasmapheresis with plasma replacement in the treatment of TTP-HUS. A placebo-controlled study was not done because plasmapheresis is the only form of therapy for TTP which is acknowledged to be effective. We report here our experience with the management of consecutive patients with a protocol, employing corticosteroids and/or plasma therapy, which was used to guide treatment of all patients identified by us to have TTP-HUS from September 1979 to December 1990.

Materials and Methods

Prospectively from September 1979 to December 1990 all patients admitted to The Johns Hopkins University Hospital who satisfied the criteria for the diagnosis of TTP-HUS were placed on a single protocol. The diagnosis of TTP-HUS was made if the patient had four or five of the following findings: Coombs' negative microangiopathic hemolytic anemia (extensive red blood cell fragmentation on the peripheral blood smear), thrombocytopenia $<100 \times 10^9/l$ (100 000 platelets/mm^3), central nervous system abnormalities, fever (>38°C) and renal (urinary tract) dysfunction. In some patients the diagnosis was confirmed by identifying intravascular hyaline thrombi in gingival or bone marrow biopsy tissue. Blood cell counts and serum chemistries (Serum urea nitrogen (SUN), creatinine (Cr) and lactic acid dehydrogenase (LDH)) were measured employing standard techniques.

Treatment

Therapy was instituted as soon as the diagnosis of TTP-HUS was established. If the patient was minimally symptomatic and free of central nervous system (CNS) abnormalities (save for mild headache) corticosteroids were given, e.g. prednisone 200 mg p.o./day (100 mg p.o. every 12 hs), or if there was evidence of hepatic dysfunction, (reduced albumin in the presence of adequate nutrition, elevation in hepatic enzymes, abnormal prothrombin time) prednisolone 200 mg i.v./day (methylprednisolone 100 mg i.v. every 12 hs) was given.

If the patient was moderately/severely symptomatic with mental status changes or other neurologic abnormalities, or there was rapid clinical deterioration with a falling hematocrit value to <.20 (20%), platelet count <10 x 10^9/l (10 000/mm^3), serum LDH > 600 IU and an acute rise in creatinine >442 µmol/l (5.0 mg/dl), the patient was concomitantly given prednisolone 200 mg i.v./day and started on plasmapheresis and exchange (infusion of fresh-frozen plasma 65–140 ml plasma/kg per exchange) once daily. If the hematocrit value was <.20 (20%), patients were given packed RBCs to elevate the hematocrit value to .20–.25 (20%–25%) before starting plasmapheresis (Haemonetics Model 30, Haemonetics Corp., Braintree, Massachusetts).

If the patient who was initially treated with corticosteroids alone failed to demonstrate any improvement after 48 hours, developed any CNS abnormality, or experienced evidence of clinical or laboratory deterioration at any time during the 48-h interval following initiation of therapy; treatment was immediately started with plasmapheresis and exchange and the corticosteroids were continued at the same dose.

In those patients who received corticosteroids alone with return of clinical status and laboratory data toward normal after three successive days of stability in the near-normal or normal range, the dose of corticosteroids was reduced relatively rapidly to 60 mg/day and then slowly (reduced by 5 mg/week) during the ensuing weeks.

In those patients who were treated with both corticosteroids and plasmapheresis/exchange, the plasmapheresis and exchange were discontinued when there was improvement in clinical status and the laboratory data were near-normal or normal on two successive days. At this time infusion of fresh-frozen plasma was administered in the following manner:

- 20 ml/kg on days 1–2
- 15 ml/kg on days 3–4
- 10 ml/kg on days 5–6
- 5 ml/kg on days 7–8

and then discontinued. The dose of corticosteroids was tapered as described.

If during the infusion of fresh-frozen plasma on the tapering schedule or during the taper of corticosteroids deterioration in the patient's clinical or laboratory status occurred, re-institution of plasmapheresis/exchange was performed immediately and the dose of steroids returned to the initial starting dose.

If the combination treatment protocol was in place for 14 consecutive days, whether for initial treatment or treatment re-instituted at the time of relapse, without evidence of improvement, consideration was given to vincristine (1.4 mg/m^2 i.v. not to exceed 2 mg on days 1, 4, 7 and 10), antiplatelet agents (aspirin 300 mg p.o. q 8 hours plus dipyridamole 100 mg q 8 hours), splenectomy or continuation of the present regimen.

A response to treatment was defined as obvious improvement in clinical status accompanied by a statistically significant increment in the hematocrit value, platelet count and decrement in the serum LDH during a 24-h period compared with the previous 24 hours. A complete response was achieved when the clinical status was normal accompanied by return of hematocrit value, platelet count, reticulocyte count, serum LDH and renal function to their respective normal ranges.

Descriptive statistical techniques were employed in analysis of the data [7, 8]. Survivorship was analyzed by the method of Kaplan and Meier [9].

Monitoring

During hospitalization each patient was monitored daily with determination of clinical status (vital signs, CNS status, every 6–8 hours), hematocrit value, white cell count, platelet count, reticulocyte count, serum urea nitrogen (SUN), creatinine and lactic acid dehydrogenase (LDH). In each patient every third day or more frequently, we examined a peripheral blood smear prepared from direct finger puncture.

After discharge each patient was followed in the out-patient Hematology Clinic at 1–3 to week intervals until complete recovery in the absence of all medications and then for one additional year at 4-month intervals. All survivors were contacted at the time of preparation of this manuscript.

Relapse

Relapse was defined in all patients when there was a return to presenting signs and symptoms and/or recurrence of microangiopathic anemia and/or thrombocytopenia, abrupt or slowly progressive reversal of improvement in clinical status and/or laboratory data in the direction of the presenting status.

Results

A total of 108 patients were treated for TTP-HUS during the 11-year observation period. The patient population characteristics and diagnostic features of this disease process are described in Table 1.

Admission and discharge laboratory data in SI units are shown in Table 2. Analysis of the paired differences of each individual in this patient population,

Table 1. Patient population characteristics of TTP-HUS

Number					Age (years)										Tetrad[a]	Pentad[a]
Female		Male		Total	Female			Male			Total					
Black	Caucasian	Black	Caucasian		Mean	Range	SD	Mean	Range	SD	Mean	Range	SD			
25	51	5	27	108	38	16–77	13	40	17–68	14	38	16–77	14		23%	77%

SD, standard deviation

[a] Tetrad/Pentad of hemolytic anemia, thrombocytopenia, CNS disease, fever, renal disease.

Table 2. Laboratory data on TTP-HUS

	Hct			WBC 10^9/l			Platelets 10^9/l		
Admission	M	Range	SD	M	Range	SD	M	Range	SD
☐ Female	.21	.13–.29	.03	8.509	3.000–22.000	3.845	16.500	3.000–55.000	11.880
☐ Male	.22	.15–.28	.03	8.637	2.900–23.000	4.184	22.246	4.000–60.000	11.856
Discharge									
☐ Female	.37	.26–.44	.02	7.860	3.600–18.000	3.090	248.144	11.000–603.000	98.603
☐ Male	.40	.36–.45	.03	8.287	5.000–18.000	2.986	255.843	140.000–378.000	61.726

	Retic			LDH			SUN			Creatinine		
Admission	M	Range	SD	M	Range	SD	M	Range	SD	M	Range	SD
☐ Female	.124	.03–.36	.060	1139	214–3935	776	8.93	2.49–35.34	5.7	153.8	53–1591	210.3
☐ Male	.103	.04–.21	.043	913	322–2100	312	11.1	4.28–46.7	8.21	163.0	61.8–619	118.5
Discharge												
☐ Female	.0352	.01–.18	.0255	206	90–410	55	7.49	3.57–21.42	2.86	111.0	53–433	63.65
☐ Male	.0272	.015–0.40	.007	202	110–310	50	9.2	4.99–39.2	6.1	131.0	53–548	95.5

comparing data at the time of admission with those data at the time of discharge, revealed significant differences in the hematocrit value, platelet count, and LDH values with $p < 0.001$ in each category. Arterial hypertension was not identified in any patient at presentation but was subsequently observed in two patients, vide infra. Not evident from the data analysis of the entire population were three patients (female) who experienced severe renal damage SUN 23.2–46.4 mmol/l urea and creatinine 716–1591 µmol/l (SUN 65–130 mg/dl, creatinine 8.1–18.0 mg/dl) and left with residual renal dysfunction with SUN varying between 12.5–17.85 mmol/l urea (35–50 mg/dl) and creatinine 265–601 µmol/l (3.0–6.8 mg/dl). One patient has required chronic extracorporeal renal dialysis. The other two patients (modest hypertension and renal dysfunction) are managed by medical regimens. In six additional patients with evident renal dysfunction, at time of presentation or during relapse, the renal function returned to normal at discharge or during follow-up.

Seventy-one patients had stool and blood cultured for enteric infection with verotoxin-producing Escherichia coli serotype 0157:H7 and all were culture-negative.

Relapse

Relapse was common, occurring in 69/108 (64%) of this patient population (Fig. 1). It occurred at the highest frequency within 30 days from the time of diagnosis in 84% of the relapse population and more commonly in women. At 2 months from diagnosis, an additional 13% relapsed. An additional two patients relapsed, one male and one female, at 5 years after the initial diagnosis. Among 36 patients who received plasma infusion as maintenance therapy following an excellent response to plasmapheresis/exchange 22 (62%) relapsed. Because of this high failure rate the

```
                         Total Patient Population (108)
                                /              \
                               /                \
                              /                  \
   Initially Corticosteroids alone (54)       Plasmapheresis/exchange (54)
                         /      \                 plus corticosteroids
                        /        \                          \
                       /          \                          \
                      /            \                          \
Corticosteroids alone (30)      Failed steroids (24)           \
          /           \          Plasmapheresis added-------> Total population
         /             \                                     treated plasmapheresis/exchange (78)
        /               \                                          /          \
       /                 \                                        /            \
No relapse (28)       Relapse (2)                       No Relapse (11)       Relapse (67)
       |                  |                                   |              /    |    \
       |                  |                                   |             /     |     \
       |                  |                                   |            /      |      \
       |                  |                                   |         Vcr   Splenectomy \
       |                  |                                   |         (2)       (6)      |
       |                  |                                   |          |         |       |
   Died (0)           Died (2)                             Died (0)   Died (0)  Died (1)  Died (7)
```

Fig. 1. Flow diagram of 108 patients from time of entry into the study, into the treatment they received, and final outcome. The numbers in parentheses are the number of patients in each category. *Vcr,* vincristine

use of plasma infusion alone as maintenance therapy was discontinued in November of 1986. Relapse was observed in two of 30 (7%) patients who responded to corticosteroids alone. In these two patients the abrupt relapse occurred within close proximity to diagnosis after an excellent response to corticosteroids alone. Both died within hours from time of recognition and before additional therapy could be initiated. Among the 78 patients who were treated with steroids and plasmapheresis/exchange, relapse occurred in 67 (85%).

In the group of 69 patients who relapsed, 72% experienced single relapse and 28% experienced more than one relapse. One patient, who was incidentally identified to be HIV positive at time of initial presentation, required readmission for six separate relapses within a 3-month interval from the time of initial diagnosis.

Treatment

In 30 of the 108 patients (28%) corticosteroids alone were employed as treatment (Fig. 1). In 24 additional patients, corticosteroids alone were initial treatment but the patients failed to improve or deteriorated soon after diagnosis necessitating institution of plasmapheresis and exchange. In the 30 patients, 22 females and eight males treated with corticosteroids alone, relapse occurred abruptly in 7%. In 54 patients (50%) the initial treatment consisted of concomitant corticosteroids and plasmapheresis/exchange.

The duration of treatment, both time to response (interval from institution of treatment to obvious improvement in clinical status and blood cell counts) and total length of treatment was shortest for those receiving corticosteroids alone. In this portion of the patient population response was evident in 48–72 h and corticosteroid therapy was discontinued after 11–16 weeks of treatment. In most patients the daily dose of corticosteroids beginning after 5–7 days was progressively decreased slowly to zero over the ensuing weeks in association with monitoring clinical status, blood cell counts and renal function.

In those patients who were treated with plasmapheresis/exchange, i.e. the group consisting of patients who failed treatment with corticosteroids plus patients who presented with severe disease, necessitating immediate corticosteroids and plasmapheresis/exchange, the earliest response was noted after two rounds (one round per 24-h period) of plasmapheresis/exchange. In one patient after three rounds of treatment the hematocrit value, platelet count and LDH had returned to near-normal. The lowest number of rounds of plasmapheresis and exchange in any patient was one round/day on three consecutive days, and the greatest number of treatment rounds were 27 given at irregular intervals during 41 days. The average number of plasmapheresis and exchange per patient for the female group was nine and seven for the male population. The average number of units of fresh-frozen plasma per round of plasmapheresis and exchange was 24 with a range of 18–32 units.

Complications associated with the performance of a total of 619 rounds of plasmapheresis/exchange were few. In two patients a severe allergic reaction to the plasma was noted. In one patient this was associated with hypotension for a duration of 1–2 h. In the second patient the hypotension resulted in line obstruction and clot formation in the centrifuge bowl and plasmapheresis was discontinued. Three patients experienced infection in association with the presence of the Shiley catheter and required i.v. antibiotics. Approximately 40%–45% of patients experienced minimal to mild urticaria, alleviated by premedication with diphenhydramine.

In two female patients plasma infusion alone was given concomitantly with corticosteroid therapy. After 72 h, no improvement was noted and plasmapheresis and exchange were instituted with good response.

In six patients who appeared not to respond to repeated plasmapheresis and exchange, splenectomy was performed. In each of these patients the post-splenectomy hospital course was extremely complex with progressive decline in hematocrit value, and platelet count and rise in LDH accompanied by a deteriorating clinical status. This necessitated the re-institution of plasmapheresis and exchange with progressive improvement. Five of the splenectomized patients survived. One female patient died abruptly without an explanation in the post-operative recovery unit within hours after uncomplicated splenectomy. Permission for post-mortem examination was denied. Relapse within 1 month occurred in three of the five patients (for a total of seven relapses) who were splenectomized.

Two female patients each received a single course of vincristine therapy because of sustained unresponsiveness to corticosteroids and plasmapheresis/exchange. One patient had experienced four relapses and the other six relapses. With each patient after four to five rounds of plasmapheresis/exchange, their clinical status, cell counts and LDH levels approached normal. However, within 4–5 days after discontinuation of the plasmapheresis/exchange, there was slow but obvious progressive deterioration in clinical status and laboratory measurements. During the next round of plasmapheresis/exchange for the fourth and sixth relapse, a course of vincristine was given concomitantly to each patient and after 10 months there have been no additional relapses in either patient.

A total of 5 patients who failed to exhibit a sustained response to plasmapheresis/exchange were treated with the antiplatelet agents aspirin and dipyridamole. All five relapsed despite the therapy and this portion of the protocol was discontinued in 1983.

A total of nine patients in this population were pregnant and in their third trimester at time of presentation. All of these patients delivered, six via vaginal route and three by caesarian section. The clinical status and daily blood counts (10 days) of ten offspring were completely normal at delivery, in the post-partum period and at the time of 2-month follow-up. Five of the nine experienced a second pregnancy and delivery without incident.

One patient in this 108-patient population experienced the rare associated TTP-HUS complication of serous retinal detachment [10].

Survival

There were ten deaths (9%) in this series of 108 patients (Figs. 1, 2). Eight of the dead were women and two were men. The overall survival was 91% (90% females, 94% males). Each survivor was followed for at least 1 year after clinical and laboratory studies had returned to normal. Survival as a function of time as shown in Fig. 2

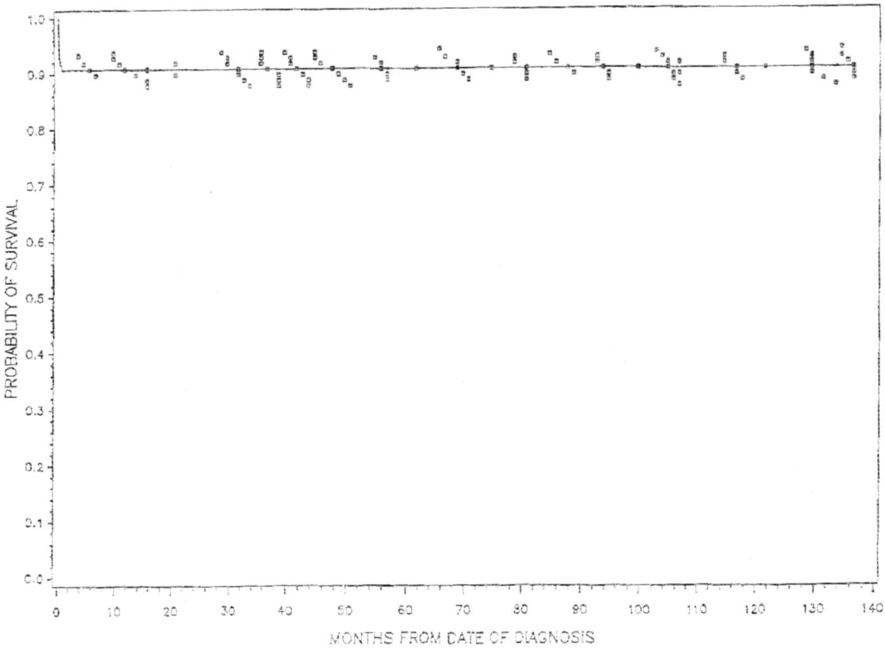

Fig. 2. Survival as a function of time in the total population of 108 patients with TTP-HUS

indicates that death occurred in close proximity to diagnosis. With one exception, at 16 days, all deaths occurred within 1–4 days following the diagnosis. The remaining 95 survivors are currently not receiving any medications related to the diagnosis of TTP-HUS. During the period of follow-up one patient experienced a brief episode of non-A, non-B hepatitis, and no one has converted from HIV negative to HIV positive. These survivors do not exhibit any residual affects or organ damage and their life style is without restriction.

A thorough analysis of the data examining the paired differences of each individual patient revealed that no significant differences, with respect to response, rate of response, duration of treatment, magnitude of treatment and survival, could be identified between female and male patients.

Discussion

For more than 40 years following the initial description of TTP-HUS the mortality rate was nearly 100% [11, 12]. In 1963 Bukowski [6] suggested the use of plasmapheresis and replacement with fresh-frozen plasma (FFP) as possible treatment for TTP-HUS. Some investigators [13] suggested that infusion of FFP was as efficacious as plasmapheresis/exchange. Currently it is apparent that the infusion of FFP alone is not efficacious for the majority of patients [14, 15]. This notion is supported by the present study because of the high frequency of relapse associated with the infusion of FFP alone.

Although there has been no controlled, prospective randomized, appropriately blinded study of plasmapheresis/exchange versus placebo versus corticosteroid therapy, the observation that some form of plasma therapy is beneficial seems valid. When patient after patient with TTP-HUS in coma, predictably becomes alert during plasmapheresis/exchange, it is beyond coincidence that this is effective therapy. Although many possible physiologic or biochemical mechanisms exist [16], their therapeutic mechanism remains unknown.

In the present study and in other published reports, relapse has been observed during treatment with corticosteroids. This raised questions: are corticosteroids of any benefit, should corticosteroids be discontinued during plasmapheresis, and can all the therapeutic benefit be ascribed to some form of plasma therapy? In the literature the majority of patients who have survived this disease received some form of corticosteroid treatment [17]. In the present report, 28% (30/108) of this patient population responded to corticosteroids alone. It is perhaps important that the relapse rate in this group was considerably less than of those patients who required plasmapheresis/exchange. Whether this was because patients who responded to corticosteroids alone were in an earlier phase of a less severe illness than those who required corticosteroids and plasmapheresis/exchange is unknown at present. The results of this study suggest it is reasonable to employ corticosteroids as a therapeutic measure in the initial treatment of this illness.

A total of six patients received splenectomy because of refractoriness to the combination of corticosteroids and plasmapheresis/exchange [18, 19]. There are no established guidelines for the duration or frequency of plasmapheresis/exchange

[20]. It is possible that persistent plasma therapy may have prevented splenectomy. In all six patients there was pronounced deterioration in clinical status and peripheral blood counts immediately post-splenectomy. Four of the six patients became comatose and one patient abruptly died. Five of the six patients survived and are well today. It is instructive that since the one sudden death within hours of splenectomy in 1984 we have not performed this procedure for this disease.

Since there was 100% failure in those who received antiplatelet therapy, we have not administered this therapy since 1983. If there is present a platelet aggregating factor in the plasma of these patients [16], in vitro studies have demonstrated that all known antiplatelet agents are without any inhibitory effect against this agonist [21]. At present there is little evidence to support the use of antiplatelet agents in this disease process [22–26].

A total of 11 patients were referred because they experienced a precipitous spiral in their clinical status when administered a transfusion of platelets. In nine of these patients there was an abrupt, striking deterioration in clinical status and hemorrhage plus increase in renal failure with the mean serum creatinine increasing from 97.24 μmol/l, range 53.0 –123.76 μmol/l (1.1 mg/dl, range 0.6–1.4 mg/dl), within less than 24 hours to 680.68 μmol/l, range 459.68–822.12 μmol/l (7.7 mg/dl, range 5.2–9.3 mg/dl). These values have been observed by others [17, 27–29]. We refrain from administering platelets to TTP-HUS patients. The mechanism whereby the transfused platelets possibly in combination with unusually large von Willebrand multimers [30–33] induce organ dysfunction has not been elucidated.

Relapse after apparent induction of remission was observed in 69 of the 108 patients for a relapse frequency of 64%. This was most frequent in the first month but was identified in two patients 5 years after initial diagnosis. Some investigators [34] of this disease have regarded relapse as an unusual and rare event. In the present population, the number of relapses ranged from one to six in a given patient. The patient with the highest frequency of relapse, six relapses in 3 months, is a patient who was unaware of HIV positivity which was incidentally identified at the time of initial plasmapheresis. The only other HIV positive (diagnosed 11 months before TTP-HUS) patient experienced a single relapse. The possibility of HIV positivity being the etiology of TTP-HUS has been considered [35–41]. In the present patient population, two of 62 patients tested were HIV positive. Thus, compelling support for an etiologic association is lacking. It is instructive that none of 71 patients tested positive for E. coli o157:H7. This is in contrast to pediatric patients where 90–100% positivity for the o157:H7 serotype, has been observed. Thus it is possibles that HUS in children may have a different etiology than TTP in the adult.

From the present study it is evident that the infusion of plasma, antiplatelet agents, corticosteroids and splenectomy does not prevent relapse. The question must be raised: was therapy discontinued prematurely and can relapse be prevented by daily plasmapheresis exchange for a fixed number of days? Would this prevent recurrent relapse? Would it be different if greater volumes of FFP were used at time of plasmapheresis/exchange or if the frequency was twice instead of once per day?

As a guideline to discontinuation of plasmapheresis/exchange, we monitored daily the clinical status, hematocrit value, reticulocyte count, platelet count, and serum lactic acid dehydrogenase. Red cell morphology was examined every third day. As these measurements approach normal and the LDH is <400 IU/dl on two consecutive days, it is our present routine to discontinue plasmapheresis/exchange and continue the patient on a slowly tapering dose of steroids.

The survival frequency in the present study is considerably different from that observed in the decades preceding the 1980s. It is apparent that excellent treatment for TTP-HUS now exists. This treatment is demanding, requires a large number of professional personnel, a huge number of blood donors (average 215 donors/patient and for one patient 675 donors), expensive equipment and has potential exposure risk-disease transmission.

From 1980 to the present, several publications [24, 25, 42–67] have appeared discussing treatment (patients treated per report ranged from 5 to 32) for TTP-HUS. Since these reports were possibly all retrospective studies, and performed without a protocol, the patients did not receive uniform treatment. Furthermore, discussions about response to treatment, partial response, rates of response, and reported short-term follow-up are lacking; therefore one cannot use these reports to learn about survival. Despite their limitations it is apparent that immediate mortality is lower than at any time since the original description of this disease.

Most recently the use of high dose intravenous gamma globulin has been reported in the treatment of this illness [68–79]. Both success and failure have been reported with this form of therapy. It is instructive that no one in the study received intravenous gamma globulin. Clearly this must be properly studied as well as the use of vincristine in the treatment of TTP-HUS [80].

The precise reason for the impressive improvement in survival during the past decade is not known. There are, however, at least three important contributing factors:

1. earlier recognition and diagnosis of TTP-HUS,
2. progressive improvement in general medical care and facilities, and
3. plasma therapy.

Simpler, more available treatment is needed in the management of this diseases process. Although potentially valuable clues have emerged [16], the most important need, however, is discovery of the etiology of this devastating disease process.

Acknowledgement. The authors wish to thank Drs. S. D. Rowley, H. K. Holland, B. G. Vogelsang, P. W. Scholar, J. R. Bartholomew, A. Conjura, W. J. Gray, M. W. Lankiewicz, Sue Wright, R. N., and the Hemapheresis Treatment Center Staff, the entire Johns Hopkins Hospital Blood Bank staff for their invaluable help in the care of these patients, Professor C. L. Conley and Dr. R. Ben Dawson for their many suggestions, and Jean Propf for technical preparation of this manuscript.

References

1. Moschcowitz E (1924) Hyaline thrombosis of the terminal arterioles and capillaries: A hitherto undescribed disease. Proc NY Pathol Soc 24: 21–24

2. Gasser VC, Gautier E, Steck A, Siebenmann RE, Dechslin R (1955) Hämolytisch-urämisches Syndrom: bilaterale Nebennierennekrosen bei akuten erworbenen hämolytischen Anämien. Schweiz Med Wochenschr 85: 905–909
3. Byrnes JJ, Moake JL (1986) Thrombotic thrombocytopenic purpura and the haemolytic-uremic syndrome: Evolving concepts of pathogenesis and therapy. Clin Haematol 15: 413–442
4. Remuzzi G (1987) HUS and TTP: Variable expression of a single entity. Kidney Int 32: 292–308
5. Rubenstein MA, Kegan BM, MacGillviray MH (1959) Unusual remission in a case of thrombotic thrombocytopenic purpura syndrome following fresh blood exchange transfusion. Am Intern Med 51: 1409–1414
6. Bukowski RM, Hewlett JS, Harris JW et al. (1976) Exchange transfusion in the treatment of thrombotic thrombocytopenic purpura. Semin Hematol 13: 219–232
7. Armitage P (1983) Statistical methods in medical research. Blackwell, Oxford, pp 99–147
8. Murphy EA (1982) Biostatistics in medicine. The Johns Hopkins University Press, Baltimore
9. Kaplan EL, Meier P (1958) Nonparametric estimation from incomplete observations. J Am Stat Assoc 53: 457–481
10. Lambert SR, High KA, Cotler E, Benz EJ (1985) Serous retinal detachments in thrombotic thrombocytopenic purpura. Arch Ophthalmol 103: 1172–1174
11. Singer K (1954) Thrombotic thrombocytopenic purpura. Adv Intern Med 6: 195–234
12. Amorosi EL, Ultmann JE (1966) Thrombotic thrombocytopenic purpura: Report of 16 cases and review of literature. Medicine 145: 135–159
13. Byrnes JJ, Khurana M (1977) Treatment of thrombotic thrombocytopenic purpura with plasma. N Engl J Med 297: 1386–1389
14. Ansell J, Beaser RS, Pechet L (1978) Thrombotic thrombocytopenic purpura fails to respond to fresh frozen plasma infusion. Ann Intern Med 89: 647–648
15. Aster RH (1985) Plasma therapy for thrombotic thrombocytopenic purpura. N Engl J Med 312: 985–987
16. Lian ECY (1987) Pathogenesis of thrombotic thrombocytopenic purpura. Semin Hematol 24: 82–100
17. Ridolfi RL, Bell WR (1981) Thrombotic thrombocytopenic purpura: Report of 25 cases and review and review of the literature. Medicine 60: 413–428
18. Reynolds PM, Jackson JM, Brine JAS, Vivian AB (1976) Thrombotic thrombocytopenic purpura remission following splenectomy. Am J Med 61: 439–447
19. Cuttner J (1980) Thrombotic thrombocytopenic purpura: A ten year experience. Blood 56: 302–306
20. Joneau M, Cordonnier C, Vernant JP, Touzet C, Sobel A (1985) How many plasma exchanges to cure thrombotic thrombocytopenic purpura: Scand J Haematol 34: 157–159
21. Lian ECY, Savaraj Nl (1981) Effects of platelet inhibitors on the platelet aggregation induced by plasma from patients with thrombotic thrombocytopenic purpura. Blood 58: 354–359
22. Myers TJ (1981) Treatment of thrombotic thrombocytopenic purpura with combined exchange plasmapheresis and anti-platelet agents. Semin Thromb Hemost 7: 37–42
23. Rosove MH, Ho WG, Goldfinger D (1982) Ineffectiveness of aspirin and dipyridamole in the treatment of thrombotic thrombocytopenic purpura. Ann Intern Med 96: 27–33
24. Breckenridge RL, Solberg LA, Pineda AA, Petitt RM, Dharkar D (1982) Treatment of thrombotic thrombocytopenic purpura with plasma exchange antiplatelet agents, corticosteroid and plasma infusion. J Clin Apheresis 1: 6–13
25. Caggiano V, Fernando LP, Schneider JM, Haesslein HC, Williams EJW (1983) Thrombotic thrombocytopenic purpura: Report of fourteen cases-occurrence during pregnancy and response to plasma exchange. J Clin Apheresis 1: 71–85
26. Bukowski RM, Hewlett JS, Reimer RR, Groppe CW, Weick JR, Livingston RB (1981) Therapy of thrombotic thrombocytopenic purpura: An overview. Semin Thromb Hemost 7: 1–8

27. Harkness DR, Byrnes JJ, Lian ECY, Williams WD, Hensky GT (1981) Hazard of platelet transfusion in thrombotic thrombocytopenic purpura. JAMA 246: 1931–1933
28. Rothberg H, Pachter I, Kosmin M, Stevens DB (1982) Thrombotic thrombocytopenic purpura: Recovery after plasmapheresis, corticosteroids, splenectomy and antiplatelet agents. Am J Hematol 12: 281–287
29. Gordon LI, Kwaan HC, Rossi EC (1987) Deleterious effects of platelet transfusions and recovery thrombocytosis in patients with thrombotic microangiopathy. Semin Hematol 24: 194–201
30. Moake JL, Rudy CK, Troll JH et al (1982) Unusually large plasma Factor VIII: von Willebrand factor multimers in chronic relapsing thrombotic thrombocytopenic purpura. N Engl J Med 307: 1432–1435
31. Feldman JD, Mardiney MR, Unanue ER, Cutting H (1966) The vascular pathology of thrombotic thrombocytopenic purpura. Lab Invest 15: 927–946
32. Katz JA, Moake JL, McPherson PD et al (1989) Relationship between human development and disappearance of unusually large-von Willebrand factor multimers from plasma. Blood 73: 1851–1858
33. Moore JC, Murphy WG, Kelton JG (1990) Calpain proteolysis of von Willebrand factor enhances its binding to platelet membrane glycoprotein IIb/IIIa: an explanation for platelet aggregation in thrombotic thrombocytopenic purpura. Br J Haematol 74: 457–464
34. Rose M, Eldor A (1987) High incidence of relapses in thrombotic thrombocytopenic purpura. Am J Med 83: 437–444
35. Jokela J, Flynn T, Henry K (1987) Thrombotic thrombocytopenic purpura in a human immunodeficiency virus (HIV) – seropositive homosexual man. Ann J Hematol 25: 341–343
36. Meisenberg BR, Robinson WL, Mosley CA, Duke MS, Rabetoy GM, Kosty MP (1988) Thrombotic thrombocytopenic purpura in human immunodeficiency (HIV) seropositive males. Ann J Hematol 27: 212–215
37. Nair JMG, Bellevue R, Bertoni M, Dosik H (1988) Thrombotic thrombocytopenic purpura in patients with acquired immunodeficiency syndrome (AIDS)-related complex. Ann Intern Med 109: 209–212
38. Leaf AN, Laubenstein LJ, Raphael B, Hochster H, Baez L, Karpathin S (1988) Thrombotic thrombocytopenic purpura associated with human immunodeficiency virus type 1 (HIV-1) infection. Ann Intern Med 109: 194–197
39. Botti AC, Hyde P, Dipillo F (1988) Thrombotic thrombocytopenic purpura in a patient who subsequently developed the acquired immunodeficiency syndrome (AIDS). Ann Intern Med 109: 242–243
40. Segal GH, Tubbs RR, Ratliff NB, Miller ML, Longworth DL (1990) Thrombotic thrombocytopenic purpura in a patient with AIDS. Cleve Clin J Med 57: 360–366
41. Harrington WJ, Lian E, Temple JD Jr, Rabin M, Miller G, Harrington T (1990) Retroviral associated thrombotic thrombocytopenic purpura. Blood 76 (Suppl 1): 487a
42. Myers TJ, Wakem CJ, Ball ED, Tremont SJ (1980) Thrombotic thrombocytopenic purpura: Combined treatment with plasmapheresis and antiplatelet agents. Ann Intern Med 92: 149–155
43. Byrnes JJ (1981) Plasma infusion in the treatment of thrombotic thrombocytopenic purpura. Semin Thromb Hemost 7: 9–14
44. Thysell H, Oxelius V, Norlin M (1982) Successful treatment of hemolytic uremic syndrome and thrombotic thrombocytopenic purpura with fresh frozen plasma and plasma exchange. Acta Med Scand 212: 285–288
45. Crowley JP, Metzger JB, L'Europa RA (1983) The blood counts and lactate dehydrogenase levels in thrombotic thrombocytopenic purpura (TTP). Am J Clin Pathol 80: 700–702
46. Crowley JP, Zaroulis CG, O'Shea P, Clark DD (1983) Thrombotic thrombocytopenic purpura in Southeastern New England. Arch Intern Med 143: 1011–1013
47. Pisciotto P, Rosen D, Silvber H et al (1983) Treatment of thrombotic thrombocytopenic purpura: Evaluation of plasma exchange and review of the literature. Vox Sang 45: 185–196
48. Gupta S, Funkhouser JW (1984) Treatment of thrombotic thrombocytopenic purpura with plasma exchange: Five cases. J Clin Apheresis 2: 195–199

49. Evans TL, Winkelstein A, Zeigler ZR, Shadduck RK, Mangan KF (1984) Thrombotic thrombocytopenic purpura: Clinical course and response to therapy in eight patients. Am J Hematol 17: 401–407
50. Schneider PA, Rayner AA, Linker CA, Schuman MA, Liu ET, Hohn DC (1985) The role of splenectomy in multimodality treatment of thrombotic thrombocytopenic purpura. Ann Surg 202: 318–321
51. Aul C, Scharf RE, Konigshausen T, Schneider W (1985) Thrombotisch-thrombozytopenische purpura. Klin Wochenschr 63: 123–132
52. Lichtin AE, Schreiber AD, Hurwitz S, Willoughby TL, Silberstein LE (1987) Efficacy of intensive plasmapheresis in thrombotic thrombocytopenic purpura. Arch Intern Med 147: 2122–2126
53. Blitzer JB, Granfortuna JM, Gottlieb AJ et al (1987) Thrombotic thrombocytopenic purpura: Treatment with plasmapheresis. Am J Hematol 24: 329–339
54. Aviles A, Romero N, Garcia LD, Murillo E, Gonzalez-Llaven J (1988) Fresh frozen plasma or plasmapheresis in the treatment of thrombotic thrombocytopenic purpura: preliminary communication. La Revista de Investigacion Clinica 40: 241–243
55. Holdrinet RSG, Namdar Z, Haanen C (1988) Thrombotic thrombocytopenic purpura clinical course and response to therapy in twelve patients. Neth J Surg 33: 113–132
56. McCarthy L, Kotylo P, Lister K (1990) Plasma exchange and thrombotic thrombocytopenic purpura. The Indiana University Medical Center experience. Prog Clin Biol Res 337: 115–117
57. Sternbach MS, Blake G, Hutchison JL et al (1990) Thrombotic thrombocytopenic purpura: The Montreal General Hospital's experience from 1985 to 1988. Prog Clin Biol Res 69 337: 119–123
58. Rock G, Shumak K, Nair R, and members of the Canadian Apheresis Study Group, 345 St. Laurent Blvd., Ottawa, Ontario, Canada (1990) A study of plasma exchange in TTP. Prog Clin Biol Res 337: 125–127
59. Taft EG (1990) Advances in the treatment of TTP. Prog Clin Biol Res 337: 151–155
60. Welborn JL, Emrick P, Acevedo M (1990) Rapid improvement of thrombotic thrombocytopenic purpura with vincristine and plasmapheresis. Am J Hematol 35: 18–21
61. Snyder HW, Jones FR, PROSORBO Clinical Trial Group (1990) Successful treatment of cancer chemotherapy-associated thrombotic thrombocytopenic purpura/hemolytic uremic syndrome (TTP-HUS) with protein A immunoadsorption. Blood 76 [Suppl 1]: 476a
62. Henon P (1990) Clinical results of a French controlled trial on thrombotic thrombocytopenia purpura (TTP). Blood 76 [Suppl 1]: 459a
63. Baron B, Baron J (1990) Effect of plasma exchange methodology on platelet response in thrombotic thrombocytopenic purpura and hemolytic uremic syndrome. Blood 76 [Suppl 1]: 395a
64. Onundarson PT, Towe JM, Heal JM, Francis CW (1990) Response to plasma exchange in thrombotic thrombocytopenic purpura and role of splenectomy after relapse. Blood 76 [Suppl 10]: 470a
65. Thompson CE, Damon LE, Ries CA, Linker CA (1990) The therapeutics of thrombotic microangiopathies: a ten year experience. Blood 76 [Suppl 1]: 522a
66. Blazina JF, Bowman J, Lorch F, Kennedy MS (1990) Review of patients treated with plasma exchange for thrombotic thrombocytopenic purpura/hemolytic uremic syndrome. ISBT AABB Book Abstracts 1: 3
67. McCarthy LJ, Graves VL, Blackard S (1990) Plasma exchange for thrombotic thrombocytopenic purpura syndrome (TTPS). ISBT AABB Book Abstracts 1: 3
68. Gilcher RO (1984) Refractory TTP responding to IV gammaglobulin (abstract). Blood 64 [Suppl 1]: 237a
69. Krishnamurthy M, Bellevue R, Lian E et al (1985) Intravenous immunoglobulin in thrombotic thrombocytopenic purpura – a new mode of treatment (abstract). Blood 66 [Suppl 1]: 291a
70. Messmore HL, Yeshwant C, Remlinger K et al (1985) Intravenous gammaglobulin in refractory thrombotic thrombocytopenic purpura (TTP) (Abstract). Thromb Haemost 54: 127

71. Viero P, Cortelazzo S, Buelli M et al (1986) Thrombosis thrombocytopenic purpura and high dose immunoglobulin treatment (Letter). Ann Intern Med 104: 282
72. Wong P, Itoh K, Yoshida S (1986) Treatment of thrombotic thrombocytopenic purpura with intravenous gammaglobulin (Letter). N Engl J Med 314: 385–386
73. Kelton JG, Moore JC, Murphy WG (1987) Studies investigating platelet aggregation and release initiated by sera from patients with thrombotic thrombocytopenic purpura. Blood 69: 924–928
74. Finn NG, Wang JC, Hong KJ (1987) High-dose intravenous immunoglobulin infusion in the treatment of thrombotic thrombocytopenic purpura. Arch Intern Med 147: 2165–2167
75. Chin D, Chyczij H, Etches W et al (1987) Treatment of thrombotic thrombocytopenic purpura with intravenous gammaglobulin (Letter). Transfusion 27: 115–116
76. Siddiqui FA, Lian EYC (1988) Platelet-agglutinating protein P37 from a thrombotic thrombocytopenic purpura plasma forms a complex with human immunoglobulin G. Blood 71: 299–304
77. Schmidt JL (1989) Thrombotic thrombocytopenic purpura: successful treatment unlocks etiologic secrets. Mayo Clin Proc 64: 956–961
78. Herzman MR, Sweet T (1990) Thrombotic thrombocytopenic purpura treated with high-dose intravenous gamma globulin. South Med J 83: 1471–1474
79. Raniele DP, Opsahl JA, Jensen NJ, Crosson JC, Kiellstrand CM (1990) Treatment of thrombotic thrombocytopenic purpura (TTP) with intravenous immunoglobulin G (IgG): 88% response rate. ISBT AABB Book Abstracts 1: 90
80. Gutterman L (1990) Treatment of thrombotic thrombocytopenic purpura (ITP) with exchange plasmapheresis (EP), vincristine (VCR), and methylprednisolone (MP): A standardized initial treatment in 11 patients. Blood 76 [Suppl 1]: 509a

Therapie der thrombotisch-thrombozytopenischen Purpura (TTP) bei kritisch kranken Patienten

P. Knöbl, C. Rintelen, G. Kornek, C. Wiltschke, S. Globits, P. Kahls, I. Schwarzinger, P. Kyrle, M. Frass

Die thrombotisch-thrombozytopenische Purpura (TTP) wurde erstmals 1924 von Moschcowitz beschrieben [1]. Es ist eine seltene Erkrankung, die durch thrombozytäre Mikrothromben charakterisiert ist, welche zu Mikrozirkulationsstörungen und zur ischämischen Organdysfunktion führen. Die am häufigsten betroffenen Organe sind Gehirn, Nieren, Herz, Lunge und Leber, es kann aber auch jedes andere Organ befallen sein. Die klassischen Leitsymptome sind Thrombopenie, hämolytische Anämie, Fieber, neurologische Ausfälle und Nierenversagen. Das hämolytisch-urämische Syndrom (HUS) [2] ist eine andere Ausprägung derselben Krankheitsgruppe (thrombotische Mikroangiopathien) mit vorwiegender Beteiligung der Nieren. Die Pathogenese dieser Krankheitsgruppe ist unklar. Allgemein wird jedoch angenommen, daß eine systemische Störung der Endothelzellfunktion [3] zu einer Beeinflussung der Synthese oder der intrazellulären Verarbeitung des v.-Willebrand-Faktors führt, was eine Ausschwemmung von ungewöhnlich großen v.-Willebrand-Faktor-Multimeren zur Folge hat, die verstärkt an die Plättchenrezeptoren GP Ib und GP IIb/IIIa binden und eine systemische Thrombozytenaggregation hervorrufen [4, 5]. Auslösende oder prädisponierende Faktoren sind Schwangerschaft [6], Infektionen (E. Coli, Shigellen, HIV oder andere Viren) [7], Medikamente (Penicillin, Mitomycin C, Cyclosporin A), Malignome, Organtransplantationen (Niere, Leber, Knochenmark) und Systemerkrankungen (Lupus erythematodes), aber in den meisten Fällen kann keine eindeutige Ursache identifiziert werden. Die Differentialdiagnose umfaßt die disseminierte intravasale Gerinnung, Eklampsie, HELLP-Syndrom, maligne Hypertension und schwere Vaskulitis [8–10].

Unbehandelt hat die Erkrankung eine Mortalität von fast 100 %. Neue Therapieansätze, die v.a. auf einer Plasmaaustauschbehandlung beruhen, haben die Prognose jedoch deutlich verbessert [11–13]. Es wird vermutet, daß durch diese Prozedur die ungewöhnlich großen v.-Willebrand-Faktor-Multimere aus der Zirkulation entfernt werden und eine die v.-Willebrand-Faktor-Multimere spaltende Substanz, die im normalen Plasma enthalten ist und Patienten mit TTP fehlt, zugeführt wird. Die Natur dieser Substanz ist jedoch unklar (Übersicht in [14]). Als weitere Therapieansätze wurden Kortikosteroide, Vincristin [15], hochdosierte Immunglobuline [16], Splenektomie, Thrombozytenaggregationshemmer, Immunadsorption, und Immunsuppression diskutiert und z.T. verwendet, ihr therapeutischer Nutzen ist jedoch umstritten.

Obwohl diese Erkrankung selten ist, ist die frühe Diagnosenstellung essentiell, da nach rascher Einleitung einer adäquaten Therapie die Prognose exzellent ist. In

I. Scharrer/W. Schramm (Hrsg.)
27. Hämophilie-Symposion Hamburg 1996

vielen Fällen werden die Patienten wegen der raschen Progression und der oft schweren neurologischen Symptome bis hin zu intraktablen Krämpfen oder Koma auf Intensivstationen aufgenommen. Wir beschreiben die intensivmedizinische Behandlung von 12 TTP-Episoden bei 6 Patienten, um einen Überblick über die dabei auftretenden medizinischen und technischen Probleme, den Verlauf der Krankheit und die Prognose zu geben [17].

Patienten

Wir behandelten in der Zeit zwischen 1992 und 1995 6 Patienten (1 Mann, 5 Frauen), die mit unklaren neurologischen und hämatologischen Symptomen an der Intensivstation der Universitätsklinik für Innere Medizin 1, Universität Wien, aufgenommen wurden. Das mediane Alter der Patienten war 23 Jahre (19–44 Jahre). Zwei Patienten waren rezent wegen hämatologischer Malignome einer allogenen Knochenmarktransplantation (KMT) unterzogen worden, die anderen hatten vorher keine hämatologischen Abnormalitäten. Bei 3 Patienten traten nach der ersten Behandlung Rezidive auf, so daß insgesamt 12 TTP-Episoden behandelt wurden.

Therapie

Unser therapeutisches Konzept stützte sich auf ein Protokoll von Bell [11], basierend auf einem Plasmaaustauschverfahren. Dabei wurden in 24- bis 36stündlichen Intervallen Plasmapheresen durchgeführt, wobei jeweils 50–80 ml/kg Plasma gegen „fresh frozen plasma“ (FFP) ausgetauscht wurde, bis die Thrombozytenzahl auf über 100 G/l angestiegen war. Danach wurden noch 3 zusätzliche Zyklen durchgeführt. Weitere Plasmapheresen wurden nach Bedarf durchgeführt (Abfall der Thrombozytenwerte, Anstieg der LDH, neurologische Verschlechterung). Die weitere Therapie bestand aus Methylprednisolon (2 x 0,75 mg/kg/Tag) und Vincristin (2 mg am 1. Tag, 1 mg an den Tagen 4, 7 und 10). Patienten nach KMT, Schwangere und Frührezidive erhielten kein Vincristin.

Methoden

Die Plasmapheresen wurden über einen venovenösen extrakorporalen Kreislauf über einen dicklumigen zentralvenösen Katheter durchgeführt. Der venöse Zugang erfolgte wegen der Thrombopenie über die V. jugularis interna oder die V. femoralis, wenn notwendig unter Ultraschallsicht. Die V. subclavia wurde wegen der Gefahr von intrathorakalen Blutungen vermieden. Es traten keine punktionsassoziierten Blutungskomplikationen auf. Das Patientenplasma wurde durch einen Plasmafilter (Plasmaflo OP05, Fa. Asahi Medical Co. LTD, Tokyo) von den Zellen getrennt und verworfen, das gleiche Volumen FFP wurde substituiert. In einer Sitzung wurden innerhalb von 3 h 50–80 ml/kg Plasma ausgetauscht. Als Pumpe diente ein Blutmonitor – bm11 – Hämofiltrationsgerät (Fa. Dialyse-Technik, Ettlingen), die

Bilanzierung erfolgt mit einem Amicon-EQUAline-Fluid-Control-System (Fa. Medolla, Italien). Es wurde keine Antikoagulation durchgeführt, solange die Thrombozytenzahl unter 50 G/l lag. Über diesem Wert wurde das System mit 5000 U Heparin gefüllt, danach wurden 1000 U/h kontinuierlich verabreicht. Die weitere supportive Therapie (Erthyozytenkonzentrate, Sedierung, mechanische Beatmung, etc.) erfolgte nach Bedarf. Nur ein knochenmarktransplantierter Patient mit schwerer Blutungsneigung erhielt Thrombozytenkonzentrate (Patient 4).

Fallberichte

Bei *Patientin 1,* 19 Jahre alt, trat in der 24. Woche ihrer ersten Schwangerschaft ein akuter Visusverlust mit kompletter Amaurose auf. Ophthalmologisch fand sich eine beidseitige Netzhautablösung. Die Thrombozytenzahl war mit 9 G/l extrem niedrig, die Patientin hatte deutliche Blutungsneigung. Zeichen einer Hämolyse (Hb 5,8 g/dl, LDH 3034 U/l), Fragmentozyten im Differentialblutbild und eine Einschränkung der Nierenfunktion (Kreatinin 2,2 mg/dl) ergaben die Diagnose einer TTP. Sonographisch wurde der Tod des Fetus festgestellt. Die Vitalfunktionen der Patientin waren stabil, die Plasmaaustauschtherapie wurde ohne wesentliche Nebenwirkungen toleriert. Die Thrombozytenzahl stieg ohne Substitution nach 4 Tagen/4 Zyklen Plasmaaustausch auf über 100 G/l an, danach wurde die Schwangerschaft durch Kürettage beendet. Die Gesamtzahl der Plasmaseparationen betrug 8. Die Patientin erholte sich völlig, Nierenfunktion und Visus normalisierten sich.

Ein Relaps wurde 1 Monat nach Rekonstitution entdeckt (Thrombozyten 26 G/l, Hb 11,3 g/dl, LDH 529 U/l) und ging mit uncharakteristischen neurologischen Symptomen ohne Nierenversagen oder Blutungsneigung einher. Die Patientin sprach rasch auf die Plasmatherapie an (Thrombozyten > 100 G/l nach 5 Tagen/3 Zyklen; gesamt 7 Zyklen) und erholte sich völlig.

Ein weiterer Relaps trat nach 2 Wochen auf (Thrombozyten 17 G/l, Hb 12,2 g/dl, LDH 589 U/l), das Ansprechen auf die Plasmatherapie wieder schnell (Thrombozyten > 100 G/l nach 6 Tagen/4 Zyklen).

Drei Monate später wurde die Patientin neuerlich schwanger und wurde engmaschig kontrolliert. Ein Relaps der TTP wurde sehr früh in der 18. Woche diagnostiziert (Thrombozyten 49 G/l, Hb 10,5 g/dl, LDH 262 U/l) und sofort eine Plasmatherapie eingeleitet. Obwohl das Ansprechen prompt war (Thrombozyten > 100 G/l nach 4 Tagen/4 Zyklen) kam es zum Abort.

Patientin 2, 29 Jahre alt, litt an einer gastrointestinalen Infektion mit Fieber und Durchfällen. Es traten Sehstörungen, Kopfschmerzen und Sensibilitätsstörungen auf; der Zustand der Patientin verschlechterte sich rasch bis zu einem tiefen Koma, und sie wurde an unserer Intensivstation aufgenommen. Die Vitalparameter waren stabil, es wurde ein Guedel-Tubus gelegt und Sauerstoff über eine Maske verabreicht. Die Thrombozytenzahl war 8 G/l, Hb 5,9 g/dl, LDH 2264 U/l, es fanden sich 57‰ Fragmentozyten im Differentialblutbild, was die Diagnose einer TTP ergab. Die Nierenfunktion, Blutgerinnungswerte und das CCT waren normal. Serologische und bakteriologische Tests auf E. Coli, Shigella oder andere pathogene Darmkeime waren negativ. Die Therapie wurde wie beschrieben eingeleitet und die Patientin erholte sich nach 11maligem Plasmaaustausch völlig.

Ein Relaps trat nach 5 Monaten auf. Die Patientin hatte schwere, intraktable Krämpfe, die eine tiefe Sedierung und maschinelle Beatmung notwendig machten. Die Thrombozytenzahl war 10 G/l, Hb 7,4 g/dl, LDH 2783 U/l, Fragmentozyten 64‰ Kreatinin 2,1 mg/dl. Das CCT war wieder unauffällig. Das Ansprechen auf die Plasmatherapie war verzögert (Thrombozyten > 100 G/l nach 9 Tagen/8 Zyklen; gesamt 11 Zyklen). Die Sedierung konnte nach 1 Woche beendet und die Patientin problemlos vom Respirator entwöhnt werden. Sie erholte sich völlig.

Weitere 5 Monate später wurde ein neuerlicher Relaps mit unspezifischen neurologischen Symptomen in einem frühen Stadium entdeckt (Thrombozyten 35 G/l, Hb 10,2 g/dl, LDH 392 U/l, Fragmentozyten 15‰). Die Laborwerte und die neurologischen Symptome normalisierten sich nach 4 Plasmapheresen.

Patientin 3, 44 Jahre alt, wurde wegen einer massiven metabolischen Entgleisung (Blutzucker > 1000 mg/dl, Azidose, akutes Nierenversagen), Koma und Blutungsneigung in einem anderen Krankenhaus aufgenommen. Die Thrombozytenzahl war 16 G/l, Hb 12,4 g/dl, LDH 1100 U/l, Kreatinin 2,2 mg/dl, Fragmentozyten 45‰. Wegen der Blutungsneigung wurden 3 Thrombozytenkonzentrate verabreicht, ohne daß ein Ansteigen der Thrombozytenzahl verzeichnet werden konnte. Wegen einer rasch progredienten Verschlechterung des Zustandes der Patientin wurde sie an unsere Intensivstation transferiert. Unmittelbar nach der Aufnahme kam es zum Herz-Kreislaufstillstand, die Reanimation war frustran.

Patient 4, 20 Jahre alt, männlich, mußte wegen einer akuten lymphatischen Leukämie einer allogenen Knochenmarktransplantation unterzogen werden. Die „Graft-versus-host-disease"- (GVHD-)Prophylaxe bestand aus Cyclosporin A und Kortison. Eine akute GVHD der Haut entwickelte sich ab Tag 16 nach der KMT und wurde erfolgreich mit hochdosiertem Kortison und Antithymozytenglobulin behandelt. Die Thrombozytenzahl war nach der letzten Plättchentransfusion am Tag 21 stabil bei Werten um 40 G/l. Am Tag 38 entwickelte der Patient schwere, intraktable Krämpfe, die eine tiefe Sedierung und eine maschinelle Beatmung erforderlich machten. Geichzeitig wurde ein Thrombozytenabfall auf 10 G/l und Zeichen einer Hämolyse mit Hämoglobinabfall, LDH-Anstieg und Erythrozytenfragmentierung beobachtet. Weiter entwickelte der Patient eine arterielle Hypertension und wurde anurisch. Das initiale CCT war unauffällig. Die Plasmaaustauschtherapie wurde eingeleitet und die Therapie mit Cyclosporin beendet. In der Folge sanken die LDH-Spiegel konsekutiv, ein Thrombozytenanstieg konnte jedoch nicht beobachtet werden. Nach weiteren 6 Tagen wurde das CCT wiederholt und zeigte eine große intrazerebrale Blutung. Wegen der Thrombopenie war eine Trepanation nicht möglich, so daß unter Weiterführung der Plasmapheresen eine Substitution mit Thrombozytenkonzentraten begonnen wurde. Zehn Tage nach Beendigung der Cyclosporintherapie entwickelte der Patient eine schwere Drei-Organ-GVHD, so daß die Cyclosporintherapie wieder eingeleitet werden mußte. In der Folge kam es wieder zur massiven Hämolyse (LDH-Anstieg auf 635 U/l und Hämoglobinabfall auf 5,8 g/dl). Nach 3 weiteren Plasmapheresen und Beendigung der Cyclosporintherapie konnte die Hämolyse beherrscht werden. Nach multiplen zusätzlichen Komplikationen (Sepsis, weitere Phasen mit akuter GVHD etc.) erholte sich der Patient und konnte nach 64 Tagen auf der Intensivstation am Tag 95 nach der KMT auf eine Normalstation verlegt werden. Er starb 2 Monate später an einer fulminanten Sepsis ohne weitere TTP-Schübe.

Patientin 5, weiblich, 23 Jahre alt, wurde wegen einer chronisch-myeloischen Leukämie einer allogenen KMT unterzogen. Die GVHD-Prophylaxe bestand aus Cyclosporin A und Kortison. Nach dem Engraftment waren die Thrombozytenzahlen stabil bei 50 G/l. Am Tag 60 nach KMT wurde die Patientin plötzlich somnolent und entwickelte in der Folge generalisierte Krämpfe, die mit Diazepam kontrolliert werden konnten. Die Thrombozytenzahl sank auf 16 G/l und das Hb auf 6,8 g/dl. Es fanden sich Zeichen einer Hämolyse (LDH 1650 U/l, Fragmentozyten 16 ‰) und eines akuten Nierenversagens (Kreatinin 3,5 mg/dl). Das initiale CCT war unauffällig. Cyclosporin A wurde abgesetzt und die Plasmatherapie begonnen. Die LDH-Werte sanken konsekutiv, und die neurologische Situation besserte sich eindrucksvoll. Die Thrombozytenzahlen blieben jedoch niedrig. Eine Woche später einwickelte die Patientin Zeichen einer schweren Infektion und eine linksseitige Hemiplegie. Im CCT fanden sich multiple hypodense Läsionen, konsistent mit Pilzabszessen, im Liquor wurde Aspergillus fumigatus gefunden. Die Patientin entwickelte in der Folge einen großen Infarkt der Aa. cerebri media und posterior, der zu ihrem Tod am Tag 87 nach der KMT führte.

Patientin 6, weiblich, 29 Jahre alt, entwickelte in der 37. Woche ihrer 2. Schwangerschaft einen akuten Thrombozytenabfall (15 G/l), Zeichen einer Hämolyse (Hb 6,4 g/dl, LDH 2440 U/l, Fragmentozyten 46 ‰) und progrediente neurologische Ausfälle (Fazialisparese, Dysphasie, linksseitige Hemiparese, Desorientiertheit). Die Leber- und Nierenwerte waren normal, ebenso wie die Vitalfunktionen. Die Schwangerschaft wurde mittels Sectio beendet und ein gesundes Mädchen geboren. In der Folge trat starke Blutungsneigung auf. Das CCT war unauffällig. Nach 3 Zyklen Plasmaaustausch stieg die Thrombozytenzahl ohne Substitution auf über 100 G/l, und die neurologischen Symptome bildeten sich komplett zurück.

Ergebnisse

Prädisponierende Faktoren

Wir konnten bei unseren Patienten folgende prädisponierende Faktoren für die TTP identifizieren: 2 Patienten hatten Infektionen, 2 Patientinnen waren gravide, bei einer davon war ein Relaps der TTP eindeutig mit einer 2. Schwangerschaft assoziiert. Bei 2 Patienten bestand ein Status nach KMT, sie hatten multiple Risikofaktoren: Therapie mit Cyclosporin A, Organtransplantation, Infektionen. Der Relaps von Patient 4 war eindeutig mit der neuerlichen Einleitung der Cyclosporintherapie assoziiert. Eine Patientin (Patientin 3) hatte keinen offensichtlichen Risikofaktor.

Symptome und Laborbefund

Tabelle 1 zeigt die Symptome der Patienten am Beginn einer TTP-Episode, die initialen Laborparameter sind in Tabelle 2 dargestellt. Alle Episoden waren durch neurologische Symptome, Thrombopenie, Hämolyse und Fragmentation der Erythrozyten gekennzeichnet. Bei 6 Episoden hatten die Patienten Fieber, bei 5 eine Einschränkung der Nierenfunktion. Keiner der Patienten hatte Zeichen einer disseminierten intravasalen Gerinnung. Der Coombs-Test war in allen Fällen negativ.

Tabelle 1. Klinische Symptome zu Beginn einer TTP-Episode vor Einleitung der Therapie (6 Patienten). *NON-KMT* Patienten mit ursprünglich normaler Hämatopoese (4 Patienten, 9 Episoden), *KMT* Patienten nach Knochenmarktransplantation (2 Patienten, 3 Episoden).

Symptom	Gesamt (n = 12)		NON-KMT (n = 9)		KMT (n = 3)	
	n	(%)	n	(%)	n	(%)
Leichte neurologische Störungen[a]	5	(42)	4	(44)	1	(67)
Schwere neurologische Störungen[b]	7	(58)	5	(56)	2	(33)
Positives CCT	2	(17)	0		2	(67)
Nierenfunktionsstörung	5	(42)	3	(33)	2	(67)
Metabolische Entgleisung	1	(8)	1	(11)	0	
Fieber	6	(50)	4	(44)	2	(67)
Infektionen	2	(17)	1	(11)	1	(33)
Hämolyse	12	(100)	9	(100)	3	(100)
Thrombozytopenie	12	(100)	9	(100)	3	(100)
Blutungsneigung	6	(50)	3	(33)	3	(100)
Gerinnungsstörung	0		0		0	

[a] Schwindel, Kopfschmerzen, Dysästhesien, Dysphasie, Benommenheit, Übelkeit.
[b] Amaurose, Paresen, Krämpfe, Koma.

Tabelle 2. Laborwerte zu Beginn einer TTP-Episode vor Einleitung der Therapie (6 Patienten). *NON-KMT* Patienten mit ursprünglich normaler Hämatopoese (4 Patienten, 9 Episoden), *KMT* Patienten nach Knochenmarktransplantation (2 Patienten, 3 Episoden)

Parameter	Gesamt (n = 12)		NON-KMT (n = 9)		KMT (n = 3)
	Median	(Bereich)	Median	(Bereich)	Bereich
Thrombozyten (G/l)	17	(8–49)	16,5	(8–49)	8–23
Hämoglobin (g/dl)	10,0	(5,8–12,4)	10,4	(5,8–12,4)	5,8–10,0
Fragmentozyten [%]	3,1	(0,8–6,4)	4,5	(0,8–6,4)	1,6–5,0
Retikulozyten(G/1)	175	(28–329)	201	(132–329)	22–72
LDH (U/l)	635	(262–3034)	845	(262–3034)	312–802
Freies Serumhämoglobin (mg/dl)	21,5	(4,4–68)	27,5	(15–39)	4,4–68
Kreatinin (mg/dl)	1,0	(0,9–3,5)	1,0	(0,9–2,2)	1,1–3,5
Normotest [%]	91	(63–140)	94	(68–140)	63–90
aPTT (s)	32,0	(21,2–43,5)	30,5	(21,2–36,1)	32,0–43,5
Fibrinogen (mg/dl)	249	(152–341)	249	(152–331)	157–341
Antithrombin III (U/ml)	1,06	(0,98–1,21)	1,05	(0,98–1,20)	1,00–1,21

Ansprechen auf die Therapie

Die Verläufe von Thrombozytenzahl und LDH sind in Abbildung 1 dargestellt. Bei nicht knochenmarktransplantierten Patienten konnte ein konsekutiver Anstieg der Thrombozytenzahl bis in den Normalbereich beobachtet werden, ohne daß eine Substitution durchgeführt wurde. Bei den Patienten nach Knochenmarktransplantation war die Thrombopoese noch nicht vollständig rekonstituiert, so daß die Thrombozytenzahlen niedrig blieben. Die LDH-Spiegel sanken konsekutiv in bei-

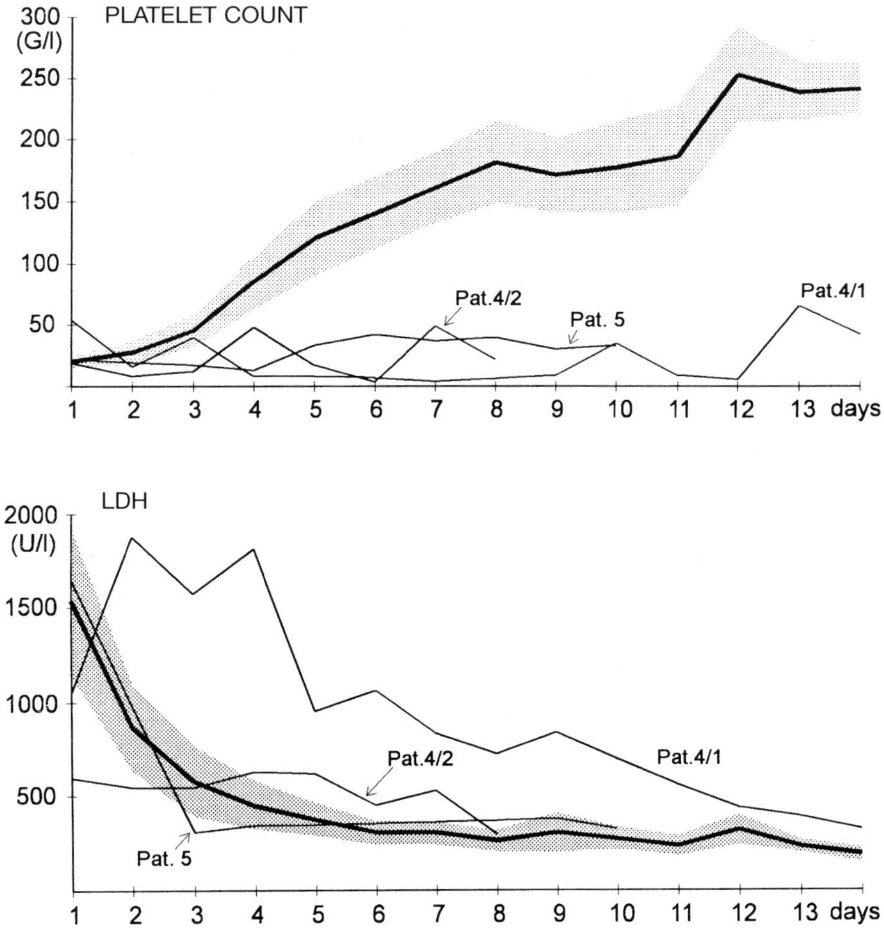

Abb. 1. Verlauf von Thrombozytenzahl und LDH unter der Therapie. *Dicke Linie:* Mittelwert der 9 Episoden der NON-KMT-Patienten; *schattierter Bereich:* ± SEM der 9 Episoden der NON-KMT-Patienten, *dünne Linien:* Absolutwerte der 3 Episoden der 2 KMT-Patienten

Tabelle 3. Ansprechen auf die Therapie und supportive Maßnahmen. *NON-KMT* Patienten mit ursprünglich normaler Hämatopoese (4 Patienten, 9 Episoden), *KMT* Patienten nach Knochenmarktransplantation (2 Patienten, 3 Episoden)

	Gesamt (n = 12)	NON-KMT (n = 9)	KMT (n = 3)
Anzahl der Plasmapheresen bis PLT > 100 G/l[a]	3–8	3–8	–
Gesamtzahl der Plasmapheresen	3–11	3–11	3–10
Tage bis PLT > 100 G/1[a]	3–12	3–12	–
Tage auf Intensivstation	3–63	3–13	9–63
Eythrozytenkonzentrate	2–30	2–12	4–30
Plättchenkonzentrate	2–10	0	2–10
Maschinelle Beatmung (Fälle)	6	3	3
Maschinelle Beatmung (Tage)	2–42	2–10	2–42
Nierenersatztherapie	0	0	0

[a] Bei KMT-Patienten überstieg die Thrombozytenzahl niemals 100 G/l.

den Gruppen. 3–8 Plasmapheresen waren im Schnitt notwendig, um einen Anstieg der Thrombozytenzahlen auf über 100 G/l zu erzielen, die Gesamtzahl lag zwischen 3 und 11 (Tabelle 3). Die Dauer des Aufenthaltes auf der Intensivstation betrug maximal 13 Tage mit Ausnahme eines Patienten, der eine intrazerebrale Blutung erlitten hatte (Patient 4: 63 Tage). Eine maschinelle Beatmung war bei 6 Episoden notwendig, eine Nierenersatztherapie jedoch nie. Alle Patienten benötigten die Substitution von Erythrozyten, 1 Patient erhielt wegen einer intrazerebralen Blutung Thrombozytenkonzentrate.

Outcome

Eine Patientin starb, bevor die Plasmatherapie eingeleitet werden konnte. Die Remissionsrate betrug 100% der behandelten Patienten, das Gesamtüberleben 83%. 3 Patienten relapsierten innerhalb von 2 Wochen bis 5 Monaten, die Relapsrate war somit mit 40% der überlebenden Patienten bzw. 66% der nicht knochenmarktransplantierten Patienten relativ hoch (Tabelle 4).

Tabelle 4. Follow-up der 6 Patienten. *NON-KMT* ursprünglich normale Hämatopoese, *KMT* nach Knochenmarktransplantation

	Gesamt (n = 6)	NON-KMT (n = 4)	KMT (n = 2)
Todesfälle durch TTP	1	1	0
Anzahl der relapsierenden Patienten	3	2	1
Anzahl der Relapse pro Patient	1–3	2,3	1
Dauer der Remission bis zum Relaps (Wochen)	2–22	2–22	2

Diskussion

Die thrombotisch-thrombozytopenische Purpura stellt, obwohl sie selten ist, eine diagnostische und therapeutische Herausforderung dar. Sie sollte in die Differentialdiagnose einbezogen werden, wenn sich Patienten mit akuten, unklaren neurologischen Symptomen und hämatologischen Abnormalitäten (Thrombopenie, Hämolyse) präsentieren. Es können jedoch auch Fieber, Infektionen, kardiale oder respiratorische Probleme, metabolische Störungen, ja auch ophthalmologische Abnormalitäten [18, 19] Anzeichen dieser Krankheit sein. In vielen Fällen kann eine intensivmedizinische Betreuung notwendig werden. Wegen des oft perakuten Verlaufes ist eine rasche Diagnosestellung und die unmittelbare Einleitung einer Plasmaaustauschtherapie essentiell für das Überleben. Bei der Konstellation aus Thrombopenie, Hämolyse mit Fragmentozyten, erhöhter LDH und neurologischen Symptomen sollte die Diagnose TTP an die erste Stelle treten. Neben den erwähnten basalen diagnostischen Schritten sollte Plasma zur Analyse der v.-Willebrand-Faktor-Multimere gewonnen werden.

Unser Therapieprotokoll mit Plasmaaustausch, Kortison und Vincristin hat sich als sehr wirksam zur Induktion von Remissionen erwiesen (100%), die Relapsrate war jedoch relativ hoch (40% der überlebenden Patienten, 66% der hämatologisch normalen Patienten relapsierten). In der Literatur werden mit diesem oder ähnlichen Protokollen Remissionsraten von 50–91%, Relapsraten von 64–86% und Überlebensraten von 91–96% angegeben.

Die Durchführung einer Plasmaaustauschtherapie kann in gewissen Situationen nicht möglich sein, z. B. bei fehlender technischer Ausrüstung oder bei Schwierigkeiten, einen venösen Zugang zur extrakorporalen Zirkulation herzustellen. Die intravenöse Infusion von FFP in einer Dosis von 20 ml/kg/Tag ist ebenfalls effektiv zur Behandlung der TTP [20] und kann in solchen Fällen überlegt werden, um den Zeitverlust für die Transferierung der Patienten an ein spezialisiertes Zentrum zu minimieren. Diese Methode ist jedoch dem Plasmaaustausch unterlegen [21] und mit dem Problem der Volumenüberladung behaftet.

Die Frage der Substitution von Thrombozyten bei Patienten mit TTP ist umstritten. Generell wird davon auch bei sehr niedrigen Thrombozytenwerten abgeraten, da verschiedentlich über eine Exazerbation des thrombotischen Prozesses nach Plättchentransfusionen berichtet wurde (wie auch bei Patientin 3 unseres Kollektives) [9, 22]. Andererseits muß bedacht werden, daß v. a. bei Patienten nach KMT die Thrombopoese kompromittiert sein kann und eine spontane Nachbildung deshalb nicht möglich ist. In diesen Fällen sollte nach unseren Erfahrungen die Thrombozytensubstitution nach 2–3 Plasmapheresen und Beherrschung der Hämolyse überlegt werden, v. a. wenn der Patient Blutungsneigung hat.

Die Entwicklung von mikroangiopathischen Komplikationen nach allogener KMT, v. a. im Sinne eines HUS [23], ist bekannt. Die Therapie mit Cyclosporin, die Ganzkörperbestrahlung zur Konditionierung, Virusinfekte und die akute GVHD wurden als auslösende Faktoren in Betracht gezogen. Vor allem Patienten, die Cyclosporin A in Kombination mit Prednisolon zur Prophylaxe der GVHD erhalten, haben signifikant höhere LDH-Spiegel und einen verzögerten Thrombozytenanstieg in den ersten 100 Tagen nach KMT [24]. Nur wenige Patienten entwickeln das Vollbild einer TTP, diese benötigen aber eine sorgfältig geplante Therapie. Als Kontrollparameter für den Therapieerfolg kann wegen der insuffizienten Thrombopoese nicht der Thrombozytenanstieg herangezogen werden. Wir verwendeten dafür die LDH-Werte, obwohl diese durch eine Reihe von Faktoren beeinflußt werden können (Verdünnung durch den Plasmaaustausch, GVHD der Leber, virale Infekte etc.). Die Plasmatherapie sollte bei diesen Patienten fortgesetzt werden, bis sich die klinische Situation gebessert hat.

Der Plasmaaustausch gegen FFP ist eine sehr wirksame Maßnahme zur Behandlung der TTP, hat aber auch einige, z.T. schwerwiegende Nachteile. Zum einen werden große Mengen von Spenderplasma benötigt, was ein nicht zu unterschätzendes Risiko für durch Blut übertragbare Infektionen in sich birgt. Über die Effektivität des seit kurzem verfügbaren mit einem Solvent-detergent-Verfahren virusinaktivierten Plasmapräparates zur Behandlung der TTP liegen nur unzureichende Daten in Form von Einzelberichten vor [25]. Weiter ist das Verfahren des Plasmaaustausches nicht in jedem Krankenhaus verfügbar und benötigt für den extrakorporalen Kreislauf eine spezielle technische Ausrüstung und ein qualifiziertes Team, das auch intensivmedizinisch geschult sein muß. Die Plasmatherapie ist eine rein empirische Behandlungsform, die nicht auf einem klaren pathophysiologischen Modell beruht.

Obwohl die modernen Behandlungsformen die Prognose dieser oft fulminant verlaufenden Krankheit dramatisch gebessert haben, sind sicherlich noch große Anstrengungen notwendig, um die zugrundeliegenden Mechanismen klarer definieren und effektivere und rational begründete Behandlungsformen entwickeln zu können.

Literatur

1. Moschcowitz E (1924) Hyaline thrombosis of the terminal arterioles and capillaries: a hitherto undescribed disease. Proc N Y Pathol Soc 4: 21–24
2. Gasser C, Gautier E, Steck A, Siebenmann RE, Oechslin R (1955) Hämolytisch-urämische Syndrome: bilaterale Nebennierennekrosen bei akuten erworbenen hämolytischen Anamien. Schweiz Med Wochenschr 85: 905–909
3. Wada H, Ohiwa M, Kaneko T, Tamaki S, Tanigawa M, Shirakawa S, Koyama M, Hayashi T, Suzuki K (1992) Plasma thrombomodulin as a marker of vascular disorders in thrombotic thrombocytopenic purpura and disseminated intravascular coagulation. Am J Hematol 39: 20–24
4. Moake JL (1990) The role of von Willebrand factor (vWF) in thrombotic thrombocytopenic purpura (TTP) and the hemolytic-uremic syndrome (HUS). Prog Clin Biol Res 337: 135–140
5. Moake JL, Rudy CK, Troll JH (1982) Unusually large factor VIII: von Willebrand factor multimeres in chronic relapsing thrombotic thrombocytopenic purpura. N Engl J Med 307: 1432–1436
6. Caggiano V, Fernando LP, Schneider JM, Haesslein HC, Watson-Williams EJ (1983) Thrombotic thrombocytopenic purpura: report of fourteen cases – occurence during pregnancy and response to plasma exchange. J Clin Apheresis 1: 71–85
7. Thompson CE, Damon LE, Ries CA, Linker CA (1992) Thrombotic microangiopathies in the 1980s: clinical features, response to treatment, and the impact of the human immunodeficiency virus epidemic. Blood 80: 1890–1895

8. Moake JL (1991) Thrombotic thrombocytopenic purpura and the hemolytic-uremic syndrome. In: Hoffman R, Benz E, Shattil S, Furie B, Cohen H (eds) Hematology: basic principles and practice. Churchill Livingstone, New York, pp 1495–1451.
9. Byrnes JJ, Moake JL (1986) Thrombotic thrombocytopenic purpura and the haemolytic-uraemic syndrome: evolving concepts of pathogenesis and therapy. Clin Haematol 15: 413–442
10. Moake JL (1991) Thrombotic thrombocytopenic purpura – desperation, empiricism, progress. N Engl J Med 325: 426–428
11. Bell WR, Braine HG, Ness PM, Kickler TS (1991) Improved survival in thrombotic thrombocytopenic purpura – hemolytic uremic syndrome. N Engl J Med 325: 398–403
12. Rock G, Shumak K, Kelton J, Blanchette VS, Buskard N, Nair R, Spasoff R (1992) Thrombotic thrombocytopenic purpura: outcome in 24 patients with renal impairment treated with plasma exchange. Transfusion 32: 710–714
13. Rose M, Rowe JM, Eldor A (1993) The changing course of thrombotic thrombocytopenic purpura and modern therapy. Blood Rev 7: 94–103
14. Kaplan BS, Trompeter RS, Moake JL (ed) (1992) Hemolytic uremic syndrome and thrombotic thrombocytopenic purpura. Marcel Dekker Inc., New York
15. O'Connor NTJ, Bruce-Jones P, Hill LF (1992) Vincristine for thrombotic thrombocytopenic purpura. Am J Hematol 39: 234–236
16. Castaman G, Rodeghiero F, Ruggeri M, DiBona E, Dini E (1991) Long-lasting remission after high dose intravenous immunoglobulines in a case of relapsing thrombotic thrombocytopenic purpura. Haematologica 76: 511–512
17. Knöbl P, Rintelen C, Kornek G, Wiltschke C, Kalhs P, Schwarzinger I, Globits S, Staudinger T, Laczika K, Kyrle P, Frass M (1997) Plasma exchange for treatment of thrombotic thrombocytopenic purpura in critically ill patients. Intens Care Med 23: 44–50
18. Jellie HG, Gonder JR, Canny CL, Arce FP, KauLmann JC (1984) Ocular involvement in thrombotic thrombocytopenic purpura: the angiographic and histopathological features. Can J Ophthalmol 19: 279–283
19. Wyszynski RE, Frank KE, Grossniklaus HE (1988) Bilateral retina detachments in thrombotic thrombocytopenic purpura. Graefes Arch Clin Exp Ophthalmol 226: 501–504
20. Ruggenenti P, Galbusera M Cornejo RP, Bellavita P, Remuzzi G (1993) Thrombotic thrombocytopenic purpura: evidence that infusion rather than removal of plasma induces remission of the disease. Am J Kidney Dis 21: 314–318
21. Rock GA, Shumak KH, Buskard NA, Blanchette VS, Kelton JG, Nair RC, Spasoff RA (1991) Comparison of plasma exchange with plasma infusion in the treatment of thrombotic thrombocytopenic purpura. N Engl J Med 325: 393–397
22. Gordon LI, Kwaan HC, Rossi EC (1987) Deleterious effects of platelet transfusions and recovery thrombocytosis in patients with thrombotic microangiopathy. Semin Hematol 24: 194–201
23. Rabinowe SN, Soiffer RJ, Tarbell NJ, Neuberg D, Freedman AS, Seifter J, Blake KW, Gribben JG, Anderson KC, Takvorian T, Ritz J, Nadler LM (1991) Hemolytic-uremic syndrome following bone marrow transplantation in adults for hematologic malignancies. Blood 77: 1837–1844
24. Kalhs P, Brugger S, Schwarzinger I, Greinix H, Keil F, Kyrle P, Knöbl P, Schneider B, Höcker P, Linkesch W, Lechner K (1995) Microangiopathy following allogeneic marrow transplantation: association with cyclosporine A and methylprednisolone for graft versus host disease prophylaxis. Transplantation 60: 949–957
25. Harrison CN, Lawrie AS, Iqbal A, Hunter A, Machin SJ (1996) Plasma exchange with solvent/detergent-treated plasma of resistent thrombotic thrombocytopenic purpura. Br J Haematol 94: 756–758

Diagnosekriterien und Therapieansätze bei der TTP (Morbus Moschcowitz) – Klinische Verlaufsbeobachtung bei 5 Patienten

M. Krause, M. Warner, E. Scheuermann, T. Vigh, I. Scharrer

Die thrombotisch-thrombezytopenische Purpura (TTP) als ein sehr seltenes Krankheitsbild wurde erstmalig 1925 von Moschcowitz beschrieben. Seither sind *Ätiologie und Pathogenese* noch immer unklar [13].

In über 90% der Krankheitsfälle ist die Ursache nicht bekannt (idiopathische oder primäre TTP).

Bei der *primären* Form scheint eine Prädisposition möglich zu sein. Ein gehäuftes Auftreten innerhalb einer Familie und bei HLA-identischen Geschwistern wurde beobachtet [14]. Der Verlauf ist akut und fulminant im Gegensatz zur *sekundären TTP*, die meist durch einen chronischen und protrahierten Krankheitsprozeß gekennzeichnet ist.

Bei dieser Form werden folgende Trigger diskutiert:

1. Medikamente: Ciclosporin [8], Mitomycin C, Antibiotika [28], orale Kontrazeptiva [15];
2. bakterielle und virale Infektionen: verotoxinbildende E.-coli- und Shigella-dysenteriae-Stämme, neuraminidaseproduzierender Streptococcus pneumoniae [4, 26, 30];
3. Autoimmunerkrankungen [15];
4. Schwangerschaft [10, 17];
5. maligne Erkrankungen: solide Tumoren, Non-Hodgkin-Lymphome [28].

Hinsichtlich der *Pathogenese* gibt es mehrere Hypothesen [16]. Die von uns favorisierte ist das Auftreten von UL-vWF-Multimeren, bedingt durch eine pathologische Sekretion aus den Endothelzellen und/oder einen Defekt im Abbau durch eine spezifische Protease [11, 23, 24].

Die *klinische Symptomatik* der TTP ist charakterisiert durch Symptome der Anämie, einer erhöhten Blutungsneigung (Petechien, Hämatome), neurologische Ausfallserscheinungen (Kopfschmerzen, Parästhesien, Aphasie, Paresen, Bewußtseinsstörungen, Koma) [27], Fieber, Nierenfunktionsstörungen (Hämaturie, Proteinurie) sowie unspezifische Symptome (Nausea, Arthralgien, abdominelle und kardiale Beschwerden) [28, 14].

Diagnostische Parameter sind das Auftreten einer Thrombozytopenie, einer Coombs-negativen hämolytischen Anämie mit Erhöhung der Retikulozyten, der LDH, des unkonjugierten Bilirubins und der Erniedrigung des Haptoglobins. Pathognomonisch sind die im Differentialblutbild nachweisbaren Fragmentozyten. Weitere Kennzeichen sind die Erhöhung des vWF-AG sowie der Nachweis von UL-vWF-Multimere [7, 9, 23] (Abb. 1).

I. Scharrer/W. Schramm (Hrsg.)
27. Hämophilie-Symposion Hamburg 1996

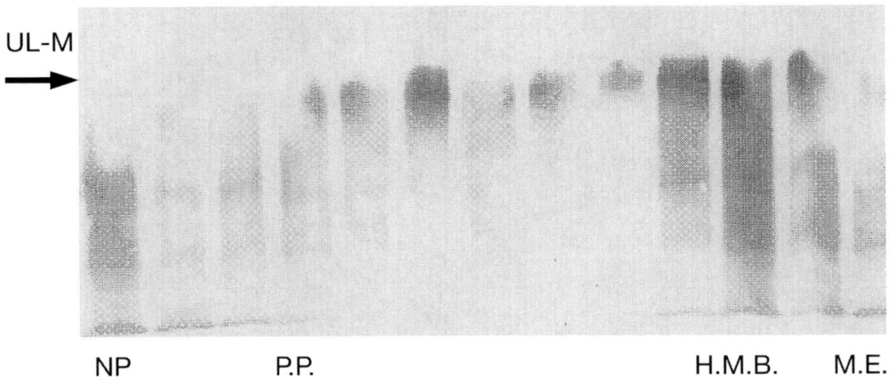

Abb. 1. UL-vWF-Multimere bei TTP-Patienten im Erkrankungsintervall. *NP* Normalplasma

Obligatorisch ist die Durchführung eines Urinstatus, des Serumkreatinins und -harnstoffs, der Globalgerinnung (TPZ, aPTT, AT III) [12].Gegebenenfalls muß bei unklaren Befundkonstellationen eine Histologie erwogen werden, allerdings nur bei normaler Thrombozytenzahl [14, 9].

Eine Vielzahl unterschiedlichster *Therapieregime* sind bisher publiziert worden. Es liegen mehrere Behandlungsberichte über den erfolgreichen Einsatz von Plasmapheresen im Austausch gegen Frischplasma [1] vor, allerdings mit nur kleinen Patientenzahlen [20, 29]. Rock et al. konnte 1991 in einer Studie, die 103 Patienten einschloß, überzeugend den Vorteil der FFP-Gabe demonstrieren mit rascher Reduktion der Krankheitsaktivität und höherer Überlebensrate [25]. Hochdosierte Immunglobulingaben zeigten in Einzelfällen eine deutliche Befundbesserung [6].

Als etabliert gilt der Einsatz von Glukokortikoiden [2, 15].

Ohne Effekt blieb die Kombination von Heparin und Dipyridamol beim hämolytisch-urämischen Syndrom im Kindesalter. Von einer Therapie mit Thrombozytenaggregationshemmern [25] und Heparin wird wegen der erhöhten Blutungsgefahr abgeraten [2, 20].

Kryopräzipitat bzw. Kryopräzipitatüberstand erwies sich in Einzelfällen als effektiv [5, 22, 29].

Der Einsatz von Immunsuppressiva (Vincristin [32], Cyclophosphamid [3, 31]) ist als erfolgversprechende Therapie bei refraktären und chronisch-rezidivierenden als auch bei vital bedrohten Patienten beschrieben worden [33, 34].

Als Supportivmaßnahme ist die Transfusion von Erythrozytenkonzentraten möglich [28].

Thrombozytenkonzentrate sollten nur vital bedrohten Patienten vorbehalten bleiben wegen einer möglichen Induktion thrombotischer Ereignisse in der Mikrozirkulation [2].

Prognostischen Aussagen zufolge beträgt die Letalität unbehandelter Patienten bis zu 90%. Etwa 30% aller therapierten TTP-Patienten erzielen eine komplette Remission. Leider bleiben ca. 14% therapierefraktär [16].

Tabelle 1. Krankheitsverläufe

Symp./ Diagn.	M.M. ED: 7/91 Rez.: 5/92	M.A. ED: 12/94 Rez.: 5/96	E.B. ED: 5/96	P.P. ED: 5/96	HM.B. ED: 7/96
Anämie	+	+	+	+	+
Fragmen.	+	+	+	+	+
LDH	+	+	+	+	+
Thromb.	+	+	+	+	+
Blutung	+	+	+	+	+
Neurol. Sympt.	+	+	+	+	+
Fieber u. Allg. Symp.	+	+	+	+	+
Hämaturie	–	–	+	+	–
vWF-AG	n. erfolgt	+	+	+	+
UL-vWF-Multim.	+	+	+	+	+

Methoden

In einem Beobachtungszeitraum von 5 Jahren (1991–1996) betreuten wir insgesamt 5 Patienten mit thrombotisch-thrombozytopenischer Purpura.

Bei unseren Patienten handelt es sich um 4 Frauen im Alter von 31–52 Jahren und einem Mann im Alter von 55 Jahren.

Es erfolgte die Erfassung diagnostisch relevanter Parameter zur Diagnosestellung als auch zur Verlaufsbeurteilung (Tabelle 1).

Bei allen Patienten wurde sofort eine Plasmapherese gegen FFP eingeleitet unter gleichzeitiger Gabe von Kortikosteroiden (2 mg/kg KG).

Die Patientin M. E. erhielt zusätzlich eine Immunglobulintherapie (0,4g/kg KG) über fünf Tage.

Der Patient P. P. mußte immunsuppressiv mit Vincristin (1 mg) und mit Cyclophosphamid (1 g) therapiert werden.

Ergebnisse

Alle von uns beobachteten Patienten waren charakterisiert durch die für das Krankheitsbild der TTP typischen klinischen und diagnostischen Parameter (Tabelle 1).

Die *Patientin M. E.* zeigte neurologische Symptome im Sinne von Kopfschmerzen, Nausea und Kribbelparästhesien in den Akren. Unter zusätzlicher Immunglobulingabe von 0,4 g/kg KG über den Zeitraum von 5 Tagen konnte eine komplette Remission innerhalb von 10 Tagen erreicht werden. Nach 18 Monaten mußte allerdings ein Rezidiv dokumentiert werden. Unter gleichen therapeutischen Maßnahmen wurde bis dato ein erkrankungsfreies Intervall erfaßt. Die Genese konnte nicht eruiert werden.

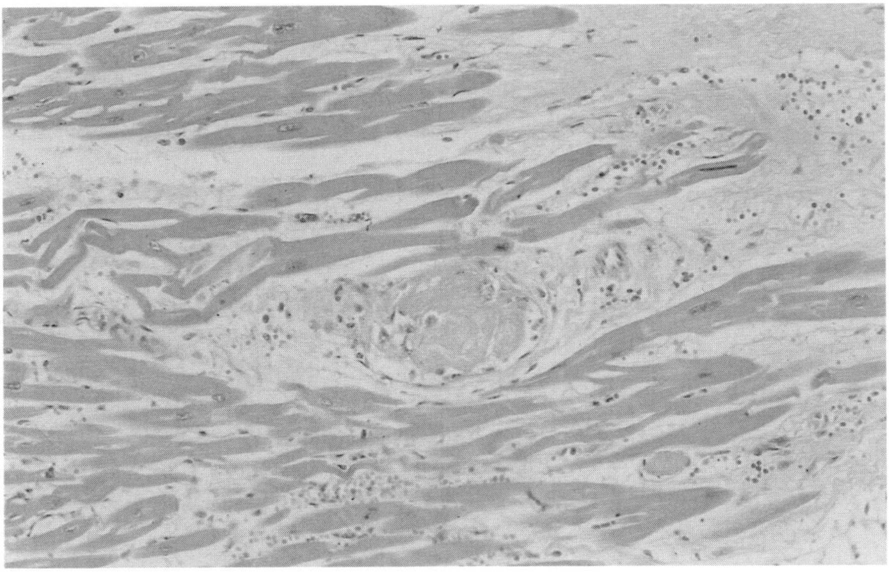

Abb. 2. Intramyokardialer Mikrothrombus in der Nachbarschaft resorptiver Infiltrate bei ischämischen Herzmuskelnekrosen

Bei *Patientin M. M.* wurde unter sofortiger, aber diskontinuierlicher Plasmapherese und Kortikosteroidtherapie nach 21 Behandlungstagen eine komplette Remission erreicht. Die Rezidivtherapie 10 Monate nach dem Erstereignis blieb in Anlehnung an das o. g. Regime bis jetzt erfolgreich. Bei positivem Nachweis von ANA und bestehenden Arthralgien besteht der Verdacht auf ein Sjögren-Syndrom.

Patientin E. B. zeigte einen äußerst aggressiven, fulminanten und kurzen Krankheitsverlauf. Prägnant waren starke abdominelle Beschwerden und ein massiver Ikterus. Sie verstarb trotz intensivmedizinischer Maßnahmen am 7. Krankheitstag aufgrund eines Myokardinfarktes. Die histologischen Präparate von Myokard, Lymphknoten und Glomerula zeigen subendotheliale Ablagerungen von hyalinem Material (Abb. 2). Der Trigger dieses fulminanten Verlaufes scheint ein Infekt zu sein.

Der *Patient P. P.,* dessen Beschwerden neurologisch orientiert waren (Parästhesien peroral sowie akral), weist einen sehr interessanten und langen (18wöchigen) Krankheitsverlauf auf (Abb. 3). Wegen des instabilen Zustandes wurde ein Brescian-Cimino-Shunt angelegt. Die Genese ist unklar.

Patientin HM. B. demonstrierte eine ausgeprägte neurologische Symptomatik im Sinne eines Komas. Unter Plasmapherese und Kortikosteroidtherapie konnte nach 5 Tagen eine Remission registriert werden. Nach 5monatigem krankheitsfreien Intervall wurde ein Rezidiv dokumentiert. Ein bakterieller oder viraler Infekt scheint Auslöser für die Ereignisse zu sein.

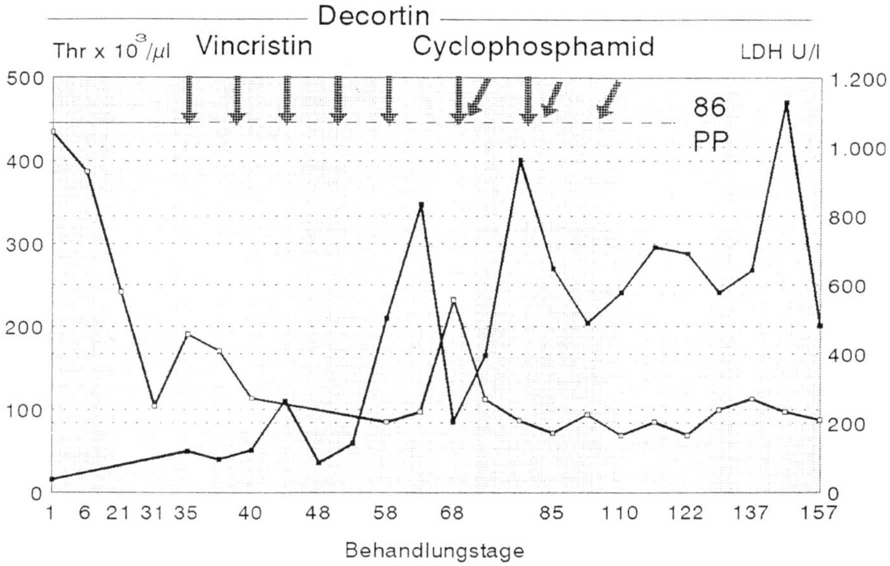

Abb. 3. 18wöchiger Krankheitsverlauf des Patienten P.P.

Diskussion

Anhand der beschriebenen klinischen Symptomatik der 5 Patienten können die relevanten diagnostischen Parameter zur Diagnosestellung und Abgrenzung gegenüber anderen Krankheitsbildern mit ähnlichen klinischen Manifestationen und Laborveränderungen dargelegt werden (Tabelle 1).

Der Nachweis von UL-vWF-Multimeren ist obligatorisch in der Diagnostik und in der Beurteilung des Krankheitsverlaufes [19, 24]. In Abbildung 1 sind die abnorm großen vWF-Multimere bei TTP-Patienten im Erkrankungsintervall dargestellt. Histologische Untersuchungen können bei unklaren Befundkonstellationen richtungsweisend sein. Typisch ist der Nachweis von subendothelialen Ablagerungen hyaliner Thromben [9, 18] (Abb. 2).

Ein etabliertes therapeutisches Regime liegt derzeitig nicht vor.

Als bewährte Basistherapie wurden tägliche Plasmapheresen gegen FFP und Kortikosteroidgaben (2 mg/kg KG) mit Erfolg angewandt.

Cyclophosphamid hat möglicherweise einen Einfluß auf die Depolymerase; die immunsuppressive Wirkung ist bekannt.

Vincristin verhindert über Interaktionen an den Mikrotubuli der Thrombozyten deren Aggregation [33]. Eine Beeinflussung der Affinität an spezifische Rezeptoren (GP Ib) auf der Thrombozytenoberfläche wird diskutiert [32].

Der Einsatz dieser Immunsuppressiva als Second-line-Therapie sollte aus unserer Erfahrung erwogen werden.

Zusammenfassung

Die von uns beobachteten Patienten demonstrieren die Komplexizität und die damit verbundenen therapeutischen Probleme der thrombotisch-thrombozytopenischen Purpura (TTP).

Die TTP als akutes Krankheitsbild erfordert:
1. schnelle und gezielte Diagnostik;
2. frühzeitig einsetzende Therapie:
   Plasmapherese im Austausch mit FFP für mindestens 6 Tage,
   parallele Einleitung einer Kortikosteroidtherapie;
3. Kein frühzeitiger Therapieabbruch,
   Beendigung der Behandlung bei stabilen Thrombozytenzahlen und Normalisierung der klinisch relevanten Parameter;
4. bei therapierefraktären und/oder chronisch-rezidivierenden Formen der TTP sowie bei vital bedrohten Patienten:
   Aufrechterhaltung der Plasmapherese, zusätzlich den Einsatz von Immunsuppressiva (z.B. Vincristin, Cyclophosphamid) erwägen;
5. Transfusion von Thrombozytenkonzentraten nur bei vital bedrohten Patienten.

Für die Bereitstellung der histologischen Präparate bedanken wir uns bei Herrn Prof. Dr. Schneider; Pathologisches Institut der Johann-Wolfgang-Goethe-Universität, Frankfurt am Main.

Literatur

1. Aul C, Scharf RE, Königshausen Th, Küppers H, Grabensee B (1984) Differentialtherapie der thrombotisch-thrombozytopenischen Purpura. Dtsch med Wschr 109: 1922–1926
2. Bell W, Braine H, Ness P, Kickler T (1991) Improved survival in thrombotic thrombocytopenic purpura-hemolytic uremic syndrome. N Engl J Med 325: 398–403
3. Bird JM, Cummins D, Machin SJ (1990) Cyclophosphamide for chronic relapsing thrombotic thrombocytopenic purpura. Lancet 336: 565–566
4. Bitzan M, Müller-Wiefel DE, Karch H, Heesemann J (1992) Enterohämorrhagische Escherichia coli O157 als häufigste Erreger. Dt Ärztebl 89: 1359–1364
5. Byrnes J, Moake J, Klug P, Periman P (1990) Effectiveness of the Cryosupernatant fraction of plasma in the treatment of refractory thrombotic thrombocytopenic purpura. Am J Hematol 34: 169–174
6. Centurioni R, Bobbio-Pallavicini E, Porta C, Rodeghiero F, Gugliotta L, Billio A, Tacconi F, Ascari E (1995) Treatment of thrombotic thrombocytopenic purpura with high dose immunoglobulins. Results in 17 patients. Italien Cooperative Group for TTP. Haematologica 80: 325–331
7. Chediak J, Eldridge J, Bergmann F, Sobel D, Baron J, Maxey B, Telfer MC (1988) Further evidence of von Willebrand factor involvement in thrombotic thrombocytopenia purpura. Thromb-Haemost 60: 13–17
8. Chown SR, Goulden N, Cornish JM, Oakhill A, Pamphilon D, Potter MN (1996) The role of plasma exchange for TTP/HUS post-bone marrow transplant (Letter). Bone marrow transplant 63: 161–164
9. Conlon PJ, Howell DN, Macik G, Kovalik EC, Smith SR (1995) The renal manifestations and outcome of thrombotic thrombocytopenic purpura/hemolytic uremic syndrome in adults. Nephrol Dial Transplant 10: 1189–1193
10. Ezra Y, Rose M, Eldor A (1996) Therapy and prevention of thrombotic thrombocytopenic purpure during pregnancy: A clinical study of 16 pregnancies. Am J Hematol 51: 1–6

11. Furlan M (1996) Von Willebrand factor: molecular size and functional activity. Ann Hematol 72: 341–348
12. Gillis S. The thrombocytopenic purpuras. Recognition and management. Drugs 51: 942–953
13. Gross R (1986) Das Moschcowitz-Syndrom und ähnliche Störungen. Dt Ärzteblatt 45: 3028–3029
14. Heigl F, Heigl B, Kampfhammer HP, Hiller E, Steinbeck G (1993) Chronisch rezidivierende thrombotisch-thrombozytopenische Purpura (M. Moschcowitz). Internist 34: 974–980
15. Hollenbeck M, Grabensee B (1993) Hämolytisch-urämisches Syndrom und thrombotisch-thrombozytopenische Purpura im Erwachsenenalter. Dtsch med Wschr 118: 69–75
16. Jakob AR, Hiller E (1996) Morbus Moschcowitz. Arzneimitteltherapie 5: 144–149
17. Kaiser C, Flachowsky St, Riehn A, Distler W (1996) Kasuistik zu klinischen und pathophysiologischen Gemeinsamkeiten von Morbus Moschcowitz und HELLP-Syndrom. Geburtsh u Frauenheilk 56: 101–104
18. Kwaan HC, Samama MM (1989) In: Clinical thrombosis. CRC Press Inc
19. Mannucci M, Lombardi R, Lattuada A, Ruggenenti P, Vigano GL, Barbui T, Remuzzi G (1989) Enhanced proteolysis of plasma von Willebrand factor in thrombotic thrombocytopenic purpura and the hemolytic uremic syndrom. Blood 74 (3): 978–983
20. Moake JL (1991) Thrombotic thrombocytopenic purpura and the hemolytic-uremic syndrome. In: Hoffman, Benz, Shattil et al (eds) Hematology, basic principles and practice. Churchill Livingstone, New York, pp 1495–501
21. Moake JL (1991) TTP-desperation, empiricism, progress. N Engl J Med 325: 426–428
22. Moake JL, Byrnes JJ, Troll JH, Rudy ChR, Hong SL, Weinstein MJ, Colannino NM (1985) Effects of fresh-frozen plasma and its cryosupernatant fraction on von Willebrand factor multimeric forms in chronic relapsing thrombotic thrombocytopenic purpura. Blood 65: 1232–1236
23. Moake J, Rudy Ch, Troll J, Weinstein M, Colannino N, Azocar J, Seder R, Hong S, Deykin D (1982) Unusually large plasma factor VIII: von Willebrand factor multimers in chronic relapsing thrombotic thrombocytopenic purpura. N Engl J Med 307: 1432–1435
24. Moake J, Chintagumpala M, Turner N et al (1994) Solvent/detergent-treated plasma suppresses shear-induced platelet aggregation and prevents episodes of thrombotic thrombocytopenic purpura. Blood 84: 490–497
25. Roch GA, Shumak KH, Buskard NA, Blanchette VS, Kelton JG, Nair RC, Spasoff RA and the Canadian Study group (1991) N Engl J Med 325: 393–397
26. Rondeau E, Peraldi MN (1996) Escherichia coli and the hemolytic-uremic syndrome. N Engl J Med 335: 660–662
27. Schejbal P, Eschmann-Mehl G (1990) Thrombotische thrombozytopenische Purpura (M. Moschcowitz): Bericht über einen Fall mit ungewöhnlicher neurologischer und psychopathologischer Symptomatik. Akt Neurol 17: 19–21
28. Scully RE, Mark KJ, McNeely WF, McNeely BU (1994) Presentation of case. N Engl J Med 331: 661–667
29. Shumak KH, Rock GA, Nair RC et al (1995) Late relapses in patients successfully treated for thrombotic thrombocytopenic purpura. Ann Intern Med 122: 569–572
30. Tarr PI, Fouser LS, Stapleton AE, Wilson RA, Kim HH, Vary JC, Clausen BS, Clausen CR (1996) Hemolytic-uremic Syndrome in a six-year old girl after a urinary tract infection with shiga-toxin-producing Escherichia coli O103:H2. N Engl J Med 335: 635–638
31. Udvardy M, Rak K (1990) Cyclophosphamide for chronic relapsing thrombotic. Lancet 336: 1508–1509
32. Welborn JL, Emrick P, Acevedo M (1990) Rapid improvement of thrombotic thrombocytopenic purpura with vincristine and plasmapheresis. Am J Hematol 35: 18–21
33. Wolf G, Thaiss F, Dührsen U, Weh HJ, Hossfeld DK, Stahl RAK (1995) Behandlung einer thrombotisch-thrombozytopenischen Purpura (Morbus Moschcowitz) mit Vincristin. Dtsch med Wschr 120: 442–446
34. Zieschang M, Kohlhäuft M, Homer D, Niemeyer R, Prager G (1995) A case of thrombotic thrombocytopenic purpura successfully treated with cyclophosphamide. Nephron 69: 176
35. Moschcowitz E (1925) An acute febrile pleiochronic anemia with hyaline thrombosis of the terminal arterioles and capillaries. Arch Intern Med 36 (1): 89–93

Telencephalic Brain Grafts in the Study of Scrapie Pathogenesis

A. Aguzzi, T. Blättler, M. Klein, A. Räber, S. Brandner

Introduction

Two still unresolved questions in the field of prion diseases have captured much of the attention of researchers. The first question relates to the actual nature of the infectious agent, which has been named prion and which replicates in the central nervous system and in certain additional tissues of infected animals and humans. The second question, however, is no less intriguing: by which mechanisms can prions bring about the damage to the central nervous system which is characteristic of almost all transmissible spongiform encephalopathies? This problem raises many additional related questions. Is the damage related to the actual replication of the prion? Or is the spongiform encephalopathy the result of accumulation of toxic metabolites within or around neurons? One prime candidate for the latter hypothesis of toxicity would certainly be PrP^{Sc}, the pathologically changed isoform of the normal prion protein, PrP^{C}. If so, would PrP^{Sc} be toxic only if it is generated within cells, or would it damage nervous cells if it acts from without or is internalized? And anyway, since prions appear to replicate, or at least to accumulate, in the organs of the lymphoreticular system, such as spleen, lymph nodes, and Peyer's plaques of the intestine, why is that we do not observe immune deficiencies or structural pathologies of the latter organs after infection with prions? In other words, is susceptibility to prion toxicity a unique property of neural tissue, or is it rather the result of the 100-fold higher levels of PrP^{Sc} accumulation seen in brains of terminally scrapie-sick mice as compared to lymphoreticular organs?

The complexity of these questions, along with our limited understanding of the nature of the infectious agent, suggests that it may be very difficult to devise suitable systems to address them experimentally. However, the recent generation of genetic in vivo model systems, such as transgenic mice expressing, at various levels, normal and mutated forms of the prion protein, as well as knockout mice which bear hetero- or homozygous ablations of the *PrnP* gene which encodes the prion protein, has now opened new, promising avenues of investigation.

Along these lines, we have taken advantage of various strains of transgenic mice (constructed in the laboratory of C.W.) and have asked whether the neurografting technology could be used to address the question of prion neurotoxicity. In this paper, we present a characterization of biological properties such as tissue growth, proliferation and differentiation in neuroepithelial grafts. Special emphasis is laid on the development of the blood-brain barrier (BBB) after grafting. We then discuss how embryonic telencephalic grafting was applied to the study of scrapie pathogenesis.

I. Scharrer/W. Schramm (Hrsg.)
27. Hämophilie-Symposion Hamburg 1996

Biological Characteristics of Mouse Neuroectodermal Grafts

Neural grafting has often been used to address questions related to developmental neurobiology [1–4]. Several studies investigated the establishment of neuronal organization within grafts and interactions with the host CNS [2, 5, 6]. More recently, grafting studies were aimed at questions related to neural plasticity. For example, it was asked whether and to what extent undifferentiated progenitor cells can integrate and take part to the formation of the host CNS [7–9]. Other studies were undertaken to address questions related to tumorigenic potential of various oncogenes by grafting retrovirally transduced cells into the rodent CNS [10–12].

In the field of neurodegenerative disorders, grafting studies have been mainly aimed at reconstituting certain pathways or particular functions after surgical or toxic lesions to selected functional systems [1, 13–15]. In these models, an artificial lesion leads to degeneration of specific neuronal systems. Grafting of neural tissue or genetically engineered cells aims at functional repair of induced lesions [13]. Many such experiments were carried out in the rat system which is well suited for developmental studies and allows stereotaxic surgical interventions with appropriate accuracy. However, with the advent of transgenic techniques, it has become possible to study in more detail the role played by single molecules during development and in pathological processes in mice [16, 17]. The generation of knockout mice by targeted deletion of genes of interest [18] has further broadened our insight into molecular mechanisms of neural development and pathogenesis of CNS diseases. A number of transgenic and knockout mice have delivered valuable models for neurodegenerative diseases [17, 19–21]. Others, however, show early postnatal [22–24] or even embryonic [25, 26] lethal phenotypes which can be difficult to interpret. Although these models provide evidence for a crucial role of the respective gene products during development and hint at an important role of these factors for the determination of cell fates during differentiation [25–27], they do not allow to study the role these factors play in secondary pathologic processes such as neurodegeneration. In an effort to overcome this problem, we have employed transplantation approaches for neural tissue derived from such mouse embryos. Using grafting techniques, it has been possible to study neural tissue of mice with premature lethal genotypes at time points exceeding by far the life span of the mutant mice [28, 29].

The grafting procedure is relatively simple [28, 29]. Embryos are harvested from timed pregnant dams at defined stages at mid-gestation. Graft tissue can be radiolabelled for later identification by autoradiography [5, 28] and injected into the caudoputamen or lateral ventricles of recipient mice using a stereotaxic frame [10, 28]. If histocompatible strains of mice are used, signs of graft rejection, such as lymphocytic infiltration and tissue necrosis, remain an exceptional finding and are detected in less than 5% of neural grafts [28].

In an effort to determine the optimal time point for embryonic tissue preparation and transplantation, we compared the final size of grafts resulting from tissue harvested at various embryonic stages. We found murine telencephalic tissue from embryonic day (E) 12.5 to reliably differentiate into large neural grafts which are suitable for detailed graft analysis. Tissue harvested at earlier embryonic stages often resulted in grafts containing non-neural tissue portions, since it was difficult to clearly separate mesenchymal tissue from the neural anlage at E 9.5–E 11.5. Such tissue portions induce permanent BBB leakage after grafting and were thus considered unfavorable. In contrast, neural tissue harvested at later embryonic stages (E 13.5–E 16.5) was easily separated from the meninges. However, proliferation and growth potential were markedly reduced, resulting in smaller transplants that were only partially accessible to thorough examination. Moreover, when tissue was harvested and transplanted at E 12.5, the total number of neural grafts was higher than with tissue harvested at other embryonic stages [28].

Graft cell proliferation, as determined with immunocytochemical detection of incorporated 5-bromo-2'-deoxyuridine [31] showed that proliferation indices of graft cells decreased sharply from initially 35% of grafted cells to around 5% during the second week after transplantation and to less than 1% after more than 7 weeks [28]. At the same time, differentiation of grafted cells proceeds to the terminal postmitotic state. Thus, mature neuroepithelial grafts contain neurons with myelinated processes and a dense synaptic network, glia (astrocytes, oligodendrocytes, and microglia), and blood vessels 4 weeks after grafting (projected age of grafted tissue approximately P20) [28, 29]. Taken together, these findings indicate that embryonic neuroepithelial tissue grafted into an adult host brain follows a program of maturation and differentiation similar to the in vivo time course [28].

Blood-Brain Barrier (BBB) and Brain Grafts

The BBB maintains the homeostatic environment in the brain by preventing bloodborne compounds from free entry into the CNS parenchyma. The barrier is formed by tight junctions in the vascular endothelia which are probably induced by astrocytes [31, 32]. A number of pathological CNS processes, such as inflammation, demyelination, tumor, or degeneration can induce breakdown of the BBB. In turn, BBB leakage might induce CNS dysfunction caused by bloodborne neurotoxic compounds normally excluded from the brain parenchyma [33, 34].

Various investigators have reported controversial findings on the post-transplantation status of the BBB in rodents. An early, yet most valuable study has suggested that the type of donor tissue determines the characteristics and BBB properties of graft-supplying vessels [35]. According to this hypothesis, neural grafts would be expected to induce BBB properties in the supplying blood vessels. In fact, several authors have described a complete BBB reconstitution after neural grafting to the CNS. Some even find no residual BBB leakage as early as one week after grafting [36–39]. Other studies, however, have claimed the BBB to remain permanently disrupted after neural grafting to the CNS [40, 41]. Our group carried out studies in the model described using four independent marker molecules to detect damage to the BBB [43]. The results obtained with various techniques were surprisingly consistent, with minor variations owing to variable sensitivity of individual techniques rather than differing findings (Fig. 1). Magnetic resonance imaging (MRI) using a contrast agent in vivo indicates, in agreement with the histological data, that in our paradigm, i.e. grafting of tissue fragments as opposed to single cell suspensions, the BBB is reconstituted in 67% of all grafts after 3 weeks, and in 90% of the grafts

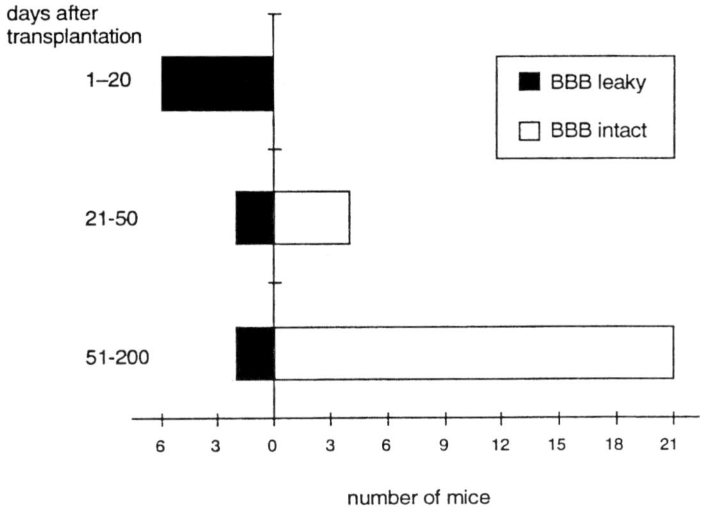

Fig. 1. Reconstitution of the blood-brain-barrier as a function of time after the grafting procedure

7 weeks after grafting [42]. These findings are particularly important with respect to the exploitation of neurografting techniques in neurodegenerative diseases. They indicate that the grafting procedure as such does not induce permanent BBB leakage that might expose the grafted tissue to a nonphysiological environment, and suggest that the genotype of the grafted tissue determines the BBB properties of the graft. Thus, a pathological condition affecting exclusively the graft can result in secondary BBB disruption.

Neurografts in Prion Research

Having established that a neurograft from a donor which would have undergone early lethality may be kept alive in a nonaffected surrounding, we decided to apply this technique to the study of mouse scrapie. *PrnP*$^{0/0}$ mice, which are devoid of PrP^{C}, are resistant to scrapie and do not propagate prions [19, 43]. Because these mice show normal development and behavior [44, 45], it has been argued that scrapie pathology may come about because PrP^{Sc} deposition is neurotoxic [47], rather than by depletion of cellular PrP^{C}. In the latter case, one might expect that the lack of PrP^{C} would result in embryonic or perinatal lethality, especially since PrP^{C} is encoded by a unique gene for which no related family members have been found.

To address the question of neurotoxicity, we set out to expose brain tissue of *PrnP*$^{0/0}$ mice to a continuous source of PrP^{Sc}. For the reasons exposed above, we thought that a convenient way to do so would be to graft embryonic telencephalic tissue from transgenic mice overexpressing PrP into various structures (in most experiments we chose the caudoputamen or the lateral ventricles or the forebrain) of *PrnP*$^{0/0}$ mice and to in oculate it with scrapie prions (Fig. 2). The donors, *tg20* mice

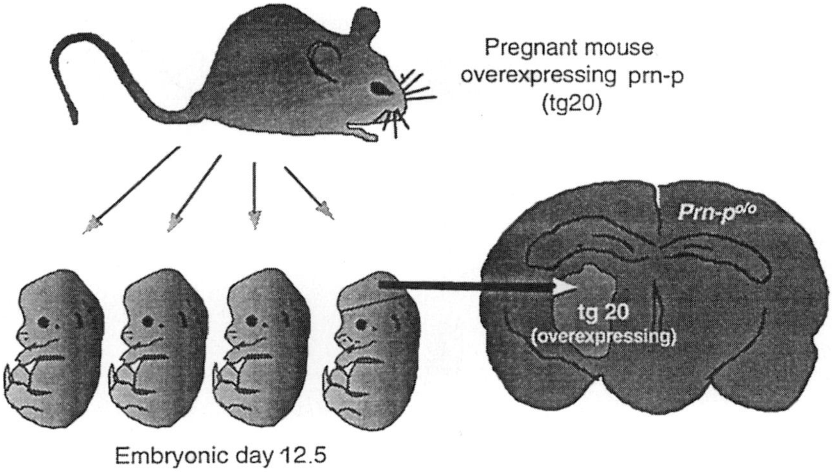

Fig. 2. Use of the neurografting technique for the study of mouse scrapie. The neuroectodermal anlage from a PrP^C-overexpressing mouse is implanted into the brain of a *PrnP*-deficient knockout mouse

[47], contain two arrays of 30–50 gene copies encoding PrP, overexpress PrP^C five- to eightfold and show incubation times of around 60 days as compared to 160 days for CD-1 wild-type mice. In the terminal stage of scrapie, both mouse strains exhibit similar prion titers while PrP^{Sc} levels in *tg20* are 25%–50% lower than in CD-1 brain.

The recipient mice were monitored clinically for the development of scrapie symptoms. In addition, we performed histological analyses of the grafts and their surroundings (conventional histology, immunohistochemistry, in situ hybridization), and we determined the content of PrP^C and PrP^{Sc} by western blotting and histoblotting. Since to date it would not be appropriate to equate the amount of PrP^{Sc} with infectivity, we decided to independently determine the amount of infectivity present in the graft and in regions of the brain at various distance from the graft by bioassay titration using *tg20* recipient mice. All of these procedures are summarized in Figure 3.

We observed that all mice remained free of scrapie symptoms for at least 70 weeks; this exceeds at least sevenfold the survival time of scrapie-infected *tg20* mice. Therefore, the presence of a continuous source of PrP^{Sc} and of scrapie prions does not exert any clinically detectable adverse effects onto the physiological functions of a mouse devoid of PrP^C.

Conversely, histological analysis revealed that *tg20* and wild-type grafts developed characteristic histopathological features of scrapie 70 and 160 days after inoculation (p.i.), respectively, reflecting the incubation time of scrapie in the respective donor animals [19, 47]. Uninfected or mock-infected *tg20* grafts occasionally showed mild gliosis but never spongiosis. Therefore, high expression of PrP by itself did not induce neurodegeneration in grafts.

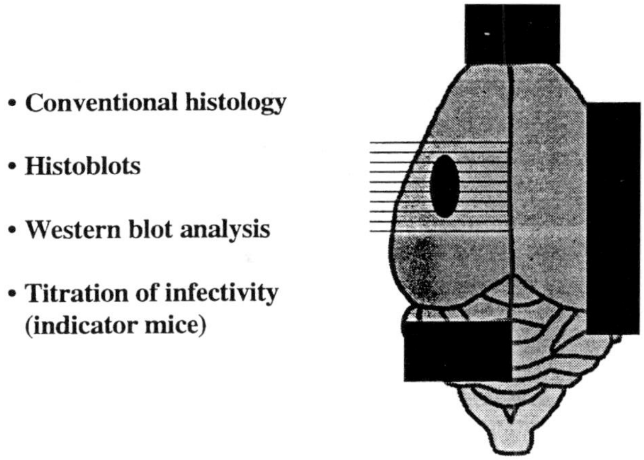

Fig. 3. Analysis of grafted brains was performed using various methods on the grafts and on the shaded regions of the host brain (designated as "frontal", "parietal contralateral,", and "cerebellum"

Early stages of the disease in the graft (70–140 days p.i.) were characterized by spongiosis and gliosis (Fig. 4). In addition, we observed reduced synaptophysin immunoreactivity, which we take as a sign of damage to the neuronal trees and subsequent decrease in the density of synaptic junctions. These changes are similar to those found in terminally sick *tg20* mice, and since they occurred at graft ages similar to the life expectancy of scrapie-exposed donor mice, we concluded that neurografted PrP^{C}-expressing tissue indeed constitutes a realistic model for the scrapie encephalopathy. Intermediate stage grafts (140–280 days p.i.) showed *status spongiosus* with dramatic ballooning and loss of neurons, gliosis, and stripping of neuronal processes. At late stages (280–480 days p.i.), cellular density increased from 900 to over 4000 cells/mm^2. Astrocytes constituted the main cell population and synaptophysin immunoreactivity was almost completely absent. Intriguingly, the grafts underwent progressive disruption of the blood-brain barrier during the course of the disease.

Although grafts had extensive contact with the recipient $PrnP^{0/0}$ brain, histopathology never extended into host tissue, even at the latest stages. Wild-type mice engrafted with *tg20* tissue showed severe histopathology in the graft and milder changes in the recipient brain, in good accordance with the general observation that the level of available PrP^{C} determines the speed of onset and often also the extent of pathology. Surprisingly, histoblot analysis [49] of noninoculated, engrafted $PrnP^{0/0}$ brain revealed that PrP immunoreactivity extended to the white matter of the recipient brains. In infected grafts, PrP^{Sc} was detected in both grafts and recipient brain, where it formed fine granules along white matter tracts and even in the contralateral hemisphere. Further, immunohistochemistry revealed PrP deposits in the host hippocampus and occasionally in the parietal cortex of all animals harboring PrP-expressing grafts. Up to 35 clusters of PrP deposits per section appeared late in infection, each consisting of 25–120 globules of 2–4 μm in diameter closely associated to astrocytic processes; no deposits were observed in inoculated or mock inoculated nonengrafted $PrnP^{0/0}$ brains or in $PrnP^{0/0}$ brains engrafted with $PrnP^{0/0}$ tissue.

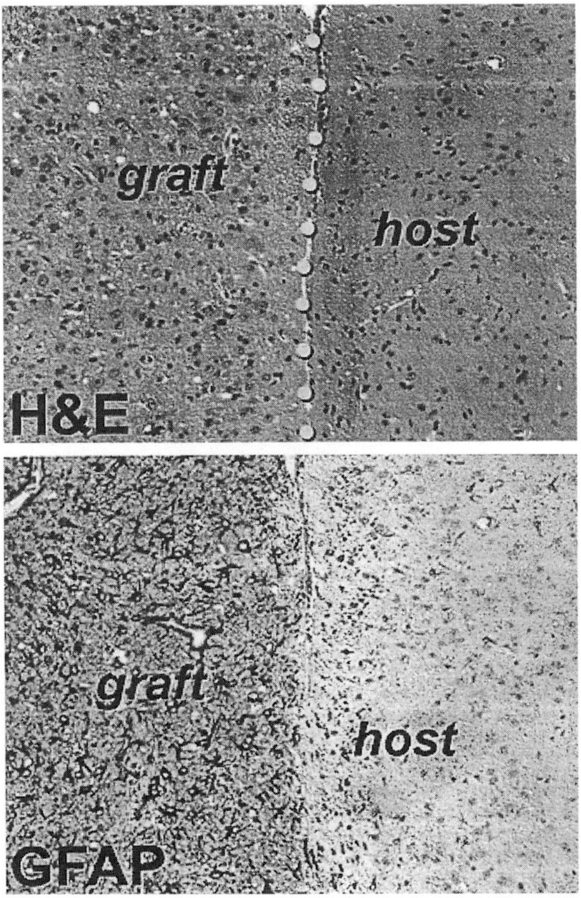

Fig. 4. Typical histological appearance of a PrP^C-expressing graft *(left side)* at the interface to the knockout host brain *(right side)*. Note the spongiform microcystic changes *(upper panel)* and the brisk astrocytic reaction evidenced by the immunocytochemical stain for glial fibrillary acidic protein *(GFAP, lower panel)*

It is unlikely that such deposits were produced locally by *tg20* cells emigrating from the graft, since the graft borders were always sharply demarcated. PCR analysis of host brain regions containing PrP deposits failed to reveal PrP-encoding DNA (Fig. 5, detection limit $<1{:}10^4$) and graft-derived cells were never detected distant from the graft by in situ hybridization or autoradiography of brain engrafted with [^{3}H-]thymidine-labelled [29] tissue. We conclude that graft-derived PrP^C and PrP^{Sc} are transferred from the graft to distant areas of the host brain.

It could be argued that pathology does not spread to the surroundings because there may not be sufficient physiological connections between the graft and the surrounding tissue. To address this potential issue, we grafted *tg20* PrP^C overexpressing tissue; in wild-type mice and determined the effects of intracerebral prion inoculations. This procedure resulted in histopathologically verifiable scrapie in both graft and in host tissue and in clinical scrapie of the host mouse without any modulation of the time course of the disease. However, the extent of pathology in the graft was

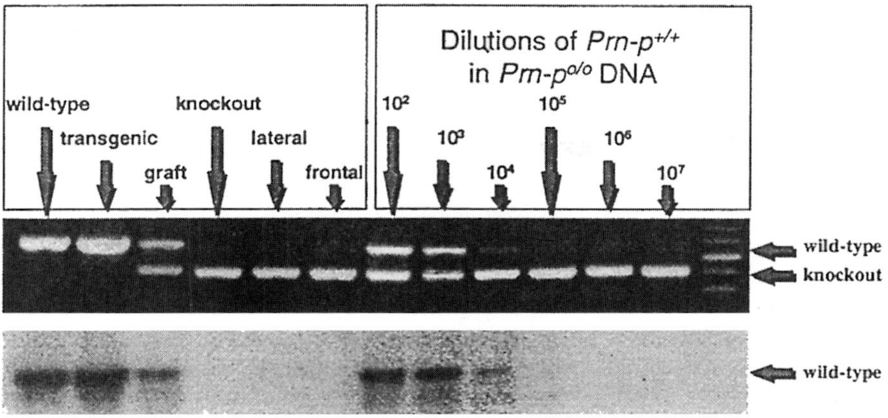

Fig. 5. PCR analysis of grafts and surrounding host brain. The transgenic amplification product is identical to the product of the wild-type gene and displays a slower electrophoretic mobility than the product of the knockout allele. No transgenic DNA was detected in the regions of the host brain in which PrP deposits were detected

more pronounced in the graft than in the host, once again reinforcing the general observation that the availability of PrP^{C}, rather than the deposition of PrP^{Sc}, is the rate-limiting step and also the major pathogenetic determinant in the development of scrapie.

To determine infectivity, various portions of brains containing grafts with severe histopathology were inoculated into *tg20* indicator mice. Samples of graft led to terminal scrapie after 74 days, indicating a titer of approximately 5.7 $logLD_{50}$ units per ml 10% homogenate (Table 1). While frontal brain and cerebellum, in which no deposits were detected, did not show infectivity, about 1.5 $logLD_{50}$ units per ml 10% homogerate were detected in the contralateral hemisphere. Infectivity is not due to residual inoculum, because within 4 days after inoculation no infectivity can be detected in recipient brain [19]. Thus, infectious prions moved from the grafts to some regions of the PrP-deficient host brain without causing pathological changes or clinical disease. The distribution of PrP^{Sc} in the white matter tracts of the host brain suggests diffusion within the extracellular space [49] rather than axonal transport (S.B. and A.A., unpublished results).

Why was no scrapie pathology observed in PrP^{C}-deficient tissue even in regions adjoining the graft which contained high levels of PrP^{Sc} and was clearly leaking such material? Perhaps PrP^{Sc} is inherently nontoxic and PrP^{Sc} plaques found in spongiform encephalopathies are an epiphenomenon rather than a cause of neuronal damage. Indeed, the extent of PrP deposition in the brains of humans succumbing to prion diseases with similar clinical presentation is extremely variable [50, 51].

Alternatively, PrP^{Sc} is only toxic when it is formed and accumulated within the cell, but not when it is presented from without. Finally, it may be that PrP^{Sc} is pathogenic when presented from without, but only to cells expressing PrP^{C}, either becau-

Table 1. Determination of scrapie prion infectivity in the grafts and in regions of the host brain adjacent to, or distant from, the graft. The presence of prion infectivity correlates with the presence of histologically detectable PrP deposits

Source of infectivity	Days after inoculation	Transmission	Incubation time of recipients [d]
Standard prion inoculum			
RML, 10-1	–	4/4	58, 59, 62, 67
RML, 10-3	–	2/2	65, 65
RML 10-5	–	4/4	83,84, 84, 95
RML 10-7	–	1/3	109, >217, >217
RML, 10-9	–	0/4	>217, >217, >217, >217
RML, 10–11	–	0/3	>217, >217, >217
Mouse tissue			
Graft region	245	2/2	75, 75
Contralateral frontal cortex	336	0/2	>170, >170
Contralateral frontal cortex	350	0/2	>170, >170
Contralateral frontal cortex	428	0/2	>170, >170
Contralateral frontal cortex	454	0/2	>170, >170
Contralateral parietal cortex	285	2/2	103/121
Cerebellum	285	0/3	>170, >170, >170
Spleen	285	0/1	>170

se it initiates conversion of PrP^C to PrP^{Sc} at the cell surface and/or because it is internalized by way of association with PrP^C, which is endocytosed efficiently [52]. Along with previous transgenetic studies [53, 54] showing delayed onset of disease in *PrnP*$^{o/+}$ mice despite massive accumulation of PrP^{Sc} and reports of typical scrapie histopathology in FFI-inoculated mouse brains devoid of detectable levels of PrP^{Sc} [55], the present data imply that not deposition of PrP^{Sc} but rather availability of PrP^C for some intracellular process elicited by the infectious agent is directly linked to spongiosis, gliosis, and neuronal death.

Acknowledgments. The authors wish to thank Karin Stepinski, Rosmarie von Rotz and Regula Chase for secretarial assistance. The work described is being supported by the Kanton of Zürich, by grants from the Schweizerischer Nationalfonds and Nationales Forschungsprogramm NFP38 to A.A. and C.W., of the European Union and the Bundesamt für Gesundheitswesen to A.A., of the Human Frontier Science Program to C.W; and by a postdoctoral fellowship of the Ernst Hadorn Foundation to S.B.

References

1. Fisher LJ, Gage FH (1993) Grafting in the mammalian central nervous system. Physiol Rev 73: 583–616
2. Kromer LF, Bjorklund A, Stenevi U (1983) Intracephalic embryonic neural implants in the adult rat brain. I. Growth and mature organization of brainstem, cerebellar, and hippocampal implants. J Comp Neurol 218: 433–459

3. O'Leary DD, Stanfield BB (1989) Selective elimination of axons extended by developing cortical neurons is dependent on regional locale: experiments utilizing fetal cortical transplants. J Neurosci 9: 2230–2246
4. Renfranz PJ, Cunningham MG, McKay RD (1991) Region-specific differentiation of the hippocampal stem cell line HiB5 upon implantation into the developing mammalian brain. Cell 66: 713–729
5. Jaeger CB, Lund RD (1986) Transplantation of embryonic occipital cortex to the tectal region of newborn rats: a light microscopic study of organization and connectivity of the transplants. J Comp Neurol 194: 571–597
6. Lund RD, Hauschka SD (1976) Transplanted neural tissue develops connections with host rat brain. Science 193: 582–584
7. Brüstle O (1995) Targeted introduction of neurons into the embryonic brain. Neuron 15: 1275–1285
8. Campbell C, Olsson M, Björklund A (1995) Regional incorporation and site-specific differentiation of striatal precursors transplanted to the embryonic forebrain ventricle. Neuron 15 (1259): 1273
9. Gage FH, Coates PW, Palmer TD et al (1995) Survival and differentiation of adult neuronal progenitor cells transplanted to the adult brain. Proc Natl Acad Sci USA 92: 11879–11883
10. Aguzzi A, Kleihues P, Heckl K, Wiestler OD (1991) Cell type-specific tumor induction in neural transplants by retrovirus-mediated oncogene transfer. Oncogene 6: 113–118
11. Brüstle O, Aguzzi A, Talarico D, Basilico C, Kleihues P, Wiestler OD (1992) Angiogenic activity of the K-fgf/hst oncogene in neural transplante. Oncogene 7: 1177–1183
12. Wiestler OD, Brüstle O, Eibl RH, Radner H, Aguzzi A, Kleihues P (1992) Retrovirus-mediated oncogene transfer into neural transplants. Brain Pathol 2: 47–59
13. Dunnett SB (1990) Neural transplantation in animal models of dementia. Eur J Neurosci 2: 567–587
14. Dunnett SB, Björklund A, Stenevi U, Iversen SD (1981) Grafts of embryonic substantia nigra reinnervating the ventrolateral striatum ameliorate sensorimotor impairments and akinesia in rats with 6-OHDA lesion of the nigrostriatal pathway. Brain Res 229: 209–217
15. Lindvall O (1991) Prospects of transplantation in human neurodegenerative diseases. Trends Neurosci 14: 376–384
16. Aguzzi A, Brandner S, Sure U, Ruedi D, Isenmann S (1994) Transgenic and knock-out mice: models of neurological disease. Brain Pathol 4: 3–20
17. Aguzzi A, Brandner S, Isenmann S, Steinbach J, Sure U (1995) Transgenic and gene disruption techniques in the study of neurocarcinogenesis. Glia 15: 348–364
18. Thomas KR, Capecchi MR (1987) Site-directed mutagenesis by gene targeting in mouse embryo-derived stem cells. Cell 51: 503–512
19. Büeler HR, Aguzzi A, Sailer A, Greiner RA, Autenried. P, Aguet M, Weissmann C (1993) Mice devoid of PrP are resistent to scrapie. Cell 73: 1339–1347
20. Games D, Adams D, Alessandrini R et al (1995) Alzheimer-type neuropathology in transgenic mice overexpressing V717F beta-amyloid precursor protein. Nature 373: 523–527
21. LaFerla FM, Tinkle BT, Bieberich CJ, Haudenschild CC, Jay G (1995) The Alzheimer's A beta peptide induces neurodegeneration and apoptotic cell death in transgenic mice. Nat Genet 9: 21–30
22. Klein R, Smeyne RJ, Wurst W, Long LK, Auerbach BA, Joyner AL, Barbacid M (1993) Targeted disruption of the trkB neurotrophin receptor gene results in nervous system lesions and neonatal death. Cell 75: 113–122
23. Magyar JP, Bartsch U, Wang ZQ, Howells N, Aguzzi A, Wagner EF, Schachner M (1994) Degeneration of neural cells in the central nervous system of mice deficient in the gene for the adhesion molecule on Glia, the bete 2 subunit of murine Na, K-ATPase. J Cell Biol 127: 835–845
24. Smeyne RJ, Klein R, Schnapp A et al (1994) Severe sensory and sympathetic neuropathies in mice carrying a disrupted Trk/NGF receptor gene. Nature 368: 246–249
25. Bladt F, Riethmacher D, Isenmann S, Aguzzi A, Birchmeier C (1995) Essential role for the c-met receptor in the migration of myogenic precursor cells into the limb bud [see comments]. Nature 376: 768–771

26. Meyer D, Birchmeier C (1995) Multiple essential functions of neuregulin in development [see comments]. Nature 378: 386–390
27. Gassmann M, Casagranda F, Orioli D, Simon H, Lai C, Klein R, Lemke G (1995) Aberrant neural and cardiac development in mice lacking the ErbB4 neuregulin receptor. Nature 378: 390–394
28. Isenmann S, Brandner S, Sure U, Aguzzi A (1996) Telencephalic transplants in mice: characterization of growth and differentiation patterns. Neuropathol Appl Neurobiol 21: 108–117
29. Isenmann S, Molthagen M, Brandner S et al (1995) Neural transplants of AMOG/BBB2-deficient mice survive but do not express the BBB2-subunit of the Na,K-ATPase. Glia 15: 377–388
30. Gratzner HG (1982) Monoclonal antibody to 5-bromo- and 5-idodeoxyuridine: a new reagent for detection of DNA replication. Science 18: 474–475
31. Janzer RC, Raff MC (1987) Astrocytes induce blood-brain barrier properties in endothelial cells. Nature 325: 253–257
32. Risau W, Wolburg H (1990) Development of the blood-brain barrier [see comments]. Trends Neurosci 13: 174–178
33. Rosenstein JM, Brightman MW (1983) Circumventing the blood-brain barrier with autonomic ganglion transplants. Science 221: 879–881
34. Svendgaard NA, Björklund A, Hardebo JE, Stenevi U (1975) Axonal degeneration associated with a defective blood-brain barrier in cerebral implants. Nature 255: 334–336
35. Stewart PA, Wiley MJ (1981) Developing nervous tissue induces formation of blood-brain barrier characteristics in invading endothelial cells: a study using quail-chick transplantation chimeras. Dev Biol 84: 183–192
36. Bertram KJ, Shipley MT, Ennis M, Sanberg PR, Norman AB (1994) Permeability of the blood-brain barrier within rat intrastriatal transplants assessed by simultaneous systemic injection of horseradish peroxidase and Evans blue dye. Exp Neurol 127: 245–252
37. Broadwell RD, Charlton HM, Ebert P, Hickey WF, Villegas JC, Wolf AL (1990) Angiogenesis and the blood-brain barrier in solid and dissociated cell grafts within the CNS. Prog Brain Res 82: 95–101
38. Broadwell RD, Charlton HM, Ganong WF, Salcman M, Sofroniew M (1989) Allografts of CNS tissue possess a blood-brain barrier. I. Grafts of medial preoptic area in hypogonadal mice. Exp Neurol 105: 135–151
39. Swenson RS, Shaw P, Alones V, Kozlowski G, Zimmer J, Castro AJ (1989) Neocortical transplants grafted into the newborn rat brain demonstrate a blood-brain barrier to macromolecules. Neurosci Lett 100: 35–39
40. Rosenstein JM (1987) Neocortical transplants in the mammalian brain lack a blood-brain barrier to macromolecules. Science 235: 772–774
41. Rosenstein JM, Brightman MW (1986) Alterations of the blood-brain barrier after transplantation of autonomic ganglia into the mammalian central nervous system. J Comp Neurol 250: 339–351
42. Isenmann S, Brandner S, Kühne G, Boner J, Aguzzi A (1996) Comparative in vivo and pathological analysis of the blood-brain barrier in mouse telencephalic transplants. Neuropathol Appl Neurobiol 21: 118–128
43. Sailer A, Büeler H, Fischer M, Aguzzi A, Weissmann C (1994) No propagation of prions in mice devoid of PrP. Cell 77: 967–968
44. Büeler HR, Fischer M, Lang Y et al (1992) Normal development and behaviour of mice lacking the neuronal cell-surface PrP protein. Nature 56: 577–582
45. Manson JC, Clarke AR, Hooper ML, Aitchison L, McConnell I, Hope J (1994) 129/Ola mice carrying a null mutation in PrP that abolishes mRNA production are developmentally normal. Mol Neurobiol 8: 121–127
46. Forloni G, Angeretti N, Chiesa R, Monzani E, Salmona M, Bugiani O, Tagliavini F (1993) Neurotoxicity of a prion protein fragment. Nature 362: 543–546
47. Fischer M, Rülicke T, Raeber A et al (1996) Prion protein with amino-terminal deletions restoring susceptibilty of PrP knockout mice to scrapie. EMBO J 15: 1255–1264

48. Taraboulos A, Jendroska K, Serban D, Yang SL, DeArmond SJ, Prusiner SB (1992) Regional mapping of prion proteins in brain. Proc Natl Acad Sci USA 89: 7620–7624
49. Jeffrey M, Goodsir CM, Bruce ME, McBride PA, Fowler N, Scott JR (1994) Murine scrapie-infected neurons in vivo release excess prion protein into the extracellular space. Neurosci Lett 174: 39–42
50. Collinge J, Owen F, Poulter M et al (1990) Prion dementia without characteristic pathology. Lancet 336: 7–9
51. Hayward PA, Bell JE, Ironside JW (1994) Prion protein immunocytochemistry: reliable protocols for the investigation of Creutzfeldt-Jakob disease. Neuropathol Appl Neurobiol 20: 375–383
52. Shyng SL, Huber MT, Harris DA (1993) A prion protein cycles between the cell surface and an endocytic compartment in cultured neuroblastoma cells. J Biol Chem 268: 15922–15 928
53. Büeler H, Raeber A, Sailer A, Fischer M, Aguzzi A, Weissmann C (1994) High prion and PrP^{Sc} levels but delayed onset of disease in scrapie-inoculated mice heterozygous for a disrupted PrP gene. Mol Med 1: 19–30
54. Manson JC, Clarke AR, McBride PA, McConnell I, Hope J (1994) PrP gene dosage determines the timing but not the final intensity or distribution of lesions in scrapie pathology. Neurodegeneration 3: 331–340
55. Collinge J, Palmer MS, Sidle KCL, Gowland I, Medori R, Ironside JW, Lantos PL (1995) Transmission of fatal familial insomnia to laboratory animals. Lancet 346: 569–570

V. Pädiatrie: Hämolytisch-urämisches Syndrom im Kindesalter (HUS)

Moderatoren:
A. H. Sutor (Freiburg)
H. Lenk (Leipzig)

Gerinnungsveränderungen beim hämolytisch-urämischen Syndrom (HUS)

A. H. Sutor, N. Gordjani

Das Krankheitsbild des hämolytisch-urämischen Syndroms (HUS) mit der klinischen Trias Anämie, Thrombozytopenie, Nierenversagen wurde auch hämostaseologisch ausgiebig untersucht, da die Thrombosierung renaler Mikrogefäße als konstanter Befund erkannt wurde. Die Ergebnisse sind jedoch verwirrend (Tabelle 1). Von den zahlreichen Gerinnungsuntersuchungen bleibt als einzig konstantes Ergebnis die Thrombozytopenie, der erhöhte v.-Willebrand-Faktor (vWF) und das normale Fibrinogen übrig. Befunde über erhöhte Plättchenaggregation und verminderte Fibrinolyse ließen sich bei den meisten Patienten nicht substantiieren. Entsprechend waren die Hypothesen über auslösende Faktoren nicht einheitlich (s. Übersicht). So wurden eine gesteigerte Gerinnung, eine verminderte Fibrinolyse und eine gesteigerte Hämolyse mit Freisetzung thrombophiler Substanzen als Hypothesen diskutiert. Andere Autoren postulierten einen unbekannten thrombogenen Faktor, der eine disseminierte intravasale Koagulation (DIC) auslöst. Wieder andere stellten die Plättchen ins Zentrum des Geschehens und postulierten unbekannte plättchenaggregierende Substanzen, die die Bildung eines Plättchenthrombus bewirken. Für alle Hypothesen fanden sich Hinweise, die aber insgesamt nicht das Gesamtbild erklären konnten: Entsprechend waren therapeutische Versuche mit Heparin, Plättchenaggregationshemmern, Fibrinolytika oder mit körpereigenen, die Fibrinolyse steigernden Substanzen nach den Anfangserfolgen auf Dauer nicht erfolgreich (Übersicht [1]).

Tabelle 1. Hämostaseveränderungen beim HUS (Literaturbefunde s. Text)

Plättchenzahl	↓↓↓
PTT	n, (↓)
Faktoren V, VIII	n, ↓, ↑
Fibrinogen	n
AT III	n, (↓)
PAI	↓, n
Fibronectin	n, ↓
v.-Willebrand-Faktor	↑↑
Prostacyclin	↓, n
Thromboxan	n, ↑
Elastin	↑, n

I. Scharrer/W. Schramm (Hrsg.)
27. Hämophilie-Symposion Hamburg 1996

In der Erstveröffentlichung von Gasser wurde bewußt der Plural *hämolytisch-urämische Syndrome* mit unterschiedlichen Ursachen und Pathogenesen gewählt [2].

Hypothesen zur Thrombogenese beim HUS (Lit. s. Text)
– Endothelläsion → intravasale Gerinnung → Hämolyse [73] – Hämolyse → ADP, Serotonin → Fibrinaggregate + RES-Blockade [74] – erhöhte Thromboxanproduktion → Plättchenaggregation in der Niere → thrombozytopenische Mikroangiopathie (TMA) → Hämolyse [74] – Inhibition der Prostacyclinproduktion [33, 36, 74] – Erhöhter Plättchenaggregationsfaktor [44] – Infektion → WBZ-Aktivierung → Endothelschädigung → TMA → Hämolyse [75] – Fibrinolysehemmung → Endothelläsion → s. oben [64] – Endothelläsion → vWF-Freisetzung → Plättchenaggregation → TMA → Hämolyse [47]

Wir beschränken uns jedoch im folgenden Artikel auf das HUS nach vorangegangenem gastrointestinalem Infekt mit Diarrhö (D + HUS oder „typisches HUS"), weil es die häufigste Ursache von akutem intrarenalem Nierenversagen im Kindesalter und die häufigste Ursache des HUS im Kindesalter ist.

Klinik

Das klinische Erscheinungsbild des „typischen HUS" ist charakteristisch und unterscheidet sich in der Regel von der „atypischen" Form [3]. Der Erkrankung geht einige Tage bis Wochen ein prodromaler enterokolitischer Infekt voraus. Blutige Diarrhö, krampfartige abdominelle Schmerzen, Übelkeit und Erbrechen sind häufige Symptome. Die initiale gastrointestinale Symptomatik ist meistens mäßig ausgeprägt. Es können jedoch schwerste Verläufe auftreten. Die Patienten können das Bild eines akuten Abdomen, eines Ileus, einer Invagination, eines toxischen Megakolon und rektaler Blutungen bis hin zur Darmperforation zeigen. Strikturen und mechanischer Ileus können als Spätkomplikationen solch schwerer intestinaler Verläufe auftreten. Innerhalb 1 Woche nach Sistieren der Prodromi entwickelt sich das HUS. Gelegentlich treten Petechien auf. Eine generelle Blutungsneigung besteht in der Regel nicht. Die Anämie kann bis zu 4 Wochen in hämolytischen Schüben verlaufen und die Hämoglobinkonzentrationen bis auf Werte von 4 g/dl abfallen. Hinweis auf die Genese der Anämie geben Fragmentozyten im peripheren Blutausstrich. Die Schwere der Anämie korreliert nicht mit dem Ausmaß des Nierenversagens. Meistens besteht bei der Manifestation eine Thrombozytopenie. Sie kann jedoch nur sehr kurze Zeit bestehen, und gelegentlich haben Patienten bei Aufnahme wieder normale oder sogar erhöhte Thrombozytenwerte. Entsprechend dem sehr variablen Ausmaß der histomorphologischen renalen Veränderungen kann die Klinik des akuten Nierenversagens sehr verschieden sein. In manchen Fällen fehlt eine Oligoanurie. Meistens dauert sie ca. 10 Tage an, kann jedoch selten 6–8 Wochen persistieren. Eine Makrohämaturie wird in nur 10% der Fälle beobachtet. Als Komplikationen des Nierenversagens können arterielle Hypertonie, Ödeme und Elektrolytstörungen auftreten. Komplikationen der arteriellen

Hypertonie sind Enzephalopathie, Linksherzversagen und vermehrte Hämolyse. Eine beeinträchtigte myokardiale Funktion kann auch durch die Überwässerung und durch die Anämie bedingt sein. Wie die meisten organspezifischen Komplikationen des HUS kann eine Kardiomyopathie aber auch als Folge der generalisierten thrombotischen Mikroangiopathie (TMA) auftreten. Stark ausgeprägter Hypertonus und prolongierte Anurie treten häufiger bei der atypischen Form des HUS auf und sprechen für eine schlechtere Prognose. In 7–22% der Fälle treten schwerwiegende ZNS-Störungen auf [4, 5]. Zu den schweren ZNS-Komplikationen des HUS gehören Hirnödem, Krampfanfälle und Koma. Die zentralnervösen Störungen können Folge der Niereninsuffizienz oder des Hypertonus sein. Sie können aber auch in Abwesenheit der renalen Komplikationen als Ausdruck der TMA zerebraler Gefälle auftreten und somit mit einem hämorrhagischen Insult im Gefolge einer thrombotischen Gefäßokklusion vergesellschaftet sein. In den meisten Fällen stellt sich eine Heilung ohne Residuen ein. Selten kann es jedoch zur Defektheilung mit bleibenden neurologischen Ausfällen kommen.

Bei 85–95% der Patienten mit typischem HUS kann eine gute Prognose angenommen werden. Die exakte Prognose der Nierenfunktion muß jedoch noch geprüft werden, da die Erkrankung vor der Ära der Behandlung mit Frühdialyse aufgrund der Urämie nicht selten letal verlief und Langzeitüberlebende jetzt erst im (jungen) Erwachsenenalter sind. Einige Untersuchungen weisen daraufhin, daß die meisten Patienten keine vollständige Erholung ihrer glomerularen Filtrationsrate erfahren (Übersicht bei [1]).

Pathogenese

Der pathogenetische Bogen spannt sich von der Invasion der enterohämorrhagischen Escherichia coli (EHEC) zum Endereignis der Mikrothrombosierung in den Nierengefäßen (Abb.1 und Tabelle 2).

Diskutiert werden muß, wie EHEC die klassischen Symptome des HUS auslöst, wobei 3 Hauptursachen überprüft werden sollten:
1. Hämolyse,
2. thrombozytäre Hyperkoagulämie mit nachfolgender Thrombozytopenie,
3. Endothelschädigung.

ad 1) Hämolyse:
Die hämolytische Form der Anämie ist unschwer aus den Regenerationszellen der roten Reihe zu erkennen. Sie wird durch eine Hämoglobin- und Biliruibinämie, durch den Abfall des Haptoglobins und durch die verkürzte Überlebenszeit der Erythrozyten (RBZ) bestätigt [6]. Beim HUS liegt eine besondere Art der Hämolyse vor, erkenntlich an den charakteristisch verformten Erythrozyten, den Fragmentozyten. Gasser nannte sie Eierschalenzellen [2]. Man findet dies bei intravasalen mechanischen Hämolysen, die auf ein Hindernis im arteriellen Blutstrom hinweisen.

Die Hypothese der Thrombogenese durch hämolysierte Erythrozyten wurde damit begründet, daß deren Inhalt, beispielsweise ADP, die Plättchenaggregation auslöst und damit die Gerinnungskaskade startet. In eigenen Experimenten läßt

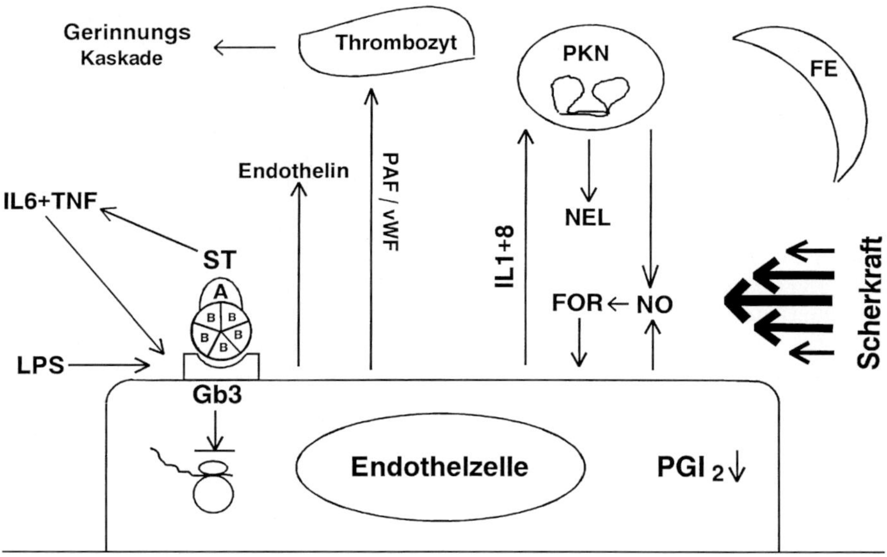

Abb. 1. Schematische Darstellung der Pathogenese des hämolytisch-urämischen Syndroms. *IL6 1+8* Interleukin 6 1+8; *TNF* Tumor-necrosis-faktor α; *ST* Shigatoxin; *LPS* Lipopolysacharid; *PGI_2* Prostaglandin I_2; *PAF* Platelet-activating-faktor; *vWF* v.-Willebrand-Faktor; *PKN* polymorphkernige neutrophile Granulozyten; *NEL* Neutrophilenelastase; *FOR* freie O_2-Radikale; *FE* fragmentierter Erythrozyt

Tabelle 2. Pathogenetische Interaktionen beim D+-HUS beim Kind (s. Text)

Endothel	RBZ, WBZ	Plättchenthrombose	HUS
Infektion mit Bakterien (EHEC, andere) ST 1+2, Endotoxin	(Hämolyse) Leukozytose (α-Granula)	Hemmung der lokalen Lyse	Endemie Rindprodukte Durchfall
Nierenendothel (Gb3-Rezeptor) Zellschwellung			Kleinkinder
Endothelläsion: lokale Thrombophilie (Freisetzung thrombophiler Substanzen, Exposition von Kollagen)		Adhäsion und Aggregation vWF erhöht	Thrombozytopenie (TP)
Mikrothromben im arteriellen System (hohe Scherkräfte) (Mikroangiopathie)	Fragmentierung mit Hämolyse	Weitere ADP-Freisetzung	TP Hämolyse Anämie
Obstruktion der Nierengefäße mit Thrombosierung			Nierenversagen, reversibel
Organisation des Thrombus			Nekrosen

sich folgendes gut belegen: Durch Aggreganzien wie Thrombin oder ADP kommt es zur Thrombozytenaggregation, aber nur bei starker Strömung [7]. Diese Voraussetzungen sind beim HUS gegeben. Es ist vorstellbar, daß es dadurch zum Plättchenthrombus und sekundär zur Stimulation der Gerinnungskaskade kommt. Dagegen sprechen jedoch mehrere klinische und experimentelle Befunde:

1. Patienten mit Hämolysen viel größeren Ausmaßes, z.B. Erythroblastose oder Sphärozytose, zeigen keine Thrombosen [8].
2. Nicht nur beim HUS, sondern auch bei Vaskulitiden und anderen Strömungshindernissen im arteriellen System, z. B. bei künstlichen Herzklappen, kommt es auch ohne Thrombose zum Nierenversagen.

Dazu eine eigene Kasuistik: Eine Patientin mit akutem Nierenversagen hat ein Blutbild, das dem eines HUS täuschend ähnlich ist. Auf den ersten Blick war es ein klassisches hämolytisch-urämisches Syndrom, obwohl die Thrombozytopenie fehlte. Die Ursache jedoch war eine Spirale, die zum Verschluß eines persistierenden Ductus arteriosus Botalli eingesetzt worden war, in die Pulmonalarterie disloziert war und ein klassisches Hindernis im schnellen Blutstrom darstellte. Hier konnte gezeigt werden, daß das Hindernis die primäre Ursache der Hämolyse war. Im peripheren Blutausstrich war hier auch ein vermehrter Thrombozytenumsatz an den großen Thrombozyten erkennbar. Die Symptomatik verschwand prompt, als die Drahtschlinge aus dem schnellen Blutstrom entfernt wurde. Das Nierenversagen, es handelte sich möglicherweise um eine Tubulusschädigung durch Erythrozytenfragmente und Hämoglobin (Hb), besserte sich rapide [9]. Dafür sind offensichtlich Erythrozytenfragmente erforderlich [8]. Dieser Fallbericht unterstützt die Hypothese, die durch einen In-vivo-Versuch mit künstlichen Fibrinfäden vor 30 Jahren bereits aufgestellt wurde [10] und unterstreicht 2 Fakten:

1. Die Hämolyse entsteht durch Hindernisse in der arteriellen Strombahn, und
2. diese Art von Hämolyse allein führt nicht zur Thrombozytenaggregation mit Thrombozytopenie und Thrombose, sondern nur zu einem nichtthrombogenen Verschluß, ähnlich wie bei der Crushniere.

Dies ist nicht neu. Diese Unterscheidung wurde schon klar in Gasser's Erstbeschreibung gemacht („...in keinem Falle die für Crushniere typischen Tubulusnekrosen mit Hb-Zylinder, sondern immer eine bilaterale Nierenrindennekrose" [2]).

ad 2) Thrombozytopenie als Folge einer thrombozytären Hyperkoagulämie:
Die Thrombozytopenie ist als peripher einzustufen: Dies ist eindeutig durch Knochenmarkausstriche, die reichlich Megakaryozyten enthalten, und durch Umsatzstudien, die einen erhöhten Plättchenumsatz zeigten, bewiesen. Dies kann man auch deutlich im Blutausstrich erkennen, in dem die typischen Megathrombozyten ins Auge fallen. Die früher geäußerte Hypothese einer Verbrauchskoagulopathie ist eindeutig durch Umsatzstudien, die einen normalen Fibrinogenverbrauch, aber einen erhöhten Plättchenumsatz aufzeigten, von der Hand zu weisen (Übersicht bei [7]). Es handelt sich daher um eine Verbrauchsthrombozytopenie. Unklar ist, ob ein lokaler Verbrauch am Thrombus oder eine Zerstörung der Plättchen bei der Passage durch die Mikrothromben (ähnlich wie bei den

Erythrozyten) vorliegt. Wahrscheinlich handelt es sich um Plättchenaggregate, die durch aggregierende Substanzen [freigesetzt von Leukozyten (WBZ), v.-Willebrand-Faktor (vWF) etc.] verursacht und in der Milz eliminiert werden. Dafür spricht, daß mehr Plättchen in der Milz als in der Niere abgebaut werden [11]. Die Thrombozyturie als Ursache der Thrombopenie dürfte nur eine untergeordnete Rolle spielen. Sie sollte aber der Vollständigkeit halber aufgeführt werden, weil sie auf eine Nierenschädigung hinweisen kann: Wir fanden, daß nach erfolgreicher Therapie vom HUS und anschließender Gabe von Acetylsalicylsäure (Aspirin) die Plättchenanzahl nicht anstieg [12]. Wir untersuchten daraufhin den Urin und fanden dort bis zu 15 000 Plättchen/ml. Es ist vorstellbar, daß die jetzt nicht mehr adhäsionsfähigen Plättchen durch die geschädigte Basalmembran hindurchtreten. Diese Annahme wird dadurch gestützt, daß nach Absinken des Aspirineffektes auch die Thrombozyturie abnahm und die Plättchenzahl im peripheren Blutausstrich anstieg. Diese Ergebnisse stießen zunächst auf erhebliche Skepsis, sind jedoch mittlerweile durch eigene und andere elektronenmikroskopische Untersuchungen bestätigt [13]. Somit könnte die Thrombozytopenie zumindest teilweise durch einen renalen Verlust bedingt sein. Dies lenkt das Augenmerk auf die Niere. Damit kommen wir zum letzten Diskussionspunkt, der Schädigung des Endothels.

ad 3):
Das vaskuläre Endothel bildet die Grenzfläche zwischen Gewebe und zirkulierendem Blut und ist ein wichtiger Regulator pro- und antikoagulatorischer Faktoren [14, 15]. Mehrere Evidenzen deuten auf eine zentrale Rolle bei der Pathogenese des HUS hin. Das durch EHEC gebildete Shigatoxin (ST) weist eine toxische Wirkung auf die menschlichen renalen Mikrogefäße auf. ST besteht aus 1 A- und 5 B-Untereinheiten [16 17]. Nach der Bindung der B-Untereinheit des ST an einen Rezeptor, dem Gb3-Rezeptor, wird der Holotoxin-Gb3-Komplex in das Innere der Zelle verschoben (rezeptorvermittelte Endozytose) [18].Die Anzahl der Gb3-Rezeptoren im glomerulären Endothel von Kindern ist größer als beim Erwachsenen. Dadurch wird die im Kindesalter typische renale Manifestation und vielleicht die Prädisposition von Kleinkindern erklärt [1, 3]. Es ist interessant, daß beim Kaninchentiermodell die Niere nicht von der Mikroangiopathie betroffen ist, weil diese Tierspezies keine renalen Gb3-Rezeptoren hat [19]. Obgleich die Niere wegen hoher basaler Spiegel an Gb3 das Hauptziel ist [20, 21], kann praktisch jedes Organ von der TMA betroffen sein [22]. Variable extrarenale Schäden werden der unterschiedlichen individuellen Anwesenheit oder Dichte der Rezeptoren zugeschrieben [23].

Es gibt aber auch möglicherweise eine direkte hämolytische Wirkung von ST, da es auch an einen Pentosylceramidrezeptor (P1 AG) auf Erythrozyten bindet. Reife Erythrozyten bilden kein Protein und sind deshalb resistent gegen ST. Es wurde postuliert, daß eine starke Expression von P1 die Bindung des Toxins an Erythrozyten verstärkt und somit die Dosis für die kernhaltigen Endothelzellen vermindert [24]. Die Invasion von EHEC kann im Kindesalter sowohl das renale Endothel als auch Erythrozyten alterieren. Pathomechanismen der Thrombogenese sind in der Übersicht und Abbildung 1 aufgeführt.

Eine Verletzung der Endothelzelle führt zum Verlust der antithrombotischen und antikoagulatorischen Eigenschaften [25] und trägt damit zur Pathogenese der thrombotischen Mikroangiopathie (TMA) bei. Substanzen, die das Endothel schädigen, werden mit der Pathogenese assoziiert, da sie beim HUS vermehrt nachgewiesen werden. Dazu gehören ST [26] und Lipopolysaccharide [27, 28]. Entzündungsmediatoren, wie Tumor-necrosis-Faktor-α (TNF-α) [29, 30] und Interleukin-1 [30] wirken additiv. Substanzen, die auch aus dem Endothel freigesetzt werden, können zu einer weiteren Schädigung führen. Dabei spielen z. B. vasokonstriktorische Metaboliten des Arachidonsäurestoffwechsels eine besondere Rolle [31, 32]. Ein Mangel an vasodilatatorischen Prostanoiden, z. B. PGI_2, wird speziell für das akute Nierenversagen angeschuldigt [33–38]. Hinzu kommt, daß PGI_2 die Plättchenaggregation und Adhäsion verhindert. Die Zytokinspiegel sind im Urin höher als im Serum und deuten somit auf eine renale Produktion hin [39].

Weitere Hinweise für die Endothelverletzung kommen von Untersuchungen, die die Plasmaspiegel von löslichem Gefäßzelladhäsionsmolekül-1 (sVCAM-1), E-Selektin und löslichem interzellulären Adhäsionsmolekül-1 (sICAM-1) bei 20 Kindern mit HUS, 12 Kindern mit chronischem Nierenversagen anderer Genese und 8 Kontrollpersonen gemessen haben. Kinder mit HUS hatten erhöhte Werte von sVCAM, WF-AG, WF-Funktion und erniedrigte sICAM-1-Werte. WBZ und sVCAM-1 waren signifikant höher beim akuten HUS als bei chronischem Nierenversagen, aber es bestand kein Unterschied in den Plasmakonzentrationen von WF oder sICAM-1 bei diesen Erkrankungen. Plasmakonzentrationen von sVCAM-1 sind ein wichtiges Indiz für das Ausmaß der Endothelschädigung beim HUS [40].

Rolle des v.-Willebrand-Faktors

Zusätzliche Anzeichen einer Dysfunktion der vaskulären Endothelzellen ergeben sich aus Studien der vWF-Multimere. Sie werden durch Disulfidbrücken zwischen vWF-Monomeren in Megakaryozyten und Endothelzellen gebildet und in α-Granula und Weibel-Palade-Körpern gespeichert. Die hauptsächliche Quelle von Plasma-vWF ist offensichtlich die Endothelzelle [41]. Ursprünglich fanden Moake et al. ungewöhnlich große vWF-Multimere im Plasma von Patienten mit rezidivierender thrombotisch-thrombozytopenischer Purpura (TTP) während der klinischen Remission, nicht jedoch während des Rezidivs. Das Fehlen von ultragroßen Multimeren während der akuten Phase wurde als Bindung von vWF an aktivierte Thrombozyten gedeutet [42]. Tatsächlich heften sich ultragroße vWF-Multimere effizienter an Plättchenglykoprotein Ib-IX und Glykoprotein-IIb-IIa-Komplexe [42, 43]. Ein weiteres Indiz für diesen Mechanismus wird durch eine aktuelle Studie erbracht, die bei 10 Kindern während der akuten Phase von HUS im Vergleich zu Kontrollen hohe Urinkonzentrationen von plättchen-aktivierendem Faktor (PAF) zeigten [44]. Bei Kindern mit HUS war der hochmolekulare vWF während der akuten Phase erhöht, normalisierte sich in nichtrezidivierenden Formen, blieb aber erhöht bei Rezidivfällen [45]. Diese Beobachtung wurde als Anzeichen einer persistierenden Störung der Endothelzellen bei rekurrierendem HUS interpretiert. Andere Autoren fanden keine Unterschiede in der Konzentration von vWF-Antigen zwischen Kindern mit typischem und atypischem HUS [46]. Bei Patienten mit TTP zeigen ultragroße vWF-Multimere während der Remission wahrscheinlich das

Risiko von Rezidiven an [47]. Die unterschiedlichen Muster der plasmatischen vWF-Multimere werden bisher noch nicht ganz verstanden und zumindest zum Teil auf In-vitro-Artefakte zurückgeführt [27]. Es wurde jedoch postuliert, daß TTP eine Störung mit exzessiver Freisetzung von ungewöhnlich großen vWF-Multimeren aus defekten Endothelzellen ist [41, 47].

Veränderte Scherkräfte modifizieren möglicherweise die vaskuläre Zellproliferation in Endothelzellen der Rinderaorta [48]. Wenn dies auch auf Veränderungen der glomerulären und arteriolären Kapillaren zutrifft, könnten hämodynamische Veränderungen die Funktion der Endothelzellen beim HUS beeinflussen. Erhöhte Scherkräfte in geschädigten Mikrogefäßen könnten eine Bindung von ultragroßen vWF und den größten plasmatischen vWF-Multimeren an Thrombozyten bei Patienten mit TTP hervorrufen [43] und dadurch eine dauerhafte Schädigung der Endothelzellen bewirken.

Aufgrund eigener Beobachtungen wird vermutet, daß der vWF kausal bei der Entstehung der Mikrothromben beim HUS beteiligt ist (Sutor, nicht veröffentlichte Daten). Eine Erklärung für das heterogene Muster von Plasma-vWF ist, daß die hochmolekularen Multimere des vWF, die hauptsächlich für die Thrombozytenaggregation verantwortlich gemacht werden, in der akuten Krankheitsphase verbraucht werden und deshalb bei der Multimeranalyse fehlen. Wir untersuchten 7 Kinder mit HUS und 1 Kind mit akuter tubulärer Nekrose nach Nierentransplantation. Als Kontrollgruppe untersuchten wir 19 gesunde Personen (Alter: 24–45 Jahre). Es wurden Quick, PTT, Fibrinogen, Antithrombin-III (AT-III), Thrombozytenzahl, Fragmentozyten im peripheren Blutausstrich, die Plasma-vWF-Antigenkonzentration (vWF-Ag mittels ELISA) und die vWF-Funktion als Kollagenbindungsaktivität (vWF-CBA) (ELISA) bestimmt und eine vWF-Multimeranalyse vorgenommen (SDS-Agarosegelelektrophorese). Bei Gesunden und bei dem Kind mit akuter tubulärer Nekrose war das Verhältnis vWF-CBA/Ag 1:1. Bei den Kindern mit HUS waren die Initialwerte für vWF-Ag deutlich erhöht, die vWF-CBA dagegen erniedrigt. Die Multimerstruktur war initial bei allen Patienten vergleichbar mit der der Gesunden. Unter Therapie (Dialyse/Plasmapherese) blieb bei dem Kind mit akuter tubulärer Nekrose das Verhältnis unverändert bei etwa 1:1. Bei HUS-Patienten waren die Plasma-vWF-Ag und vWF-CBA erhöht und die Veränderungen des vWF zeigten 2 verschiedene Verlaufsformen:

1. das Verhältnis von vWF-CBA zu vWF-Ag war konstant pathologisch erniedrigt oder
2. blieb konstant bei etwa 1:1.

Bei allen Patienten, auch bei denen mit pathologischem Verhältnis von vWF-CBA/Ag, war die Multimerstruktur normal. Unsere Ergebnisse zeigen, daß die Multimeranalyse nicht alle vWF-Abnormalitäten aufdeckt. Die parallele Bestimmung der vWF-Funktion als vWF-CBA und vWF-Ag kann zur Auffindung weiterer Veränderungen führen. Größere Patientenzahlen und Verlaufskontrollen der vWF-Assays sind erforderlich, um zu sehen, ob die vWF-Analyse signifikante diagnostische oder prognostische Beiträge leisten kann.

Eine Vasokonstriktion zusammen mit Thrombosierung von Glomerulusgefäßen kann das Nierenversagen beim HUS verstärken. Dem Endothelin (ET), einem

Oligopeptid, das von renalen Endothel-, Mesangial- und Epithelzellen produziert wird, ist in diesem Zusammenhang eine pathogenetische Rolle zugeschrieben worden. Es erhöht den Blutdruck, aktiviert vielleicht Plättchen und die Gerinnungskaskade [49] und beeinträchtigt daher die Nierenfunktion. ET ist beim HUS nicht nur im Urin, sondern auch im Plasma erhöht [49]. Da jedoch eine erhöhte Ausscheidung von Endothelin im Urin auch bei anderen glomerulären Störungen [50] und bei Patienten mit Störungen der Tubulusfunktion [51] beobachtet wurde, muß seine spezifische Rolle beim HUS weiter erforscht werden.

WBZ spielen eine wichtige Rolle bei der Hämostase. Sie sind möglicherweise sogar vor den Thrombozyten involviert [52]. Hohe initiale Leukozytenwerte korrelieren mit der Schwere des postdiarrhöischen HUS und dessen Prognose [23, 53, 54]. Bei unseren eigenen Patienten bestand eine umgekehrte Korrelation zwischen der Höhe der initialen Leukozytose und der Kreatininclearance nach einem Jahr [1]. Die pathogenetische Sequenz schließt wahrscheinlich auch freie O_2-Radikale aus Neutrophilen ein, obgleich der Mechanismus noch nicht ganz klar ist. In diesem Zusammenhang ist interessant, daß die Toxizität von NO für das Endothel durch freie O_2-Radikale erhöht werden kann [55]. Erhöhte Interleukin-8-assoziierte Aktivierung der Neutrophilen [56], ebenso wie durch ST1 [57] und PAF [58] ausgelöste Adhäsion von Neutrophilen an den Endothelzellen unterstützen diese Hypothese. Andere Studien haben weitere Beweise für die pathogenetische Rolle der Lipidperoxidation durch freie O_2-Radikale und reduzierte Aktivität der endogenen Scavengersysteme erbracht [59, 60].

Rolle der Fibrinolyse

Der Einfluß des fibrinolytischen Systems wurde erst kürzlich durch den Bericht von Bergstein et al. bewertet. Es wurde vermutet, daß ein Abfall des Plasminogenaktivator-Typ-1-Antigens (PAI1) während der Peritonealdialyse bei HUS-Patienten zur Gesundung der Patienten beiträgt [61]. Fibrinolyseparameter und vWF-Antigen wurden im Plasma von 10 Patienten mit HUS gemessen [62]. Proben wurden bei der Aufnahme, nach 2 Wochen sowie vor und nach Infusion von DDAVP entnommen. Verglichen mit den Plasmawerten von gesunden Kontrollkindern waren die Spiegel von t-PA-Antigen, PAI1-Aktivität, vWF sowie Fibrin/Fibrinogen-Splits im Plasma von HUS-Patienten bei der Aufnahme signifikant erhöht. Es gab keine Veränderung der Fibrinolyseparameter und vWF, wenn eine DDAVP-Infusion bei der Aufnahme gegeben wurde. Nach 2 Wochen waren t-PA-Antigen und vWF z. T. auf basale Werte gefallen, und das t-PA-Antigen stieg nach DDAVP-Infusion sehr rasch wieder an. Um festzustellen, ob ST zu den Veränderungen im fibrinolytischen System bei HUS-Patienten beiträgt, wurde gereinigtes ST1 in das Medium von humanen Endothelzellkulturen gegeben. Hinzufügen von ST1 allein änderte die Produktion von t-PA, PAI-1 und vWF-Antigen in diesen Zellen nicht. Wenn die Endothelzellen vorher jedoch mit TNF-α inkubiert wurden, um die Zahl der ST1 Rezeptoren zu erhöhen, verursachte ST1 einen deutlichen Abfall der Synthese von t-PA, PAI-1 und vWF. Dies lag wahrscheinlich an einem Rückgang der ganzen Proteinsynthese in den mit TNF-α und ST1 behandelten Endothelzellen [62]. Aus dieser Studie kann man schließen, daß die systemischen fibrinolytischen Parameter, die im Plasma von HUS-Patienten gemessen werden, wahrscheinlich nicht durch einen direkten Effekt von ST1 auf das Endothel entstehen, sondern Nebeneffekte der Störung sind, die vor allem den Intestinaltrakt und die Nieren betrifft. Es gibt Berichte über eine erniedrigte Fibrinolyseaktivität beim HUS [63]. Im akuten Stadium war die Plasminogen-aktivierende Aktivität niedrig trotz erhöhter Werte des totalen Plasminogenaktivatorantigens [64].

Was auch immer die pathogenetischen Ursachen sein mögen, die zum Verschluß der arteriellen Gefäße führen, das Endergebnis führt zur Zerstörung der vulnerablen RBZ.

Therapie

Bezüglich der Therapie des HUS seien einige prinzipielle Bemerkungen vorangestellt:

1. Schwere, z.T. letale Komplikationen waren in der Vergangenheit v.a. beim typischen HUS des Kindesalters überwiegend auf Folgen des Nierenversagens zurückzuführen. Im übrigen ist der Verlauf in der Regel selbstlimitiert. Daher steht die Behandlung der Niereninsufffizienz und ihrer Komplikationen im Vordergrund.
2. Das atypische HUS stellt bezüglich Ätiologie, Pathogenese und klinischem Verlauf eine heterogene Gruppe dar.

Die Prognose dieser Patienten ist eindeutig schlechter als die von Patienten mit typischem HUS und rechtfertigt daher den Einsatz spezifischerer, experimenteller Therapie. Es sei an dieser Stelle bemerkt, daß eine Substitution von Thrombozyten generell nicht notwendig ist und in seltenen Fällen von TTP sogar Gefahren in sich bergen kann.

Aufgrund der genannten pathogenetischen Konzepte sind verschiedene Therapieansätze z.T. in prospektiven Studien realisiert worden. Sie umfassen die Gabe von Antikoagulanzien (Heparin), Thrombozytenaggregationshemmer (Dipyridamol), Fibrinolytika (Streptokinase), Frischplasma und Plasmaaustausch. Beim typischen HUS mit einer hohen Rate von Spontanremission ist zum einen die Bewertung des Therapieerfolges und zum anderen der Einsatz experimenteller Therapiemaßnahmen kritisch zu betrachten. Da eindeutige Belege für den Vorteil einer Therapie mit Heparin, Urokinase und Dipyridamol [65–68] fehlen, erscheint ihr Einsatz nicht angemessen.

Beim untypischen HUS oder der TTP ist die Prognose ohne spezifische Therapie schlecht, was ein aggressiveres Vorgehen rechtfertigt. Der hypothetische Mangel eines prostacyclinaktivierenden oder sonstigen humoralen Faktors hat Anlaß zu Behandlungsversuchen mit Plasmainfusionen oder Plasmaaustausch gegeben. Diese Therapien haben einen günstigen Effekt auf den Verlauf der TTP [69, 70] und des atypischen HUS [71]. Bei TTP/HUS nach Knochenmarktransplantation wurde jedoch kein Effekt von Plasmaaustausch und Immunadsorption beobachtet [72].

Literatur

1. Gordjani N, Sutor AH, Zimmerhackl LB, Brandis M (1997) Hemolytic uremic syndromes. Semin Thromb Hemost 23: 281–293
2. Gasser C, Gautier C, Steck A, Siebenmann RE, Oechslin R (1955) Hämolytisch-urämische Syndrome: Bilaterale Nierenrindennekrose bei akuten erworbenen hämolytischen Anämien. Schw Med Wochenschr 85: 905–909
3. Gordjani N, Leititis JU, Zimmerhackl LB, Brandis M (1994) Hämolytisch-urämische Syndrome. In: Kleihauer E, Kulozik AE (eds) Pädiatrische Hämatologie. Enke, Stuttgart, p 77
4. Siegler RL, Pavia AT, Christofferson RD, Milligan MK (1994) A 20-year population-based study of postdiarrheal hemolytic uremic syndrome in Utah. Pediatrics 94: 35–40
5. Kelles A, van Dyck M, Proesmans W (1994) Childhood haemolytic uraemic syndrome: long-term outcome and prognostic features. Eur J Pediatr 153: 38–42
6. Katz J, Lurie A, Kaplan BS, Krawitz S, Metz J (1971) Coagulation findings in the hemolytic-uremic syndrome of infancy: similarity to hyperacute renal allograft rejection. J Pediatrics 78: 426–434
7. Sutor AH (1986) Das hämolytisch-urämische Syndrom. In: Muntean W, Borkenstein M (eds) Angiopathie und Thrombose im Kindesalter. Thieme, Stuttgart New York, p 124–127
8. Cochran M, Coates PTH (1994) Haemolytic-uraemic syndrome. Lancet 343: 1042–1043
9. Gildein HP, Weisser J, Gordjani N, Hildebrandt F, Sutor AH (1996) Mechanic hemolysis and acute renal failure following percutaneous catheter occlusion of a persistent ductus arteriosus. submitted
10. Rubenberg ML, Bull BS, Regoeczi E, Dacie JW, Brain MC (1967) Experimental production of microangiopathic haemolytic anaemia in vivo. Lancet II: 1121–1123
11. Katz J, Krawitz S, Sacks PV, Levin SE, Thomson P, Levin J, Metz J (1973) Platelet, erythrocyte, and fibrinogen kinetics in the hemolytic-uremic syndrome of infancy. J Pediatrics 83: 739–748
12. Sutor AH (1973) Thrombocyturia after aspirin. New Engl J Med 288: 794–795
13. Kono N, Uehara S (1975) Platelets in the human urine. New Engl J Med 293: 44–45
14. Engelberg H (1989) Endothelium in health and disease. Semin Thromb Hemost 15: 178–183
15. Mann KG, Krishnawswamy S, Lawson JH (1992) Surface dependent hemostasis. Sem Hematology 29: 213–226
16. Ashkenazi S (1993) Role of bacterial cytotoxins in hemolytic uremic syndrome and thrombotic thrombocytopenic purpura. Annual Review of Medicine 44: 11–18
17. O'Brien AD, Holmes RK (1987) Shiga and Shiga-like toxins. Microbiol Rev 51: 206–220
18. Pickering LK, Obrig TG, Stapleton FB (1994) Hemolytic-uremic syndrome and enterohemorrhagic Escherichia coli. Pediatr Infect Dis J 13: 459–475, quiz 476
19. Zoja C, Corna D, Farina C, Sacchi G, Lingwood C, Doyle MP, Padhye, VV, Abbate M, Remuzzi G (1992) Verotoxin glycolipid receptors determine the localization of microangiopathic process in rabbits given verotoxin-1. J Lab Clin Medicine 120: 229–238
20. Obrig TG, Louise CB, Lingwood CA, Boyd B, Barley-Maloney L, Daniel TO (1993) Endothelial heterogeneity in Shiga toxin receptors and responses. J Biol Chem 268: 15484–15 488
21. Boys B, Lingwood C (1989) Verotoxin receptor glycolipid in human renal tissue. Nephron 51: 207–210
22. Siegler RL (1994) Spectrum of extrarenal involvement in postdiarrheal hemolytic-uremic syndrome. J Pediatrics 125: 511–518
23. Siegler RL (1995) The hemolytic uremic syndrome. Pediatr Clin North Am 42: 1505–1530
24. Taylor CM, Milford DV, Rose PE, Roy TC, Rowe B (1990) The expression of blood group P1 in postenteropathic haemolytic uraemic syndrome. Pediatric Nephrology 4: 59–61
25. Pearson JD (1994) Endothelial cell function and thrombosis. Baillieres Clinical Haematology 7: 441–462

26. Louise CB, Obrig TG (1992) Shiga toxin-associated hemolytic uremic syndrome: combined cytotoxic effects of shiga toxin and lipopolysaccharide (endotoxin) on human vascular endothelial cells in vitro. Infection & Immunity 60: 1536–1543
27. Remuzzi G, Ruggenenti P (1995) The hemolytic uremic syndrome. Kidney Int 48: 2–19
28. Kaye SA, Louise CB, Boyd B, Lingwood CA, Obrig TG (1993) Shiga toxin-associated hemolytic uremic syndrome: interleukin-1 beta enhancement of Shiga toxin cytotoxicity toward human vascular endothelial cells in vitro. Infection & Immunity 61: 3886–3891
29. Endo Y, Tsurugi K, Yutsudo T, Takeda Y, Ogaswara T, Igarashi K (1988) Site of action of verotoxin (VT2) from Escherichia coli O157:H7 and of shigatoxin on eucariotic ribosomes. EurJ Biochem 171: 45–50
30. Louise CB, Obrig TG (1991) Shiga toxin-associated hemolytic uremic syndrome: Combined cytotoxic effects of Shiga toxin, interleukin-1 b, and tumor necrosis factor alpha on human vascular endothelial cells in vitro. Infect Immun 59: 4173–4179
31. Brandis U, Gordjani N, Schweer H, Noltes S, Seyberth HW (1992) Hämolytisch-urämisches Syndrom: klinischer Verlauf; Thromboxanausscheidung und Verotoxinnachweis. Monatsschr Kinderheilk 140: 137(abstract)
32. Seyberth HJ, Leonhard A, Tonshoff B, Gordjani N (1991) Prostanoids in pediatric kidney diseases. Pediatr Nephrol 5: 639–649
33. Benigni Remuzzi G (1994) The role of eicosanoids in the pathogenesis of hemolytic uremic syndrome. Prostagl Leukotr & Ess Fatty Acids 51: 75–79
34. Taylor CM, Lote CJ (1993) Prostacyclin in diarrhoea-associated haemolytic uraemic syndrome. Pediatr Nephrol 7: 515–519
35. Noris M, Benigni A, Siegler R, Gaspari F, Casiraghi F, Mancini MLX, Remuzzi G (1992) Renal prostacyclin biosynthesis is reduced in children with hemolytic-uremic syndrome in the context of systemic platelet activation. Am J Kidney Diseases 20: 144–149
36. Remuzzi G, Misiani R, Marchesi D, Livio M, Meca G, Degaetano G, Donati MB (1978) Haemolytic uraemic syndrome: deficiency of plasma factor(s) regulating prostacyclin activity? Lancet 2: 871–872
37. Chen YC, McLeod B, Hall ER, Wu KK (1981) Accelerated prostacyclin degradation in thrombotic thrombocytopenic purpura. Lancet 2: 267–269
38. Wu KK, Hall ER, Rossi EC, Papp AC (1985) Serum prostacyclin binding defects in thrombotic thrombocytopenic purpura. J Clin Invest 75: 168–174
39. Karpman D, Andreasson A, Thyssel H, Kaplan BS, Svanborg C (1995) Cytokines in childhood hemolytic uremic syndrome and thrombotic thrombocytopenic purpura. Pediatr Nephrol 9: 694–699
40. Inward CD, Pall AA, Adu D, Milford DV, Taylor CM (1995) Soluble circulating cell adhesion molecules in haemolytic uraemic syndrome. Pediatr Nephrol 9: 574–578
41. Moake JL (1992) von Willebrand Factor Abnormalities in Thrombotic Thrombocytopenic Purpura and the Hemolytic Uremic Syndrome. In: Kaplan BS, Trompeter RS, Moake JL (eds) Hemolytic uremic syndrome and thrombotic thrombocytopenic purpura. Marcel Dekker, New York Basel Hong Kong, p 459
42. Moake JL, Rudy CK, Troll ICH, Weinstein MJ, Colannino NM, Azocar J, Seder RH, Hong SL, Deykin D (1982) Unusually large plasma factor VIII: von Willebrand factor multimers in chronic relapsing thrombotic thrombocytopenic purpura. New Engl J Med 307: 1432–1435
43. Moake JL, Turner NA, Stathopoulos NA, Nolasco L. Hellums JD (1986) Involvment of large plasma von Willebrand Factor (vWF) multimers and unusually large vWF forms derived from endothelial cells in shear stressinduced platelet aggregation. J Clin Invest 78: 1456–1461
44. Benigni A, Boccardo P, Noris M, Remuzzi G, Siegler RL (1992) Urinary excretion of platelet-activating factor in haemolytic uraemic syndrome. Lancet 339: 835–836
45. Rose E, Enayat SM, Sunderland R, Short PE, Williams CE, Hill FGH (1984) Abnormalities of factor VIII related multimers in the haemolytic uraemic syndrome. Arch Dis Child 59: 1135–1140

46. Zimmerhackl LB, Thomas KB, Zehenter A, Grohmann A, Brandis M, Sutor AH (1994) Alteration of the von Willebrand Factor in Children with Hemolytic Uremic Syndrome. In: Karmali MA, Cogli AG (eds) Recent Advances in Verocytotoxin-Producing Escherichia Coli Infections. Elsevier Science, Amsterdam Lausanne New York Oxford Shannon Tokyo, p 333
47. Moake JL (1994): Haemolytic-uraemic syndrome: basic science. Lancet 343: 393–397
48. Morigi M, Zoja C, Figliuzzi M, Remuzzi G, Remuzzi A (1993) Supernatant of endothelial cells exposed to laminar flow inhibits mesangial cell proliferation. Am J Physiol 264: C1080–X1083
49. Siegler RL, Edwin SS, Christofferson RD, Mitchell MD (1991) Endothelin in the urine of children with the hemolytic uremic syndrome. Pediatrics 88: 1063–1066
50. Roccatello D, Mossor R, Ferro M, Polloni R, De Filippi PGX, Quattrocchio G, Bancale E, Cesano G, Sena LM, Piccoli G (1994) Urinary endothelin in glomerulonephritis patients with normal renal function. Clinical Nephrology 41: 323–330
51. Komeyama T, Takeda M, Katayama Y, Tsutsui T, Mizusawa T, Takahashi H, Hatano A, Obara K, Sato S (1993) Value of urinary endothelin-1 in patients with primary vesicoureteral reflux. Nephron 65: 537–540
52. Sutor AH, Hoever C (1980) Ein neuer in vivo-Test zur Beurteilung der Hämostase. In: Deutsch E, Lechner K (eds) Fibrinolyse, Thrombose, Hämostase. Schattauer, Stuttgart, p 367
53. Renaud C, Niaudet P, Gagnadoux MF, Broyer M, Habib R (1995) Haemolytic uraemic syndrome: prognostic factors in children over 3 years of age. Pediatr Nephrol 9: 24–29
54. Rowe PC, Orrbine E, Wells GA, McLaine P (1991) Epidemiology of hemolytic uremic-syndrome in Canadian children from 1987 to 1988. J Pediatrics 119: 218–224
55. Volk T, Ioannidis I, Hensel M, Degroot H, Kox WJ (1995) Endothelial damage induced by nitric oxide: synergism with reactive oxygen species. Biochemical & Biophysical Research Communications 213: 196–203
56. Fitzpatrick MM, Shah V (1992) Interleukin-8 and polymorphoneutrophil leucocyte activation in hemolytic uremic syndrome of childhood. Kidney Int 42: 951–956
57. Morigi M. Micheletti G, Figliuzzi M, Imberti B, Karmali MA, Remuzzi A, Zoja C (1995) Verotoxin-1 promotes leukocyte adhesion to cultured endothelial cells under physiologic flow conditions. Blood 86: 4553–4558
58. Macconi D, Foppolo M, Paris S, Noris M, Aiello S, Remmuzzi G, Remuzzi A (1995) mediates neutrophil adhesion to thrombin or TNF-stimulated endothelial cells under shear stress. Am J Physiol 269: C42–C47
59. Turi S, Nemeth I, Vargha I, Matkovics B (1994) Oxidative damage of red blood cells in haemolytic uraemic syndrome. Pediatric Nephrology 8: 26–29
60. Situnayake RD, Crump BJ, Thurnham DI, Taylor CM (1991) Further evidence of lipid peroxidation in postenteropathic haemolytic-uraemic syndrome. Pediatr Nephrol 5: 387–392
61. Bergstein JM, Riley M, Bang NU (1992) Role of plasminogen-activator inhibitor type 1 in the pathogenesis and outcome of the hemolytic uremic syndrome. New Engl J Med 327: 755–759
62. Van de Kar NC, Van Hinsbergh VW, Brommer EJ, Monnens LA (1994) The fibrinolytic system in the hemolytic uremic syndrome: in vivo and in vitro studies. Pediatric Research 36: 257–264
63. Bergstein JM, Kuederli U, Bang NU (1982) Plasma inhibitor of glomerular fibrinolysis in the hemolytic-uremic syndrome. American Joumal of Medicine 73: 322–327
64. Menzel D, Levi M, Dooijewaard G, Peters M, Ten Cate JW (1994) Impaired fibrinolysis in the hemolyticuremic syndrome of childhood. Annals of Hematology 68: 43–48
65. Vitacco M, Sanchez Avalos J, Gianantonio CA (1973) Heparin therapy in the hemolytic-uremic syndrome. J Pediatrics 83: 271–275
66. Loirat C, Beaufils F, Sonsino E, Schlegel N, Guesnu M, Pillion GX, Andre JL, Broyer M, Guyot C, Habib R et al (1984) Treatment of childhood hemolytic-uremic syndrome with urokinase. Cooperative controlled trialt Archives Francaises de Pediatrie 41: 15–19

67. Sutor AH, Schindera F, Jacobi H, Kunzer W (1972) Haemolytic-uraemic syndrome: thrombocyturia after treatment with streptokinase and aspirin. Lancet 2: 762
68. Van Damme-Lombaerts R, Proesmans W, van Damme B, Eeckels R, Binda KI, Muaka P, Mercieca V, Vlietinck R, Vermylen J (1988) Heparin plus dipyridamole in childhood hemolytic-uremic syndrome: a prospective, randomized study. J Pediatrics 113: 913–918
69. Hayward CP, Sutton DM, Carter WH Jr, Campbell ED, Scott JG, Francombe WH, Shumak KH, Baker MA (1994) Treatment outcomes in patients with adult thrombotic thrombocytopenic purpura-hemolytic uremic syndrome. Archives of Internal Medicine 154: 982–987
70. Bell WR, Braine HG, Ness PM, Kickler TS (1991) Improved survival in thrombotic thrombocytopenic purpura-hemolytic uremic syndrome. New Engl J Med 325: 398–403
71. Gianviti A, Perna A, Caringella A, Edefonti A, Penza R, Remuzzi GX, Rizzoni G (1993) Plasma exchange in children with hemolytic-uremic syndrome at risk of poor outcome. Am J Kidney Diseases 22: 264–266
72. Sarode R, McFarland JG, Flomenberg N, Casper JT, Cohen EP, Drobyski WR, Ash RC, Horowitz MM, Camitta B, Lawton C et al (1995) Therapeutic plasma exchange does not appear to be effective in the management of thrombotic thrombocytopenic purpura/hemolytic uremic syndrome following bone marrow transplantation. Bone Marrow Transplantation 16: 271–275
73. Brain MC, Dacie JV, Hourihane DO (1972) Microangiopathic haemolytic anaemia: Possible role of vascular lesions in pathogenesis. Br J Haematol 8: 358–374
74. Remuzzi G, Meca G, Livio M et al (1980) Prostacyclin generation by cultured endothelial cells in haemolyticuraemic syndrome. Lancet 1: 656–657
75. Forsyth KV, Simpson AC, Fitzpatrick MM, Barratt TM, Levinsky RL (1989) Neutrophil-mediated Endothelial Injury in Haemolytic Uraemic Syndrome. Lancet II: 411–413

Klinischer Verlauf und Outcome des hämolytisch-urämischen Syndroms im Kindesalter

J. Peters, M. Marx, B. Klare

Das hämolytisch-urämische Syndrom (HUS) ist die häufigste Ursache des akuten Nierenversagens im Kindesalter. Die typische Manifestation besteht in einer prodromalen Gastroenteritis mit teilweise blutigen Durchfällen, gefolgt von der Trias akutes Nierenversagen, mikroangiopathische hämolytische Anämie und Thrombozytopenie. Es besteht ein fließender Übergang zu dem Bild der akuten thrombotisch-thrombozytopenischen Purpura (TTP), worin sich die relativ hohe Mortalität von 5–10% der Erkrankten begründet. Der häufigsten, endemischen Form der Erkrankung liegt eine intestinale Infektion mit Verotoxin-bildenden E.-coli-Stämmen, meist O157:H7, zugrunde. Die systemische Toxinwirkung führt zu Läsionen des Gefäßendothels und zur Bildung von Mikrothromben, deren Ausdehnung mit der Schwere des Krankheitsbildes korreliert.

Im Folgenden berichten wir über den Krankheitsverlauf und das Outcome von Kindern mit HUS/TTP, die in den letzten Jahren an der Kinderklinik der TU München am Städtischen Krankenhaus München Schwabing, einem regionalen Behandlungszentrum für Kinderdialyse in Bayern, behandelt wurden.

Patienten

Im Zeitraum von Januar 1984 bis September 1996 wurden auf unserer Intensivstation insgesamt 97 Patienten mit HUS/TTP aufgenommen, ein großer Teil davon nach Zuverlegung aus anderen Kliniken. In einer retrospektiven Analyse konnte der Krankheitsverlauf von 94 Patienten ausgewertet werden.

Seit Oktober 1995 wurde in Bayern eine auffallende Inzidenzsteigerung des HUS beobachtet, die sich auch in unseren Patientenzahlen widerspiegelt. So wurden im Zeitraum von 10/95 bis 9/96 nahezu halb soviele HUS-Patienten aufgenommen, wie zusammengenommen in den 11 Jahren zuvor (Abb. 1).

Die jahreszeitliche Verteilung läßt die bekannte Häufung der Erkrankung in den Sommermonaten Juni bis September erkennen. Auffallenderweise wurden jedoch in dem Zeitraum seit 10/95 auch vermehrt Patienten in den Wintermonaten Dezember bis Februar aufgenommen (Abb. 2).

Mit einem Durchschnittsalter von 33 (3–143) Monaten sind v.a. die Kleinkinder betroffen, die Krankheit kann sich aber bereits im Säuglingsalter (< 1 Jahr) manifestieren. Buben und Mädchen sind etwa gleich häufig betroffen (m.:w. = 50:44). Die Mortalität lag bei 10% (9/94).

I. Scharrer/W. Schramm (Hrsg.)
27. Hämophilie-Symposion Hamburg 1996

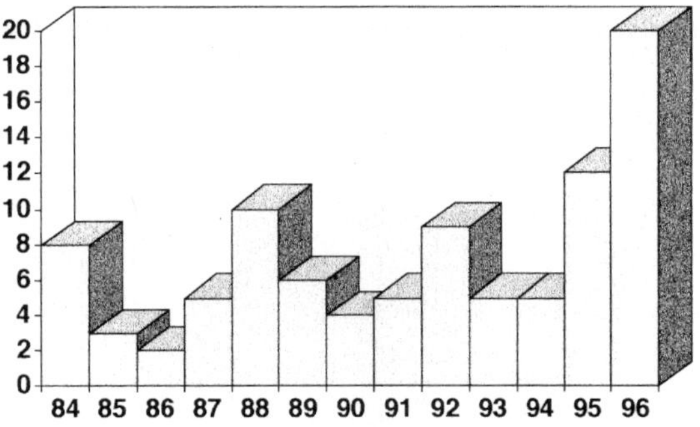

Abb. 1. HUS-Patienten 1984–1996: Aufnahmen auf die Intensivstation (n = 94)

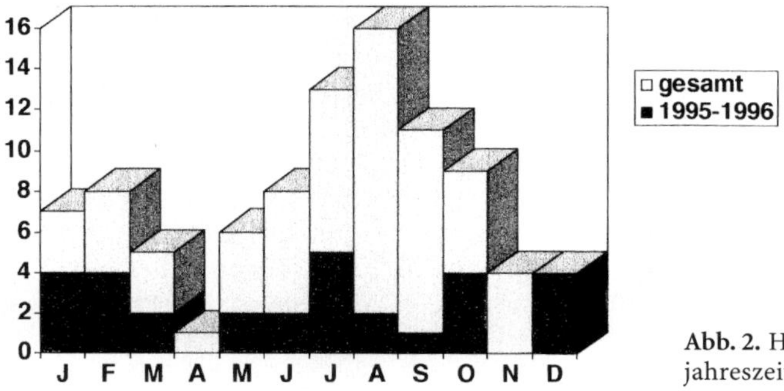

Abb. 2. HUS-Patienten 1984–1996: jahreszeitliche Verteilung (n = 94)

Verlauf

Zum Zeitpunkt der Aufnahme überwiegen die gastroenteritischen Symptome mit einem hohen Anteil an blutiger Diarrhoe (Tabelle 1). Ein Drittel aller Patienten hatte bereits vor der Aufnahme auf die Intensivstation einen Krampfanfall.

78/94 (78%) der Patienten mußten dialysiert werden. Dem niedrigen Durchschnittsalter der Patienten entsprechend wurde häufiger eine Peritonealdialyse als eine Hämodialyse durchgeführt (Abb. 3). Die Dauer der Diureseeinschränkung ist in Tabelle 2 zusammengefaßt. Der größte Teil der Patienten wurde, zumindest über einige Tage, vollständig anurisch und hatte länger als eine Woche eine unzureichende Urinausscheidung.

Tabelle 1. Anamnese und Befunde bei der Aufnahme

Befunde	[%]
Diarrhoe	89
Blutige Diarrhoe	37
Erbrechen	69
Ödeme	53
Fieber	50
Krampfanfall	31
Petechien	31

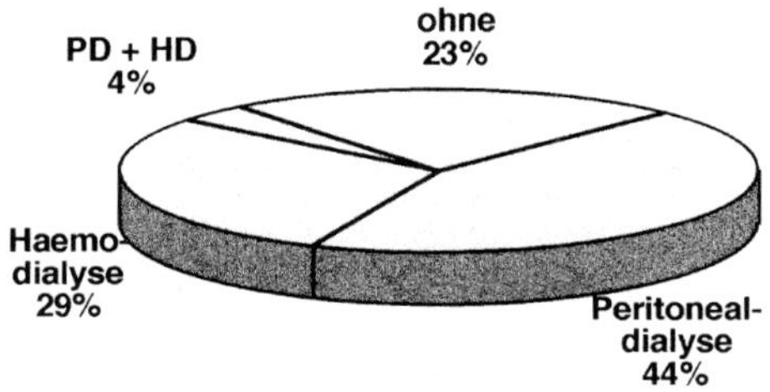

Abb. 3. Dialyse bei HUS

Tabelle 2. Dauer der Diureseeinschränkung (n = 57)

Diurese	[%]
Normal	5
Oligurie < 7 Tage	17
Oligurie 7–14 Tage, Anurie < 7 Tage	39
Oligurie > 14 Tage, Anurie > 7 Tage	39

Infektiologische Diagnostik

Mit der seit Oktober 1988 routinemäßig durchgeführten mikrobiologischen und serologischen Diagnostik konnte in zwei Drittel der Fälle eine Infektion mit Verotoxin-bildenden E.-Coli-Stämmen nachgewiesen werden. Bei 40 von 66 untersuchten Patienten handelte es sich dabei um den Stamm E. Coli O 157, dreimal um den Stamm O 55 und je einmal um den Stamm O 104 bzw. O 22.

Langzeitfolgen

Als Langzeitfolgen des HUS wurden am häufigsten ein arterieller Hypertonus und eine fortbestehende Kreatininerhöhung als Ausdruck einer nichtvollständigen

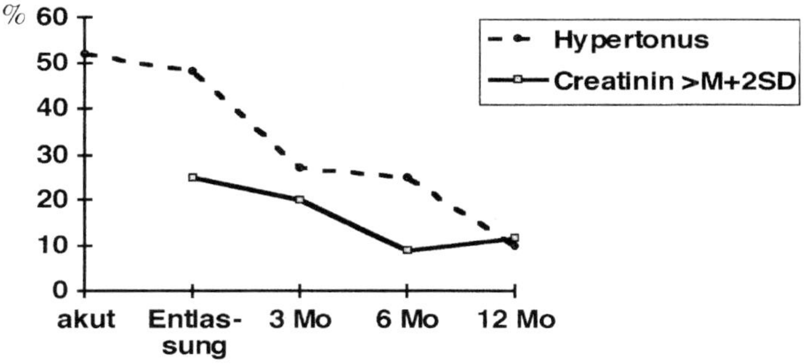

Abb. 4. Langzeitfolgen des HUS (1984–1994, n = 56)

Normalisierung der Nierenfunktion beobachtet. Obwohl auch nach Entlassung eine weitere Rückbildungstendenz zu beobachten war, hatten nach Ablauf von 12 Monaten noch 12% der Patienten erhöhte Kreatininwerte und 10% erhöhte Blutdrucke (Abb. 4). In 2 Fällen entwickelte sich eine terminale Niereninsuffizienz, beide Patienten sind mittlerweile transplantiert.

Beteiligung anderer Organsysteme

Der Krankheitsverlauf des HUS kann durch die Beteiligung weiterer Organsysteme kompliziert werden. Diese beruhen auf der Ausbreitung der mikroangiopathischen Läsionen und resultieren in dem Vollbild der thrombotisch-thrombozytopenischen Purpura. Die Beteiligung des ZNS manifestiert sich durch zerebrale Infarzierungen, besonders im Bereich der Stammganglien, und durch Ausbildung eines Hirnödems. Am Darm kann sich eine hämorrhagische Kolitis mit massiven Verdickungen der Darmwand entwickeln. Ferner werden Kontraktilitätsstörungen des Myokards sowie Erhöhungen der Transaminasen und der Pankreasenzyme beobachtet.

Mortalität

Alle verstorbenen Patienten hatten eine Beteiligung des zentralen Nervensystems, die sich in Form von generalisierten oder fokalen Krampfanfällen, einer Somnolenz oder einem Hirnödem manifestierte. Mehrere Kinder wurden im Schock mit z.T. nicht mehr meßbarem Blutdruck aufgenommen, welcher v.a. auf einen erheblichen Volumenmangel bei rezidivierendem Erbrechen und starken Flüssigkeitsverlusten in den Darm, besonders bei hämorrhagischer Kolitis, zurückzuführen war. Mehrfach wurde auswärts auch in dieser Situation wegen der bestehenden Anurie eine Flüssigkeitsrestriktion fortgeführt!

Plasmapherese

Da alle verstorbenen Patienten eine ZNS-Beteiligung aufwiesen, führen wir seit etwa 5 Jahren bei allen Kindern mit neurologischen Symptomen zu einem möglichst frühen Zeitpunkt eine Plasmapherese durch. Die Indikation begründet sich hierbei auf die Hoffnung, durch Elimination von Substanzen wie z.B. Verotoxin oder PAI (Plasminogen-Aktivator-Inhibitor) den Krankheitsprozeß zum Stillstand bringen zu können. Von 13 Patienten, die bisher einer Plasmapherese zugeführt werden konnten, ist 1 Patient verstorben. Hier wurde nach einem protrahierten Verlauf mit neurologischen Symptomen die Plasmapherese erst präfinal, am 14. Krankheitstag, durchgeführt. In Abhängigkeit von der Ausprägung und dem zeitlichen Verlauf der neurologischen Symptome wurde die Plasmapherese 1- bis 4mal wiederholt.

Kasuistik

Ein 14 Monate altes Mädchen wurde nach 5 Tagen mit rezidivierendem Erbrechen und Durchfällen wegen zunehmender Somnolenz stationär aufgenommen. In den folgenden Stunden kam es zum Auftreten von Krampfanfällen und der Ausbildung einer arteriellen Hypotension und einer metabolischen Azidose. Zuverlegung nach 12 h im dekompensierten Schock und Multiorganversagen. Die Patientin starb 18 h nach Aufnahme im Krankenhaus.

Kasuistik

Bei einem 4 Jahre alten Jungen bestand seit 1 Woche Erbrechen und Durchfall. Die stationäre Aufnahme in eine auswärtige Klinik erfolgte wegen Somnolenz und Krampfanfällen. Bei Zuverlegung bestand ein Volumenmangelschock. Der Patient war komatös und zeigte ausgeprägte symmetrische Streckkrämpfe. Am 3. Tag entwickelte sich eine Hemiparese. Neben der Dialysebehandlung wurden insgesamt 5 Plasmapheresen durchgeführt. In der später durchgeführten NMR-Untersuchung zeigten sich ischämische Läsionen im Bereich des Marklagers und der Stammganglien. Bei Verlegung auf die Allgemeinstation nach ca. 3 Wochen bestand noch eine Aphasie und eine beinbetonte, spastische Hemiparese. Nach 3 Monaten wurde der Patient mit einer weitgehenden Restitutio nach Hause entlassen.

Diskussion

Obwohl es sich bei unseren Patienten um ein selektioniertes Kollektiv handelt (viele Sekundärverlegungen, hohe Dialyserate), bestätigt unsere Auswertung, daß das HUS mit einer erheblichen chronischen Morbidität und Mortalität assoziiert ist. Die Persistenz einer Kreatininerhöhung bzw. eines therapiebedürftigen Hypertonus nach 1 Jahr bei etwa 10% der Patienten sowie die Entwicklung einer terminalen Niereninsuffizienz bei 2 Patienten unterstreicht die Bedeutung von Langzeitkontrollen nach Überwindung der akuten Krankheitsepisode.

Das Auftreten neurologischer Symptome, meistens in Form von Krampfanfällen oder Vigilanztrübungen, scheint von wichtiger prognostischer Bedeutung zu sein. Diese Symptome können einerseits Ausdruck einer Elektrolytentgleisung (v.a. Hyponatriämie) oder – schwerwiegender – Manifestation einer extrarenalen Organbeteiligung wie bei thrombotisch-thrombozytopenischer Purpura sein. Die Gründe für die Ausdehnung des Krankheitsprozesses auf andere Organsysteme sind nicht bekannt. Die Todesursache bei den letal verlaufenden Fällen war entweder ein irreversibler Schock zum Zeitpunkt der Aufnahme (s. Kasuistik 1) oder die Folgen der zerebralen Infarzierungen, oft mit rapider Ausbildung eines Hirnödems.

Neben der Dialysebehandlung zur Überbrückung der Niereninsuffizienz steht als einzige, potentiell kausal wirksame Behandlung bei schweren Krankheitsverläufen die Plasmapherese zur Verfügung. Möglicherweise hat diese Therapie bei dem als Kasuistik 2 geschilderten Kind einen noch ungünstigeren Verlauf verhindern können. Auffällig ist, daß von 12 Kindern, bei denen frühzeitig eine Plasmapherese durchgeführt werden konnte, keines verstarb.

Erfahrungen mit Verlauf und Therapie des hämolytisch-urämischen Syndroms (HUS) im Kindesalter seit 1990

J. Klinge, M. Langkammerer, R. Trollmann, H. Ruder

Das hämolytisch-urämische Syndrom (HUS) ist eine lebensbedrohliche Erkrankung des Kindesalters. Die häufigste Ursache ist eine Infektion mit enterohämorrhagischen E. coli (EHEC), die die sog. Shiga-like-Toxine (SLT1 und SLT2) bilden. Klinisch fallen die Patienten zunächst durch gastrointestinale Symptome, z. B. eine blutige Diarrhö, auf. Wenige Tage später tritt ein akutes Nierenversagen hinzu, das häufig eine Dialyse erforderlich werden läßt. Gefürchtete Komplikationen sind v. a. neurologische Symptome wie z. B. schwere Krampfanfälle, aber auch Lunge und Myokard können betroffen sein.

Während in den Jahren 1990–1994 im Durchschnitt 14 Patienten mit HUS/Jahr in Bayern gemeldet worden waren, trat ab Mitte 1995 eine ungewöhnliche Häufung von HUS-Erkrankungen auf [1]. Trotz zahlreicher Erfahrungen mit diesem Krankheitsbild sind v. a. frühprognostische Parameter noch nicht eindeutig identifiziert. Wir haben deshalb unsere Erfahrungen mit Verlauf und Therapie zusammengefaßt und versucht, Parameter zu definieren, die bereits in frühen Krankheitsstadien prognostische Aussagen zulassen.

Patienten und Methodik

Retrospektiv wurden die Daten der Patienten ausgewertet, die seit 1990 in unserer Klinik wegen eines HUS dialysiert werden mußten. Eine sofortige Dialyseindikation ergab sich aus einer Überwässerung > 5 % bei gleichzeitig bestehender Oligo- oder Anurie, einer Hyperkaliämie ≥ 6,5mmol/l oder zusätzlichen Organkomplikationen, wie z. B. zerebebralen Krampfanfällen. In allen anderen Fällen wurden zunächst konservativ Volumenmangel, Hyponatriämie und Azidose ausgeglichen und eine diuretische Therapie mit Furosemid 5 mg/kg/24 h begonnen. Ließ sich unter diesen Maßnahmen das oligurische Nierenversagen nicht in eine polyurische Phase überführen, begannen wir ebenfalls mit einer Dialyse. Folgende Parameter wurden ausgewertet: Alter und Gewicht der Patienten, Art und Dauer der Dialyse, Kreatinin und Harnstoff-N vor und nach Beendigung der Akutdialyse, glomeruläre Filtrationsrate (GFR) bei der letzten ambulanten Untersuchung (≥ 6 Monate nach Erkrankung), Hämoglobin (Hb), Thrombozyten, PTZ, aPTT, TZ und Fibrinogen vor Therapiebeginn und im weiteren Verlauf.

Zur Abschätzung der Bedeutung pathologischer Laborparameter auf die Nierenfunktion wurden außerdem Korrelationen zwischen den Laborwerten und den Kreatinin- und Harnstoffwerten berechnet.

I. Scharrer/W. Schramm (Hrsg.)
27. Hämophilie-Symposion Hamburg 1996

Ergebnisse

29 Patienten (16 männlich, 13 weiblich) konnten in die Untersuchung aufgenommen werden. Das Alter betrug im Median 3,5 Jahre (7 Monate–14,7 Jahre), das Körpergewicht lag bei 15 kg (7,3 kg–70 kg). 15 Patienten wurden ausschließlich mit Peritonealdialyse behandelt, 6 Patienten erhielten eine Hämodialyse oder Hämofiltration, bei den restlichen 8 Patienten wurde eine Kombination aus mehreren Dialyseverfahren (Peritonealdialyse und Hämofiltration oder Peritonealdialyse und Hämodialyse) angewandt. Im Median waren 13 Dialysetage (3–60 Tage) erforderlich.

Die Nierenfunktion war vor Beginn der Behandlung deutlich eingeschränkt: Das Kreatinin lag bei 4,6 mg/dl (2,1–8,3 mg/dl) und der Harnstoff-N bei 86 mg/dl (36–198 mg/dl). Trotz Dialysetherapie verschlechterten sich die Laborparameter zunächst noch geringfügig, das Kreatinin stieg im Median bis auf 5,0 mg/dl (2,1–14,7 mg/dl) und der Harnstoff-N auf 87 mg/dl (36–198 mg/dl) an. Nach Beendigung der Therapie lagen Kreatinin und Harnstoff-N im Median bei 0,55 mg/dl (0,2–7,5 mg/dl) und 19 mg/dl (6–81 mg/dl), die GFR hatte sich ≥ 6 Monate nach Erkrankung auf 114 ml/min/1,73 m² (21–214 ml/min/1,73 m²) erholt. Allerdings wiesen 3 Patienten eine GFR bzw. eine Kreatininclearance < 30 ml/min/1,73 m² auf. Die übrigen Patienten hatten eine GFR > 80 ml/min/1,73 m².

Die gerinnungsphysiologischen und hämotologischen Ergebnisse sind in Tabelle 1 zusammengefaßt. Die Thrombozyten waren bei Aufnahme im Median mit 66 000/μl (9000–502 000/μl) deutlich erniedrigt. Sie fielen trotz Beginn der Dialyse zunächst weiter ab, im Median bis auf 46 000/μl (9000–380 000/μl), hatten aber im Median nach 5,5 Tagen wieder Normalwerte erreicht. Auch das Hämoglobin war bereits bei Aufnahme erniedrigt (Median 8,1 g/dl, 5,1–15,4 g/dl) und fiel im Verlauf weiter ab (Median 5,6 g/dl, 3,6–8,8 g/dl). Nur 5 Patienten mußten nicht transfundiert werden. PTZ, aPTT und Fibrinogen waren zu Beginn und im weiteren Verlauf der Erkrankung normal. Auffallend war allerdings eine aPTT, die mit 35,8 s im unteren Normbereich lag. Bei 5 Patienten lagen Werte für Fibrinogenspaltprodukte vor. Diese waren mit > 40 mg/l deutlich erhöht.

Statistisch signifikante Korrelationen zur Nierenfunktion bei Entlassung bzw. bei der letzten Kontrolle ließen sich zu keinem der erhobenen Laborwerte nachweisen. Kreatinin und GFR bei letzter Kontrolle waren allerdings signifikant korreliert mit der notwendigen Dauer der Dialyse.

Tabelle 1. Übersicht über gerinnungsphysiologische und hämatologische Parameter

Laborparameter	Vor Dialyse	Schlechtester Wert	Letzte Kontrolle
Hämoglobin (g/dl)	8,1 (5,1–15,4)	5,6 (3,6–8,8)	normal
Thrombozyten (1000/μl)	66 (9–502)	46 (9–380)	normal
PTZ (%)	83 (54–109)	83 (53–109)	normal
aPTT (s)	35,8 (27,9–54,2)	35,8 (24,7–67,2)	normal
TZ (s)	19,5 (15,3–41,4)	19,5 (11,1–41,4)	normal
Fibrinogen (mg/dl)	292 (138–889)	292 (91–889)	normal
FSP (mg/l)	> 40 (10–>40)	> 40	nicht bestimmt

Diskussion

Die pathophysiologische Grundlage der Entwicklung eines HUS durch Infektion mit EHEC scheint eine Endothelzellschädigung, zunächst im Darm, später auch in der Niere zu sein [2, 3]. Die Folge ist eine Aktivierung von Zytokinen (z. B. TNF, Interleukin-8) und der Gerinnungskaskade mit erhöhtem v.-Willebrand-Faktor. Die dadurch ausgelöste thrombotische Mikroangiopathie ist die Hauptursache der Organdysfunktion. Zusätzlich bindet SLT an spezifische Glykoproteine, deren Dichte in den verschiedenen Organen auch für das Ausmaß der Organschädigung mitverantwortlich ist. Nach Anheftung an die Zelle und Endozytose ins Zytoplasma kann SLT die ribosomale Proteinverlängerung inaktivieren, was eine schwere Zellschädigung oder sogar den Zelltod zur Folge haben kann.

Laborchemisch lassen sich eine Thrombopenie als Ausdruck der Gerinnungsaktivierung und eine Anämie nachweisen. In unserem Patientengut fanden wir zusätzlich deutlich erhöhte Fibrinogenspaltprodukte. Allerdings ist der Verbrauch von Gerinnungsfaktoren nicht ausreichend, um eine eindeutig meßbare Verringerung der Faktorenspiegel zu bewirken. So lagen die von uns bestimmten Globaltests PTZ, aPTT und TZ im Normbereich.

Die Langzeitprognose des HUS wird entscheidend durch die Nierenfunktion bestimmt. Um eine frühzeitige Abschätzung der Prognose evtl. zu ermöglichen, haben wir daher versucht, aus den uns zur Verfügung stehenden Laborwerten statistische Korrelationen zur Nierenfunktion zu berechnen. Keine der Laborwerte war jedoch signifikant zur Nierenfunktion 6 Monate nach der Erkrankung korreliert. Die initialen gerinnungsphysiologischen Laborparameter sind für eine prognostische Aussage bezüglich der Nierenfunktion nach der Erkrankung demnach wenig hilfreich. Das Ausmaß der Restschädigung der Niere ist jedoch deutlich mit der notwendigen Dauer der Akutdialyse korreliert. Je länger die Dialyse erforderlich war, d. h. je später die Spontandiurese einsetzte, desto schlechter ist die Nierenfunktion 6 Monate nach Erkrankungsbeginn.

Aufgrund der thrombotischen Grundlage der Mikroangiopathie und damit des Nierenversagens wurde eine thrombolytische Therapie vorgeschlagen und in Einzelfällen auch erfolgreich durchgeführt [3]. Aufgrund fehlender kontrollierter Studien ist der routinemäßige Einsatz dieser Therapieform derzeit jedoch nicht etabliert. Zudem erscheint eine thrombolytische Therapie riskant, da die Patienten aufgrund ihrer Thrombopenie und ihrer Neigung zu krisenhaften Blutdruckanstiegen ein erhöhtes Blutungsrisiko aufweisen.

Die Prognose des HUS ist bei rechtzeitig einsetzender Dialysetherapie gut. Allerdings ist u. U. mit einer chronischen Niereninsuffizienz zu rechnen und sogar Todesfälle wurden berichtet [1, 3]. In unserem Patientengut sahen wir keine Todesfälle und 90 % der Patienten (26/29) hatten > 6 Monate nach der Erkrankung eine GFR > 80 ml/min/1,73 m^2.

Schlußfolgerungen

1. Das Nierenversagen beim HUS hat bei effektiver, frühzeitig einsetzender Dialysetherapie eine gute Spontanprognose, ein Übergang in eine chronische Niereninsuffizienz kommt jedoch vor.
2. Die globalen Gerinnungsparameter zeigen keine Auffälligkeiten.
3. Das Ausmaß der Thrombopenie hat keinen Einfluß auf den Verlauf der Erkrankung.
4. Eine thrombolytische Therapie erscheint uns nach dem derzeitigen Stand der Erfahrung riskant und wenig sinnvoll.

Literatur

1. Robert Koch Institut (1986) Häufung von EHEC-Erkrankungen in Bayern. Epidemiologisches Bulletin 96 (20): 137–138
2. Siegler RL (1995) The hemolytic uremic syndrome. Ped Clin North Am 42 (6): 1505–15297
3. Boyce TG, Swerdlow DL, Griffin PM (1995) Echericha Coli O157:H7 and the hemolytic-uremic-syndrome. N Engl J Med 333: 364–368
4. Kreuz W, Linde R, Becker S et al (1993) Successful treatment of heamolytic uraemic-syndrome with recombinant tissue-type plasminogen Activator (letter). Lancet 314: 1665–1666

Diarrhö-assoziiertes hämolytisch-urämisches Syndrom

M. Şerban, M. Cucuruz, D. Lighezan, D. Lupu, S. Arghirescu, R. Ilie, C. Neda, E. Nicoară

Das hämolytisch-urämische Syndrom (HUS) befindet sich mit Recht im Rahmen der pädiatrischen Interessen, da es eine der häufigsten (~ 70 %) Ursachen der Niereninsuffizienz beim Säugling und kleinem Kind darstellt [1, 4, 9]. Bei seinen auslösenden vielfältigen heterogenen Faktoren sind die infektiösen Diarrhöen heute als wichtige äthiologische Faktoren akzeptiert, nämlich diejenigen, die von Zytotoxin (Verotoxin) produzierenden (VT I, VT II) Bakterienstämmen bedingt sind [5, 9–13, 15, 18, 19, 24, 25].

Ätiologie von HUS

Genetische Faktoren:

- familiäre Form

Nichtgenetische Faktoren:

- *epidemische Form:*
  - gastrointestinale Infektion:
    Shigella dysenteriae, E. coli O157-H7, Salmonella typhi, Campylobacter jejuni, Citrobacter freundi, Streptococcus pneumoniae, Klebsiella pneumoniae, Yersinia
  - andere Infektionen mit
    Rickettsien, Candida, Viren (Coxsackie, Influenza, Epstein-Barr)
- *sporadische Form:*
  - krankheitsgebunden (Krebs, LES, Pankreatitis)
  - iatrogen ausgelöst (Knochenmarktransplantation) oder arzneimittelbedingt (Mitomicin, Cyclosporin A, Cisplatin, 5-Fluoruracil)
  - nach physischer Aggression (Radiotherapie)

Lokale Gegebenheiten

Unsere retrospektive Analyse fußt auf der Basis einer ungewöhnlich großen Inzidenz in unserem Gebiet von infektiösen Durchfallerkrankungen, insbesondere durch Enterobacteriaceen bedingt, die die anerkannten Trigger für HUS sind. Epidemische Ausbrüche von Shigella- und Salmonellainfektionen sind sehr häufig, und auch interepidemisch ist die Inzidenz von durch Enterobacteriaceen bedingten Diarrhöen hoch (Tabelle 2).

I. Scharrer/W. Schramm (Hrsg.)
27. Hämophilie-Symposion Hamburg 1996

Zielsetzung

- Bestimmung bei unseren epidemiologischen Verhältnissen der Frequenz von Diarrhö-assoziiertem HUS (HUS-D+),
- Analyse des klinisch-biologischen Krankheitsbildes und des Verlaufes des HUS-D+ im Vergleich mit den nicht Diarrhö-assoziierten (HUS-D) Fällen.

Patienten und Methode

Für die Feststellung der Diagnose wurden als obligatorische Kriterien diejenige angenommen, die das HUS-Syndrom definieren; die Kriterien, die den Schweregrad von Nephropathie, mechanischer Hämolyse, konsumptiver und mechanischer Thrombozytopenie beweisen, haben wir als fakultative Kriterien betrachtet (Tabelle 1).

In der Zeitspanne von 01.01.1993 bis 31.10.1996 waren 2364 Kinder (0–16 Jahre) mit schwerer Diarrhö stationär behandelt worden; bei 594 davon (25,1%) wurde durch Koprokultur die mikrobielle Ätiologie bestätigt: meistens mit Shigella flexneri (42,2%), gefolgt von Salmonella typhi, paratyphi, enteritidis und anderen minoren Salmonellosen (panama, anatum, infantis), E. coli u. a. (Tabelle 2).

In dieser Zeitspanne wurde bei 8 Fällen das HUS-D+ diagnostiziert. Sie waren mit Shigella (4 Patienten), Nicht-O-157-E. coli (3 Patienten) und Salmonellainfektion (1 Patient) assoziiert.

Tabelle 1. Einschlußkriterien

Obligatorisch	Fakultativ
Hämaturie > 25 H/mm^3 Hämoglobinurie Proteinurie > 0,15 g/24 h	Oligurie (< 200 ml/m^2 24 h) Kreatinin (> 150 µmol/l)
Retikulozyten > 15% Fragmentozyten +++ Coombs-Test –	Hämoglobin < 11 g/100 ml Bilirubin > 15 mmol/l
Thrombozyten < 100000/mm^3	Purpura

Tabelle 2. Schwere stationäre behandelte Diarrhö im Timis-Kreis

	1993	1994	1995	1996	Gesamt
Gesamte Anzahl	624	436	592	712	2364
Koprokultur+	213	158	105	118	594
Shigella	114	52	25	60	251
Salmonella	18	36	26	16	96
E. coli	26	12	18	16	72
Klebsiella	17	14	3	4	38
Andere	38	44	30	25	137

Tabelle 3. Krankengut

Patienten 14

Epidemische Form HUS-D+ 8		Sporadische Form HUS-D– 6	
Shigella flexneri	3	Nach Varizellen	2
Shigella Sonne	1	Nach Impfung	1
E. Coli	3	Respiratorisches Prodrom	1
Salmonella typhi	1	Idiopathisch	2

In einem Zeitraum von 10 Jahren hatten wir noch andere 6 nicht mit Diarrhö (D-) assoziierte Fälle in Behandlung:
2 nach Varizellen,
1 DTP vor dem Auftreten der Symptomatologie,
1 mit respiratorischem Prodrom,
2 ohne anamnestisch feststellbarem pathologischem Geschehen (Tabelle 3).

Die diagnostischen Verfahren haben die wichtigen klinischen, biologischen und in einzelnen Fällen (Obduktion, Punktat) pathohistologischen Parameter verfolgt (Tabelle 4).

Ergebnisse

Die vergleichende Analyse der klinischen Symptome bei HUS-D- und HUS-D+ zeigte keine wesentlichen Differenzen betreffend die Anwesenheit von Blässe,

Tabelle 4. Untersuchungsmethoden

Klinische Parameter	Biologische Parameter	Pathohistologische Parameter
• Alter • Geschlecht • Fieber • Blässe • Ikterus • Purpura • Hypertonie • Renale Symptome (Diuresis, Makrohämaturie) • Extrarenale Symptome (neurologische, gastrointestinale pankreatische Zeichen usw.)	• Hämatologische Befunde (Hämogramm, Koagulogramm) • Biochemische Befunde (Harnstoff-N, Kreatinin) • Komplement, Fibrinspaltprodukte, ALAT, ASAT, Amylasen, Bilirubin, Ionogramm, Astrup, Urinanalyse, Coombs-Tests usw.	• Nierenpunktat • Nekroptische Feststellung

Tabelle 5. Klinische Symptomatologie

	HUS-D+	HUS-D–
Anzahl	8	6
Blässe	6	5
Ikterus	4	3
Purpura	1	3
Hypertonie	2	3
Oligurie	6	4
ZNS	1	3
Hepatomegalie	4	1

Ikterus, Purpura, Hypertonie und Oligurie. Die ZNS-Symptome waren häufiger bei HUS-D- und die Hepatomegalie (ohne Zytolyse) war öfter bei HUS-D+ zu finden (Tabelle 5).

Wesentlich unterschiedlich waren aber das Alter und die Dauer der Oligurie; beide waren größer bei HUS-D– Patienten (Tabelle 6).

Die biologischen Daten betreffend, waren die Dauer der Fragmentozyten und der Schweregrad der Proteinurie signifikant höher bei den HUS-D-Patienten (Tabelle 7).

Die Histopathologie bewies in den sporadischen Fällen eine hämorrhagische glomeruläre Form mit vaskulärer Beteiligung.

Die Ergebnisse unserer therapeutischen Verfahren (Kortikosteroide, Aggregationshemmer, Antikoagulanzien, Frischplasma) waren ungünstig bei den HUS-D-Fällen im Vergleich mit einem besseren Verlauf bei den HUS-D+ Patienten (Tabelle 8).

Die vergleichende Analyse zwischen den 2 Gruppen, Patienten mit günstigem und mit ungünstigem Verlauf, zeigte keine wesentlichen Differenzen bei den Werten

Tabelle 6. Klinische Daten

	HUS-D+	HUS-D-	p
Alter (Monate)	13,2 ± 6	41,0 ± 21	< 0,001
Oligurie (Dauer in Tagen)	3,3 ± 1,6	12,8 ± 4,4	< 0,001

Tabelle 7. Biologische Daten

	HUS-D+	HUS-D–	p
Hämoglobin (g/100 ml)	8,8 ± 1,7	8,3 ± 0,8	0,6
Fragmentozyten (Dauer in Tagen)	10,5 ± 4,4	27,8 ± 18,6	0,001
Retikulozyten (‰)	52 ± 12	66,6 ± 45,8	0,1
Plättchen/mm^3	67500 ± 16600	66330 ± 22480	0,2
Kreatinin (µmol/l)	231,2 ± 133,7	326 ± 199,4	0,1
Proteinurie (g/24 h)	1,02 ± 0,8	2,83 ± 1,7	0,001
Hämaturie (Dauer in Tagen)	159,3 ± 14,7	179,1 ± 169	0,2

Tabelle 8. Allgemeiner Verlauf im Patientengut

	HUS-D+	HUS-D–
Günstig	6	1
Ungünstig		
– Tod	1	4
– Residuen (HA, renale Insuffizienz)	1	1

Tabelle 9. Korrelation zwischen Verlauf und biologischen Parametern

	Klinisch günstig	Klinisch ungünstig	p
Alter (Monate)	15 ± 10,06	43,4 ± 20,6	< 0,001
Oligurie (Dauer in Tagen)	4,11 ± 1,54	13,4 ± 5,04	< 0,001
Hb (g/100 ml)	8,66 ± 1,5	8,6 ± 3,08	< 0,9
Fragmentozyten (Dauer in Tagen)	9,77 ± 3,42	32,6 ± 16,8	< 0,001
Retikulozyten/1000	54,4 ± 9,93	69,4 ± 57,95	< 0,01
Kreatinin (μmol/l)	206,6 ± 118,2	390 ± 184,1	< 0,01
Proteinurie (g/24 h)	0,82 ± 0,55	3,56 ± 2	< 0,001
Hämaturie (Dauer in Tagen)	126,6 ± 63,9	147 ± 139	< 0,2
Thrombozyten/mm^3	63 800 ± 27 700	77 600 ± 21 977	< 0,3

von Hämoglobin, Retikulozyten, Plättchen und Schweregrad der Hämaturie und Oligurie. Signifikante Differenzen gab es beim Alter, Dauer der Oligurie und Fragmentozytose und Schweregrad der Proteinurie, Aspekte, die die HUS-D– Fälle charakterisierten (Tabelle 9).

Diskussion und Schlußfolgerung

Charakterisiert von Gasser (1955) ist das HUS ein Krankheitsbild, welches ätiopathogenetisch, klinisch-biologisch und histopathologisch mit der thrombotisch-thrombozytopenischen Purpura (TTP; schon 1925 von Moschcowitz beschrieben) in enger Korrelation steht. Ohne daß das Alter einen diskriminativen Effekt hat, bleibt das HUS für das Kind, insbesondere für das kleine Kind, charakteristisch.

Betrachtet als eine seltene Erkrankung, mit einer jährlichen Inzidenz von 0,2–12,1/100 000 und mit einer großen geographischen Verteilung [3, 6, 25] hat das HUS das Interesse der Kinderärzte hervorgerufen, insbesondere durch seinen klinisch-biologischen Ausdruck und Verlaufsrisiko. Trotz einer wesentlich verbesserten Kontrolle der Krankheit im letzten Jahrzehnt mit einer auf 5–20 % gesunkenen Mortalität [3, 9, 20, 25] bleibt das Interesse am HUS anhaltend. Die Aufrechterhaltung der medizinischen Aufmerksamkeit an dieser Problematik ist durch die beachtenswerten epidemischen HUS-Ausbrüche in vielen Ländern und aus allen Kontinenten, ungeachtet vom sozioökonomischen Standard, gerechtfertigt [5, 6, 8, 12, 15].

Das mit Diarrhö assoziierte HUS (unabhängig vom Schweregrad) [6, 8, 15] ist unbestreitbar die häufigste klinische Form [14, 25]. Unentbehrlich ist nur die

Fähigkeit einer Toxigenese der Shigella disenteriae ähnlichen Exotoxinen. Durch Verotoxine I/II, vermittelt durch die Adhäsionsproteine, ICAM-1, VCAM-1, Selectin-E, durch Leukozyten und Plättchen und durch die Gerinnungsaktivierung wird der pathogenetische Prozeß des HUS verursacht [8, 11].

Aus der heterogenen Gruppe des HUS ist die HUS-D+ Form durch ihre günstigsten Verlaufsparameter gekennzeichnet [6, 10]; die Frühdiagnose durch ein geeignetes Screeningprogramm und der prompte Beginn der Therapie (Plasmapherese, Hämo- oder Peritonealdialyse) werden als zuverläßlichste prädiktive Faktoren betrachtet [9, 14]. Die prognostische Bedeutung von Geschlecht, Hämoglobinwerten, Leukozyten und Plättchen ist kontrovers [6, 16]. Der Schweregrad der Nephropathie, durch den Blut-Harnstoff-N und die Andauer der Oligurie ausgedrückt, sowie die Anwesenheit der ZNS-Symptome haben eine bessere Korrelation mit dem ungünstigen Verlauf der Krankheit [14, 25].

Zusammenfassung

Trotz der hohen Frequenz von bakteriellen Diarrhöen (< 15–20/100 000 Jahr) scheint die Inzidenz des HUS < 0,5/100 000 Jahr in unserem Gebiet nicht so groß zu sein, wie man es vermuten konnte.

Die mit Diarrhö assoziierten Fälle haben auch nach unserer Erfahrung eine wesentlich bessere Prognose; ungünstige prädiktive Bedeutung haben das Alter (> 24 Monate), die Dauer der Oligurie (> 6 Tage), die Proteinurie (> 1,5 g/24 h) und die Persistenz von mehr als 14 Tage der mechanischen Hämolyse.

Literatur

1. Bocher WO, Schirmacher P, Lohr HF, Kolbe K, Meyer zum Buschenfelde KH, Wanitschke R (1995) Hepatic manifestation of hemolytic uremic syndrome in an allogeneic bone marrow transplant recipient. Z Gastroenterol 33 (9): 543–545
2. Caprioli A, Luzzi I, Gianviti A, Russmann H, Karch H (1995) Pheno-genotyping of verotoxin 2 (VT 2)-producing Escherichia coli causing haemorrhagic colitis and haemolytic uraemic syndrome by direct analysis of patients stools. J Med Microbiol 43 (5); 348–353
3. Conlon PJ, Howell DN, Kovalik EC, Macik G, Smith SR (1995) The renal manifestation and outcome of thrombotic thrombocytopenic purpura/hemolytic uremic snydrome in adults. Nephrol Dial Transplant 10 (7): 1189–1193
4. Dayal R, Agaewal S, Prasad R, Agarwal A, Anand A (1993) A clinico-hematological profile of hemolytic-uremic syndrome. Southest Asian J Trop Med Public Health 24 (Suppl 1): 280–283
5. Del Beccaro MA, Brownstein DR, Cummings P, Goldoft MJ, Quan L (1995) Outbreak of Escherichia coli O157:H7 hermorrhagic colitis and hemolytic uremic syndrome: effect on use of a pediatric emergency department. Ann Emerg Med 26 (5): 598–603
6. Gianviti A, Rosmini F, Caprioli A, Corona R, Luzzi I, Matteucci MC, Principato F, Rizzoni G (1994) Haemolytic-uraemic syndrome in childhood: surveillance and case-control studies in Italy. Italian HUS Study Group. Pediatr Nephrol 8 (6): 705–709
7. Kavukcu S, Irken G, Olgun N, Guclu A (1995) Atypical hemolytic uremic syndrome. Acta Paediatr Jpn 37 (5): 638–641

8. Lopez EL, Contrini MM, Devoto S, de Rosa MF, Genero MH, Gomez HF, Grana MG, Cleary TG (1995) Incomplete hemolytic-uremic syndrome in Argentinean children with bloody diarrhea. J Pediatr 127 (3): 364–367
9. Mariani-Kurkdjian P, Bingen E (1995) Syndrome hemolytique et uremique apres infection par Escherichia coli producteurs de verotoxines. Presse Med 24 (2): 99–101
10. Melnyk AM, Solez K, Kjellstrand CM (1995) Adult hemolytic-uremic syndrome. A review of 37 cases. Arch Intern Med 155 (19): 2077–2084
11. Morigi M, Micheletti G, Figliuzzi M, Imberti B, Karmali MA, Remuzzi A, Remuzzi G, Zoja C (1995) Verotoxin-1 promotes leukocyte adhesion to cultured endothelial cells under physiologic flow conditions. Blood 86 (12): 4553–4558
12. Morooka T, Matano H, Umeda A, Oda T, Amako K, Karmali MA (1995) Indirect hemagglutination assay for antibodies to Escherichia coli lipopolysaccharides O157, O111 and O26 in patients with hemolytic uremic syndrome. Acta Paediatr Jpn 37 (4): 469–473
13. Orr P, Lorencz B, Brown R, Kielly R, Tan B, Holton D, Clugstone H, Lugtig L, Pim C, MacDonald S et al (1994) An outbreak of diarrhea due to verotoxin-producing Escherichia coli in the Canadian Northwest Territories. Scand J Infect Dis 26 (6): 675–684
14. Pereira A, Mazzara R, Monteagudo J, Sanz C, Puig L, Martinez A, Ordinas A, Castillo R (1995) Thrombotic thrombocytopenic purpura/hemolytic uremic syndrome: a multivariate analysis of factors predicting the response to plasma exchange. Ann Hematol 70 (6): 319–323
15. Prado J, Cordero J, Garreaud C, Arellano C, Martinez J, Misraji A, Nachar CL, Olguin H, Rivas M, Tous M (1995) Enterohemorrhagic Escherichia coli (EHEC). Rev Med Chil 123 (1): 13–22
16. Renauc C, Niaudet P, Gagnadoux MF, Broyer M, Habib R (1995) Haemolytic uraemic syndrome: prognostic factors in children over 3 years of age. Pediatr Nephrol 9 (1): 24–29
17. Robson WL, Leung AK, Bown T, Brant R, Ching E (1994) The P1 blood group and the severity of diarrhea-associated hemolytic uremic syndrome. Clin Nephrol 42 (5): 288–290
18. Russmann H, Kothe E, Schmidt H, Franke S, Harmsen D, Caprioli A, Karch H (1995) Genotyping of Shigalike toxin genes in non-O157 Escherichia coli strains associated with haemolytic uraemic syndrome. J Med Mikrobiol 42 (6): 404–410
19. Silva VA (1995) Thrombotic thrombocytopenic purpura/hemolytic uremic syndrome secondary to pancreatitis. Am J Hematol 50 (1): 53–56
20. Siegler RL (1995) Hemolytic uremic syndrome in children. Curr Opin Pediatr 7 (2): 159–163
21. Shukla R, Slack R, George A, Cheasty T, Rowe B, Scutter J (1995) Escherichia coli O157 infection associated with a farm visitor centre. Commun Dis Rep CDR Rev 5 (6): R86–R90
22. Slavicek J, Puretic Z, Novak M, Benjak V, Glavas-Boras S, Sarnavka V, Thune S (1995) The role of plasma exchange in the treatment of severe forms of hemolytic-uremic syndrome in childhood. Artif Organs 19 (6): 506–510
23. Tapper D, Tarr P, Avner E, Brandt J, Waldhausen J (1995) Lessons learned in the management of hemolytic uremic syndrome in children. J Pediatr Surg 30 (2): 158–163
24. Tschape H, Prager R, Streckel W, Bohme G, Fruth A, Tietze E (1995) Verotoxinogenic Citrobacter freundii associated with severe gastroenteritis and cases of haemolytic uraemic syndrome in a nursey school: green butter as the infeciton source. Epidemiol Infect 114 (3): 441–450
25. Walters JR, Sharp JC, Dev VJ (1994) Infection caused by Escherichia coli O157:H7 in Alberta, Canada, and in Scotland: a five-year review, 1987–1991. Clin Infect Dis 19 (5): 834–843

VI. Freie Vorträge

Moderatoren:
R. Zimmermann (Heidelberg)
H. Pollmann (Münster)

Organization of a Randomized Clinical Trial for the Prevention of Recurrent Thrombosis in the Antiphospholipid Syndrome: the WAPS Project (Warfarin in Antiphospholipid Syndrome)

G. Finazzi, R. Marchioli, T. Barbui*

Background and Rationale

Antiphospholipid (aPL) antibodies are a heterogeneous family of immunoglobulins directed against different protein-phospholipid complexes [1, 2]. They include lupus anticoagulants (LA) and anticardiolipin antibodies (aCL). The former recognize the (human) prothrombin-phospholipid complex, thereby inhibiting the phospholipid-dependent coagulation reactions [3], whereas the latter is directed towards β2-glycoprotein I (β2-GPI) bound to an anionic lipid surface [4, 5]. aCL can be divided into two groups [6, 7]: aCL type A, which inhibit coagulation reactions by enhancing the binding of β2-GPI to the procoagulant phospholipid surface; and aCL type B, which are devoid of anticoagulant properties. In recent years, the presence of aPL which recognize lipid-bound Protein S and lipid-bound activated Protein C (aPC) has been reported [8–10]. A consistent finding of many studies is the inhibition by aPL of the inactivation of factor Va by aPC in the presence of Protein S. In this way, aPL can interfere with the physiological function of these natural anticoagulants, suggesting a possible, albeit still unproven, mechanism for their association with thrombotic events [11, 12].

Clinical Features of the Antiphospholipid Syndrome

The clinical importance of aPL derives from their association with a syndrome of venous and arterial thrombosis, recurrent fetal loss and thrombocytopenia, named "antiphospholipid syndrome" (APS) [13]. APS may occur in patients with an underlying systemic autoimmune disease like systemic lupus erythematosus and lupus-like disease, or in patients without manifestations of a systemic disease, the so-called primary APS (PAPS) [14, 15]. Patients with APS plus SLE and patients with PAPS have similar clinical and laboratory features [16]. Cumulative retrospective literature [17] indicates that an history of thrombosis is present in approximately 30%–40% of patients with aPL and that 70% of the events are venous and 30% arterial.

---

* Provisional Steering Committee and Scientific Secretariat of the WAPS Study
Douglas Triplett (USA) and Tiziano Barbui (Italy) (Co-chairmen).
Jef Arnout (Belgium), Marie-Claire Boffa (France), Luis Carreras (Argentina), Sam Machin (United Kingdom), Roberto Marchioli (Italy), Jasone Monasterio (Spain), Inge Scharrer (Germany), Gianni Tognoni (Italy), Finn Wisloff (Norway).

I. Scharrer/W. Schramm (Hrsg.)
27. Hämophilie-Symposion Hamburg 1996

Deep vein thrombosis and pulmonary emboli are the most common venous events while the cerebral circulation is the most commonly affected arterial site. Thrombosis in APS tends to be recurrent and recurrences tend to occur in the same vascular district (venous or arterial) as the initial event.

The available retrospective studies cannot answer the crucial question whether aPL are causative, coincidental or a consequence of clinical events. However, this issue has been tackled with two different approaches:

a) the development of animal models of APS and
b) prospective clinical studies evaluating the natural history of the disease and risk predictors for thrombosis.

Experimental studies have demonstrated that immunization of pregnant mice with aPL has resulted in pregnancy loss and thrombocytopenia, but not thrombosis [18, 19]. However, Pierangeli and coworkers reported that mice passively immunized with high quantity of aCL and subjected to "pinch" injury of the femoral vein showed larger and more persistent thrombi than controls [20].

Prospective clinical investigations in patients with APS are now beginning to be published. A report drawn from the Physicians' Health Study showed that high level of aCL (>33 u) are an important risk factor for venous thromboembolism but not for ischemic stroke in healthy adult men [21]. Other prospective studies assessed the risk of aPL patients to develop recurrent ischemic stroke or myocardial infarction, but conflicting results have been reported [22–26]. The Italian Registry of aPL evaluated the natural history and risk factors for thrombosis in a cohort of 360 unselected patients followed for 4 years. The annual incidence of both venous and arterial thrombosis was remarkably low in asymptomatic individuals (0.9% per patient and year), whereas a significantly higher rate was observed in patients with a previous thrombotic event (5.4%) or aCL IgG titer above 40 U (6.1%) [27]. In conclusion, two relevant therapeutic implications can be drawn from these studies: first, whether aPL play a pathogenetic role are just a laboratory marker of APS is still uncertain; second, patients with aPL should be stratified according to their risk to develop thrombosis in planning clinical trials [28].

Prevention of Thrombosis in Patients with aPL

No prospective clinical trial on the treatment or prophylaxis of thrombosis in patients with aPL has been published so far, and current recommendations are based on retrospective series of consecutive patients.

There is a general agreement that asymptomatic individuals need no active treatment, and the low rate of thrombosis observed in the Italian survey supports this idea. However, further studies are required to better understand the natural history of this subset of patients.

After the first thrombotic event, the clinical course of aPL patients was retrospectively evaluated by three groups of investigators. Derksen and coworkers [29] showed that the probability of having no recurrence of thrombosis over an 8-year period was 100% among patients receiving oral anticoagulation with INR between

2.5 and 4.0, as, compared with 22% among patients who stopped taking warfarin. Rosove and coworkers [30] reported in 70 patients that high-intensity warfarin therapy (PT INR ≥3) conferred better antithrombotic protection (zero events per year) than intermediate-intensity warfarin (INR 2-2.9; 7% events per year), low-intensity warfarin (INR <1.9; 57% events per year), aspirin (32% events per year); or no treatment (19% events per year), but five patients had significant bleeding events at high warfarin dosage (3.1% events per year). These findings were recently confirmed in a study of 147 patients [31]. Treatment with high-intensity warfarin (INR ≥3) with or without low-dose aspirin was significantly more effective than treatment with low-intensity warfarin (INR <3) with or without low-dose aspirin or treatment with aspirin alone in preventing further thrombotic events (recurrence rates 1.3%, 23% and 18% per year respectively). Significant bleeding occurred in 29 patients during warfarin treatment (7.1% per year).

These studies would suggest that aPL patients who have had a documented major thrombotic event should receive life-long warfarin to achieve an INR of 3.0 or higher [32]. However, there is concern about the implications of recommending such therapy on the basis of retrospective and nonrandomized data [33, 34]. Fatal, cerebral or uncontrollable bleeding was reported during anticoagulation and the cumulative risk of hemorrhage is expected to increase with duration and intensity of treatment. Furthermore, in a recent study, 11 patients with aPL and venous thrombosis treated with conventional warfarin (PT INR 2–3 for 3 months) and prospectively followed for a mean of 8 months had the same incidence of thrombotic recurrences than 49 non-aPL subjects, questioning the need for high intensity anticoagulation in all aPL patients with thrombosis [35].

In conclusion, the risk/benefit of long-term high-dose warfarin in the treatment of patients with APS is still uncertain and more compelling evidence is required before this therapy becomes acceptable as the standard of care.

General Design of the Proposed Clinical Trial

A randomized, prospective clinical trial assessing the efficacy and safety of high-dose warfarin versus conventional antithrombotic therapy could give an appropriate scientific answer to the best treatment of APS patients.

To properly design the trial, it should be realized that the current treatment of APS patients is highly heterogenous. In a recent survey carried out by McCrae in 22 specialized centers, no consensus has emerged as to how APS patients should be treated. To take into account this variability, the general design of the trial will be based on the "uncertainty principle" that reflects the common sense adopted in the routine clinical practice. In other words, on the basis of clinical judgement, physicians categorize patients with antiphospholipid antibodies and thrombosis as follows:

1. Patients for whom clinicians are substantially uncertain as to the benefit/risk of high-dose warfarin. This group is expected to include most aPL patients with thrombosis and will be randomized to high-dose warfarin (PT INR 3.0–4.5) versus conventional treatment (that is the antithrombotic therapy currently recommended in patients without aPL) [36].

2. Patients for whom clinicians are substantially certain that the benefit of high-dose warfarin overcomes the risks of treatment (e.g. patients with recurrent thrombosis despite conventional antithrombotic prophylaxis).
3. Patients for whom clinicians are substantially certain that the risks of high-dose warfarin overcomes the benefit (e.g. patients with uncertain thrombotic history or those with excessive bleeding risk).

Patients in groups 2 and 3 will not be randomized, since their recruitment would be unethical, but they will be registered and followed-up in an "observational" arm of the study together with asymptomatic patients with antiphospholipid antibodies. The observational arm will be an essential part of the study to know how many patients will be excluded from randomization and to obtain information on their clinical features and natural history. It should be noted that patients included in the observational arm can be switched to the randomized study whenever the condition of "uncertain risk/benefit" does occur (e.g. asymptomatic patients who develop a thrombotic event).

Both randomized patients and those included in the observational arm will be followed up until an end-point is reached or the study is concluded. Main end points will be major thrombosis, major bleeding and overall mortality.

A scheme of the general study design is shown in Figure 1.

Trial Size and Feasibility

The results of our previous prospective study in Italian patients with aPL [27] suggest that the overall annual rate of recurrent thrombotic events in the control group

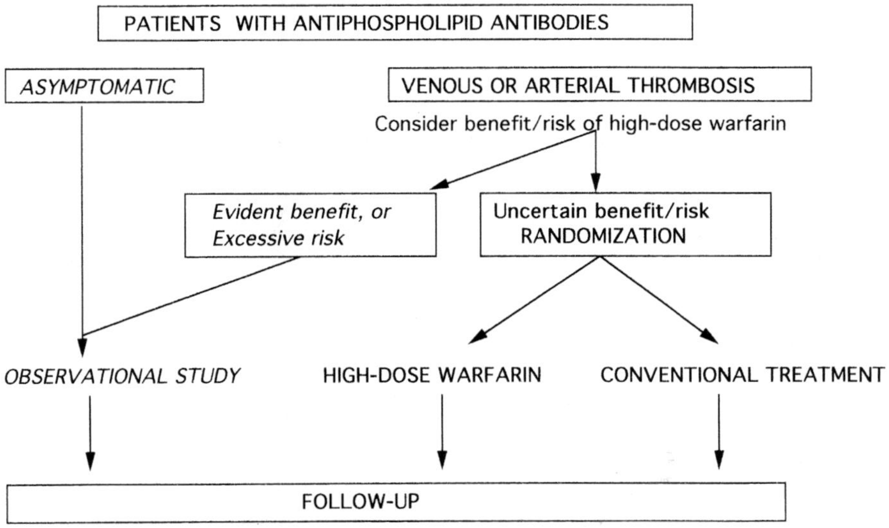

Fig. 1. General design of the WAPS trial

would be about 5%. If so, and if the study treatment (i.e. high-dose warfarin) reduces the incidence of thrombotic events by approximately 50%, then a study of at least 500 patients per arm in a 3-year follow-up should provide a convincing level of statistical significance ($\alpha = 0.05$, $\beta = 0.80$, two-tailed) of demonstrating an effect.

This is a conservative estimate because the recurrence rate in other retrospective studies [30, 31] ranged between 7% and 32% events per year in patients not receiving long-term high-dose warfarin and 0% and 1.3% in those given such therapy. In this case, the sample size to demonstrate a benefit from the treatment might be dramatically reduced. Given the open design of the trial, interim analysis of the data could be done during the study and the trial eventually stopped in case of clear evidence of benefit.

To enroll this estimated number of patients, an international collaboration is required. This collaboration can be set up at three levels:

a) Central Coordinators and Scientific Secretary, who are responsible for the general organization of the trial, the periodic National Coordinators meetings and the central elaboration of the data;
b) National Coordinators, who organize the network and collects data (and samples, see below) from the participating centers in each country;
c) local centers that enroll and follow the patients and collect data and samples to be sent to the National Coordinator.

Biological Subprojects

This trial gives an unique opportunity to conduct prospective biological studies to investigate the physiopathology of antiphospholipid antibodies and the antiphospholipid syndrome. Therefore, it should be foreseen that plasma, serum and DNA samples from randomized patients are collected and stored both at baseline and during the follow-up. Each biological subproject should have separate protocols, funding and responsibilities and should be approved by the Steering Committee of the WAPS trial.

In conclusion, a prospective, randomized clinical trial on the treatment of patients with antiphospholipid and thrombosis seems feasible. This trial could give information of paramount interest on the risk predictors, natural history and the optimal management of these patients. An international network of investigators has been set up to reach this important goal.

References

1. Triplett DA (1995) Antiphospholipid-protein antibodies: laboratory detection and clinical relevance. Thromb Res 78: 1–31
2. Vermylen J, Arnout J (1992) Is the antiphospholipid syndrome caused by antibodies directed against physiologically relevant phospholipid-protein complexes? J Lab Clin Med 120: 10–12
3. Bevers EM, Galli M, Barbui T et al (1991) Lupus anticoagulant IgG's (LA) are not directed to phospholipids only, but to a complex of lipid-bound human prothrombin. Thromb Haemostas 66: 629–632

4. Galli M, Comfurius P, Maassen C et al (1990) Anticardiolipin antibodies (ACA) directed not to cardiolipin but to a plasma protein cofactor. Lancet 336: 177–178
5. McNeil HP, Simpson RJ, Chesterman CN et al (1990) Anticardiolipin antibodies are directed against a complex antigen that includes a lipid-binding inhibitor of coagulation β2-glycoprotein I (apolipoprotein H). Proc Natl Acad Sci USA 87: 4120–4124
6. Galli M, Comfurius P, Barbui T et al (1992) Anticoagulant activity of β2-glycoprotein I is potentiated by a distinct subgroup of anticardiolipin antibodies. Thromb Haemost 68: 297–300
7. Galli M, Finazzi G, Bevers EM et al (1995) Kaolin clotting time and dilute Russell's viper venom time distinguish between prothrombin-dependent and β2-glycoprotein I-dependent antiphospholipid antibodies. Blood 86: 617–623
8. Marciniak E, Romond EH (1989) Impaired catalytic function of activated Protein C: a new *in vitro* manifestation of lupus anticoagulant. Blood 74: 2426–2432
9. Malia RG, Kitchen S, Greaves M et al (1990) Inhibition of activated protein C and its cofactor S by antiphospholipid antibodies. Br J Haematol 76: 101–110
10. Oosting JD, Derksen RHWM, Bobbink WG et al (1983) Antiphospholipid antibodies directed against a combination of phospholipids with prothrombin, protein C or protein S: an explanation for their pathogenic mechanism? Blood 81: 2618–2625
11. Svensson PJ, Dahlback B (1994) Resistance to activated protein C as a basis for venous thrombosis. N Engl J Med 330: 517–522
12. de Groot PG, Derksen RHWM (1994) Protein C pathway, antiphospholipid antibodies and thrombosis. Lupus 3: 229–234
13. Hughes GRV (1993) The antiphospholipid syndrome: ten years on. Lancet 3: 341–344
14. Alarcon-Segovia D, Sanchez-Guerrero J (1989) Primary antiphospholipid syndrome. J Rheumatol 16: 482–488
15. Asherson RA, Khamashta MA, Ordi-Ros J et al (1989) The primary antiphospholipid syndrome: major clinical and serologic features. Medicine 68: 366–374
16. Vianna JL, Khamashta MA, Qrdi-Ros J et al (1994) Comparison of the primary and secondary antiphospholipid syndrome: a European multicenter study of 114 patients. Am J Med 96: 3–9
17. Love PE and Santoro SA (1990) Antiphospholipid antibodies: anticardiolipin and the lupus anticoagulant in systemic lupus erythematosus (SLE) and in non-SLE disorders. Ann Intern Med 112: 682–698
18. Branch WD, Dudley DJ, Mitchell MD et al (1990) IgG fractions from patients with antiphospholipid antibodies cause fetal death in Balb/c mice: a model for autoimmune fetal loss. Am J Obstet Gynecol 163: 210–216
19. Sthoeger ZM, Tartakovsky B, Bentwich Z (1993) Monoclonal anticardiolipin antibodies derived from mice with experimental lupus erythematosus: characterization and the induction of a secondary antiphospholipid syndrome. J Clin Immunol 13: 127–138
20. Pierangeli SS, Barker JH, Stikovac et al (1994) Effect of human IgG antiphospholipid antibodies on an in vivo thrombosis model in mice. Thromb Haemostas 71: 670–674
21. Ginsburg KS, Liang MH, Newcomer L et al (1992) Anticardiolipin antibodies and the risk for ischemic stroke and venous thrombosis. Ann Intern Med 117: 997–1002
22. Nencini P, Baruffi MC, Abbate R et al (1992) Lupus anticoagulant and anticardiolipin antibodies in young adults with cerebral ischemia. Stroke 23: 189–193
23. Levine SR, Brey RL, Joseph CLM et al (1992) Risk of recurrent thromboembolic events in patients with focal cerebral ischemia and antiphospholipid antibodies. Stroke 23 (Suppl I): 29–32
24. Muir KW, Squire IB, Alwan W et al (1994) Anticardiolipin antibodies in an unselected stroke population. Lancet 344: 452–456
25. Hamsten A, Bjorkholm M, Norberg R et al (1986) Antibodies to cardiolipin in young survivors of myocardial infarction: an association with recurrent cardiovascular events. Lancet i: 113–116
26. Sletnes KE, Smith P, Abedlnoor et al (1992) Antiphospholipid antibodies after myocardial infarction and their relation to mortality, reinfarction and nonhaemorrhagic stroke. Lancet 339: 451–453

27. Finazzi G, Brancaccio V, Moia M et al (1996) Natural history and risk factors for thrombosis in 360 patients with antiphospholipid antibodies. A four-year prospective study from the Italian Registry. Am J Med 100: 530–536
28. Barbui T, Finazzi G (1994) Clinical trials on antiphospholipid syndrome: what is being done and what is needed? Lupus 3: 303–337
29. Derksen RHWM, de Groot PG, Kater L et al (1993) Patients with antiphospholipid antibodies and venous thrombosis should receive long term anticoagulant treatment. Ann Rheum Dis 52: 689–692
30. Rosove MH, Brewer PMC (1992) Antiphospholipid thrombosis: clinical course after the first thrombotic event in 70 patients. Ann Int Med 117: 303–308
31. Khamashta MA, Cuadrado MJ, Mujic F et al (1995) The management of thrombosis in the antiphospholipid syndrome. N Engl J Med 332: 993–997
32. Lockshin MD (1995) Answers to the antiphospholipid-antibody syndrome ? N Engl J Med 332: 1025–1027
33. Nasr SZ, Parke AL (1995) Thrombosis in the antiphospholipid syndrome. N Engl J Med 333: 666 (letter)
34. Slivka A, Walz E (1995) Thrombosis in the antiphospholipid syndrome. N Engl J Med 333: 665–666 (letter)
35. Ginsberg JS, Wells PS, Brill-Edwards P et al (1995) Antiphospholipid antibodies and venous thromboembolism. Blood 86: 3685–3691
36. Dalen JE, Hirsh J (1992) Third ACCP Consensus Conference on antithrombotic therapy. Chest (Suppl) 102: 303–538

Inhibitorentwicklung bei Anwendung plasmatischer und rekombinanter Faktor VIII-Konzentrate im Hämophilie-Zentrum Bonn (1990–09/1996)

H.-H. Brackmann, W. Effenberger, R. Schwaab, M. Paffenholz, J. Oldenburg

Derzeit gehört die Hemmkörperentwicklung bei Hämophilen unter Substitutionsbehandlungen zu den gravierendsten Nebenwirkungen einer Therapie. Neben dem medizinischen Aspekt dieses Problems muß die erhebliche ökonomische Tragweite und nicht zuletzt auch die menschliche Belastung einer Hemmkörperelimination erwähnt werden. Trotz intensiver Bemühungen sind wesentliche Fragestellungen in diesem Zusammenhang bis heute nicht oder nur unzureichend zu klären gewesen:

- möglicher Anstieg von Hemmkörperinzidenzen im Verlaufe von 25 Jahren Hämophiliebehandlung nach modernen Grundsätzen,
- Einfluß geringer Reinheit der Gerinnungspräparate auf fragliche geringere Hemmkörperinzidenzen in der Vergangenheit, – Rolle des v.-Willenbrand-Faktorgehalts in F-VIII-Konzentraten bei der Entstehung von Hemmkörpern bzw. auch bei deren Therapie,
- Produktabhängigkeit der Hemmkörperinzidenzen,
- Unterschiede bei plasmatischen und gentechnischen F-VIII-Konzentraten hinsichtlich Erfolg oder Dauer einer Immuntoleranztherapie.

Aus diesem Grund beobachteten wir, ungeachtet der gleichzeitigen Teilnahme an der GTH-Hemmkörperstudie, kontinuierlich die Situation im eigenen Zentrum.

In jüngster Zeit hat sich bei vermehrter Anwendung rekombinanter Faktor-VIII-Konzentrate bei PUP-Patienten der Verdacht einer Zunahme von Hemmkörperentwicklungen eingestellt, die uns in dieser Größenordnung bei der Anwendung plasmatischer Gerinnungskonzentrate bisher nicht aufgefallen war. Um einer Fehleinschätzung der tatsächlichen Situation vorzubeugen, haben wir alle

Tabelle 1. Hemmkörperinzidenz 1990–9/1996; Hämophiliezentrum Bonn

Gerinnungskonzentrate			
Recombinant		Plasmatisch	
n = 19 1993 + 1994 + 1996		n = 38 seit 1990	
Mit HK	Ohne HK	Mit HK	Ohne HK
8[a]	11	7	31

[a] 1 Patient 1mal 500 E Haemate HS, 1 Patient 2mal Kryo > 10 Jahre zuvor.

I. Scharrer/W. Schramm (Hrsg.)
27. Hämophilie-Symposion Hamburg 1996

Tabelle 2. Hemmkörperinzidenz: Schwere Hämophilie A 1990–9/1996; Hämophiliezentrum Bonn

Gerinnungskonzentrate			
Recombinant		Plasmatisch	
n = 14 1993 + 1994 + 1996		n = 24 Seit 1990	
Mit HK	Ohne HK	Mit HK	Ohne HK
8[a]	6	5	19
57%	43%	21%	79%

[a] 1 Patient 1mal 500 E Haemate HS, 1 Patient 2mal Kryo > 10 Jahre zuvor, 1 Patient 3mal Erys + 1mal pdF-VIII.

PUP-Patienten aus der Zeit von Januar 1990 bis September 1996 hinsichtlich ihrer Zuordnung zu den verwendeten Gerinnungskonzentraten und dem Auftreten von Hemmkörpern untersucht. Diese Ergebnisse möchten wir, ohne eine abschließende Wertung vornehmen zu können, hier vorstellen.

Zur Auswertung gelangten alle Patienten, die ab 1990 mit der Diagnose Hämophilie A erstmals bei uns behandelt wurden (Tabelle 1). Im genannten Zeitraum wurden 57 Patienten erstbehandelt, davon 19 mit rekombinanten Faktor-VIII-Produkten und 38 mit plasmatischen Faktor-III-Konzentraten. Der Behandlungsbeginn mit rekombinanten Produkten vollzog sich seit dem Jahr 1993. Wir beobachteten 15 Hemmkörperentwicklungen, dabei 8 Fälle unter Anwendung rebombinanter und 7 Fälle unter Anwendung plasmatischer Produkte. Da bei Hemmkörperrisikobetrachtungen zunächst maßgeblich die Schwere der Hämophilie eingeht, ist in der folgenden Darstellung (Tabelle 2) einzig die schwere Verlaufsform berücksichtigt um Verzerrungen in den beiden genannten Gruppen zu vermeiden. Somit verhalten sich die Zahlenverhältnisse wie folgt:

14 Patienten mit schwerer Hämophilie A wurden mit rekombinanten Präparaten erstbehandelt, während es bei plasmatischen Präparaten 24 waren.

Tabelle 3. Hemmkörperinzidenz: Rekombinante Konzentrate; Hämophiliezentrum Bonn

	Recombinate	Kogenate
Gesamt	12	6
Mit HK	5[a]	3[b]
Alter (Jahre)	0,5–2	1/1/11
Schweregrad	Schwer	Schwer
Exposition	2–22	12–15
HK-Titer[c]	4/7/32/2mal 64	1,8/2[b]/15
Zeitraum	5mal 96	2mal 93/1mal 94

[a] 1 Patient 1mal 500 E Haemate HS, 1 Patient 3mal Erys; 1mal pdF-VIII.
[b] 1 Patient 2mal Kryo > 10 Jahre zuvor.
[c] Höchster Titer.

Hemmkörper entwickelten hierbei unter rekombinanten Faktorenkonzentraten 8 Patienten, während es bei plasmatischen Präparaten 5 Patienten waren. Insgesamt verhält sich das Risiko der Hemmkörperentwicklung in den Kollektiven mit schwerer Hämophilie bei rekombinanten Präparaten mit 57% zu 21% bei plasmatischen Produkten.

Ergänzend muß festgestellt werden, daß in der Gruppe mit Hemmkörperentwicklung nach rekombinanten Faktor VIII ein Patient einmalig zuvor HAEMATE erhalten hatte, ein weiterer Patient 2 Kryopräzipitate mehr als 10 Jahre vor dem eigentlichen Behandlungsbeginn, ein weiterer Patient 2 Erythrozytenkonzentrate sowie eine Dosierung von 250 E an plasmatischem Faktor-VIII-Konzentrat.

In der weiteren Aufschlüsselung der Ergebnisse zeigt sich, daß das Verteilungsmuster für RECOMBINATE und KOGENATE sehr ähnlich ist (Tabelle 3).

In der folgenden Darstellung (Tabelle 4) sind die Patienten ohne bisherige Hemmkörperbildung weiter spezifiziert, so daß abgeschätzt werden kann, inwieweit hier in Zukunft noch Verschiebungen der Zahlenverhältnisse durch weitere Hemmkörperbildungen zu erwarten sind. Im Falle von RECOMBINATE ist dies nicht auszuschließen, da immerhin 6 Patienten die kritische Zahl von 100 Substitutionen noch nicht erreicht haben. Bei dem Präparat KOGENATE handelt es sich bei den nicht von Hemmkörpern Betroffenen um leichte Hämophilieformen, die naturgemäß ohnehin ein nur sehr geringes Risiko haben.

Bei allen Hemmkörperentwicklungen handelt es sich um klinisch relevante Befunde, die neben Hemmkörpertitern von 1,8 bis 64 Bethesda-Einheiten auch ein deutlich vermindertes Recovery und verkürzte Halbwertszeiten aufwiesen. Des weiteren bestanden, zumindest zum Beginn der Immuntoleranztherapie, deutliche klinische Zeichen in Form von vermehrten Weichteilhämatomen und Gelenkblutungen.

Zum Vergleich folgen die detaillierten Charakterisierungen der Hemmkörperpatienten, die mit plasmatischen Konzentraten behandelt wurden (Tabellen 5 und 6). Erwähnenswert ist hier das Auftreten des Hemmkörpers im Falle einer schweren Hämophilie erst nach 100 Substitutionen sowie das ohnehin sehr seltene Hemmkörperereignis bei einer leichten Hämophilie, die erst nach 137 Substitutionen den Antikörper entwickelte. Präparate, die zur Hemmkörperinduktion geführt hatten, waren in 2 Fällen HEMOFIL M und BERIATE sowie einmal HAEMATE, IMMUNATE und KOATE.

Tabelle 4. Hemmkörperinzidenz: Rekombinante Konzentrate; Hämophiliezentrum Bonn

	Recombinate	Kogenate
Gesamt	12	6
Ohne HK	7	3
Alter (Jahre)	6mal 1–4/1mal 18	6/32/34
Schweregrad	6mal s/1mal l	3mal l
Exposition	1mal > 100	17–28
Exposition	2mal > 50	
Exposition	4–33	
Zeitraum	1994–09/1996	1993–09/1996

Tabelle 5. Hemmkörperinzidenz: Plasmatische Konzentrate; Hämophiliezentrum Bonn

	Plasmatische Konzentrate
Gesamt	38
Mit HK	7
Alter	1mal 48; 1mal 9; 1–5
Schweregrad	5mal s; 1mal ms; 1mal l
Exposition	Schwer 4mal 8–24; 1mal ca. 100
Exposition	Mittelschwer 1mal 44
Exposition	Leicht 1mal 137
HK-Titer	Schwer: 3mal 2,2–3,2; 1mal 53; 1mal 438
HK-Titer	Mittelschwer = 540; leicht = 3,2
Zeitraum	1991–1996
Produkte	2mal HEMOFIL M; 2mal BERIATE
Produkte	je 1mal HAEMATE, IMMUNO, KOATE

Tabelle 6. Hemmkörperinzidenz: Plasmatische Konzentrate; Hämophiliezentrum Bonn

	Plasmatische Konzentrate
Gesamt	38
Ohne HK	31
Alter (Jahre)	1mal 76; 12–54; 25mal 1–9
Schweregrad	19mal s; 7mal ms; 5mal l
Exposition	30mal >100; 1mal < 50
Zeitraum	1990–1996
Produkte	1mal HAEMATE, 12mal BERIATE
"	10mal HEMOFIL, 3mal IMMUNO
"	2mal OCTAPH, 1mal ARMOUR
"	13mal Patienten auf ein Recombinantes Produkt umgestellt[a]

[a] Exposition: 10mal > 100; je 1mal 43/41/22.

Bei Betrachtung der Patienten, die bisher ohne Hemmkörperentwicklung geblieben sind, kann konstatiert werden, daß das Risiko, in Zukunft einen solchen noch zu entwickeln, äußerst gering sein dürfte. Unter den hier angeführten Patienten sind 13 im genannten Zeitraum auf ein rekombinantes Präparat umgestellt worden, wobei sich auch nach Wechsel kein Hemmkörper gebildet hat. Dabei waren die Expositionen nach Umstellung in 10 Fällen bereits > 100, in den weiteren handelte es sich um 43, 41 oder 22 Substitutionen mit einem gentechnischen Präparat.

Zusammenfassung

Die vorliegenden Zahlen sind allein nicht ausreichend, um eine Antwort auf die Frage zu geben, ob verschiedene Präparate auch unterschiedliche Hemmkörperinzidenzen bedingen. Trotz der kleinen Zahl ist es unter Anwendung statistischer Methoden (Exakter Fischer-Test, χ^2Test) möglich einzuschätzen, daß die im Bonner

Behandlungszentrum gefundenen Zahlen der Hemmkörperhäufigkeit nicht signifikant höher liegen, als in den PUP-Studien, die vor Zulassung der Präparate RECOMBINATE und KOGENATE durchgeführt wurden. Hier waren Hemmkörperinzidenzen von 31–35% (bei schwerer Hämophilie) festgestellt worden.

Im Hinblick auf die beobachteten höheren Inzidenzen von Hemmkörpern bei gentechnischen gegenüber plasmatischen Präparaten ergeben die oben genannten statistischen Verfahren, selbst unter Vorgabe kleiner Irrtumswahrscheinlichkeiten, eine deutliche Signifikanz. Da diese Beobachtung außerhalb der beispielhaften GTH-Hemmkörperstudie dennoch zufallsbedingt sein kann, halten wir eine allgemeine Erfassung aller aufgetretenen Hemmkörper auf nationaler und internationaler Ebene für unabdingbar, auch um eingangs aufgeworfene Fragen in Zukunft beantworten zu können und die Ergebnisse in Therapieentscheidungen einbeziehen zu können.

Erfolgreiche Faktor VIII-Hemmkörperelimination nach Wechsel von „High"- zu „Intermediate-purity" Faktor-VIII-Konzentrat bei Kindern mit Hämophilie A

D. Mentzer, W. Kreuz, G. Auerswald

In den vergangenen Jahren wurde das Hauptinteresse in der Hämophiliebehandlung der Virussicherheit der Faktorenpräparate gewidmet. Darüber hinaus ist die Behandlung der Hemmkörperhämophilie ein Schwerpunkt, der für die Patienten von vergleichbarer Wichtigkeit ist.

Die Bildung von Antikörpern gegen Faktor VIII (F-VIII) stellt heute die schwerste Komplikation bei wiederholt substituierten Patienten mit Hämophilie A dar. Sie tritt bei etwa 15–33% der Patienten mit schwerer und mittelschwerer Hämophilie A auf [1–4].

Es ist bekannt, daß die Hemmkörperhämophilie mit einem erhöhten Risiko für lebensgefährliche Blutungsereignisse, insbesondere mit Hirnblutungen und schweren Muskel- oder Gelenkblutungen, einhergeht. Diese Komplikationen führen zu einer gesteigerten Morbidität und Mortalität der Hämophilen.

Das Hauptziel in der Behandlung dieser Patienten ist demnach, den Hemmkörper (HK) vollständig und so schnell wie möglich zu eliminieren, weiterhin sollte eine Immuntoleranz (IT) gegenüber F-VIII erzielt werden, die es ermöglicht, in der Folge wieder eine reguläre F-VIII-Substitutionstherapie durchzuführen. Die Immuntoleranz kann mit hohen Dosen von F-VIII (100–300 IE F-VIII/kg KG/Tag) induziert werden. Unter Umständen muß eine gleichzeitige Gabe von aktiviertem Prothrombinkomplexkonzentrat als Blutungsschutz erfolgen [5–14].

Die Ergebnisse einer Studie von Kreuz et al. [14] zeigten, daß die IT von verschiedenen Faktoren abhängig ist. Demnach ist für den Erfolg der ITT die Anzahl der kumulativen Expositionstage nach Auftreten des F-VIII-Hemmkörpers bis zum Beginn der ITT sowie die Unterbrechung der ITT ausschlaggebend. Im weiteren scheint der Erfolg der ITT von dem initialen F-VIII-HK-Titer und von der applizierten F-VIII-Dosis abzuhängen.

Andere Behandlungsprotokolle [12, 13] konnten zeigen, daß die F-VIII-HK-Elimination mit unterschiedlichen F-VIII-Konzentraten möglich ist. Jedoch ist der Erfolg der IT bei den behandelten Patienten bezogen auf die Eliminationszeit und die Anzahl der F-VIII-HK-Eliminationen sehr unterschiedlich. Weiterhin stellt sich für uns die Frage, inwieweit die Zusammensetzung der verwendeten F-VIII-Konzentrate Einfluß auf die Erfolgsquote der ITT haben.

I. Scharrer/W. Schramm (Hrsg.)
27. Hämophilie-Symposion Hamburg 1996

Patienten und Methoden

In Zusammenarbeit mit dem Hämophiliezentrum in Bremen wurden bis heute 28 Kinder mit F-VIII-HK (20 HR und 8 LR) betreut. Von diesen 28 Kindern wurde bei 27 (19 HR und 8 LR) die IT-Therapie gemäß unserem Studienprotokoll [14] mit einer Hochdosis von F-VIII-Konzentrat durchgeführt.

Bei allen LR-Patienten und bei 17 von 19 HR-Patienten war die IT-Therapie erfolgreich. Die Mehrzahl der Patienten erhielten als F-VIII-Konzentrat ein intermediär reines Präparat mit hohem Anteil an v.-Willebrand-Faktor (Haemate HS, Centeon).

Bei den im folgenden vorgestellten 4 Patienten mit schwerer Hämophilie A wurde eine Umstellung der ITT von einem hoch reinen auf ein intermediär reines F-VIII-Konzentrat im Zuge der HK-Elimination vorgenommen. Der für die Verlaufskontrolle wichtige F-VIII-HK wurde mit einer modifizierten Bethesda-Methode bestimmt, bei der eine Einheit definiert ist als die HK-Aktivität in ml Testplasma, die, wenn man es mit der gleichen Menge Normalplasma für 2 h bei 37 °C inkubiert, die F-VIII-Konzentration um 50 % reduziert [15].

Die F-VIII-Aktivität (F VIII:C) wurde mit einem Einstufentest unter Verwendung von immundepletiertem Mangelplasma gemessen [16].

Ergebnisse

Bei insgesamt 4 HR-Patienten wurde in der Initialphase der ITT ein hoch gereinigtes F-VIII-Konzentrat eingesetzt. Diagnostisch handelte es sich bei diesen Patienten um Hemmkörper mit einer Typ-I-Kinetik.

Der Altersmedian dieser 4 Patienten war zum Zeitpunkt der F-VIII-HK-Diagnose 11 (3–14) Monate. Es wurde im Verlauf der ITT auf das intermediär reine Präparat (Haemate HS) umgestellt, da der F-VIII-HK-Verlauf keine eindeutig fallende Tendenz zeigte (Tabelle 1).

Das Behandlungsintervall bis zur Umstellung des F-VIII-Konzentrates von dem hoch reinen auf das intermediär reine F-VIII-Konzentrat betrug im Median 9

Tabelle 1. Diagnose und Therapie der 4 Patienten

Patient	Alter bei Auftreten des F-VIII-HK (Monate)	F-VIII-Exposition vor ITT (Tage)	F-VIII-HK-Titer (BE) Zu Beginn der IT-Therapie	F-VIII-HK-Titer (BE) Minimum unter hoch reinem Produkt	F-VIII-HK-Titer (BE) Wechsel zum intermediär reinen Produkt	Immuntoleranztherapie Zeit bis zum Wechsel des Produktes	Immuntoleranztherapie Eliminationszeit[a] (Wochen)
1	9	8	35	35	210	14	12
2	3	4	2,3	2,3	151	5	3
3	13	10	101	15,5	37,8	6	5
4	14	46	165	24	225	12	10

[a] Dauer, bis der F-VIII-HK < 0,6 BE beträgt, nach Umstellung auf das intermediär reine F-VIII-Konzentrat.

(Range 5–14) Wochen. Ausschlaggebend für die Entscheidung, das F-VIII-Konzentrat zu wechseln, war die Erfahrung, daß sich ein eindeutiger Abfall des F-VIII-HK-Titers spätestens nach 4 Wochen eingestellt hatte.

Epikrise Patient 1

Bei diesem Patienten wurde die Diagnose der Hämophilie A aufgrund der positiven Familienanamnese gestellt. Die erste F-VIII-Substitution mit dem hoch reinen F-VIII-Konzentrat wurde im 3. Lebensmonat wegen einer massiven Muskelblutung notwendig. Im Rahmen einer F-VIII-Substitution bei Gelenkblutung wurde ein F-VIII-HK von 21 BE bestimmt und die ITT mit dem hoch reinen F-VIII-Konzentrat eingeleitet. Nach einer initialen Phase der IT-Therapie mit dem hoch reinen F-VIII-Konzentrat kam es nach 8 Wochen erneut zu einem kontinuierlichen Anstieg des F-VIII-HK. Nach weiteren 6 Wochen ITT mit dem hoch reinen F-VIII-Konzentrat wurde auf das intermediär reine F-VIII-Konzentrat gewechselt.

Epikrise Patient 2

Die Diagnose Hämophilie A wurde postpartal gestellt (nach Entwicklung eines Kephalhämatoms). Bei Erstvorstellung in unserer Ambulanz wurde ein F-VIII-HK von 1,03 BE festgestellt. Im 9. Lebensmonat wurde der Patient wegen einer Kniegelenkblutung erneut mit einem hoch reinen F-VIII-Konzentrat substituiert. Bei ansteigendem F-VIII-HK-Titer wurde die IT-Therapie mit dem hoch reinen F-VIII-Konzentrat eingeleitet. Nach 5 Wochen IT-Therapie mit dem hoch reinen F-VIII-Konzentrat entschlossen wir uns zum Wechsel des F-VIII-Konzentrates, nachdem der F-VIII-HK kontinuierlich anstieg.

Epikrise Patient 3

Die Erstmanifestation der Hämophilie A war bei diesem Patient eine schwere Hirnblutung. Im Rahmen der neurochirurgischen Operation wurde der Patient mit einem hoch reinen F-VIII-Konzentrat substituiert und anschließend auf eine Dauersubstitution mit diesem Präparat eingestellt. Unter dieser Dauersubstitution kam es zu rezidivierenden Muskelblutungen, worauf die erste Hemmkörper-HK-Untersuchung 101 BE ergab. Nach initialem Abfall des F-VIII-HK unter der IT-Therapie mit dem hoch reinen F-VIII-Konzentrat kam es erneut zum kontinuierlichen Anstieg des F-VIII-HK. Nach 6 Wochen ITT mit dem hoch reinen F-VIII-Konzentrat wurde auf das intermediär reine F-VIII-Konzentrat gewechselt.

Epikrise Patient 4

Die Diagnose bei diesem Patienten wurde postpartal bei positiver Familienanamnese gestellt. Im Alter von 14 Monaten hatte der Patient seine erste Gelenkblutung, worauf er im weiteren prophylaktisch mit einem hoch reinen F-VIII-Präparat behandelt wurde. Unter dieser Prophylaxe bekam der Patient erneut mehrere Gelenkblutungen. In diesem Zusammenhang wurde dann der F-VIII-HK festgestellt. Nach 12 Wochen wurde der Patient auf das intermediär reine F-VIII-Präparat umgestellt, da der F-VIII-HK eine deutlich steigende Tendenz zeigte.

Verlauf

Der individuelle Verlauf der IT-Therapie der 4 Patienten ist in den Abbildung 1–4 dargestellt. Alle 4 Kurvenverläufe zeigen nach Umstellung des F-VIII-Konzentrates von einem hoch auf ein intermediär reines Produkt einen deutlichen Abfall des F-VIII-HK-Titers. Darüber hinaus konnte im weiteren Verlauf der IT-Therapie die Menge an F-VIII-Konzentrat sukzessiv reduziert werden, nachdem die F-VIII-Recovery und die F-VIII-Halbwertszeit wieder normal waren, so daß bis heute alle 4 Patienten die normale Dosis der prophylaktischen Substitutionstherapie erhalten.

Diskussion

Die Ergebnisse bei den vorgestellten 4 Patienten können die Überlegenheit des intermediär reinen F-VIII-Konzentrates zur Induktion einer Immuntoleranz nicht sicher beweisen, geben aber einen deutlichen Hinweis auf die Bedeutsamkeit der

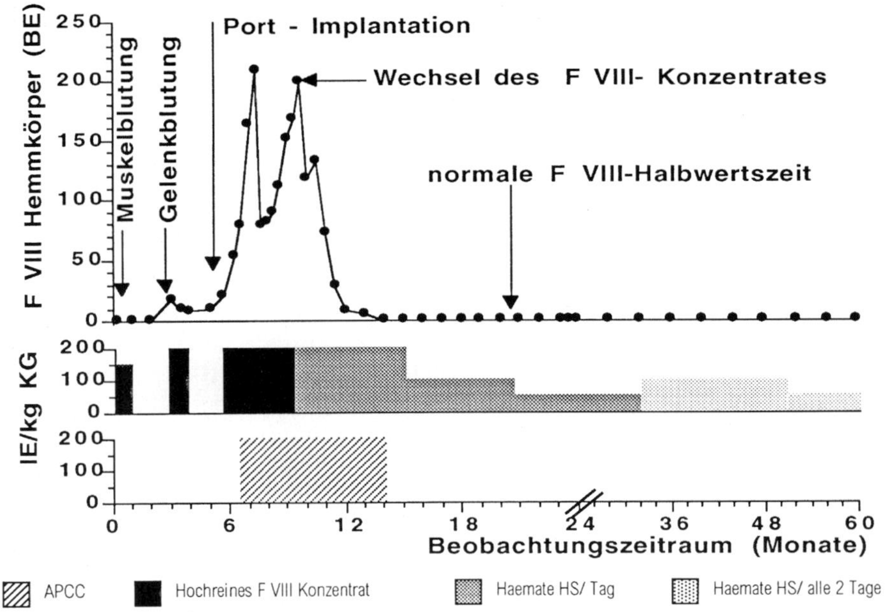

Abb. 1. Therapie- und HK-Verlauf von Patient 1

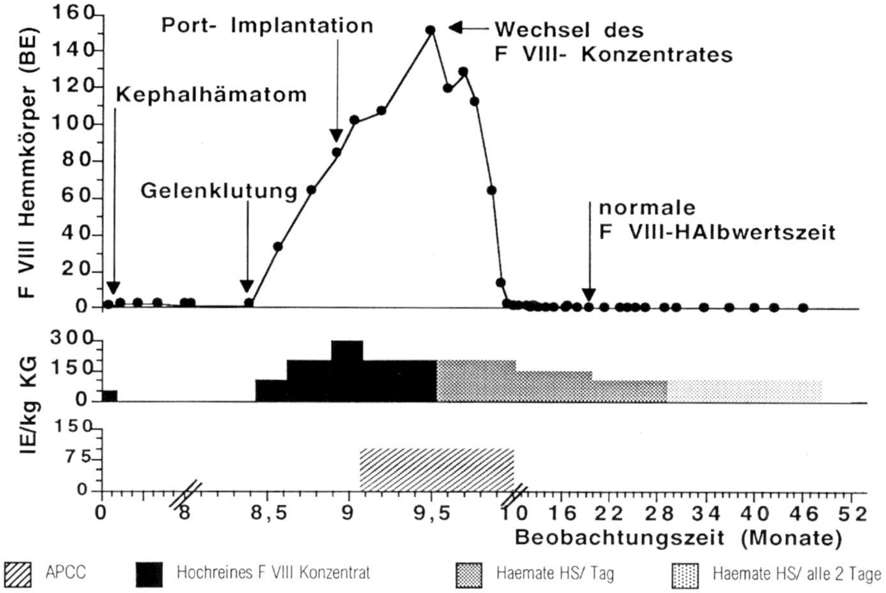

Abb. 2. Therapie- und HK-Verlauf von Patient 2

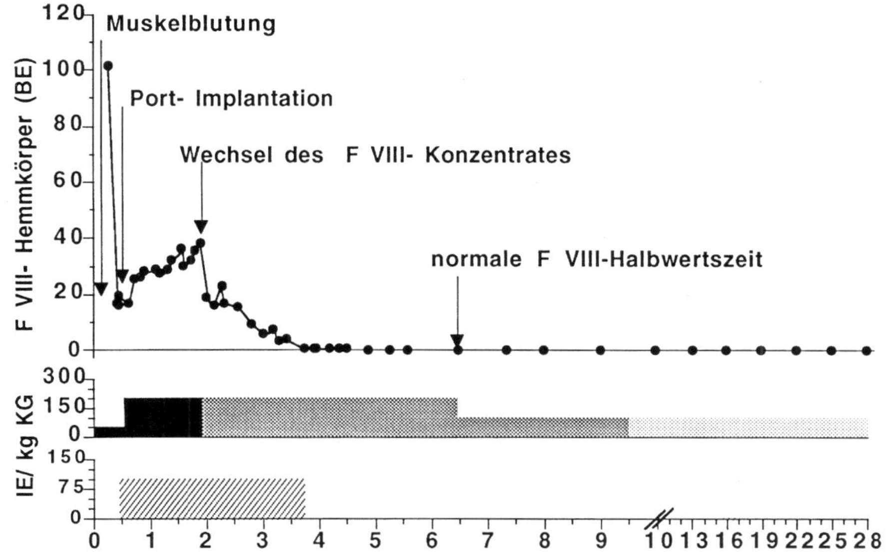

Abb. 3. Therapie- und HK-Verlauf von Patient 3

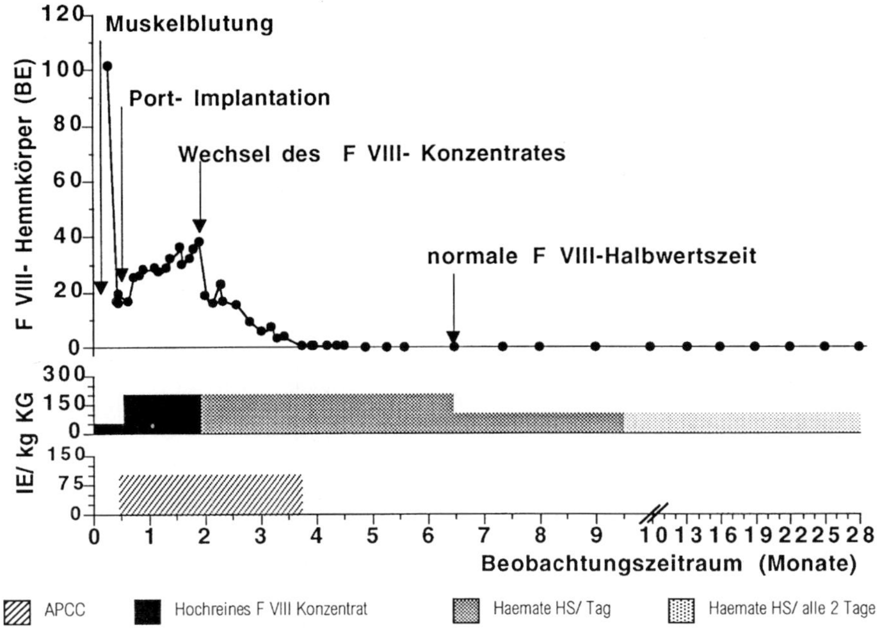

Abb. 4. Therapie- und HK-Verlauf von Patient 4

F-VIII-Zusammensetzung des applizierten Konzentrates. Die Daten bereits publizierter Studien unterstreichen diese These [5, 12, 13, 14, 17, 18, 19]. So betrug bei Patienten, die mit hoch reinem F-VIII-Konzentrat behandelt wurden, die Dauer der ITT im Median 12 (Range 2–24) Monate [12].

Vergleicht man die Daten im Hinblick auf die altersabhängigen Unterschiede in der Therapiedauer sowie in der Therapieerfolgsquote [7, 10, 12, 13, 20, 21, 22] mit unseren Erfahrungen in der ITT [14], so werden die Unterschiede in der Erfolgsquote und in der Dauer der F-VIII-HK-Elimination noch deutlicher.

Unsere These wird ebenfalls durch In-vitro-Untersuchungen gestützt. Berntorp et al. konnten zeigen, daß bei HR-Patienten eine unterschiedliche F-VIII-Recovery in Abhängigkeit vom infundierten F-VIII-Konzentrat besteht [23]. Die neutralisierende Aktivität des F-VIII-HK der getesteten F-VIII-Konzentrate stand im Zusammenhang mit dem v.-Willebrand-Faktor-Anteil der jeweiligen Konzentrate. Die Dauer und Art der Antigenpräsentation des substituierten Faktor-VIII-Konzentrats ist für den Erfolg der Immuntoleranztherapie von Bedeutung. Neben seiner Funktion in der primären Hämostase hat der v.-Willebrand-Faktor zudem die Eigenschaft, den F-VIII vor den Proteasen im Plasma zu schützen, wodurch der F VIII unter Umständen länger als Antigen zur Verfügung steht. Diese Funktion des v.-Willebrand-Faktors hat möglicherweise einen entscheidenden Einfluß auf den Erfolg der ITT.

Daraus folgt, daß neben den bekannten Einflußgrößen wie, F-VIII-Expositionstage, F-VIII-Dosierung und Kontinuität der Behandlung auch der v.-Willebrand-Faktor von Bedeutung für die F-VIII-HK-Elimination ist.

Zusammenfassung

Seit 1979 haben wir 28 pädiatrische Patienten mit F-VIII-Hemmkörperhämophilie, davon 20 High Responder (HR) und 8 Low Responder (LR), betreut. Bei 27 Patienten wurde eine Immuntoleranztherapie (ITT) mit hohen Dosen von F-VIII (100–300 IE F-VIII/kg KG/Tag in 2 Einzeldosen) durchgeführt.

Bei 25 von diesen 27 Patienten (93%) waren die F-VIII-Hemmkörpereliminations- und die Immuntoleranztherapie erfolgreich. Die Mehrzahl der F-VIII-Hemmkörperpatienten (17/19 HR und 8/8 LR) mit erfolgreicher ITT wurde ausschließlich mit einem intermediär reinen F-VIII-Konzentrat (Haemate HS) mit hohem v.-Willebrand-Faktoranteil behandelt. Insgesamt 4 HR erhielten initial ein hoch reines F-VIII-Konzentrat. Diese 4 Patienten zeigten unter der initialen Behandlung mit einem hoch reinen F-VIII-Konzentrat keinen signifikanten Abfall des F-VIII-Hemmkörpertiters, so daß nach einem Behandlungsintervall im Median von 9 Wochen nach Beginn der ITT die Therapie mit dem intermediär reinen F-VIII-Konzentrat (Haemate HS) fortgeführt wurde. Die ITT war bei allen 4 Patienten erfolgreich und sie erhalten derzeit eine Dauertherapie mit F-VIII-Konzentrat jeden 2. Tag.

Unterschiedliche Studien haben gezeigt, daß die F-VIII-Hemmkörperelimination und die ITT mit verschiedenen F-VIII-Konzentraten unterschiedlicher Reinheit möglich ist. Jedoch haben die Ergebnisse der Studien, die mit hoch reinem F-VIII-Konzentraten durchgeführt wurden, bisher nur suboptimale Ergebnisse gezeigt.

Gestützt durch In-vitro-Untersuchungen nehmen wir an, daß die v.-Willebrand-Faktoranteile des intermediär reinen F-VIII-Konzentrates (Haemate HS) eine erhebliche Rolle bei der ITT spielen. Es ist bekannt, daß durch die Bindung des v.-Willebrand-Faktors mit dem F-VIII dieser vor den Serumproteasen geschützt wird und somit länger als Antigen zur Verfügung steht. Dieser Mechanismus könnte eine Erklärung für die deutlich differierenden Hemmkörpereliminationszeiten und Erfolgsquoten sein.

Literatur

1. Schwarzinger I, Pabinger I, Korninger C, Haschke F, Kundi M, Niessner H, Leuchner K (1987) Incidence of Inhibitors in Patients With Severe or Moderate Hemophilia A Treated with Factor VIII Concentrates. A J Hematol 24: 241–245
2. Schwartz RS, Abildgaard CF, Aledort LM, Arkin S, Bloom AL, Brackmann HH, Brettler DB, Fukui H, Hilgartner MW, Inwood MJ (1990) Human recombinant DNA-derived antihemophilic factor (F VIII) in the treatment of hemophilia A. N Engl J Medt 323: 1799–1805
3. Rasi V, Ikkala E (1990) Haemophiliacs with factor VIII inhibitors in Finland: prevalence, incidence and outcome. Br J Haematol 76: 369–371
4. Ehrenforth S, Kreuz W, Scharrer I, Linde R, Funk M, Güngör T, Krackhardt B, Kornhober B (1992) Incidence of development of factor VIII and factor IX inhibitors in haemophiliacs. The Lancet 339: 594–598
5. Kasper CK (1989) Treatment of factor VIII inhibitors. Progr Hemostas Thromb 9: 57–86
6. Brackmann HH, Gormsen J (1977) Massive factor VIII infusion in haemoplliliac with factor VIII inhibitor, high responder. Lancet 2: 993
7. Brackmann HH (1986) Induced immunotolerance in factor VIII inhibitor patients. Prog Clin Biol Res 150: 181–185

8. Gomperts ED, Jordan S, Church JA, Sakai R, Lemire J (1984) Induction of tolerance to factor VIII in a child with a high-titer inhibitor: In vitro and in vivo observations. J Pediatr 104: 70
9. Stenbjerg S, Ingerslev J, Zachariae E (1984) Factor VIII inhibitor treatment with high doses of factor VIII. Thromb Res 34: 533–539
10. Scheibel E, Ingerslev J, Dalsgaard-Nielsen J, Stenbjerg S, Knudsen JB and the Danish Study Group (1987) Continuous high-dose factor VIII for the induction of immune tolerance in haemophilia A patients with high responder state: A description of eleven patients treated. Thromb Haemostas 58: 1049
11. Sultan Y, White GC, Aronstam A, Bosser C, Brackmann HH, Brochier G, Gormsen J, Mariani G, Roberts HR, Scarabin Y, Scharrer I, Scheibel E (1986) Hemophilic patients with an inhibitor to factor VIII treated with high-dose factor VIII concentrate. Nouv Rev Fr Hematol 28: 85–89
12. Lusher J, Arkin S, Abildgaard CF, Hurst D (1995) Recombinant F VIII (Kogenate)treatment of previously untreated patients (PUPS) with Hemophilia A: Update of safety, efficacy, and inhibitor development after five study years. Thromb Haemost 73 (6): 1012
13. Bray GI, Schroth P, Lynes M, Buckwalter C, Lee ML (1995) Results from the Recombinate™ (recombinant F VIII concentrate) study of previously untreated patients (PUPS) with Hemophilia A: A 4,5 years follow-up report. Thromb Haemost 73 (6): 1013
14. Kreuz W, Ehrenforth S, Funk M, Auerswald G, Mentzer D, Joseph-Steiner J, Beeg T, Klarmann D, Scharrer I, Kornhuber B (1994) Immune tolerance therapy in paediatric haemophiliacs with factor VIII inhibitors: 14 years follow-up. Haemophilia 1: 24–32
15. Langdell RD, Wagner RH, Brinkhous KM (1953) Effect of antihaemophilic factor on one-stage-clotting test: A presamptive test for haemophilia and a simple one-stage antihaemophilic factor assay procedure. J Lab Clin Med 41: 637–645
16. Lusher JM (1987) Factor VIII Inhibitors. Etiology, characterisation, natural history, and management. Ann NY Acad Sci 509: 89–102
17. Ewing NP (1990) Induction of Immune Tolerance with Factor VIII concentrate in Patients with Hemophilia A and Inhibitors. In: Kasper CK (ed) Recent Advances in Hemophilia Care. Alan R. Liss, Inc, NY, p 59–68
18. Hedner U, Glazer S (1992) Management of hemophilia patients with inhibitors. In: Coagulation disorders I. 6; 5: 1035–1046
19. Ewing NP, Sanders NL, Dietrich SL, Kasper CK (1988) Induction of Immune Tolerance to Factor VIII in Hemophiliacs with Inhibitors. JAMA 259: 65–68
20. Van Leeuwen EF, Mauser-Bundschoten EP, van Dijken PJ, Kok AJ, Sjamsoedin-Visser EJM, Sixma J (1986) Disappearance of factor VIII:C antibodies in patients with haemophilia A upon frequent administration of factor VIII in intermediate or low dose. Br J Haematol 64: 291–297
21. Mauser-Bundschoten EP, Roosendaal G, Bruin M, van Dijken PJ (1990) Disappearance of factor VIII:C antibodies upon frequent administration of factor VIII. Folia-Haematol-Int-Mag-Klin-Morphol-Blutforsch 117 (4): 533–537
22. Berntorp E, Ekman M, Gunnarson M, Nilsson IM (1996) Variation in factor VIII inhibitor reactivity with different commercial factor VIII preparations. Haemophilia 2: 95–99

Offene Multicenterstudie zur Sicherheit und Wirksamkeit von rekombinantem Faktor VIII

E. Aygören-Pürsün, I. Scharrer und die German Kogenate Study Group

Die Therapie von Blutungsereignissen bei der Hämophilie A mit F-VIII-Konzentraten aus Plasmaherstellung ist mit dem potentiellen Risiko der Virustransmission (u. a HAV, HBV HCV, HIV) verbunden. Die Einführung von rekombinantem Faktor VIII (rF-VIII) wurde daher von vielen Hämophilietherapeuten als ein Schritt in Richtung Therapiesicherheit begrüßt.

Zur Beurteilung der Sicherheit und Wirksamkeit von rekombinantem Faktor VIII (Kogenate, Fa. Bayer) wurde eine offene Multicenterstudie durchgeführt. Im Beobachtungszeitraum von einem Jahr wurde rF-VIII zur Prophylaxe und Therapie von Blutungsereignissen sowie im Rahmen von chirurgischen Eingriffen eingesetzt.

Patienten

Aus 17 deutschen Hämophiliezentren wurden 39 Hämophilie-Patienten mit einer F-VIII-Restaktivität von < 15% in die Studie eingeschlossen. Das Alter der Patienten betrug im Median 27 Jahre(2–62 Jahre), 10 Patienten waren unter 18 Jahren alt. Vor Studieneintritt erhielten die Patienten aus Plasma hergestellte F-VIII-Konzentrate verschiedener Hersteller, ein Patient wurde mit Blutprodukten vorbehandelt. 22 der Patienten hatten eine schwere Hämophilie A (F-VIII < 1%), 13 Patienten eine mittelschwere (F-VIII > 1–5%), und 4 Patienten eine milde Hämophilie A (F-VIII > 5–15 %).

Studiendesign

Die Studie war als prospektive, offene Multicenterstudie angelegt. Einschlußkriterien umfaßten u. a. eine Hämophilie A mit einer F-VIII-Restaktivität < 15%, eine Altersbeschränkung der Patienten war nicht vorgesehen. Studienausschlußkriterien umfaßten u. a. weitere hämostatische Erkrankungen.

Zur Beurteilung der Wirksamkeit von rF-VIII wurden 2 Hauptkriterien herangezogen. Einerseits wurde jede einzelne Substitutionsbehandlung durch den behandelnden Arzt oder den Patienten anhand einer Skala hinsichtlich der Wirksamkeit beurteilt. Daneben wurde der Verbrauch an rF-VIII im Studienzeitraum von 1 Jahr mit dem Vorjahresverbrauch an F-VIII verglichen. Ferner wurden bei allen Patienten am Anfang und Ende der Studie die In-vivo-Recovery mit 50 E rF-VIII/kg

I. Scharrer/W. Schramm (Hrsg.)
27. Hämophilie-Symposion Hamburg 1996

KG bestimmt (Blutentnahme vor und 10 min nach Infusionsende). Eine Bestimmung des Bethesda-Assay erfolgte alle 3 Monate.

Ergebnisse und Diskussion

Im Beobachtungszeitraum wurden insgesamt 3679 rF-VIII-Infusionen verabreicht. Hiervon dienten 1561 Infusionen der Behandlung von Blutungsepisoden und 1963 rF-VIII-Infusionen der Prophylaxe. 80 Infusionen wurden nach Studienprotokoll und 20 Infusionen präoperativ verabreicht. 55 Infusionen wurden bezüglich der Indikation zur Behandlung nicht klassifiziert.

Von 1561 rF-VIII Infusionen zur Therapie von Blutungen wurden 1439 hinsichtlich der Wirksamkeit der Behandlung evaluiert. In fast 90% der Fälle (n = 1292) wurde die Wirkung der Substitutionstherapie als „wirksam" oder „sehr wirksam" beurteilt.

Für 35 Patienten war der Verbrauch an F-VIII-Konzentrat in der Vorjahresperiode zu ermitteln. Er lag im Mittel bei 100 100 ± 128 400 E (3800–547 000 E). Im Vergleich hierzu war der mittlere Verbrauch an Studienpräparat mit 128 600 ± 131 400 E (5200–677 000 E) etwas höher. Die sehr hohe Standardabweichung läßt keinen Schluß auf eine unterschiedliche Wirksamkeit der Präparate zu. Ferner sind im Beobachtungszeitraum eine Reihe von elektiven chirurgischen Eingriffen durchgeführt worden, darunter eine Kniegelenkendoprothese, eine Sprunggelenkarthrodese, eine Appendektomie und weitere kleinere Eingriffe. Diese haben maßgeblich zu einem leicht erhöhten rF-VIII-Verbrauch beigetragen. Die mittlere In-vivo-Recovery von rF-VIII war bei Studienbeginn und am Studienende vergleichbar (Tabelle 1).

Das Studienpräparat zeigte im wesentlichen eine sehr gute Verträglichkeit. Unerwünschte Nebenwirkungen, bei denen ein Zusammenhang mit der Gabe von rF-VIII als wahrscheinlich erachtet wurde, wurden bei 2 Patienten berichtet. Im einen Falle handelte es sich um Parästhesien im Infusionsarm in jeweiligem zeitlichem Zusammenhang mit der Infusion über einen Zeitraum von 5 Monaten. Im anderen Fall handelt es sich um eine einzelne Episode von Kopfschmerzen.

Im Studienverlauf wurde der Bethesda-Assay alle 3 Monate kontrolliert. Bei 7 Patienten bestand der Verdacht auf einen transienten F-VIII-Inhibitor (> 0,6 BE). In 5 Fällen wurde der Inhibitorassay im Referenzlabor kontrolliert und konnte in keinem Fall bestätigt werden.

Kontrollen der virusserologischen Befunde erfolgten ebenfalls alle 3 Monate. Hierbei war keine Serokonversion zu beobachten bei 22 HAV-negativen Patienten

Tabelle 1. F-VIII-Recovery nach Gabe von 50 I.E. rF-VIII/kg KG (Mittelwert und Standardabweichung)

	Monat 0	Monat 12
Verabreichte rF-VIII Dosis (I.E./kg KG)	45 ± 9	45 ± 9
F-VIII-Aktivität vor Injektion [%]	4 ± 3	8 ± 12
F-VIII-Aktivität 10 min nach Injektionsende [%]	113 ± 43	94 ± 29
F-VIII-Aktivitätsanstieg (%/I.E./kg KG)	2,40 ± 0,83	2,12 ± 0,61

Tabelle 2. Verlauf der Parvovirus-B19-Serologie bei 5 Patienten mit Serokonversion (*n.d.* nicht durchgeführt)

	Anti-B19-Antikörper	Patient 1	Patient 2	Patient 3	Patient 4	Patient 5
Monat 0	IgG	negativ	negativ	negativ	negativ	negativ
	IgM	negativ	negativ	negativ	negativ	negativ
Monat 12	IgG	positiv	borderline	borderline	borderline	positiv
	IgM	borderline	borderline	negativ	negativ	positiv
Kontrolle nach Ende	IgG	n.d.	n.d.	positiv	n.d.	n.d.
der Studienperiode	IgM	n.d.	n.d.	negativ	n.d.	n.d.

(5 geimpft), bei 5 HBV-seronegativen Patienten (2 geimpft), bei 6 HCV-negativen Patienten, bei 31 HIV-negativen Patienten und bei 20 CMV-negativen Patienten. Es wurde eine „Community-acquired-Serokonversion" für EBV beobachtet.

Bezüglich Parvovirus B19 waren 16 Patienten bei Studieneintritt seronegativ. Bei 5 dieser Patienten wurde eine fragliche Serokonversion beobachtet, in keinem der Fälle bestanden klinische Hinweise für eine B19-Infektion. Die Verlaufskontrollen dieser Patienten sind in Tabelle 2 dargestellt. Demnach lagen bei 2 Patienten lediglich grenzwertig positive Befunde vor. Bei einem Patienten mit einer eindeutigen Serokonversion handelt es sich um einen HIV-positiven Patienten, bei dem mögliche Fluktuationen der Antikörpertiter zu diskutieren wären. Diese 3 Patienten sind hinsichtlich einer Serokonversion für Parvovirus B19 nicht eindeutig zu beurteilen. Gleichwohl verbleiben 2/16 seronegativen Patienten, bei denen innerhalb eines Jahres eine sichere Serokonversion für Parvovirus B19, die auch nicht anderweitig erklärt werden konnte, zu verzeichnen war. Auch wenn diese Zahlen keine sicheren Rückschlüsse erlauben, können sie doch als Hinweise auf eine mögliche Transmission von B19 durch rF-VIII gelten.

Die Parvovirus-B19-Infektion ist im Regelfall eine Tröpfcheninfektion des Kindesalters. Die Seroprävalenz beträgt bei gesunden Erwachsenen ca. 50 % [1], bei vorbehandelten Hämophiliepatienten 80–100 % [2, 3]. Auch eine Übertragung über Blutprodukte ist möglich. So ist in Albumin und verschiedenen, auch gentechnischen Faktorenkonzentraten einschließlich des hier vorgestellten, der B19-DNA-Nachweis durch PCR gelungen [4–6]. Da auch nichtinfektiöse Viruspartikel zur positiven PCR führen können, ist der Nachweis von B19-DNA jedoch nicht gleichbedeutend mit der Infektiösität des Materials. Im Hinblick hierauf gibt es auch eine Reihe von klinischen Berichten über die Übertragung von B19 durch Faktorenkonzentrate [7–11]. Das hier vorgestellte rF-VIII-Konzentrat enthält pasteurisiertes Albumin als Stabilisator im Endprodukt. Eine Übertragung von Parvovirus B19 wäre auf diesem Wege denkbar, da der Pasteurisierungsprozeß B19 offenbar nicht vollständig zu inaktivieren vermag [12].

Die Ergebnisse der vorliegenden Studie zeigen, daß rF-VIII eine wirksame Alternative zu F-VIII-Konzentraten aus Plasmaherstellung ist. Solange jedoch rF-VIII-Konzentrate Plasmabestandteile enthalten, sollte die theoretische Möglichkeit der Virustransmission weiterhin nicht außer Acht gelassen werden.

Studienzentren

Dr. Dr. R. Blütters-Sawatzki, Universitätsklinik Giessen; Dr. W. Eberl, Städtische Kliniken Braunschweig; Prof. Dr. D. Harms, Universitätsklinik Erlangen; MR Doz. Dr. C. Heinrichs, Städtisches Krankenhaus Friedrichshain, Berlin; Dr. R. Huhn, MD, Städtisches Krankenhaus Dresden; Prof. Dr. E. Lechler, Universitätsklinik Köln; Dr. G. Marx, Universitätsklinik Eppendorf, Hamburg; Dr. St. Müller-Weihrich, Kinderklinik der TU, München; Prof. Dr. H. Riess, Universitätsklinikum Rudolf Virchow, Berlin; Dr. H. Scheel, Universitätsklinik Leipzig; Dr. B. Schmeltzer, Potsdam, Dr. R. Schulze, Zentralklinik Augsburg; Dr. G. Syrbe, Kreiskrankenhaus, Stadtroda; Dr. U. Wedemeyer, Potsdam; Dr. J. Weisser, Fachkrankenhaus Neckargemünd; Prof. Dr. G. Winckelmann, Deutsche Klinik für Diagnostik, Wiesbaden.

Studienleitung: Prof. Dr. I. Scharrer, Universitätsklinik Frankfurt. Klinische Projektleitung: Dr. E. Kellermann, Bayer Vital, Leverkusen,

Literatur

1. Anderson LJ (1987) The role of human parvovirus B19 in human disease. J Ped Infect Dis 6: 711–718
2. Peerlinck K, Goubau P, Reybrouck R, Desmyter J, Vermylen J (1995) Parvovirus B19 antibodies in patients with haemophilia A. Thromb Haemost 73: 555–556
3. Ragni MV, Koch WC, Jordan JA (1996) Parvovirus B19 infection in patients with hemophilia. Transfusion 36: 238–241
4. Morfini M (1991) In vitro characteristics of highly purified factor VIII concentrates. Ann Hematol 63: 123–125
5. Zakrzewska K, Azzi A, Patou G, Morfini M, Rafanelli D, Pattison JR (1992) Human parvovirus B19 in clotting factor concentrates: B19 DNA detection by the nested polymerase chain reaction. Br J Haematol 81: 407–412
6. Eis-Hübinger AM, Sasowski U, Brackmann HH, Kaiser R, Matz B, Schneweis KE (1996) Parvovirus B19 is frequently present in recombinant coagulation factor VIII products. Thromb Haemost 76: 1120
7. Laurian Y, Dussaix E, Parquet A, Chalvon-Demercay A, d'Oiron R, Tchernia G (1994) Transmission of human parvovirus B19 by plasma derived factor VIII concentrates. Nouv Rev Fr Hematol 36: 449–453
8. Flores G, Juarez JC, Montoro JB, Tusell JM, Altisent C, Juste C, Jardi R (1995) Seroprevalence of parvovirus B19, cytomegalovirus, hepatitis A virus and hepatits E virus antibodies in hemophiliacs treated exclusively with clotting-factor concentrates considered safe against human immunodeficiency and hepatitis C viruses. Hemophilia 1: 115–117
9. Williams MD, Cohen BJ, Beddall AC, Pasi KJ, Mortimer PP, Hill FGH (1990) Transmission of human parvovirus B19 by coagulation factor Concentrates. Vox Sang 58: 177–181
10. Morfini M, Longo G, Rossi Ferrini P, Azzi A, Zakrewska C, Ciappi S, Kolumban P (1992) Hypoplastic anemia in hemophiliac first infused with a solvent/detergent treated factor VIII concentrate: The role of human B19 parvovirus. Am J Hematol 39: 149–150
11. Santagostino E, Mannucci PM, Gringeri A, Azzi A, Morfini M (1994) Eliminating parvovirus B19 from blood products. Lancet 343: 798
12. Azzi A, Ciappi S, Zakvrzewska K, Morfini M, Mariani G, Mannucci PM (1992) Human parvovirus B19 infection in hemophiliacs first transfused with two high-purity, virally attenuated F-VIII concentrates. Am J Hematol 39: 228–230

Inaktivierung des Hepatitis-A-Virus in Plasmaprodukten durch Dampfbehandlung

P. N. Barrett, H. Meyer, F. Dorner

Übertragung von HAV durch Plasmaprodukte

Bisher ging man allgemein davon aus, daß das Hepatitis-A-Virus (HAV) nicht durch Blut oder Blutprodukte übertragen werden kann, sondern ausschließlich über die fäkal-orale Route. Doch in letzter Zeit häuften sich Publikationen, die von einer Übertragung des HAV durch Faktor-VIII-Konzentrate in Italien, Irland, Deutschland und Belgien berichteten. Anfangs wurde noch versucht diese Fälle mit dem Konsum von kontaminiertem Wasser, als GMP-Durchbrüche oder der weiten Verbreitung des Virus, wie z. B. in den Ländern Irland und Italien zu erklären. Da jedoch HAV-spezifische RNA in den belasteten Plasmaprodukten nachgewiesen werden konnte, war klar, daß die Übertragung von HAV auf die Anwendung dieser Präparate zurückzuführen ist [7]. Daß dies kein ausschließlich europäisches Problem ist, zeigten 2 kürzlich erschienene Publikationen. Nach Verwendung von Faktor-VIII- und Faktor-IX-Präparaten traten ebenfalls Fälle von HAV in den USA und Südafrika auf [3, 5]. Auch hier konnte HAV-spezifische RNA mit Hilfe der PCR-Technologie in den belasteten Faktor-VIII-Präparaten detektiert werden. Alle in diese Fälle verwickelten Plasmaprodukte wurden mit dem Solvent-Detergent-Verfahren inaktiviert. Diese Inaktivierungsmethode wurde entwickelt, um lipid-umhüllte Viren wie z. B. HIV abzutöten. Sie hat jedoch den Nachteil, daß sie auf nichtlipid umhüllte, nackte Viren wie das Poliovirus nicht wirkt, und es ist nicht zu erwarten, daß es HAV wirkungsvoll inaktiviert [4].

Aus den vorangegangenen Daten läßt sich schließen, daß HAV übertragen werden kann, wenn Plasmaprodukte mit einem Verfahren wie der Solvent-Detergent-Methode behandelt werden, die nichtlipid umhüllte Viren unvollständig oder gar nicht inaktiviert. Zudem haben diese Vorfälle gezeigt, daß es essentiell ist, Virusinaktivierungsverfahren zu verwenden, die effektiv gegen Viren mit unterschiedlichen physikochemischen Eigenschaften wirken und nicht ausschließlich gegen eine bestimme Klasse von Viren gerichtet sind, wie im Falle der Solvent-Detergent-Behandlung. Weiterhin sollte die Wirksamkeit der Inaktivierungsmethode in einer präklinischen Studie unter Verwendung von HAV evaluiert werden.

Gibt es ein Modellvirus für HAV?

Die Kultivierung von HAV war bisher mit vielen technischen Schwierigkeiten verbunden. Das Virus wächst sehr langsam in Zellkultur und zeigt nur einen geringen

I. Scharrer/W. Schramm (Hrsg.)
27. Hämophilie-Symposion Hamburg 1996

zytopathischen Effekt in den Zellen. Die Bestimmung des Virustiters war deshalb nur mit sehr zeit- und arbeitsaufwendigen Methoden wie dem Radioimmunofokusassay möglich. Dabei wird die Virusvermehrung in den Zellen mit Hilfe eines ^{125}J-markierten spezifischen α-HAV-IgG nachgewiesen [6]. Aufgrund der Schwierigkeiten wurde untersucht, ob ein anderes Mitglied dieser Virusfamilie als Modellvirus für Inaktivierungsstudien eingesetzt werden kann. Es wurde die Inaktivierungskinetik von HAV mit der von 2 anderen Picornaviren, dem Poliovirus Typ 1 und dem Equinen Rhinovirus Typ 1 (ERV-1), verglichen. Dazu wurde ein gut etabliertes Virusinaktivierungsverfahren, die Pasteurisierung in einer 5%igen

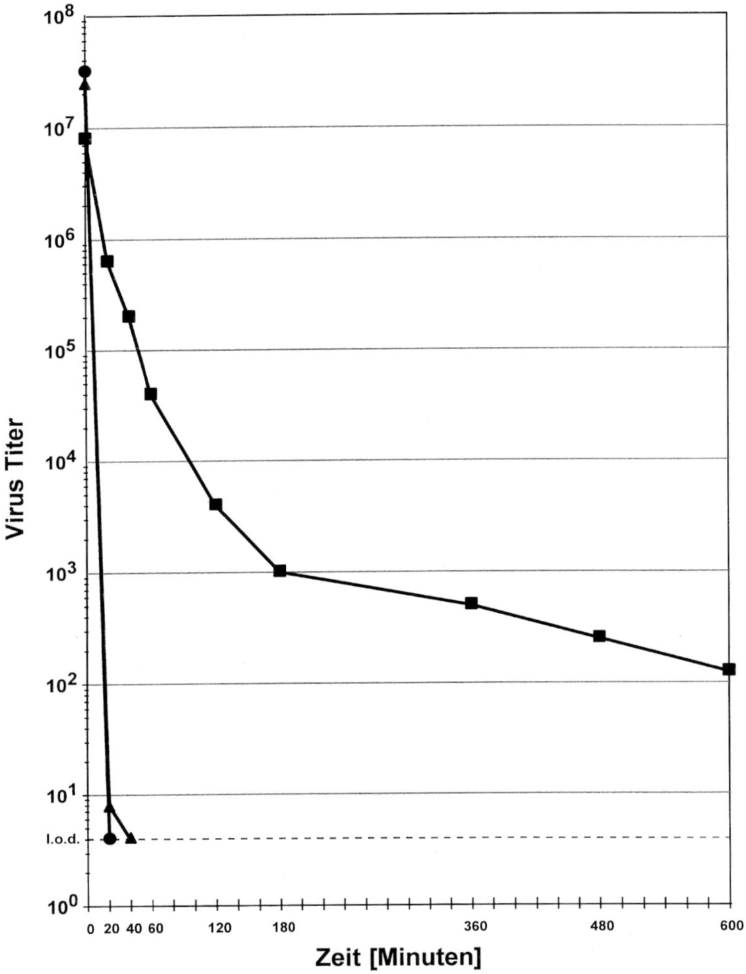

Abb. 1. Vergleich der Inaktivierungskinetiken von HAV (■), Poliovirus Typ 1 (●) und ERV-1 (▲) in einer 5%igen HSA-Lösung. Die gestrichelte Linie entspricht der Nachweisgrenze der Virustitrationssysteme. *l.o.d.* level of detection

humanen Serumalbumin-(HSA-)Lösung, angewendet. Je 5 ml der verschiedenen Virussuspensionen wurden zu je 45 ml einer 5%igen HSA-Lösung (Fa. Immuno AG) gegeben, die auf 60 °C vorgewärmt wurde. Die virushaltige HSA-Lösung wurde anschließend bei dieser Temperatur für 10 h inkubiert, und nach festgelegten Zeitpunkten wurden während der Inkubationszeit Proben entnommen und für die spätere Virustitration bei −80 °C eingefroren. Die Ergebnisse der Inaktivierungskinetik für HAV, Poliovirus und ERV-1 sind in Abb. 1 gezeigt. Während Poliovirus und ERV-1 wesentlich thermolabiler als HAV sind, indem etwa 7 $\log_{10}$ innerhalb von 20 min beziehungsweise 40 min inaktiviert wurden, waren 10 h bei 60 °C nötig, um 4,8 $\log_{10}$ des HAV zu inaktivieren. Diese Daten machen deutlich, daß Inaktivierungsstudien von Plasmaprodukten nur mit HAV selbst und nicht mit einem Modellvirus aus der Familie der Picornaviren ausgeführt werden dürfen.

Entwicklung eines Titrationssystems für HAV

Um die umfassenden Validierungsstudien durchführen zu können, die mit HAV notwendig waren, wurde versucht, einen zytopathischen Stamm von HAV zu isolieren, der einfacher in Gewebekultur titriert werden kann. Ein nichtzytopathischer Virusstamm wurde solange in einer Reihe verschiedener Zellinien kultiviert, bis eine Variante isoliert werden konnte, die einen klar erkennbaren zytopathischen Effekt ergab. Dies erlaubte, ein einfaches, sehr genaues Titrationssystem, die Bestimmung der infektiösen Dosis 50 in Zellkultur ($TCID_{50}$), zu entwickeln [1]. Um sicherzustellen, daß sich der zytopathische Stamm in seiner Thermostabilität nicht vom Originalstamm unterschied, wurde eine Inaktivierungskinetik in 5% Albumin bei 60 °C erstellt. Es konnte weder ein Unterschied im zeitlichen Verlauf noch im Ausmaß der Inaktivierung der beiden Virusstämme festgestellt werden (Abb. 2). Deshalb wurde der zytopathische Stamm für alle weiteren Untersuchungen eingesetzt.

Inaktivierung von HAV durch Dampfbehandlung

Die Untersuchungen zur Inaktivierung von HAV durch Dampfbehandlung wurden mit verschiedenen Plasmaprodukten durchgeführt. Tabelle 1 gibt einen Überblick über die einzelnen Verfahren, die für die verschiedenen Produkte angewendet werden. Die Kapazität dieser Verfahren für die Inaktivierung von HAV wurde nach Zugabe von hochtitrigem Virus zu einer Lösung des zu untersuchenden Produktes bestimmt. Anschließend wurde die Lösung lyophilisiert und eine genau festgelegte Menge an Wasser zu dem getrockneten Pulver gegeben, um die homogene Befeuchtung des Produktes zu erreichen. Das befeuchtete Pulver wurde im weiteren unter Vakuum versiegelt und in einem Ofen auf 60 °C für 10 h erhitzt (STIM-3-Verfahren) oder nach der 10stündigen Inkubation bei 60 °C, je nach Stabilität des Produktes, zusätzlich für 1–3 h bei 80 °C behandelt (STIM-4-Verfahren). Nach experimenteller Zugabe des höchstmöglichen Virustiters zu den verschiedenen Zwischenprodukten wurde die Virusinaktivierungskinetik durch Probenentnahme während und nach Vollendung des Inaktivierungsprozesses ermittelt. Durch die

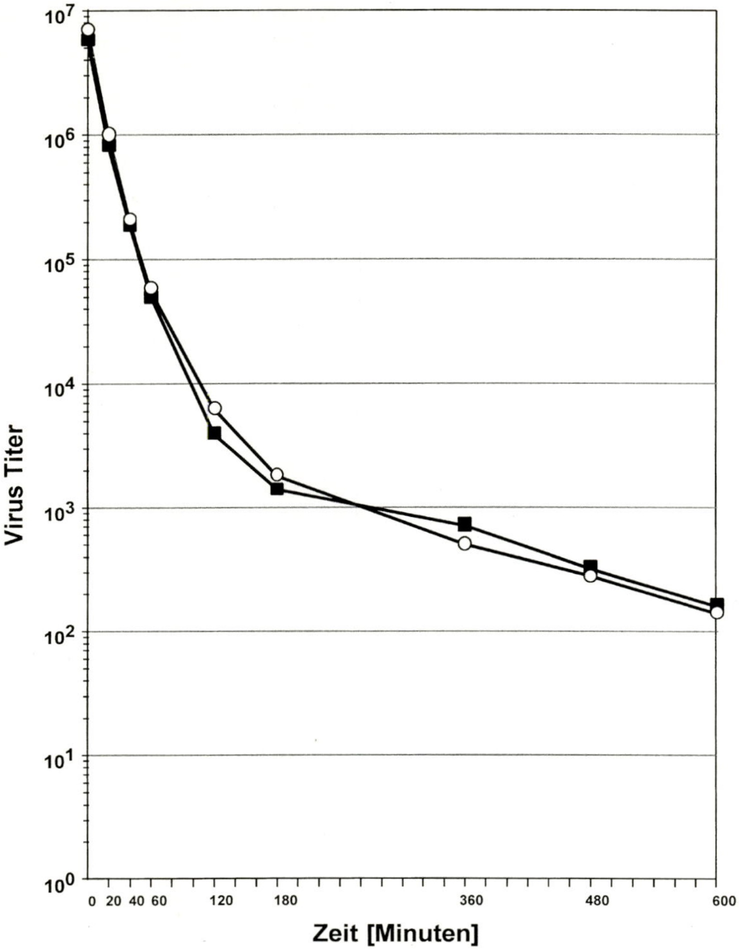

Abb. 2. Inaktivierungskinetik des zytopathischen (■) und des nichtzytopathischen HAV-Stammes (○) durch Erhitzen auf 60 °C in einer 5% HSA-Lösung.

Bestimmung der Virustiter der einzelnen Inaktivierungsstufen konnten die Reduktionsfaktoren nach den CPMP-Richtlinien kalkuliert werden [2]. Die Reduktionsfaktoren für HAV nach Dampfbehandlung der einzelnen Produkte sind in Tabelle 2 zusammengefaßt. Das STIM-3-Verfahren war hochwirksam bei der Inaktivierung von HAV mit Reduktionsfaktoren im Bereich von 6 $\log_{10}$ z.B. für Faktor-VIII-Konzentrat, während das STIM-4-Verfahren wegen der zusätzlichen einstündigen Prozedur bei 80 °C Reduktionsfaktoren von etwa 9–10 $\log_{10}$ ergab. Diese Ergebnisse sind jedoch eine zu niedrige Schätzung des wirklichen Inaktivierungspotentials dieser Verfahren, wie die Inaktivierungskinetik mit FEIBA und Immunine in Tabelle 3 zeigt. Der maximale Virustiter, der zu diesen Produkten

Tabelle 1. Bedingungen für die produktspezifischen Dampfbehandlungsverfahren

Verfahren	Produkt	Bedingungen
STIM-3	Immunate,[a]	
	Fibrinkleber,	60 °C, 10 h, Dp 190 mbar
	C-1-Inhibitor,	
STIM-3	Lys-Plasminogen	60 °C, 10 h, Dp 220 mbar
STIM-4	Immunine[a]	
	FEIBA,	60 °C, 10 h, Dp 190 mbar plus
	Faktor-VII-Konzentrat,	80 °C, 10 h, Dp 375 mbar
	Prothromplex	
STIM-4	Fibrinogen	60 °C, 10 h, Dp 200 mbar plus
		80 °C, 3 h, Dp 385 mbar

[a] Wird zusätzlich einem zweiten, unabhängigen Virusinaktivierungsverfahren unterzogen.

Tabelle 2. Reduktionsfaktoren für HAV nach Inaktivierung von menschlichen Plasmaprodukten mit dem Dampfbehandlungsverfahren

Produkt (Verfahren)	Reduktionsfaktor
Immunate (STIM plus)	5,9
Lys-Plasminogen (STIM-3)	> 6,3
Fibrinkleber (STIM-3)	> 6,2
C-1-Inhibitor (STIM-3)	> 6,2
Immunine (STIM plus)	> 10,4
FEIBA (STIM-4)	> 10,2
Faktor-VII-Konzentrat (STIM-4)	> 8,9
Prothromplex (STIM-4)	> 8,7
Fibrinogen (dampfbehandelt)	> 9,5

Tabelle 3. Inaktivierung von HAV in Faktor-IX-Konzentraten durch die STIM-4-Dampfbehandlung

		Inaktivierungszeit (h) bei 60 °C						Inaktivierungszeit (min) bei 80 °C			
Produkt	Virustiter im Produkt[a]	0	1	3	6	8	10	0	20	40	60
Immunine	7,0	3,9	1,2	< 0,3	< 0,3	< 0,3	< 0,3	3,9	1,2	< 0,3	< 0,3
FEIBA	6,8	4,0	1,8	0,8	< 0,3	< 0,3	< 0,3	4,0	1,6	< 0,3	< 0,3

[a] Der Virustiter ist als $\log_{10}$ TCID$_{50}$/ml angegeben.

zugegeben werden kann, wird innerhalb von 3 h bei 60 °C für Immunine und zwischen 3–6 h für FEIBA reduziert. Wenn nochmals Virus zugegeben wird, um den 80 °C-Schritt zu evaluieren, ergibt sich eine komplette Inaktivierung von HAV in beiden Produkten nach 40 min. Diese Inaktivierungsdaten beweisen neuerlich, daß die nach den CPMP-Richtlinien kalkulierten Reduktionsfaktoren das wirkliche Potential der Dampfbehandlung zu niedrig bewerten.

Inaktivierung von HAV durch Pasteurisierung in Albumin

Humanes Serumalbumin ist seit über 40 Jahren in der therapeutischen Anwendung und hat, was die Übertragung von Viren anbelangt, ein exzellentes Sicherheitsprofil. Die Virussicherheit dieses Produkts wurde auf das Inaktivierungsverfahren, die Pasteurisierung für 10 h bei 60 °C, zurückgeführt. Da bisher wenig Daten über die Wirksamkeit anderer Verfahren für die Inaktivierung von HAV in humanen Plasmaprodukten zugänglich sind, wurde die Wirksamkeit der Pasteurisierung auf die Inaktivierung von HAV untersucht. Dazu wurden 2 verschiedene Albuminkonzentrationen eingesetzt, die höchste und die niedrigste Konzentration in kommer-

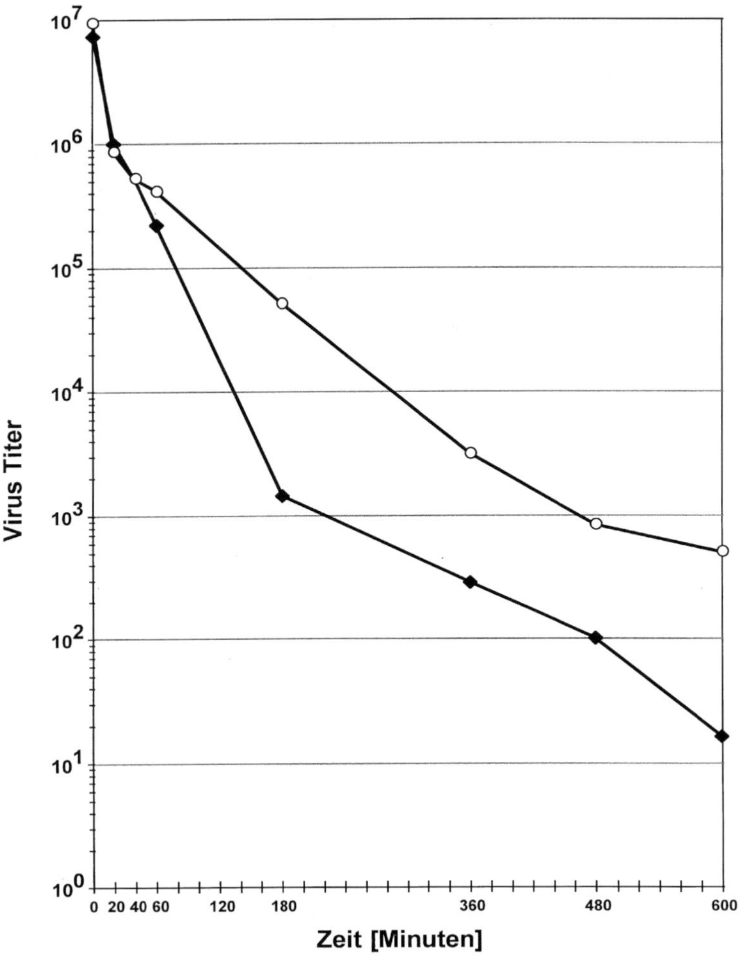

Abb. 3. Inaktivierung von HAV durch Pasteurisierung in einer 3,5% (◆) und einer 25% (○) HSA-Lösung.

ziell erhältlichen Präparaten (Fa. Immuno AG). HAV wurde zu einer 3,5 %igen und einer 25 %igen Albuminlösung gegeben, die dann anschließend auf 60 °C bis zu 10 h erhitzt wurde. Für die Virustitrationen wurden die Proben zu festgelegten Zeitintervallen entnommen und bei −80 °C eingefroren. Die Ergebnisse in Abb. 3 zeigen, daß dieses Verfahren in einer Inaktivierung von nur 4,3 $\log_{10}$ HAV in der 25 %igen HSA-Lösung und von 5,8 $\log_{10}$ in der 3,5 %igen HSA-Lösung nach 10 h bei 60 °C resultiert. Stellt man nun die Wirksamkeit der Dampfbehandlung der Pasteurisierung für die Inaktivierung von HAV gegenüber, so zeigt sich, daß die Kinetik der HAV-Inaktivierung durch Dampfbehandlung schneller verläuft als bei der Pasteurisierung (Abb. 3, Tabelle 3).

Zusammenfassung

Die Übertragung von HAV durch Plasmaprodukte ist auf ein für unbehüllte Viren nicht effizientes Virusinaktivierungsverfahren, die Solvent-Detergent-Behandlung, zurückzuführen. Bisher gab es keine Berichte von HAV-Übertragungen durch dampfbehandelte Produkte, was durch die Ergebnisse kontrollierter Studien und der langjährigen klinischen Anwendung belegt werden kann. Dies wird auch durch die vorgelegten Daten bestätigt, die die Wirksamkeit der Dampfbehandlung in der Inaktivierung von HAV nach Zugabe von hochtitrigem Virus zu den verschiedenen Produkten demonstrieren (Tabellen 2 und 3). Zusätzlich konnte nachgewiesen werden, daß die Dampfbehandlung wirksamer in der Inaktivierung von HAV ist als die Pasteurisierung, die bei der Herstellung von HSA eingesetzt wird. Dieses Plasmaprodukt besitzt den längsten und überzeugendsten Sicherheitsnachweis im Hinblick auf die Übertragung von Viren.

Literatur

1. Barrett PN, Meyer H, Wachtel I, Eibl J, Dorner F (1996) Determination of the inactivation kinetics of hepatitis A virus in human plasma products using a simple TCID50 assay. J Med Virol 49: 1–6
2. Comittee for Proprietary Medicinal Products (1991) Ad Hoc Working Party on Biotechnology/Pharmacy and Working Party on Safety of Medicines: EEC Regulatory Document, Note for Guidance: Validation of virus removal and inactivation procedures. Biologicals 19: 247–251
3. Hepatitis A among persons with hemophilia who received ciotting factor concentrate – United States. September–December 1995 (1996). Morb Mortal Wkly Rep 45: 29–32
4. Horowitz B, Wiebe ME, Lippin A et al (1985) Inactivation of viruses in labile blood derivatives. 1. Disruption of lipid-enveloped viruses by tri-(n-butyl)-phosphate detergent combinations. Transfusion 25: 516–522
5. Kedda MA, Kew MC, Cohn RJ et al (1995) An outbreak of hepatitis A among South African patients with hemophilia: Evidence implicating contaminated factor VIII concentrate as the source. Hepatology 22, 5: 1363–1367
6. Lemon SM, Binn LN, Marchwicki RH (1983) Radioimmunofocus assay for quantitation of hepatitis A virus in cell cultures. J Clin Micro 17: 834–839
7. Mannucci PM, Godvin S, Gringeri A et al (1994) Transmission of hepatitis A to patients with hemophilia by factor VIII concentrates treated with organic solvent and detergent to inantivate viruses. Annals Intern Med 120: 1–7

Experimenteller Vergleich von Behandlungsalternativen: Prothrombinase, FEIBA, Hochdosis-Faktor VIII und aktivierter Faktor VII in einem Kaninchen-Inhibitormodell

P. L. Turecek, H. Gritsch, G. Richter, W. Auer, L. Pichler, H. P. Schwarz

Aktivierte Prothrombinkomplexkonzentrate (APCC), z.B. FEIBA, sind die Standardtherapie zur erfolgreichen Behandlung von Blutungsepisoden bei Patienten mit Inhibitorhämophilie. Daneben wurde Faktor VIIa (F-VIIa), als Protease der extrinsischen Gerinnung, als die vermeintlich effektive Komponente der APCC identifiziert [1]. Präklinische Studien mit F-VIIa geben aber ein uneinheitliches Bild wieder. Brinkhous et al. [2] stellt fest, daß rekombinanter Faktor VIIa (rF-VIIa) zur Blutstillung in Hunden mit Hämophilie A und B geeignet ist, aber nicht in Hunden mit schwerem von Willebrand-Faktor-(vWF-)Mangel. In einer anderen Studie [3] wurde festgestellt, daß bei Faktor-VIII-(F-VIII-)defizienten Hunden auch nach Behandlung mit großen Mengen F-VIIa keine Normalisierung der verlängerten Nagelhautblutungszeit („*cuticle bleeding time,*" CBT) erreicht werden konnte. Keines der eingesetzten Modelle repräsentiert aber den hämostatischen Defekt, der in einem Patienten mit Inhibitorhämophilie vorliegt.

Bei Patienten mit niedrigtitrigem Inhibitor kann auch durch Erhöhung der Dosis des F-VIII-Konzentrates weiterhin eine effiziente Hämostase erreicht werden. Auch bei der Immuntoleranztherapie wird der Inhibitorhämophile über einen längeren Zeitraum mit sehr hohen Dosen eines F-VIII-Konzentrates behandelt. Bis jetzt liegen keine Studien vor, in welchen die genannten Behandlungsalternativen direkt miteinander bezüglich ihrer Effektivität zur Blutstillung bei der Hemmkörperhämophilie verglichen wurden. Wir haben daher den Versuch unternommen, zumindest in einem Tiermodell einen solchen Vergleich durchzuführen.

Materialien und Methoden

Alle Gerinnungsanalysen wurden mit Testkits oder Reagentien der Fa. Immuno AG, Wien, basierend auf humanen Plasmaproteinstandards, durchgeführt. Faktor II (F-II) und Faktor V (F-V) wurden mit der 1-Stufen-Methode auf Basis der Prothrombinzeit bestimmt. Die F-VIII-Aktivität wurde mit dem 2-Stufen-Gerinnungstest und dem chromogenen F-VIII-Testsystem Immunochrom F-VIII:C analysiert. F-VIII-Inhibitortiter wurden nach der Bethesda-Methode bestimmt, Thrombozytenzahl und Hämatokrit wurden mit einem automatisierten Vollblutanalysator, Technicon H1E-System (Fa. Bayer Diagnostic GmbH, München), bestimmt.

Als aktiviertes Prothrombinkomplexkonzentrat wurde in dieser Studie FEIBA S-TIM 4, IMMUNO (1000 E), rekonstituiert gemäß Herstellerangabe, eingesetzt.

I. Scharrer/W. Schramm (Hrsg.)
27. Hämophilie-Symposion Hamburg 1996

Das verwendete F-VIII-Hochkonzentrat war IMMUNATE S-TIM 4, IMMUNO (500 E F-VIII).

Der rekombinante Faktor VIIa, lyophilisierter rekombinanter humaner Faktor VII, aktiviert (Fa. American Diagnostica, Greenwich/CT, USA) wurde in einer Konzentration von 0,2 mg/ml gelöst und mit Puffer auf die Anwendungskonzentration weiterverdünnt.

Das plasmatische F-VIIa-Konzentrat, ACSET (Fa. Biotransfusion, Roissy, Frankreich), wurde gemäß Herstellerangabe rekonstituiert und enthielt 500 E F VIIa/ml.

Der porcine F-VIII, Hyate:C (500 E), wurde von der Fa. Speywood Biopharm Ltd, Großbritannien, bezogen.

Das Modell zur Hemmkörperhämophilie wurde wie folgt etabliert.

Weiße Neuseeland-Kaninchen beiderlei Geschlechts, 6 Monate alt, ungefähr 2000 g Gewicht, wurden mit Ketaminhydrochlorid (Ketavet, Fa. Parke-Davis, Berlin) und Xylazinhydrochlorid, 2 %ige Lösung (Rompun, Fa. Bayer, Leverkusen), narkotisiert. Die Narkose wurde für die Dauer des gesamten Experiments durch Injektion von Pentobarbital (Nembutal, Fa. Sanofi, Frankreich) aufrechterhalten. Das weitere Behandlungsschema der Tiere ist Abbildung 1 zu entnehmen. Die rechte Femoralvene wurde präpariert und ein permanenter venöser Zugang geschaffen, der zur Infusion von Inhibitorplasma und Testlösungen mittels eines Perfusionsgerätes (Perfusor VI, Fa. Braun Melsungen AG, Melsungen) diente. Anschließend wurde die Nagelhaut einer Kralle eines Tieres verletzt und dadurch eine arteriovenöse Blutung hervorgerufen [4]. Das aus der Wunde austretende Blut wurde in Fraktionen zu je 2 min für insgesamt 30 min auf Filterpapier gesammelt. Danach wurde die Wunde, sofern die Blutung nicht von selbst zum Stillstand gekommen war, kauterisiert. Das auf den Filtern enthaltene Blut wurde durch Extraktion mit 0,04 %iger Ammoniumhydroxidlösung unter Lyse der Erythrozyten extrahiert und das Hämoglobin in diesen Extrakten durch Bestimmung der Absorption bei 416 nm gegen eine Hämoglobineichkurve quantitativ bestimmt. Aus den Blutmengen der Einzelfraktionen konnte der kumulative Blutverlust durch Addition der Einzelfraktionen

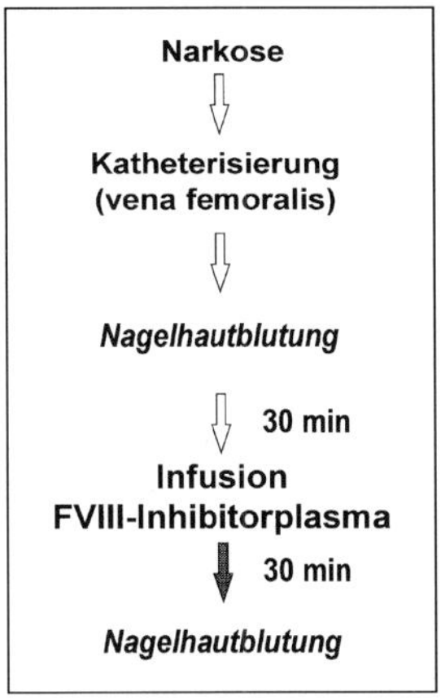

Abb. 1. Kaninchenblutungsmodell – Antikörper-induzierte Hemmkörperhämophilie: Behandlungsschema

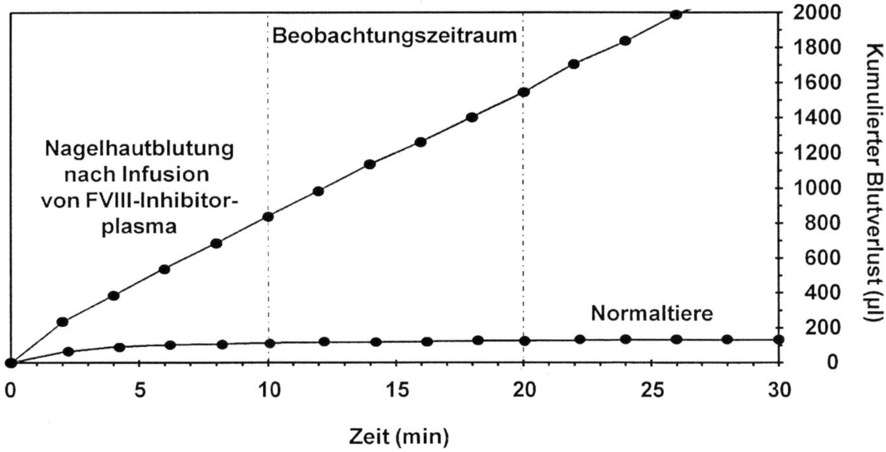

Abb. 2. Nagelhautblutungsintensität von F-VIII-Inhibitorkaninchen im Vergleich zu gesunden Normaltieren

graphisch ermittelt werden. Die Steigung der daraus resultierenden Kurve im Intervall zwischen 10 und 20 min diente als Maß für die Intensität der Blutung. Eine Steigung = 0 bedeutete keinen weiteren Blutverlust, d.h. einen Stillstand der Blutung. Eine Steigung > 0 mit einem Korrelationskoeffizienten > 0,9 bedeutete eine konstante Blutung mit einer bestimmten Intensität.

Nach Ermittlung der Nagelhautblutungscharakteristik erhielten die Tiere ein Kaninchen-F-VIII-neutralisierendes Inhibitorplasma infundiert, welches aus Ziegen gewonnen worden war, die mit humanem F VIII immunisiert worden waren. Ein solches Inhibitorplasma hat einen Titer von 1000–2000 Bethesda-Einheiten (BE)/ml. Gemäß dem Behandlungsschema wurde 30 min nach Infusion des Inhibitorplasmas eine nochmalige Bestimmung der Nagelhautblutungsintensität durchgeführt. Das Resultat ist der Abbildung 2 zu entnehmen. Es zeigt sich, daß mit Inhibitor behandelte Tiere eine unstillbare Nagelhautblutung im Vergleich zu unbehandelten Normaltieren aufwiesen.

Abbildung 3 zeigt zeitabhängig den Effekt eines F-VIII-Inhibitorplasmas auf Blut-, Plasma- und Blutungsparameter von Kaninchen. Durch Infusion des kreuzreagierenden F-VIII-Inhibitorplasmas kam es zu einem leichten Anstieg der aPTT, und die F-VIII-Plasmaaktivität verschwand nach Infusion unter die Nachweisgrenze. In den Tieren konnte ein erworbener Bethesda-Titer von ca. 7–8 BE/ml gemessen werden. Die anderen Plasmaparameter blieben weitgehend unverändert. Dieser Befund korreliert gut mit dem klinischen Bild der Hemmkörperhämophilie A. Dieser Umstand war mit einer unstillbaren Nagelhautblutung verbunden, welche durch die Balken quantitativ dargestellt ist.

Dieses Modell wurde nun verwendet, um die Wirkung der zu untersuchenden Testsubstanzen auf das Blutungsverhalten zu testen. Das entsprechende Behandlungsschema ist Abbildung 4 zu entnehmen.

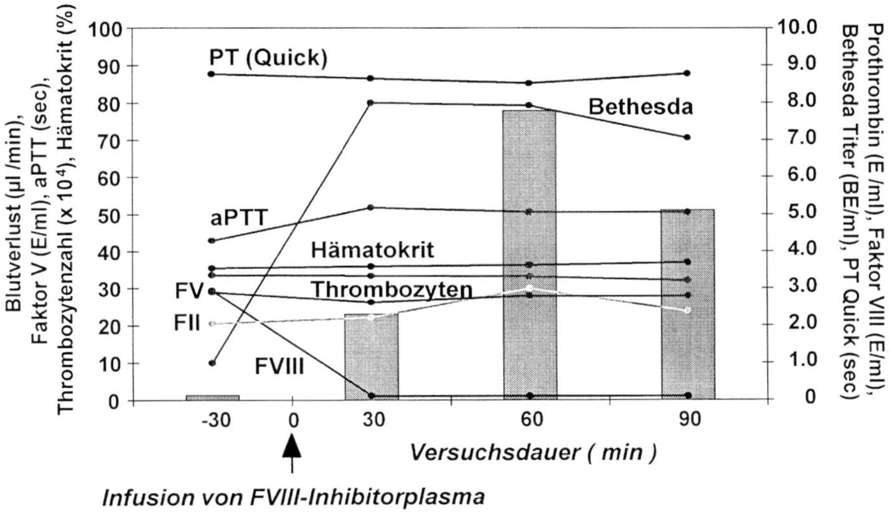

Abb. 3. Blut-, Plasma- und Blutungsparameter von Kaninchen mit Antikörper-induzierter Hemmkörperhämophilie

Die präsentierten Daten sind als Mittelwert ± Standardabweichung, repräsentiert durch die Fehlerbalken, dargestellt. Die Mittelwerte der untersuchten Gruppen wurden mit dem Student-t-Test verglichen. Die Signifikanz der Unterschiede lag vor mit einer Wahrscheinlichkeit von $\leq 0{,}05$ (*), $p \leq 0{,}01$ (**) und $p \leq 0{,}001$ (***).

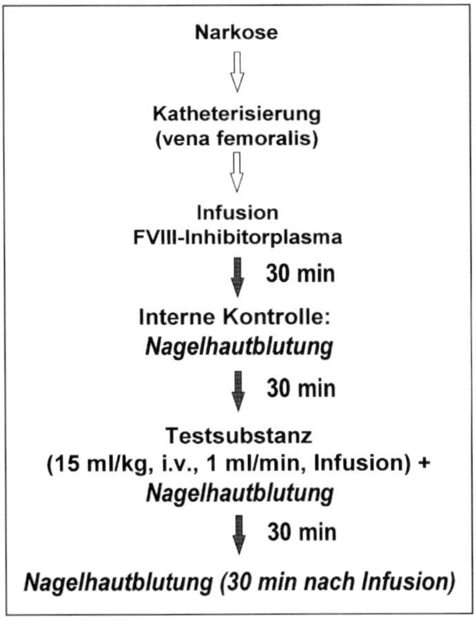

Abb. 4. Behandlungsschema von Substanztestung in Kaninchen mit Antikörper-induzierter Hemmkörperhämophilie

Ergebnisse und Diskussion

FEIBA wurde in steigenden Dosen zwischen 0–150 E/kg an F-VIII-Inhibitorkaninchen verabreicht. Der Blutverlust pro Zeiteinheit (Blutungsintensität) nach Infusion von FEIBA wurde gemessen und mit dem Blutverlust unbehandelter F-VIII-Inhibitorkaninchen verglichen. Die Ergebnisse sind in Abbildung 5 zusammengefaßt. FEIBA zeigt in den Tieren eine positive Dosis-Wirkungs-Beziehung, d.h. bei steigender Dosis eine stärkere Reduktion des Blutverlustes mit einer signifikanten Reduktion des Blutverlustes ab 15 E FEIBA/kg Körpergewicht und einer gänzlichen Normalisierung des Blutungsverhaltens, d.h. einer vollständigen Blutstillung ab 75 E FEIBA/kg Körpergewicht. Zum Vergleich sind jeweils der mittlere Blutverlust von Normaltieren bei der Nagelhautblutung und unbehandelten F-VIII-Inhibitorkaninchen dargestellt.

Abbildung 6 zeigt den Effekt von F VIIa in Kaninchen mit Antikörper-induzierter Hemmkörperhämophilie. Rekombinanter F-VIIa wurde in Dosen von 70, 90 und 250 µg/kg Körpergewicht verabreicht, plasmatischer F-VIIa in einer Dosierung von 300 E/kg entsprechend den Dosisempfehlungen der Hersteller zur Behandlung der humanen Hemmkörperhämophilie. Mit den untersuchten Präparaten und Dosen konnte keine signifikante Reduktion des Blutverlustes im Verhältnis zu unbehandelten F-VIII-Inhibitorkaninchen vor Gabe einer Testsubstanz erreicht werden.

Durch in-vitro-Vorversuche konnte gezeigt werden, daß die Substitution von Kaninchen-F-VIII-Mangelplasma mit porcinem und humanem F VIII unter weitgehender Normalisierung der Gerinnungszeiten möglich ist (Daten nicht dargestellt). Entsprechend wurden F-VIII-Inhibitorkaninchen mit porcinem und humanem F VIII in vivo substituiert und ihre Effekte auf das Blutungsverhalten untersucht. Die Resultate sind in Abbildung 7 zusammengefaßt. Sowohl porcines als auch humanes F-VIII-Konzentrat führen bei Kaninchen mit Antikörper-induzierter Hemmkörperhämophilie zu einer signifikanten Reduktion des Blutverlustes bei

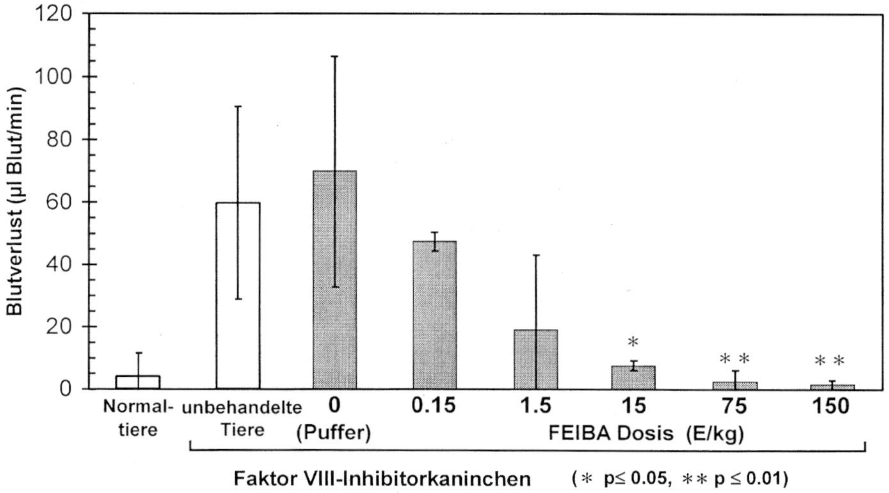

Abb. 5. FEIBA in Kaninchen mit Antikörper-induzierter Hemmkörperhämophilie

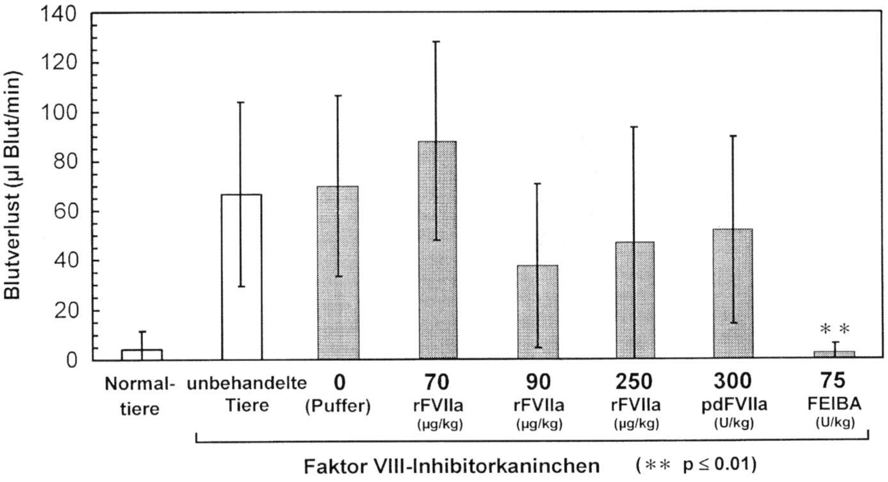

Abb. 6. Faktor VIIa in Kaninchen mit Antikörper-induzierter Hemmkörperhämophilie

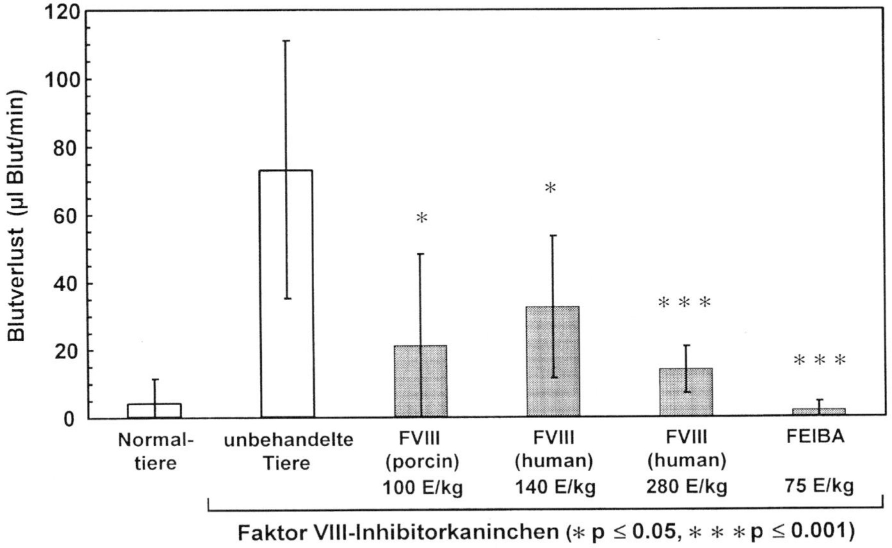

Abb. 7. Faktor VIII, porcin und human, in Kaninchen mit Antikörper-induzierter Hemmkörperhämophilie

Dosen von über 100 E/kg Körpergewicht. Bei der Gabe des humanen F-VIII-Konzentrates IMMUNATE konnte gezeigt werden, daß der Effekt mit Verdopplung der Dosis gesteigert werden konnte, jedoch kam es zu keiner vollständigen Normalisierung der Blutung wie im Vergleichsversuch bei der Gabe von aktiviertem Prothrombinkomplex FEIBA.

In einer weiteren Versuchsreihe wurden Komponenten des aktivierten Prothrombinkomplexes und der Prothrombinase eingesetzt und ihre Effekte auf das Blutungsverhalten von Kaninchen mit Hemmkörperhämophilie untersucht. Überraschenderweise stellte sich heraus, daß durch Gabe von hochreinem humanem Prothrombin eine signifikante Reduktion des Blutverlustes dieser Tiere erreicht werden konnte. Durch Kombination von Prothrombin mit aktiviertem Faktor X konnte eine Präparation hergestellt werden, nach deren Gabe das gesteigerte Blutungsverhalten der Inhibitorkaninchen, wie auch bei der Gabe von FEIBA, vollständig normalisiert werden konnte. Der genaue Wirkungsmechanismus der Kombination aus Prothrombin und aktiviertem Faktor X als Bestandteil eines Prothrombinasekomplexes muß erst näher aufgeklärt werden. Es kann jedoch angenommen werden, daß die gleichzeitige Gabe des Substrates (Prothrombin) und des Aktivators (Faktor Xa) eine in-vivo Thrombingenerierung induziert, ähnlich wie sie nach der Gabe von FEIBA gemessen werden konnte [5].

Durch Infusion eines kreuzreagierenden anti-F-VIII-antikörperenthaltenden Plasmas können Kaninchen bezüglich ihres F-VIII immundepletiert werden. Dies führt zu einem Zustand, der der humanen Hemmkörperhämophilie A ähnlich ist mit einem signifikant gesteigerten Blutungsrisiko. An diesem Tiermodell lassen sich verschiedene Behandlungsalternativen der Inhibitorhämophilie und deren Effekt zur Stillung einer akuten Blutung untersuchen. Es konnte gezeigt werden, daß eine Einzeldosis von F VIIa zu keiner Blutstillung in den Tieren führt, während die Gabe von aktiviertem Prothrombinkomplex das Blutungsverhalten der Kaninchen gänzlich normalisiert. Die Infusion von F-VIII-Konzentraten (human oder porcin) führt zwar zu einer Reduzierung der gesteigerten Blutungsintensität der Kaninchen mit Hemmkörperhämophilie, jedoch zu keiner vollständigen Normalisierung der Blutung. Eine solche Normalisierung kann jedoch durch Gabe eines Enzym/Substrat-Komplexes aus Faktor Xa und Prothrombin erreicht werden. Die Anwendung dieser Komponenten des Prothrombinasekomplexes als neues Therapieprinzip für die Behandlung der Hemmkörperhämophilie wird daher zur Diskussion gestellt und soll Gegenstand weiterer Untersuchungen, insbesondere des zugrundeliegenden Wirkungsmechanismus, sein.

Literatur

1. Bray GL, Kingdon H, Lundblad R, DeVreker R, Gomperts E, Baker D, Berstrom J, Mann K, Hartshorn J, Jenny R (1995) Characterization of active coagulant enzymes in Autoplex T. Blood 86: 195a (Abstract)
2. Brinkhous KM, Hedner U, Garris JB, Diness V, Read MS (1989) Effect of recombinant factor VIIa on the hemostatic defect in dogs with hemophilia A, hemophilia B, and von Willebrand's disease. Proc Natl Aced Sci USA 86: 1382–1386
3. Mertens K, Briet E, Giles AR (1990) The role of factor VII in haemostasis: Infusion studies of factor VIIa in a canine model of factor VIII deficiency. Thromb Haemostas 64: 138–144
4. Giles AR, Tinlin S, Greenwood RA (1982) A canine model of hemophilic (factor VIII:C deficiency) bleeding. Blood 60: 727–730
5. Gill JC, Schwarz HP, Wentz MA, Montgomery RR (1990) Platelet prothrombinase activity may predict successful activated prothrombin complex concentrate (FEIBA) treatment. Blood 76 (Suppl 1): 399a (Abstract)

VIIa. Poster: Hämophilie

Untersuchung behandlungsabhängiger Einflußfaktoren der Hemmkörperentwicklung bei Patienten mit schwerer Hämophilie A

J. Oldenburg, C. Meyer, T. Grimm, W. Effenberger, R. Schwaab, H. H. Brackmann

Die Bildung von Hemmkörpern stellt die heutzutage schwerwiegendste Komplikation der Hämophiliebehandlung dar. Kürzlich konnten wir zeigen, daß das HK-Risiko in einem hohen Maß genetisch determiniert ist (Schwaab et al. 1995; Oldenburg et al. 1997). Der Einfluß behandlungsabhängiger Parameter ist dagegen weitgehend unbekannt. In der hier vorgestellten Studie wird die Bedeutung der behandlungsabhängigen Parameter in einem besonders gut dokumentierten Kollektiv von Patienten mit schwerer Hämophilie A untersucht.

Methoden

Retrospektiv wurden an einem Kollektiv schwerer HA-Patienten die Parameter HK-Inzidenz, HK-Charakteristik, Alter bei HK-Diagnose, Expositionstage, Alter bei Behandlungsbeginn, Faktor-VIII-Dosis und Substitutionsintervalle sowie verwendetes F-VIII-Konzentrat untersucht. Insgesamt 99 Patienten erfüllten die Einschlußkriterien in die Studie (schwere HA, nach 1977 geboren). Bei 62 Patienten (44 ohne HK und 18 mit HK) war die Behandlung so lückenlos dokumentiert, daß sämtliche genannte Parameter untersucht werden konnten.

Ergebnisse

24 (24,2%) der 99 Patienten entwickelten einen HK gegen F-VIII. Von den 24 HK-Patienten wiesen 13 Patienten (54,2%) einen permanent hochtitrigen, 9 Patienten (37,5%) einen permanent niedrigtitrigen und 2 Patienten (8,3%) einen transient niedrigtitrigen HK auf. Der HK wurde im Median nach 16 Expositionstagen bei einem medianen Patientenalter von 25,5 Monaten diagnostiziert. Hierbei gab es keine statistisch signifikanten Unterschiede zwischen Patienten mit hochtitrigem und Patienten mit niedrigtitrigem HK. Beim Alter zum Zeitpunkt der ersten F-VIII-Gabe zeigte sich ein deutlicher Unterschied zwischen der Gruppe der HK-Patienten und der Gruppe der Nicht-HK-Patienten. Während die Nicht-HK-Patienten bereits mit im Median 10,6 Monaten (Durchschnitt 15 Monate, Spannbreite 0,1 bis 90,6 Monate) erstmals mit F-VIII behandelt wurden, erhielten die HK-Patienten die erste F-VIII-Gabe erst mit 18,8 Monaten (Durchschnitt 28,8 Monate, Spannbreite 0,5–130 Monate). Die anschließenden Substitutionsintervalle und Dosierungen unterschie-

I. Scharrer/W. Schramm (Hrsg.)
27. Hämophilie-Symposion Hamburg 1996

den sich nicht signifikant in beiden Gruppen (im Median 12250 E bei den HK-Patienten vs. 11500 E von 1.–15. Substitution) bei den Nicht-HK-Patienten. Die bei 18 besonders gut dokumentierten HK-Patienten erhobenen Daten sind in Tabelle 1 dargestellt. Die angewendeten F-VIII-Konzentrate wurden angesichts der kleinen Fallzahlen hinsichtlich der Gruppen monoklonale-/nichtmonoklonale- und vWF-haltige-/nicht-vWF-haltige-Präparate ausgewertet (Tabelle 2). Bei dieser Aufteilung zeigten sich keine signifikanten Unterschiede zwischen den HK- und Nicht-HK-Kollektiven.

Tabelle 1. Behandlungsparameter bei 18 vollständig dokumentierten Patienten mit schwerer Hämophilie A und Hemmkörperbildung

Patient	ID	Alter bei 1. F-VIII-Substitution (Monate)	Alter bei HK-Diagnose (Monate)	Expositions-Tage	HK-Titer high/low	F-VIII-Konz bis HK (E)
1	HK1	12,3	12,9	6	low	3000
2	HK2	14,4	16,7	26	low	25000
3	HK3	20,0	28,5	16	high	16000
4	HK4	3,4	10,5	11	low	6250
5	HK5	27,8	27,9	3	low	750
6	HK6	130,0	130,7	14	low	36400
7	HK7	19,8	24,1	47	high	30500
8	HK8	14,8	37,3	34	high	18000
9	HK9	52,1	65,8	15	high	7000
10	HK10	9,0	9,7	15	high	12000
11	HK11	7,6	8,1	9	high	5250
12	HK12	17,9	19,1	16	high	12500
13	HK14	21,4	26,9	28	high	28000
15	HK15	17,5	30,3	51	low	29250
16	HK16	0,5	2,3	27	high	10250
17	HK17	66,6	74,7	37	low	101750
18	HK18	11,6	14,6	24	low	16500
Durchschnitt		28,8	35,3	21,8		20250
Median		18,8	25,5	16,0		12250
Spannbreite		0,5–130	2,3–130,7	3–51		750–101750

Tabelle 2. Verteilung monoklonaler/nichtmonoklonaler und vWF-haltiger/nicht-vWF-haltiger Faktor-VIII-Konzentrate bei Hämophilie-A-Patienten mit und ohne HK-Bildung

Faktor-VIII-Konzentrat	Patienten ohne HK (n = 69)	Patienten mit HK (n = 21)
Ohne vWF	24 (34,8%)	5 (23,8%)
Mit vWF	45 (65,2%)	16 (76,2%)
Monoklonal	9 (13,0%)	5 (23,8%)
Nichtmonoklonal	60 (87,0%)	16 (76,2%)

Diskussion und Schlußfolgerung

Die Inzidenz und Charakteristik der HK sowie die Anzahl der Expositionstage und das Patientenalter bei HK-Diagnose entsprechen im wesentlichen den in den neueren prospektiven Studien gefundenen Daten (Übersichtsarbeiten bei Kreuz et al. 1995 und Scharrer et al. 1993).

Hinsichtlich der angewendeten F-VIII-Konzentrate lassen sich keine signifikanten Unterschiede in der HK-Inzidenz feststellen. Demgegenüber zeigt sich ein deutlicher Unterschied beim Alter zum Zeitpunkt der ersten F-VIII-Gabe mit 18,8 Monaten (Median) in der Gruppe der HK-Patienten gegenüber 10,6 Monate (Median) in der Gruppe der Nicht-HK-Patienten. Damit scheint das Alter bei Behandlungsbeginn eine Bedeutung für das Risiko der HK-Bildung zu haben. Für eine weitere Evaluierung der behandlungsabhängigen Parameter ist die genaue Erfassung des genetisch determinierten HK-Risikos durch Analyse der F-VIII-Gendefekte erforderlich.

Zusammenfassung

Retrospektiv ermittelten wir die Hemmkörper-Inzidenz in einem Kollektiv von 99, nach 1977 geborenen Patienten mit schwerer Hämophilie A. Bei 62 Patienten war die Behandlung so lückenlos dokumentiert, daß der Einfluß behandlungsabhängiger Parameter auf die Hemmkörper-Bildung untersucht werden konnte. 24 (24,2%) der 99 Patienten entwickelten einen Hemmkörper gegen F-VIII. Der HK wurde im Median nach 16 Expositionstagen und einem Patientenalter von 25,5 Monaten (Median) diagnostiziert. Bezüglich des Alters zum Zeitpunkt der ersten Faktor-VIII-Gabe zeigte sich ein deutlicher Unterschied zwischen der Gruppe der HK-Patienten (Median 18.8 Monate) und der Gruppe der Nicht-HK-Patienten (Median 10,6 Monate). Damit scheint das Alter bei Behandlungsbeginn eine Bedeutung für das Risiko der Hemmkörperbildung zu haben.

Literatur

Kreuz W, Becker S, Lenz E, Martinez-Saguer I, Escuriola-Ettinghausen C, Funk M, Ehrenforth S, Auerswald G, Kornhuber B (1995) Factor VIII Inhibitors in Patients with Hemophilia A: Epidemiology of Inhibitor Development and Induction of Immune Tolerance for Factor VIII. Sem Thromb Haemost 21: 382–389

Oldenburg J, Picard J, Schwaab R, Brachmann HH, Tuddenham EGD, Simpson E (1997) HLA Genotype of Patients with Severe Haemophilia A due to Intron 22 Inversion with and without Inhibitors of Factor VIII. Thromb Haemost: in press

Scharrer I, Neutzling O (1993) Incidence of Inhibitors in Haemophiliacs: A Review of the Literature. Blood Coagulation and Fibrinolysis 4: 753–758

Schwaab R, Brackmann HH, Meyer C, Seehafer J, Kirchgesser M, Haack A, Olek K, Tuddenham EGD, Oldenburg J (1995) Haemophilia A: Mutation Type Determines Risk of Inhibitor Formation (1995). Thromb Haemost 74: 1402–1406

Beziehung zwischen der Viruslast, der $CD4^+$-Zellzahl sowie der Anzüchtbarkeit und Zytopathogenität des HIV

B. Kupfer, R. Kaiser, J. Rockstroh, B. Matz, K. E. Schneweis

Wenn man versucht, HIV aus dem Blut HIV-Seropositiver anzuzüchten, kann man in einem Teil der Fälle stark zytopathogene, Synzytien-induzierende Virusvarianten isolieren, den sog. SI-Phänotyp (Abb. 1a). In einem anderen Teil der Fälle kann man in den Kulturen keinen oder nur einen ganz schwachen zytopathischen Effekt (cpE) erkennen. Wenn die Virusvermehrung dann aber zweifelsfrei durch einen positiven p24-Antigen-ELISA des Kulturüberstandes nachgewiesen wird, handelt es sich um eine Virusvariante vom NSI-Phänotyp (Abb. 1b). In einem dritten Teil der Fälle gelingt es gar nicht, HIV aus dem Blut der Patienten anzuzüchten. Die Kulturüberstände bleiben p24-Antigen-negativ. Diese Beobachtungen sind keine Laborartefakte, sondern können oft bei einem Patienten konstant über mehrere Jahre bestehen bleiben (Abb. 2a–c). Bei anderen Patienten kann man eine Fortent-

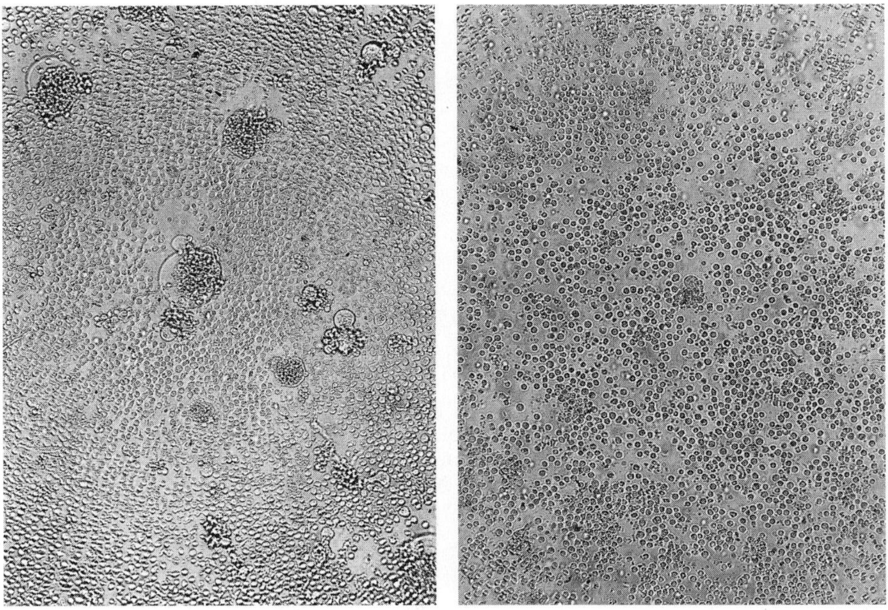

Abb. 1. a SI-Phänotyp, **b** NSI-Phänotyp

I. Scharrer/W. Schramm (Hrsg.)
27. Hämophilie-Symposion Hamburg 1996

a)

HIV-Anzucht	neg. neg. neg. neg. neg. neg. neg. neg. neg. neg. neg. neg.		
Jahr	90	93	94	95

b)

HIV-Anzucht	neg. NSI NSI NSI NSI NSI NSI NSI			
Jahr	90	93	94	96

c)

HIV-Anzucht	SI SI SI SI SI SI SI SI SI SI SI		
Jahr	93	94	95

d)

HIV-Anzucht	neg. neg. eg. NSI NSI SI SI SI SI SI SI SI SI				
Jahr	89	92	93	94	95

e)

HIV-Anzucht	neg. neg. neg. SI SI SI SI SI SI SI SI SI SI SI SI						
Jahr	87	89	90	93	94	95	96

Abb. 2a–e. HIV-Phänotypen im Verlauf der Infektion

wicklung des Virus von kulturell negativ über NSI zu SI beobachten (Abb. 2d), wenn nicht die NSI-Phase durch einen zu großen zeitlichen Abstand zwischen der letzten negativen und der ersten positiven Virusanzucht verpaßt wurde (Abb. 2e).

Frühere Arbeiten zeigen, daß der Virusphänotyp gut mit den klinischen Parametern korreliert. Die Zahl der $CD4^+$-Zellen nimmt von negativer Virusisolierung über NSI zu SI signifikant ab (Tabelle 1). Auch zwischen der Überlebenszeit und der Virusanzucht besteht eine enge Korrelation. Demnach hat ein Patient mit negativer Virusisolierung eine deutlich günstigere Prognose als ein Patient mit einem SI-Isolat.

Tabelle 1. Beziehung zwischen HIV-Phänotyp und CD4-Zellzahl

HIV-Phänotyp	$CD4^+$-Zellzahl
SI (n = 95)	232 ± 72
NSI (n = 58)	463 ± 97
Neg. (n = 31)	654 ± 107

In den letzten beiden Jahren ist die Bestimmung der Viruslast immer mehr in den Vordergrund gerückt. In dieser Arbeit wollten wir feststellen, in welcher Beziehung dieser neue Parameter zur $CD4^+$-Zellzahl und zu der Anzüchtbarkeit und Zytopathogenität des HIV steht.

Material und Methoden

Virusanzucht

Aus 355 Blutproben von 193 Patienten, darunter 132 Hämophile, wurden die mononukleären Zellen des peripheren Blutes (PBMC) mit Hilfe einer Percoll-Dichtegradientenzentrifugation aus je 20 ml Heparinblut isoliert gewonnen und mit PBMC von gesunden Blutspendern cokultiviert. Die Kulturen wurden laufend mikroskopisch und mittels p24-Ag-ELISA (Fa. Coulter, Krefeld) der Kulturüberstände überprüft und – wenn nicht zuvor ein eindeutiger cpE eintrat – bis zu 4 Wochen beobachtet.

HIV-RNA-Quantifizierung

Die Viruslast im Serum/Plasma wurde mittels NASBA-QR-System (Fa. Organon Teknika, Heidelberg) nach dem Protokoll des Herstellers bestimmt.

$CD4^+$-Zellzahl

Die $CD4^+$-Zellzahl wurde durch Flowzytometrie ermittelt.

Ergebnisse

- Viruslast und $CD4^+$-Zellzahl korrelieren nur mäßig miteinander (Abb. 3).
- Die HIV-Phänotypen SI und NSI korrelierten nicht mit der Viruslast (Abb. 4a, b).
- Diese mangelnde Korrelation liegt nicht daran, daß Patienten mit NSI-Isolaten und hoher Viruslast eine besonders hohe $CD4^+$-Zellzahl hatten oder daß Patienten mit SI-Isolaten und niedriger Viruslast besonders niedrige $CD4^+$-Zellzahlen hatten (Tabelle 2).

Tabelle 2. Die $CD4^+$-Zellzahl bei Patienten mit unterschiedlichen HIV-Phänotypen in Abhängigkeit von der Viruslast

HIV-Phänotyp	Mittelwerte der $CD4^+$-Zellzahlen	mittlere $CD4^+$-Zellzahl bei unterschiedlichem viral load (in Genkopien/ml		
		< 10000	10–100000	> 100000
NSI (n = 30)	416	474	478	173
SI (n = 42)	230	267	217	255

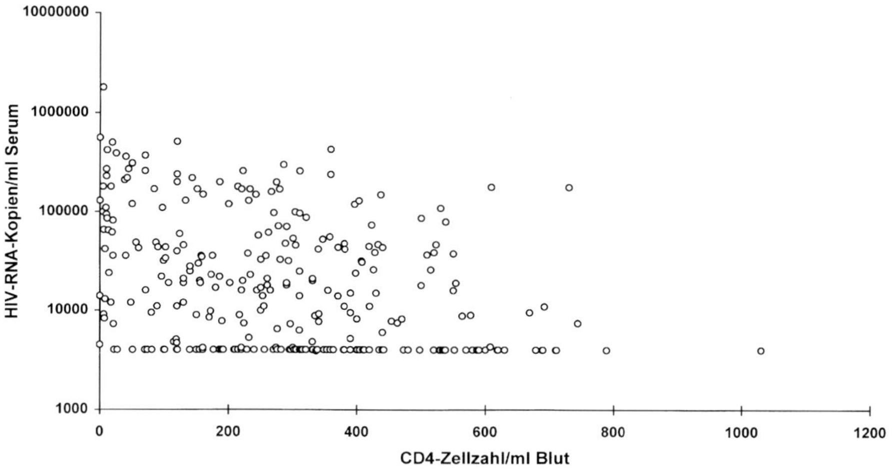

Abb. 3. Beziehung zwischen HIV-RNA-Titer und CD4-Zellzahl

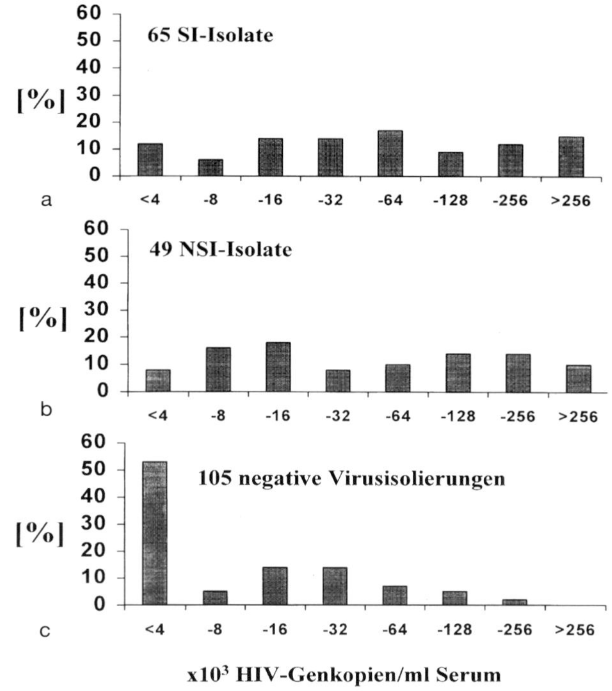

Abb. 4a–c. Viral load in Relation zur Virusisolierung

– Im Gegensatz dazu steht die negative Virusisolierung in strenger Korrelation zur Viruslast. Weit mehr als 50% der Proben, aus denen wir kein Virus isolieren konnten, waren auch im NASBA, also im quantitativen HIV-RNA-Test, unter der

Tabelle 3. Korrelation zwischen Viruslast und negativer Virusisolierung

Datum	Virusanzucht	viral load	Datum	Virusanzucht	viral load
05/93	neg.	32000	12/94	neg.	26000
10/95	NSI	300000	11/95	NSI	140000
02/95	neg.	< 4000	12/94	neg.	< 4000
06/96	NSI	21000	08/95	NSI	31000
10/94	neg.	6000	10/93	NSI	49000
07/95	NSI	85000	10/95	neg.	< 4000

Nachweisgrenze, und die Anzahl der Proben mit hoher Viruslast war sehr gering (Abb. 4c).

- Diese Korrelation wird bei Verlaufsuntersuchungen bestätigt (Tabelle 3). Bei 5 Patienten ist der Wechsel von negativer Virusisolierung zum NSI-Phänotyp von einer signifikanten Erhöhung des HIV-RNA-Titers um mindestens den Faktor 5 begleitet. Bei einem Patienten wurde die umgekehrte Entwicklung vom NSI-Phänotyp zur negativen Virusisolierung beobachtet. Gleichzeitig kam es hier zu einem drastischen Abfall der Viruslast. Bei diesem Patient wurde 2 Monate vor diesem Zeitpunkt mit einer Kombinationstherapie mit AZT und 3TC begonnen.

Schlußfolgerungen

- Die hier verglichenen Parameter geben unterschiedliche Informationen über den Status der HIV-Infektion, die sich jedoch sinnvoll ergänzen.
- Die $CD4^+$-Zellzahl spiegelt den Immunstatus der Infizierten wider und ist somit ein geeigneter Marker für die Immunkompetenz bzw. -defizienz der Patienten.
- Die Viruslast kann einerseits als prognostischer Marker und andererseits zur Überwachung der HIV-Infektion an sich und im speziellen der antiretroviralen Therapie dienen.
- Auch die Ergebnisse der Virusanzucht besitzen prognostische Bedeutung und geben Aufschluß über die Qualität der im Patienten vorhandenen Virusvarianten.
- Die Virusanzucht ist gleichzeitig die Basis für die In-vitro-Resistenzbestimmung gegenüber antiretroviralen Therapeutika.
- Inwiefern sich die neue Ära der 3er-Kombinationstherapien positiv sowohl auf die Quantität als auch auf die Qualität von HIV auswirkt, bleibt Gegenstand weiterer Untersuchungen. Hierfür ist es von Vorteil, daß die NSI/SI-Varianten bei nicht kultivierbarem Virus nach unserer Erfahrung auch durch die Sequenzanalyse der V3-Region indirekt charakterisiert werden können.

Virusinaktivierung von Gerinnungskonzentraten im kontinuierlichen Kurzzeiterhitzungsverfahren

T. Remmert, J. Blümel, R. Kaiser, S. Geissler, U. Werner, B. Matz, H. H. Brackmann, W. Effenberger, G. Langer

Bei Versuchen zur Inaktivierung von Poliovirus Typ 1 (Sabin) sowie von Herpes-simplex-Virus Typ 1 (HSV-1) in Blutgerinnungsfaktor-VIII-Konzentrat mit Hilfe eines neuartigen, kontinuierlich arbeitenden Kurzzeiterhitzungsverfahrens konnte eine effektive Reduktion des Poliovirustiters um mehr als 5 logarithmische Stufen erreicht werden. Für HSV wurde eine Reduktion von 3,8 $\log_{10}$-Stufen erzielt. Diese Resultate wurden bei einer Temperatur von 60 °C und einer Verweilzeit von 1 s erhalten, wobei der Aktivitätsverlust des F-VIII hierbei ca. 20 % betrug.

Innerhalb des untersuchten Zeit-Temperatur-Fensters wurde ein großer Einfluß der Temperatur festgestellt, während die Verweilzeit nur einen geringen Effekt auf die Virusinaktivierung hatte.

Zur Inaktivierung von Viren in Humanplasma und Plasmaderivaten werden derzeit vorwiegend

- Hitzeinaktivierungsprozesse,
- Desinfektionen durch geeignete organische Lösungsmittel, meist in Verbindung mit grenzflächenaktiven Detergenzien (SD-Verfahren) oder
- photodynamische Verfahren

angewandt [1, 2].

Derartige Prozesse werden schon seit längerer Zeit eingesetzt und haben die Häufigkeit der Infektionen mit Viren drastisch verringert. Trotzdem wurden in der Vergangenheit vereinzelt Virusinfektionen mit Präparaten nachgewiesen, die Virusinaktivierungsverfahren unterzogen worden waren [3, 4, 5]. Des weiteren kam es bei Gerinnungspräparaten zu Einbrüchen in der Produktqualität, wodurch bei Hämophilen Inhibitoren (Anti-F-VIII-Antikörper) induziert wurden. Die Virusinaktivierung denaturierte F-VIII so, daß Neoantigene entstanden [6].

Eine erhöhte Virussicherheit wäre nur dann zu erwarten, wenn anstelle der aus dem Blutplasma gewonnenen Proteinkonzentrate rekombinante Gerinnungspräparate eingesetzt würden. Zwar werden schon heute einige gentechnisch hergestellte Produkte auf dem Markt angeboten, doch besteht auch zukünftig ein Bedarf an Präparaten, die mehrere Gerinnungsfaktoren enthalten und aufgrund ihrer Komplexität gentechnisch nicht herstellbar sind.

Dies läßt erwarten, daß die Problematik der Virussicherheit von Blutplasmaprodukten auch in Zukunft weiter bestehen bleibt.

Im Rahmen dieser Arbeit werden Ergebnisse zur Virusinaktivierung durch kontinuierliche Kurzzeiterhitzung von Blutgerinnungsfaktor-VIII-Konzentrat vorgestellt. Hierbei kam ein patentiertes Wärmeübertragungssystem zum Einsatz [7].

I. Scharrer/W. Schramm (Hrsg.)
27. Hämophilie-Symposion Hamburg 1996

Material und Methoden

Aufbau der Versuchsapparatur und Durchführung der Versuche

In Abbildung 1 ist der Aufbau der verwendeten Versuchsanlage schematisch dargestellt. Das zu behandelnde Produkt (hier F-VIII) wird aus dem Vorlagebehälter (0) mit einer Zahnradpumpe (5) angesaugt und durch den Kurzzeitwärmeüberträger gefördert. Im Vorlagebehälter 1 befindet sich destilliertes Wasser, in Behälter 2 eine Spüllösung, die sich nach der Art des verwendeten Produktes richtet, und in Behälter 3 wird 80 °C heiße, 1-molare Natronlauge vorgehalten, die zur Desinfektion der Anlage verwendet wird.

Herzstück der Anlage ist der Wärmeüberträger, der aus 3 seriell geschalteten Modulen (7–9) besteht, die mantelseitig jeweils über einen separaten, thermostatgeregelten Wasserkreislauf (10) verfügen. Produktseitig strömt das Fluid durch Kapillaren.

Je nach Modul wird eine unterschiedliche Zielsetzung verfolgt. Im „Heizmodul" (7) wird das Produkt von Raumtemperatur auf die gewünschte Reaktionstemperatur aufgeheizt, im „Haltemodul" (8) wird die Reaktionstemperatur für eine definierte Verweildauer konstant gehalten. Anschließend wird das Produkt im „Kühlmodul" (9) in möglichst kurzer Zeit wieder auf die gewünschte Temperatur abgekühlt. Das kapillarseitig durchströmte Volumen beträgt nur wenige Milliliter, so daß äußerst geringe Produktmengen eingesetzt werden müssen. Die daraus resultierenden Verweilzeiten können deutlich kleiner als eine Sekunde sein.

Bei der Durchführung eines Versuchs werden folgende Meßgrößen erfaßt: Die Produkttemperatur wird an 3 verschiedenen Stellen über Thermoelemente (12) gemessen, die direkt in die strömende Flüssigkeit eintauchen. Produktseitig wird außerdem der Druck vor und hinter dem Modul gemessen (13). Der Volumenstrom wurde durch Auslitern ermittelt. Mantelseitig werden die Ein- und Austrittstemperaturen des Heizmediums mit Widerstandsthermometern PT 1000 erfaßt (14) und zudem die mantelseitigen Volumenströme gemessen (15). Alle Daten werden online rechnergestützt visualisiert und registriert.

Die Versuchsdurchführung läßt sich grob in folgende Schritte unterteilen:

- Förderung von destilliertem Wasser aus Behälter 1 im Durchlaufbetrieb, bis die gewünschten Produkttemperaturen erreicht sind,
- Umschalten auf Spüllösung,
- Umschalten auf Produktlösung,
- Probenahme des wärmeunbehandelten (4) und des erhitzten (6) Produktes.

Die Versuche werden so durchgeführt, daß erst am Ende des Heizmoduls die Reaktionstemperatur erreicht wird. Auf diese Weise wird eine Reaktion im Heizmodul weitestgehend unterdrückt.

Die Wartezeit bis zur Probenahme entspricht der Dauer, die benötigt wird, um die Spüllösung komplett aus der Apparatur zu verdrängen. Diese durchsatzabhängigen Zeitpunkte wurden in Vorversuchen durch Verweilzeitmessungen ermittelt.

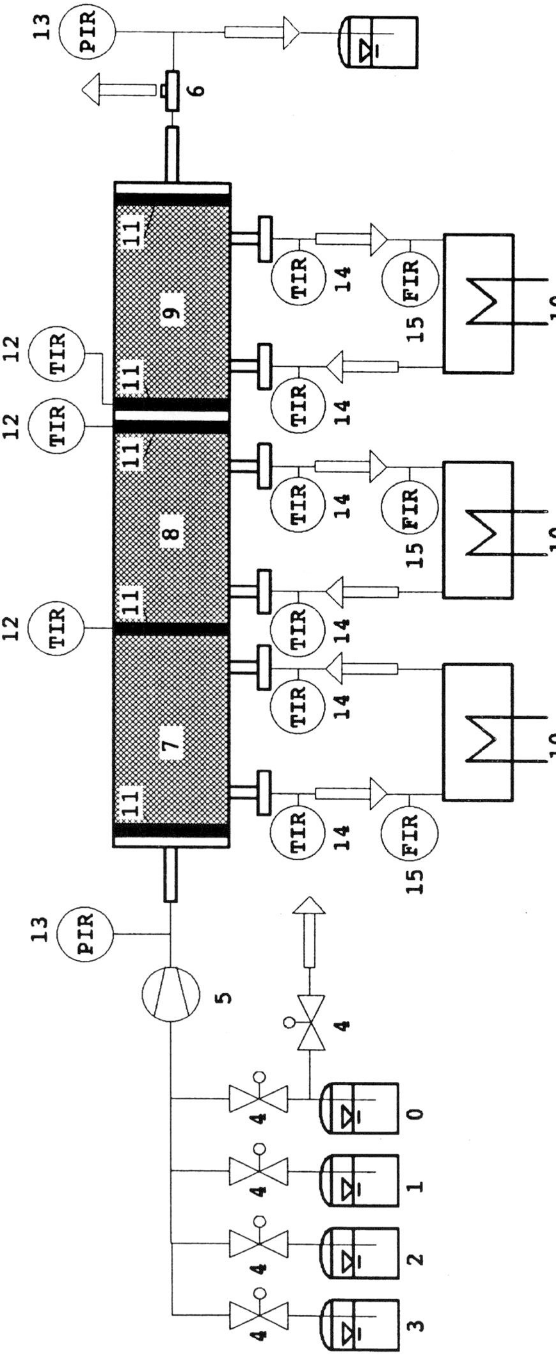

Abb. 1. Versuchsparameter

Gerinnungskonzentrat und F-VIII-Aktivität

Lyophilisiertes F-VIII-Präparat wurde ohne Zusatz weiterer Stabilisatoren in Konzentrationen von 2 I.E./ml (= 0,58 mg/ml) und 10 I.E./ml (= 2,9 mg/ml) in physiologischer Kochsalzlösung aufgenommen. Die Aktivität wurde durch Messung der partiellen Thromboplastinzeit ermittelt.

Modellviren und Virusinaktivierung

Die Versuche zur Virusinaktivierung wurden unter Verwendung von Poliovirus Typ 1 (Sabin) als Modellsystem für unbehüllte Viren sowie Herpes-simplex-Virus Typ 1 (HSV-1) als Modellsystem für umhüllte Viren durchgeführt. Die Viren wurden in proteinfreies Zellkulturmedium (EMEM) sowie in ein Blutgerinnungsfaktor-VIII-Präparat (c = 2,90 mg/ml, entsprechend 10 I.E./ml in physiologischer Kochsalzlösung) suspendiert.

Die Viruskonzentrationen der wärmeunbehandelten und der erhitzten Proben wurden mit Hilfe der Plaquetitration ermittelt und in Plaque-forming-Units per Milliliter (c [PFU/ml]) angegeben.

Nach den Empfehlungen des Paul Ehrlich Instituts (PEI) kann die Wirksamkeit einer Verfahrensstufe zur Virusinaktivierung durch den Reduktionsfaktor R beurteilt werden [8]:

$$R = \log_{10}(C_A) - \log_{10}(c_P), \tag{1}$$

mit c_A: Virusmenge im Ausgangsmaterial (Konzentration der wärmeunbehandelten Probe),
c_P: Virusmenge in der erhitzten Probe.

Hierbei müssen weiterhin mindestens 2 Verdünnungsstufen auszählbar sein (die Zahl der Plaques hat dem Verdünnungsverhältnis der Probe zu entsprechen), woraus der Virusgehalt schließlich durch Bildung des geometrischen Mittelwertes berechnet wird:

$$c\ [\mathrm{PFU/ml}] = \sqrt{\left(n^1 \cdot 10^{V1}\right) \cdot \left(n^2 \cdot 10^{V2}\right)}, \tag{2}$$

mit n_1, n_2: Anzahlen der gezählten Plaques,
V_1, V_2: Logarithmus des Verdünnungsfaktors (bezogen auf ein Volumen von 1 ml).

Bei der Ermittlung der Anzahl der (Poisson-verteilten) Plaques beträgt die statistische Unsicherheit für n ausgezählte Defekte gerade $\sqrt{n}$. Durch Anwendung des Gaußschen Fehlerfortpflanzungsgesetzes auf Gleichung (2) ergibt sich als Vertrauensintervall für den geometrischen Mittelwert.

$$\sigma = \sqrt{0{,}25 \cdot 10^{(V1+V2)} \cdot (n_1 + n_2)}. \tag{3}$$

Als Ausgangstiter für die Versuche ergaben sich:

HSV: $c = 2{,}4 \cdot 10^7$ PFU/ml ± 10 %,
Polio: $c = 4{,}4 \cdot 10^6$ PFU/ml + 10 %.

Die Titer sind somit ausreichend hoch, um die geforderte Reduktion um 4 $\log_{10}$ Stufen nachweisen zu können.

Versuchsergebnisse

Ermittlung der F-VIII-Aktivität

Abbildung 2 zeigt die gemessenen Aktivitätsverluste im verwendeten Präparat, das in einer Konzentration von 0,58 mg/ml (= 2 I.E./ml) in physiologischer Kochsalzlösung gelöst wurde.

Auf den Ordinaten des Diagramms ist der Aktivitätsverlust ΔA_v [%] des F-VIII-Proteins aufgetragen, der sich aus den gemessenen Aktivitäten für die wärmeunbehandelte sowie für die erhitzte Probe ergibt. Die Verweilzeit τ [s] der Produktlösung im Haltemodul ist auf der Abszisse der Abbildung dargestellt.

Die erzielten Ergebnisse lassen erkennen, daß für die hier verwendete Produktlösung eine Temperatur von 60 °C bereits zu einer erheblichen Schädigung des F-VIII-Proteins führt. Bei 65 °C wurde für Verweilzeiten > 2 s sogar ein vollständiger Aktivitätsverlust diagnostiziert.

Aus dem Diagramm ist zu entnehmen, daß die F-VIII-Schädigung erwartungsgemäß mit zunehmender Verweildauer des Konzentrats in der Haltestrecke und mit Erhöhung der Temperatur zunimmt. Bei hinreichend kurzen Verweilzeiten – für 60 °C z. B. unterhalb von 0,65 s – ist der Aktivitätsverlust kleiner als 25%.

In diesem Zusammenhang ist allerdings zu beachten, daß der F-VIII-Aktivitätsverlust entscheidend von der Proteinkonzentration in der Lösung sowie, der Art und der Menge der zugesetzten Stabilisatoren abhängt.

Bekannt ist, daß die Temperaturstabilität von Proteinlösungen mit deren Konzentration zunimmt. Da für die bisher diskutierten Versuche aufgrund der geringen Menge der zur Verfügung stehenden F-VIII-Konzentrate eine extrem niedrige

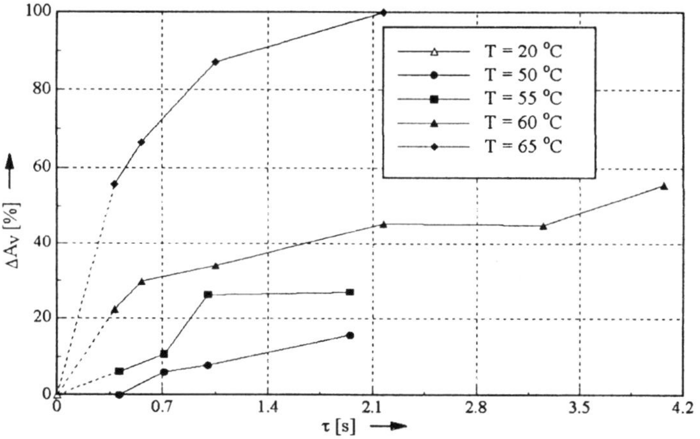

Abb. 2. Schädigung des F-VIII-Proteins (c = 0,58 mg/ml = 2 I.E./ml in physiologischer NaCl)

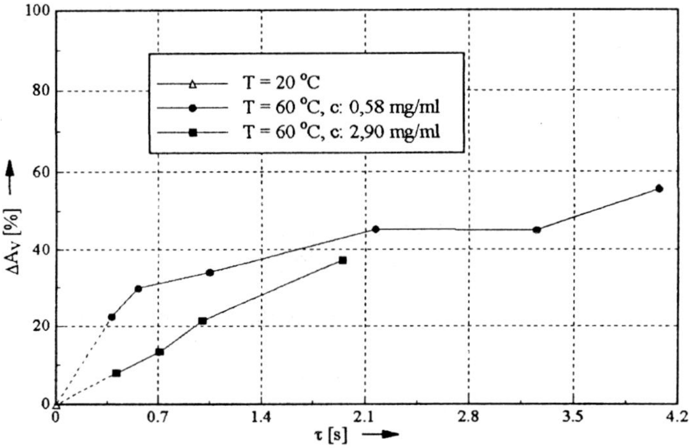

Abb. 3. Schädigung des F-VIII-Proteins bei T = 60 °C in unterschiedlichen Konzentrationen

Proteinkonzentration gewählt werden mußte, wurden zusätzliche Versuche unter Verwendung einer 5fach höheren Konzentration von 2,9 mg/ml bei 55 °C und 60 °C durchgeführt. In Abbildung 3 sind die Ergebnisse in der vorbesprochenen Darstellungsform für die niedrige und höhere F-VIII-Konzentration bei einer Temperatur von 60 °C gegenübergestellt.

Wie zu erkennen ist, nimmt die Schädigung des F-VIII-Moleküls durch die Erhöhung der Proteinkonzentration erheblich ab. Für die beiden kürzesten Verweildauern von 0,41 s und 0,71 s wird aufgrund der 5fachen Erhöhung der Proteinkonzentration ein um über 50 % geringerer Aktivitätsverlust beobachtet. Bei $\tau = 0{,}41$ s liegt dieser unterhalb von 10 %.

Einen qualitativ ähnlichen Befund liefert die Auswertung der Versuche bei 55 °C. Die Erhöhung der Proteinkonzentration führt demnach erwartungsgemäß zu einer Vergrößerung des Temperatur-Verweilzeitfensters, innerhalb dessen ein nur geringer F-VIII-Aktivitätsverlust resultiert.

Ergänzend sei erwähnt, daß bei den entsprechenden Kontrollen bei Raumtemperatur kein Aktivitätsverlust diagnostiziert wurde.

Virusinaktivierung

Die Diskussion der Effektivität der durchgeführten Versuche zur Virusinaktivierung erfolgt anhand von Diagrammen, in denen der Reduktionsfaktor R nach Gleichung (1) gegen die theoretische Verweilzeit τ im Haltemodul aufgetragen ist. Zu jedem Versuchspunkt sind Fehlerbalken eingetragen, die aus Gleichung (3) berechnet wurden.

Inaktivierung von Poliovirus Typ 1 (Sabin)

In Abbildung 4 und 5 sind die Ergebnisse der Inaktivierung von Polioimpfviren im Zellkulturmedium (Abb. 4) und Gerinnungskonzentrat (Abb. 5) bei 50 °C, 55 °C und 60 °C dargestellt. Die Darstellung eines Meßpunktes durch ein nicht ausgefülltes Symbol bedeutet, daß in der wärmebehandelten Probe kein Virus mehr nachweisbar war.

Aus den Diagrammen ergibt sich, daß im Gerinnungskonzentrat eine höhere Virusinaktivierung erzielt wird als im Zellkulturmedium. Bei einer Temperatur von 60 °C und einer Verweilzeit von 0,41 s ergibt sich im Konzentrat eine Absenkung des infektiösen Titers um mehr als 5 $\log_{10}$-Stufen. Der Verlust an F-VIII-Aktivität beträgt unter diesen Bedingungen 8 %.

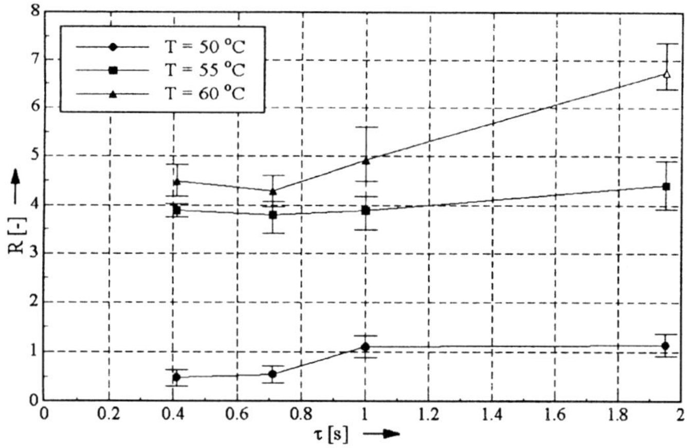

Abb. 4. Reduktion von Poliovirus Typ 1 in Zellkulturmedium

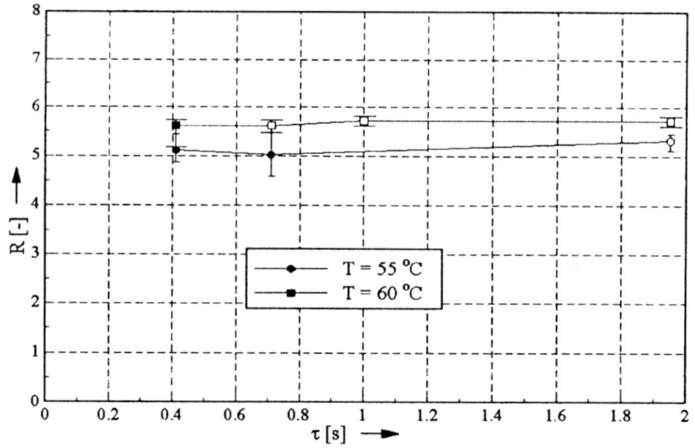

Abb. 5. Reduktion von Poliovirus Typ 1 in F-VIII-Konzentrat (c = 2,9 mg/ml)

Weitere Versuche wurden bei 65 °C, 70 °C, 75 °C und 80 °C durchgeführt, wobei jeweils eine vollständige Virusreduktion nachgewiesen werden konnte.

Inaktivierung von Herpes simplex Virus (HSV)

In Abbildung 6 und 7 ist der Reduktionsfaktor R für die Inaktivierung von HSV-1 im Zellkulturmedium (Abb. 6) sowie im F-VIII-Konzentrat (Abb. 7) gegen die Verweilzeit τ aufgetragen. Es wird deutlich, daß für das Herpesvirus im Vergleich zum Polioimpfvirus insgesamt etwas geringere Reduktionsfaktoren erzielt werden. In bezug auf das unterschiedliche Inaktivierungsverhalten eines umhüllten und eines unbehüllten Virus wurde ein ähnliches Ergebnis bei Versuchen mit dem gleichen Inaktivierungssystem unter Verwendung von Poliovirus Typ 1 (Wildtyp) sowie

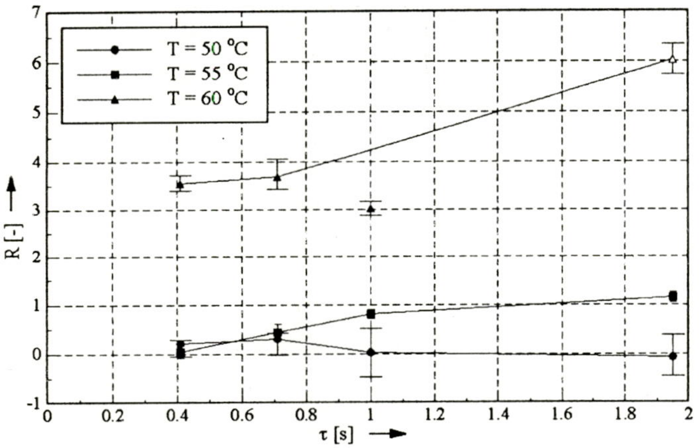

Abb. 6. Reduktion von HSV-1 in Zellkulturmedium

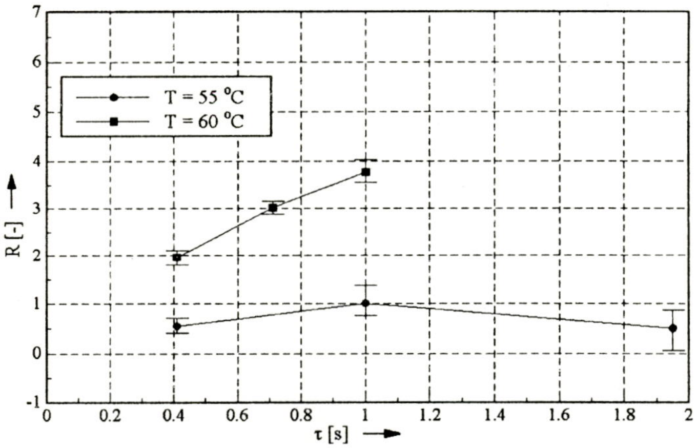

Abb. 7. Reduktion von HSV-1 in F-VIII-Konzentrat (2,90 mg/ml)

des Virus der bovinen viralen Diarrhö (BVDV) in einer Humanalbuminlösung erhalten [9]: Es wurden im Verweilzeitbereich von 0,4 s bis 0,6 s und bei Temperaturen von 65 °C und 75 °C für den Poliovirus Reduktionsraten von $R \approx 8$ und bei dem behüllten BVDV von $R \leq 3$ gemessen.

Aus Abbildung 6 und 7 ist zu entnehmen, daß HSV-1 im Gegensatz zum Poliovirus im F-VIII-Konzentrat eine größere Stabilität zeigt als im Zellkulturmedium.

Zusammenfassung

Die vorliegenden Versuche mit Polioimpfvirus Typ 1 und HSV-1 zeigen, daß im kontinuierlichen Kurzzeiterhitzungsverfahren eine Virusinaktivierung in sehr kurzen Zeiten möglich ist. Bei einer Temperatur von 60 °C und einer Verweilzeit im Haltemodul von 1 s wurde für das Poliovirus eine Reduktion von 5 $\log_{10}$-Stufen und für HSV-1 ein Reduktionsfaktor von $R = 3{,}8$ bei einem Verlust an F-VIII-Aktivität von 22 % ermittelt.

Weitere Versuche sollen bei noch kürzeren Verweilzeiten als 0,4 s und höheren Temperaturen durchgeführt werden, da die Virusinaktivierung mit der Temperatursteigerung wesentlich einfacher zu beeinflussen war als mit der Erhöhung der Verweilzeiten im Haltemodul. Die Realisierung noch kürzerer Verweilzeiten ist mit dem hier verwendeten Wärmeüberträgersystem auf einfache Weise möglich.

Literatur

1. Morgenthaler J-J (1989) Virus inactivation in plasma products, current studies in hematology and blood transfusion No. 56. Karger, Basel
2. Brown F (1993) Virolological safety aspects of plasma derivatives. Dev Biol Stand, Vol 81. Karger, Basel
3. Jantsch-Plunger V, Beck G, Maurer W (1995) PCR detection of a low virus load in a prothrombin complex concentrate that transmitted hepatits B virus. Vox Sang 69: 352–354
4. Kupfer B, Oldenburg J, Brackmann HH, Matz B, Schneweis KE, Kaiser R, β-Propiolacton UV inactivated clottong factor concentrates the source of HIV infection of 8 haemophilia B patients: confirmed. Thromb Haemost 74: 386–387
5. Thomssen R, Uy A, Grethe S, Heermann KH, Gronski P, Hilfenhaus J, Quast U, Weimer T, Zettlemißl G (1995) Virussicherheit von Plasmapräparaten. Vortrag anläßlich der Frühjahrstagung der Gesellschaft für Virologie in Gießen
6. Effenberger W, Oldenburg J, Budde U, Hammerstein U, Paffenholz M, Hanfland P, Brackmann HH (1995) Entwicklung von Faktor VIII Hemmkörpern bei vorher behandelten (PTP) Hämophilie A Patienten unter der Anwendung eines doppelt virusinaktivierten plasmatischen Faktor VIII Konzentrates (Octavi SD plus) Vortrag anläßlich des Hämophilie-Symposiums in Hamburg
7. KERSYS (1995) – Kurzzeiterhitzer für Labor und Technikum, Prospekt der Firma hde Metallwerk GmbH, Menden
8. Bundesgesundheitsamt und Paul-Ehrlich-Institut Bundesamt für Sera und Impfstoffe (1994) Bekanntmachung über die Zulassung von Arzneimitteln – Anforderungen an Validierungsstudien zum Nachweis der Virussicherheit von Arzneimitteln aus menschlichem Blut oder Plasma, Bundesanzeiger Nr. 84: 4742–4744, 1994
9. Laukel F (1996) Charakterisierung eines neuartigen Wärmeüberträgers und dessen Einsatz bei der Inaktivierung von Viren in Human-Proteinlösungen. Diplomarbeit an der Universität Dortmund, Fachbereich Chemietechnik, Lehrstuhl für Mechanische Verfahrenstechnik

In-vitro-Untersuchungen zur Sicherheit und Stabilität von Faktor-Konzentraten während kontinuierlicher Infusion

M. von Depka Prondzinski, J. Edel, M. Barthels, I. Scharrer, A. Ganser

Die Substitutionstherapie für Patienten mit Hämophilie A oder B bzw. schwerem v.-Willebrand-Syndrom erfolgt üblicherweise durch intravenöse Applikation von Bolusinjektionen und ergibt typischerweise starke Schwankungen der minimalen und maximalen Plasmalevel des verabreichten Faktorkonzentrates im Laufe eines Behandlungstages und in Abhängigkeit von der Halbwertszeit des jeweiligen Konzentrats [1].

Die kontinuierliche Infusion von Faktorkonzentrat hat sich stattdessen – trotz vielfältiger Vorteile gegenüber der Bolusverabreichung – wenig durchgesetzt und wird auch von Herstellern generell noch nicht empfohlen.

Inzwischen liegen jedoch zahlreiche Berichte [2, 3, 4, 5] über die Stabilität und Sicherheit der Substitutionstherapie mit Faktor-Konzentrat vor, so daß diese Applikationsform nicht nur angesichts ihrer einfachen Handhabung, sondern auch im Hinblick auf erhebliche, zu erzielende Kosteneinsparungen [6] (s. Abb. 2) insbesondere bei der stationären Versorgung von Hämophilie-Patienten stärker beachtet werden sollte.

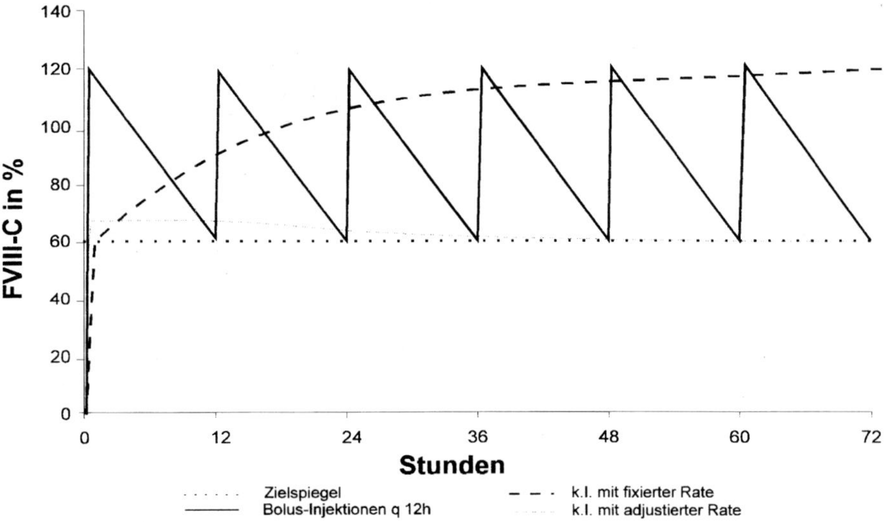

Abb. 1. F-VIII-Spiegel nach Bolusinjektionen bzw. bei kontinuierlicher Infusion. (Mod. Nach Martinowitz u. Schulman [6])

I. Scharrer/W. Schramm (Hrsg.)
27. Hämophilie-Symposion Hamburg 1996

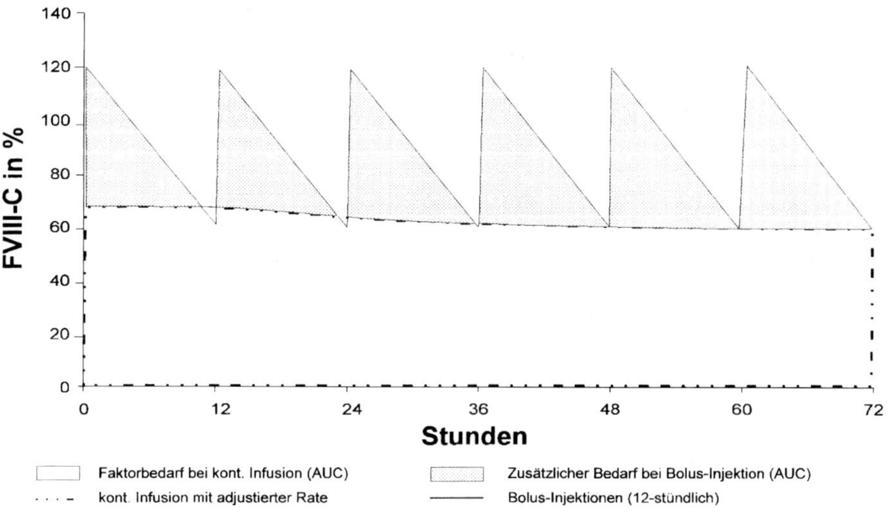

Abb. 2. AUC als Maß der Faktor- und Kosteneinsparung nach Bolusinjektionen bzw. kontinuierlicher Infusion. (Mod. Nach Martinowitz u. Schulman [6])

Die Vorteile der kontinuierlichen Applikationen liegen gegenüber der Bolusinjektion im Vermeiden von gefährlichen Minimalspiegel (s. Abb. 1), in der einfacheren Handhabung insbesondere im stationären Einsatz, im leichteren Labormonitoring, in der Einsparung erheblicher Konzentratmengen (s. Abb. 2) und in der geringeren Gefährdung des Patienten (s. unten).

Bevor diese Behandlungsform jedoch eingesetzt wird, sollten auch bei bereits vorliegenden Daten zur Stabilität eines Konzentrates in gelöster Form mögliche Aktivitätsverluste infolge unterschiedlicher Materialeigenschaften der Pumpvorrichtungen (z. B. Minipumpe) und Schlauchsysteme, die zumeist aus Polypropylen oder Polyvinylchlorid bestehen, durch Aktivitätsmessungen in vitro ausgeschlossen werden [6].

Wir haben daher Aktivitätsmessungen von 2 rekombinanten Faktorkonzentraten an ein Pumpsystem mit verschiedenen Methoden und über 50 h Laufzeit nach Auflösen durchgeführt.

Material und Methoden

Getestet wurden 2 gentechnisch produzierte Faktorkonzentrate, Kogenate (Fa. Bayer, Leverkusen), sowie Recombinate (Fa. Baxter, Unterschleißheim).

Es wurde Konzentrat nur je einer Charge ohne zusätzliche Verdünnung und ohne weitere Zusätze (kein Heparin, kein Albumin) nach Herstellervorschrift gelöst.

Als Pumpe wurde eine Minipumpe der Fa. Bard (Bard Ambulatory PCA Pump) eingesetzt. Die Flußrate wurde über die Dauer von 50 Stunden bestimmt und die Abweichung von der voreingestellten Flußrate berechnet.

Das Konzentrat wurde gemäß Anleitung in den Pumpenspeicher gegeben. Am Ende des Schlauchsystems wurde eine Braunüle befestigt, die auf Hautoberflächentemperatur (33 °C) gebracht wurde. Der Test wurde bei Raumtemperatur durchgeführt, die gewonnenen Proben bei –20 °C bis zur Auswertung tiefgefroren.

Aktivitätsbestimmungen wurden gemäß Empfehlung des F-VIII/IX-Subkommitees der International Society on Thrombosis and Haemostasis [7] sowie mit Modifikationen [8] mittels chromogener Substratbestimmung am ACL 3000 (Fa. Instrumentation Labor) bzw. mittels Einphasen- sowie Zweiphasentest durchgeführt. Die Antigenbestimmung erfolgte mittels Faktor-VIII:C-Ag-ELISA (Fa. Immundiagnostik, Bensheim). Vorverdünnungen wurden mittels Owrens-Puffer mit 1% BSA, F-VIII-Mangelplasma Behring und DBA-Puffer vorgenommen.

Ergebnisse

Bestimmung der Flußrate der Minipumpe

Die mittlere Flußrate betrug 4,995 ml/h (Tabelle 1). Dies entspricht einer Abweichung um 0,1% vom voreingestellten Wert (5,0 ml/h).

Tabelle 1. Flußrate im Zeitraum 0 bis 50 h nach Auflösen

Zeitpunkt (h)	Volumen (ml)
2	9,71
4	10,05
6	9,85
8	10,34
10	9,71
12	10,01
18	9,71
24	30,15
30	31,8
36	30,9
42	29,98
50	41,61
Mittelwert	4,995 ml/h

Untersuchungen zur Vorverdünnung

Recombinate wurde mit DBA-Puffer, Faktor-VIII-Patientenmangelplasma sowie mit einer 1%iger BSA-Lösung so vorverdünnt, daß sich eine rechnerische Konzentration von 1 U/ml, entsprechend 100% Aktivität ergab. Die Messungen wurden als Doppelbestimmung mit Testansatzverdünnungen von 1:5 und 1:10 durchgeführt. Die mittleren Aktivitäten finden sich in Tabelle 2. Aufgrund dieser Ergebnisse wurden die nachfolgenden Untersuchungen als Doppelbestimmung mit 1%iger BSA-Lösung und DBA-Puffer durchgeführt.

Tabelle 2. F-VIII-C-Aktivität (Recombinate) bei verschiedenen Vorverdünnungen

Verdünnung	1%ige BSA-Lösung	F-VIII-Mangelplasma	DBA-Puffer
1: 5	115%	73%	94%
1:10	118%	74%	100%

Aktivitätsmessung während der kontinuierlichen Infusion

Beide Faktorkonzentrate wurden über einen Zeitraum von 50 h getestet. Für das Konzentrat Kogenate wurden im Mittel leicht niedrigere Aktivitäten gemessen als für Recombinate. Die niedrigsten Aktivitäten fanden sich zum Zeitpunkt von 12 Stunden nach Auflösen, lagen jedoch bei nachfolgenden Messungen wieder im Bereich des Ausgangswertes (s. Abb. 3). Bei Aktivitätsmessungen des Konzentrates Recombinate konnten keine wesentlichen Schwankungen über den gesamten Zeitraum festgestellt werden. Die genauen Daten in der 1:10-Testansatz-Verdünnung im Einphasentest sind in den Abbildungen 3 und 4 wiedergegeben.

Messungen mittels verschiedener Testverfahren

Mit Recombinate wurden darüber hinaus Aktivitätsmessungen mit dem Ein- und Zweiphasentest, mittels chromogenem Substrat sowie Antigenbestimmungen über einen Zeitraum von 50 h nach Auflösen und kontinuierlicher Infusion durchgeführt. Es fanden sich keine erkennbaren Tendenzen der Faktoraktivität bei allen durchgeführten Meßmethoden über dem gesamten Untersuchungszeitraum (s. Abb. 4).

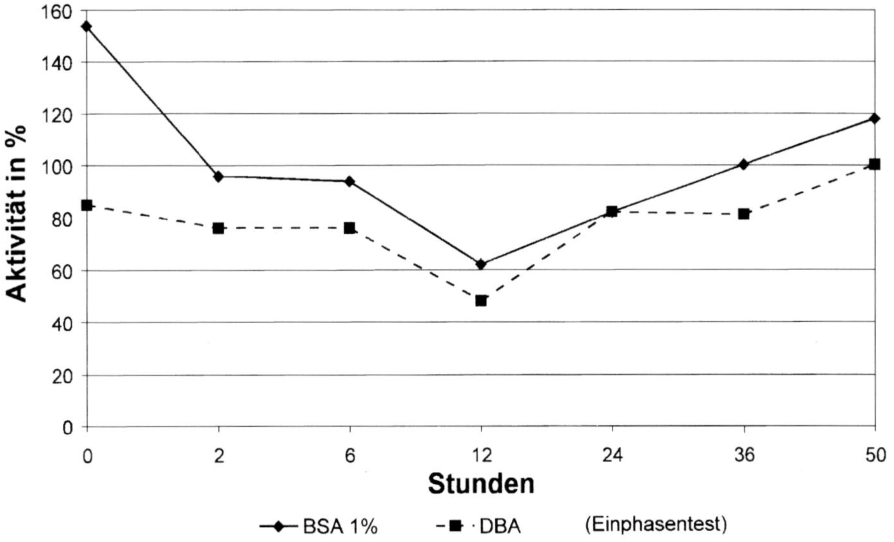

Abb. 3. Aktivitätsmessung von Kogenate

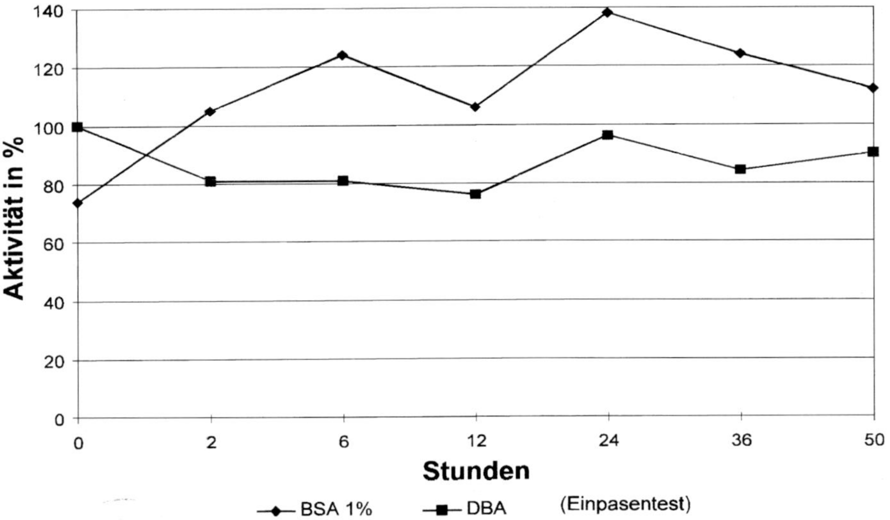

Abb. 4. Aktivitätsmessung von Recombinate

Die Antigenbestimmung mittels ELISA ergab ebenfalls keine wesentlichen bzw. tendenziellen Schwankungen während der kontinuierlichen Infusion. Die Konzentration des Faktors im Verlauf der Untersuchung war gerade auch im Vergleich zum Ausgangswert, der jeweils vor Auffüllen des Pumpenspeichers entnommen wurde, im wesentlichen unverändert (s. Abb. 5).

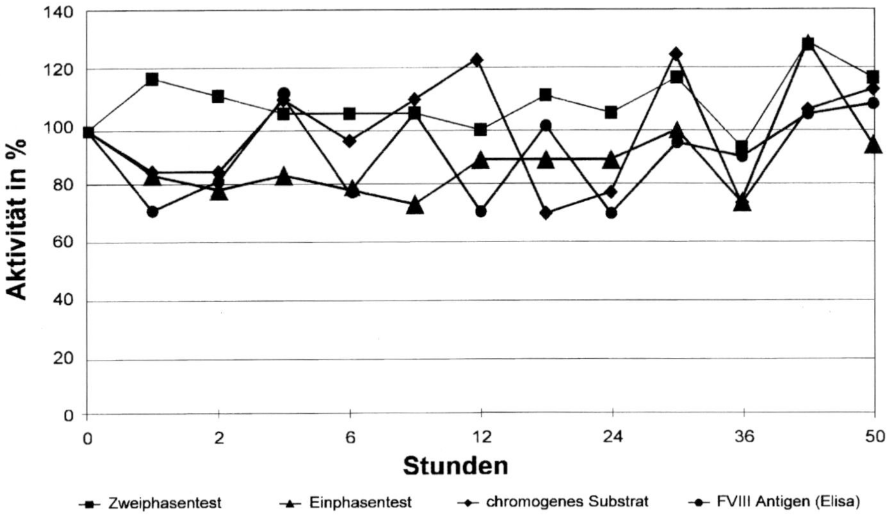

Abb. 5. Weitere Messungen von Recombinate

Diskussion

Die Präzision der Flußrate war mit einer mittleren Abweichung von 0,1% von der voreingestellten Flußrate ausgezeichnet. Unsere Untersuchungen ergaben darüber hinaus mit den Herstellerangaben gemäß Konzentratlabel gut übereinstimmende Aktivitäten. Es bestehen jedoch deutliche Unterschiede zwischen den gemessenen Aktivitäten bei Verwendung verschiedener Vorverdünnungen. Interessanterweise fanden wir einheitlich um ca. 25% niedrigere Aktivitäten von Recombinate bei Vorverdünnung mit 1%iger BSA-Lösung.

Die Aktivitäts- und die Antigenmessungen von Recombinate ergaben zum Ausgangszeitpunkt, zu dem das Konzentrat noch nicht durch das Pumpsystem transportiert, sondern direkt den Konzentratfläschchen entnommen wurde, eine ähnliche Konzentration wie zu späteren Meßzeitpunkten einschließlich des 50-h-Wertes. Daher kann geschlossen werden, daß Pumpe und Schlauchsystem die Konzentration und die Aktivität von Recombinate nicht wesentlich beeinflussen und keine bedeutsamen inaktivierenden und adhäsiven Auswirkungen auf das Konzentrat zumindest über 50 h zu besitzen scheinen.

Die Aktivität von Kogenate war sowohl bei Verwendung der BSA-Lösung als auch von DBA-Puffer zunächst geringgradig niedriger und lag jedoch nach 12 h wieder auf dem Ausgangsniveau. Gegen Ende des Untersuchungszeitraums erreichten die Aktivitäten wieder den Ausgangswert. Möglicherweise handelt es sich hierbei lediglich um ein Adhäsivitätsphänomen, wofür die in der zweiten Hälfte wieder ansteigenden Aktivitäten sprechen und das durch Zusatz von Humanalbumin überwunden werden könnte. Entsprechende In-vitro-Untersuchungen werden mit Kogenate noch durchgeführt.

Zusammenfassend kann festgehalten werden, daß beide Konzentrate bezüglich Faktorstabilität an dem vorgestellten Pumpsystem (Pumpe und Schlauchsystem) für den peri- und postoperativen Einsatz geeignet sind. Das System soll daher zukünftig bei der Substitutionstherapie während stationärer Aufenthalte eingesetzt werden.

Literatur

1. Levine PH (1987) Clinical manifestations and therapy of hemophilia A and B. In: Coleman, Hirsh, Marder, Salzmann (eds) Hemostasis and Thrombosis, Philadelphia, pp 97–111
2. Bona RD, Weinstein A, Weismann SJ, Bartolomeo A, Rickles FR (1989) The use of continuous infusion of factor concentrates in the treatment of hemophilia. Am J Hematol 32: 8–13
3. Martinowitz UP, Schulman S (1995) Continuous infusion of factor concentrate: review of use in hemophilia A and demonstration of savety and efficacy in hemophilia B. Acta Haematol 94: 35–42
4. Martinowitz UP, Schulman S, Gitel S, Horozowiski H, Heim M, Varon D (1992) Adjusted dose continuous infusion of factor VIII in patients with hemophilia A. Brit J Haematol 82: 729–734
5. DiMichele DM, Lasak ME, Miller CH (1996) In vitro factor VIII recovery during the delivery of ultra-pure factor VIII concentrate by continuous infusion. Am J Hematol 51: 99–103
6. Martinowitz UP, Schulman S (1994) Continuous infusion of coagulation products. Int J Paed Hematol Oncol 1: 471–478
7. Barrowcliffe TW (1993) Recommendations for the assay of high purity FVIII concentrates. Thromb Haemostas 70: 876–877
8. Farrugia A, Rochfort P, Fry KJ, Tran E, Poulis M (1996) Potency measurement of factor VIII recombinant concentrates Haemophilia 2: 153–159

Nachweis von Hepatitis-E-Virus-Antikörpern bei Hämophilen

M. Roos, A. M. Eis-Hübinger, H. Heyermann, H.-H. Brackmann, G. Spiegelberg, M. Pollig, B. Matz, J. Hoch, R. Kaiser

Die Hepatitis ist ein klassisches Risiko in der Behandlung hämophiler Patienten. Während sich zahlreiche Arbeiten in der Literatur mit Hepatitis-B-Virus- und Hepatitis-C-Virus-Infektionen durch Blutprodukte beschäftigen, wurde der Hepatitis-E-Virus (HEV)-Infektion bisher wenig Beachtung geschenkt.

Das Hepatitis-E-Virus (HEV) ist ein 32 nm großes, kugeliges, nichtumhülltes Virus mit einsträngiger RNA. Es wird üblicherweise fäkal-oral übertragen und über Galle und Stuhl ausgeschieden. Die Hauptübertragung erfolgt über Trinkwasser. Die Infektion tritt vermehrt im südlichen Europa, nördlichen Afrika, Mittelamerika und ostasiatischem Raum auf. In Mitteleuropa wurde eine Antikörperprävalenz für HEV von 2–3 % beschrieben (Dawson et al. 1992; Wattre et al. 1994). Ein chronischer Verlauf der Hepatitis E konnte bisher nicht beobachtet werden.

In der Literatur wurden zahlreiche Todesfälle, insbesondere bei Schwangeren, beschrieben und eine Letalität von bis zu 20 % angegeben (Wattre et al. 1994) . Eine parenterale Infektion von HEV wurde zwar bis heute nicht beschrieben, jedoch auch nicht ausgeschlossen. Wir haben – nicht zuletzt aufgrund der Vorkommnisse in der Vergangenheit bezüglich einer Reihe von Hepatitis-A-Virus-Infektionen durch Gerinnungskonzentrate (Brackmann et al. 1994) – eine Untersuchung zur Ermittlung der Prävalenz der Antikörper gegen HEV bei den im hiesigen Zentrum betreuten Hämophilen durchgeführt. Zum Vergleich untersuchten wir Seren von Beschäftigten der Universitätsklinik Bonn, sowie Seren von Drogenabhängigen, die zur Entgiftung in der Psychiatrie behandelt wurden.

Patienten, Material und Methoden

Die Seren von 645 Hämophilen, 400 in der Klinik beschäftigten Personen sowie von 39 Drogenabhängigen wurden auf HEV-Antikörper getestet.

Ein kommerzieller Enzymimmuntest zum Nachweis von Anti-HEV-IgG (Anti-HEV-EIA™, Fa. Abbott) mit den rekombinanten *E.-coli*-Fusionsproteinen (SG 3 und 8-5) aus dem ORF 2 bzw. ORF 3 des Burma-Stammes wurde zum Screening eingesetzt. Zum Nachweis von IgM wurde der ELISA durch Ersatz des Anti-IgG durch Anti-IgM (Anti-HCV-IgM-EIA™, Fa. Abbott) abgewandelt.

Reaktive Seren (Sample/Cutoff ≥ 0,4) wurden in einem Immunoblot mit den oben genannten rekombinanten Proteinen überprüft. Das *E.-coli*-Protein CKS (CKS:CMP-KDO-Synthetase; Goldmann 1986) war auf dem Immunoblot als Kontrollantigen mit

I. Scharrer/W. Schramm (Hrsg.)
27. Hämophilie-Symposion Hamburg 1996

aufgetragen. Ein Immunoblotergebnis wurde als positiv definiert, wenn mindestens eines der beiden virusspezifischen rekombinanten Proteine eindeutig erkannt wurde und keine Reaktivität mit CKS vorhanden war; bei schwacher Reaktivität gegenüber einem oder beiden Proteinen war die Bewertung grenzwertig.

Ergebnisse

Die Seren von 44 (6,8%) der getesteten 645 Hämophilen zeigten im Anti-HEV-ELISA positive Reaktionen (Sample/Cutoff > 1,1), die von 35 Hämophilen (5,4%) hatten grenzwertige Befunde.

Von den 400 Seren des Klinikpersonals (400 Personen) konnte bei 15 Seren (3,75 %) eine Reaktivität gegen HEV festgestellt werden. 2 Seren (0,5%) mußten als grenzwertig beurteilt werden.

Bei 39 Seren von 39 Drogenabhängigen wurden 2 reaktive gefunden.

Die 79 im ELISA auffälligen Seren der Hämophilen wurden im Immunoblot analysiert.

Im Immunoblot zeigten sich 59 (74,7%) dieser Seren reaktiv gegen das SG 3 und/oder das 8-5-Protein von HEV. 11 Seren (13,9%) blieben grenzwertig, 9 Seren (11,4%) zeigten keine Reaktion. Bei zwei Patienten wurden neben virusspezifischer Reaktivität auch Reaktivitäten mit dem *E.-coli*-Fusionsprotein CKS festgestellt. Ein späteres Serum von einem dieser Patienten zeigte jedoch eine ausschließliche Reaktivität mit SG 3 und 8-5, nicht aber mit CKS.

Generell zeigte sich zwar eine gewisse Übereinstimmung zwischen der Reaktivität im Immunoblot und dem Extinktionswert im ELISA. Im Einzelfall ergaben sich jedoch deutliche Abweichungen. Dies könnte sich durch eine höhere Sensitivität des Western Blots und durch unspezifische Reaktivitäten des ELISA erklären. Die detaillierte Analyse ist in Tabelle 1 aufgeschlüsselt.

Die Patienten, deren Seren im Immunoblot reaktiv waren (59 positiv/11 grenzwertig), wurden auf gemeinsame Risiken untersucht:

Diese Hämophiliepatienten sind nicht miteinander verwandt.

Von ihnen wurden willkürlich 10 ausgewählt und die verabreichten Konzentrate zugeordnet. Patienten mit Anti-HEV-Antikörpern erhielten unterschiedliche Konzentrate unterschiedlicher Firmen.

4 der 70 im Immunoblot auffälligen Hämophilen sind gebürtig aus der Türkei (2), Ethiopien (1) und Weißrußland (1) und haben noch Kontakte in ihre Heimat.

Von den 63 Patienten mit reaktiven Seren im ELISA (Sample/Cutoff ≥ 0,9) hatten zusätzlich:

- 26 (41,3%) eine HIV-Infektion,
- 24 (38,1%) eine HBV-Infektion durchgemacht,
- 13 (20,6%) eine chronische Hepatitis-B-Virus-Infektion (HBV),
- 41 (65,1%) eine Hepatitis-C-Virus-Infektion (HCV) mit Virämie,
- 4 nur Antikörper gegen HCV,
- 41 (65,1%) Antikörper gegen Hepatitis-A-Virus (HAV) (z. T. Impftiter).

Mehrfachinfektionen kamen vor.
Bei 3 der reaktiven Seren fiel die Analyse auf HEV-IgM grenzwertig aus.

Tabelle 1. Vergleich der Reaktivität gegen die rekombinanten HEV-Proteine SG 3 und 8-5 im Immunoblot und der Reaktionsstärke im ELISA

(A) Proben mit einem Sample/Cutoff-Wert im ELISA von > 1.1 (reaktiv)

n = 44 Proben		SG 3 ++	+	(+)	((+))	–
	++	2	7	1	0	1
	+	4	12	0	0	3
8-5	(+)	1	4	1	0	1
	((+))	0	2	0	0	0
	–	0	3	1	0	1

(B) Proben mit einem Sample/Cutoff-Wert im ELISA von 0,9–1,1 (schwach reaktiv)

n = 19 Proben		SG 3 ++	+	(+)	((+))	–
	++	1	0	1	0	1
	+	0	2	1	0	2
8-5	(+)	2	0	2	0	0
	((+))	0	1	0	1	0
	–	0	0	1	0	4

(C) Proben mit einem Sample/Cutoff-Wert im ELISA von 0,4 –< 0,9 (sehr schwach reaktiv)

n = 26 Proben		SG 3 ++	+	(+)	((+))	–
	++	0	1	1	0	1
	+	0	1	0	0	1
8-5	(+)	2	1	3	0	0
	((+.))	0	0	0	0	0
	–	0	1	1	0	4

Zeichenerklärung:
++ sehr starke Reaktion, + starke Reaktion, (+) schwache Reaktion, ((+)) sehr schwache Reaktion, – negativ

Diskussion

Im untersuchten Kollektiv der Hämophilen wurden überraschend viele reaktive Seren festgestellt. Bei 4 der 63 im ELISA auffälligen Patienten ist eine mögliche Infektion durch den Aufenthalt in Endemiegebieten (Türkei, Äthiopien, Weißrußland) möglich. Bei den übrigen Patienten bestand kein derartiges Risiko. In der Kontrollgruppe der Klinikangehörigen hatten die Anti-HEV-Positiven Risiken durch Herkunft aus Endemiegebieten bzw. durch Umgang mit Infizierten.

Bei der Durchführung der Teste stellten wir fest, daß der Einfriervorgang Einfluß auf die Reaktivität im ELISA haben kann. Bei wiederholt eingefrorenen

Seren zeigte sich z.T. eine Reaktivität im ELISA, die beim frischen Serum nicht bestanden hatte. Deshalb wurden die hier vorgestellten Daten mit frischen Seren erhoben (wie vom Hersteller empfohlen). Obwohl die Ergebnisse mehr oder weniger mit denen aus dem Immunoblot übereinstimmten, ist der Immunoblot jedoch strenggenommen kein Bestätigungstest für den ELISA, u.a. deshalb, weil die gleichen rekombinanten Antigene verwendet werden. Die höhere Reaktivität des Immunoblot könnte durch eine höhere Antigenbeladung des Immunoblots erklärbar sein. Eine höhere Antigenbeladung im ELISA hätte möglicherweise eine geringere Spezifität zur Folge.

Die Antikörperprävalenz erscheint sowohl bei den Klinikangehörigen als auch bei den Hämophilen zu hoch für lediglich transient auftretende Antikörper, wie sie in der Literatur beschrieben sind (z.B. 2 Jahre; Chauhan et al. 1993). Die Hämophilen haben eine höhere Seroprävalenz als die Klinikangehörigen. Dies spricht für ein erhöhtes Infektionsrisiko der Hämophilen, z.B. durch die Verabreichung von nichtvirusinaktivierten Präparaten. Nichtvirusinaktivierte Präparate wurden vor 1984 verabreicht bzw. nach 1984, wenn die Hämophilen aus Ländern stammten, in denen nur Kyropräzipitate verfügbar sind. Dies wäre eine Ursache für eine vermutete Antikörperpersistenz von länger als 2 Jahren.

Inwieweit eine Kreuzreaktion durch andere Calicivirusinfektionen bestehen kann, ist nicht abschließend geklärt.

Danksagung

Für die Unterstützung möchten die Autoren Frau U. Sattler, Frau B. Kahl und Frau A. Ritter, Abbott Delkenheim, danken.

Literatur

Brackmann et al (1994) Hepatitis A virus infection among the hemophilia population at the Bonn Hemophilia center. Vox Sang (Suppl) 67: 3–8
Chauhan A et al (1993) Hepatitis E virus transmission to a volunteer. Lancet 341: 149–150
Dawson GJ et al (1992) Solid-phase enzyme-linked immunosorbent assay for hepatitis E virus IgG and IgM antibodies utilizing recombinant antigens and synthetic peptides. J Virol Methods 38: 175–186
Goldmann R et al (1994) Primary structure of CTP. J Biol Chem 261: 15831–15835
Wattre P (1994) Le virus de l'hepatite E. Ann Biol Clin Paris 52: 507–513

Nachweis von Hepatitis-C-Virus-RNA in Gerinnungspräparaten

O. Geulen, B. Kupfer, H.-H. Brackmann, B. Kochan, K. E. Schneweis, B. Matz, R Kaiser

Im Bonner Hämophiliezentrum werden z. Z. ca. 800 Patienten betreut. Alle Patienten erhalten spätestens seit Anfang 1984 Gerinnungspräparate, die unterschiedlichen Virusinaktivierungsprozessen unterworfen wurden. Trotzdem mußten Infektionen beobachtet werden. Die Virusnukleinsäuren wurden z. T. im entsprechenden Konzentrat nachgewiesen (HIV: Kupfer et al. 1995; HCV: Gerritzen et al. 1992; HAV: Normann et al. 1992; HBV[1]: Jantsch-Plunger et al. 1995). Andererseits führte eine Untersuchung des Konzentrats, welches 1989/90 für die Übertragung von HIV auf Hämophile verantwortlich war, auch zu einem Nachweis von HCV-RNA. Bei den 10 HCV-seronegativen Bonner Patienten, die mit dieser Charge behandelt wurden, ist jedoch *keine* Serokonversion bzgl. HCV eingetreten.

In der vorliegenden Analyse sollten Rückstellproben von Gerinnungspräparaten auf HCV-RNA untersucht werden, von denen bekannt war, daß durch ihre Verabreichung keine Serokonversion bzgl. HCV erfolgte. Wenn HCV-Nukleinsäure in den Präparaten nachgewiesen werden könnte, würde dies zeigen, daß die Spenderauswahl und Anti-HCV-Antikörpertestung allein nicht ausreicht und die Virusinaktivierungsverfahren einen wesentlichen Beitrag zur Sicherheit der Konzentrate beisteuern.

Es wurden 133 Ampullen aus 132 verschiedenen Chargen unterschiedlicher Präparate von 7 unterschiedlichen Herstellern (A–G) untersucht, die alle nach Einführung des obligaten Anti-HCV-Antikörper-Nachweises der Blutspender hergestellt wurden. Zusätzlich wurden 7 Chargen eines Präparates von Hersteller D analysiert, die vor Einführung der HCV-Testung hergestellt worden waren. Es sollte festgestellt werden, wie oft HCV-RNA nachweisbar ist und ob es einen Unterschied in der Belastung der Konzentrate mit HCV vor und nach der Einführung des Anti-HCV-Antikörper-Nachweises gibt.

Material und Methoden

Die Isolierung der RNA erfolgte aus jeweils 280 µl Gerinnungspräparat mit dem Qiamp-HCV-Kit. 15 µl aus 50 µl Eluat wurde in die Reverse Transkription übernommen. Die nested RT-PCR wurde mit Primern aus der 5'-nichtcodierenden Region (5'NCR) durchgeführt (Imberti et al. 1991). Der Nachweis des ca. 160 bp langen Amplifikats erfolgte durch Agarosegelelektrophorese.

[1] Hiervon war kein Bonner Patient betroffen.

I. Scharrer/W. Schramm (Hrsg.)
27. Hämophilie-Symposion Hamburg 1996

Ergebnisse

Präparate nach Einführung von Anti-HCV-Antikörpertesten

Von den 133 Rückstellproben der jüngeren Gerinnungspräparate konnte in 28 Fällen (21%) Nukleinsäure des Hepatitis-C-Virus gefunden werden (Abb. 1). In positiven Präparaten waren 24mal 1000 I.E. und 4mal 500 I.E. enthalten. Die Konzentration der kontaminierten Präparate betrug mindestens 33,3 E/ml, war aber meist höher (100 E/ml) eingestellt.

Die untersuchten 133 Ampullen können nach Herstellern eingeteilt werden. Rekombinante Präparate verschiedener Hersteller (A–C) wurden zusammengefaßt (Tabelle 1).

Bei den Präparaten von 3 Herstellern (D, F und G) und den rekombinanten Präparaten konnte HCV-RNA nachgewiesen werden. Dabei schwankte der Prozentsatz positiver Ampullen zwischen 9,5% und 50%. Die einzigen HCV-Nukleinsäure-freien Produkte waren diejenigen des Herstellers E. Die rekombinanten Gerin-

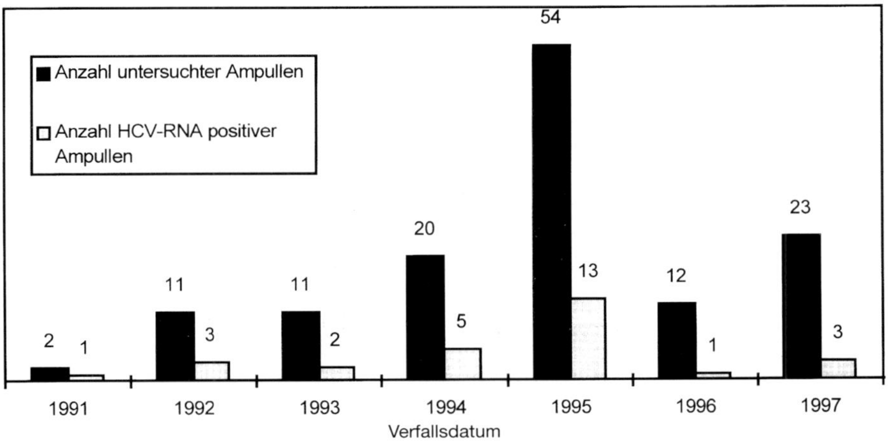

Abb. 1. Anzahl der HCV-RNA-positiven Ampullen zur untersuchten Ampullenzahl bei neueren Präparaten (Verfallsdaten 1991–1997)

Tabelle 1. Anzahl der untersuchten Ampullen pro Hersteller

Hersteller	Gesamtzahl untersuchter Ampullen	HCV-positive Ampullen	HCV-negative Ampullen	Positive Ampullen [%]
D	43	10	33	23,2
E	7	0	7	0
F	50	10	40	20
G	12	6	6	50
A–C	21	2	19	9,5
Gesamt	133	28	105	21

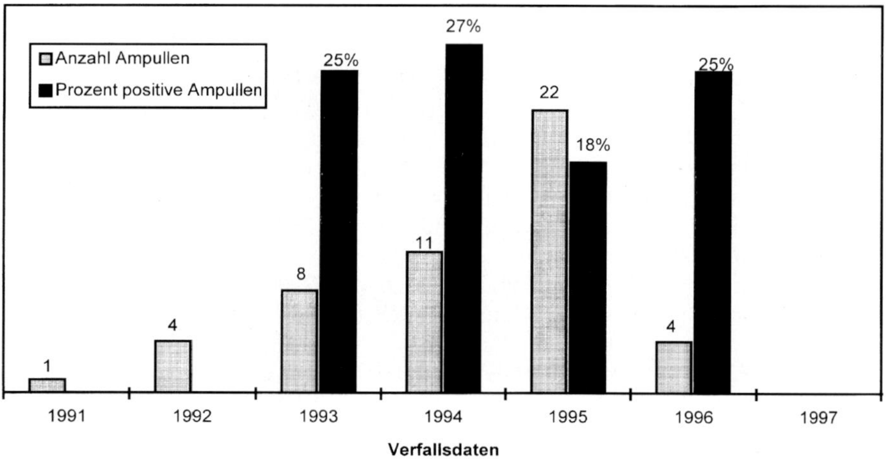

Abb. 2. Anteil der positiven Ampullen von Hersteller F

nungspräparate waren noch zu 9,5% HCV-RNA positiv (2 aus 21 Ampullen). Bei den Produkten der Firmen D und F (je ungefähr 50 Ampullen) konnte in ungefähr dem gleichen Prozentsatz von Ampullen HCV-RNA nachgewiesen werden (23% bzw. 20%).

Mit 6 HCV-positiven Ampullen aus 12 (50%) wurde bei Hersteller G die größte Anzahl positiver Proben gefunden.

Am Beispiel der Firma F ist der konstante Anteil der positiven Ampullen in den Jahren 1993–1996 (nach Verfallsdaten) gezeigt (Abb. 2).

In Ampullen, die als positiv bewertet wurden, war nicht jede PCR-Analyse positiv (Tabelle 2). Somit kann indirekt über die Menge an Nukleinsäure in der Ampulle eine Aussage getroffen werden: In einer Ampulle, die 6mal in 6 PCR-Analysen HCV-positiv gefunden wurde, war sicher mehr Nukleinsäure enthalten als in der Ampulle, bei der nur ein positives Resultat von 11 PCR-Analysen auftrat.

Tabelle 2. Häufigkeit der HCV-positiven/HCV-negativen PCR-Ergebnisse pro Ampulle aller Präparate aller Hersteller. *Waagrecht:* Anzahl der PCR-Versuche; *senkrecht:* Anzahl der positiven Ergebnisse

	1	2	3	4	5	6	7	8	9	10	11
1	0	1	12	1	0	3	0	0	0	0	1
2		1	1	0	1	0	0	0	0	0	0
3			1	1	0	0	1	0	1	0	1
4				0	0	0	0	0	0	0	1
5					0	0	0	0	0	0	0
6						1	0	0	0	0	0

Der

$$\text{Wiederholungsfaktor (WF)} = \frac{\text{Gesamtzahl der PCR-Analysen mit positiv gefundenen Ampullen}}{\text{Zahl positiver PCR-Ergebnisse}}$$

erlaubt daher eine Abschätzung der mittleren Belastung der betreffenden Charge mit HCV.

Wiederholungsfaktoren können z.B. für die jeweils getestete Ampulle, das Präparat, den Hersteller oder die Gesamtuntersuchung ausgerechnet werden. Der Wiederholungsfaktor für die Gesamtuntersuchung beträgt WF = 2,7 (Tabelle 3). In der vorliegenden Analyse bietet daher erst eine mindestens 3malige Testung jeder Ampulle eine ausreichende Sicherheit, eine Ampulle negativ bzgl. HCV-RNA zu beurteilen.

In 105 von 133 untersuchten Gerinnungspräparaten konnte keine HCV-RNA nachgewiesen werden. Dabei wurden diese Präparate zwischen 2mal und 12mal untersucht. Insgesamt wurden mit den 105 HCV-RNA negativen Ampullen 355 PCR-Analysen durchgeführt. Bei den einzelnen Herstellern lag dieser Quotient zwischen 2,8 und 5,5 (Tabelle 4).

Für die HCV-RNA negativ bewerteten Ampullen gilt:

Je größer der Quotient ist, desto höher ist die Wahrscheinlichkeit, daß keine Nukleinsäure enthalten ist. Der Quotient ist dabei die Anzahl der negativen PCR-Analysen pro negative Ampulle.

Tabelle 3. Wiederholungsfaktor(WF) pro Hersteller

Hersteller	Zahl der PCR-Analysen aus positiven Ampullen	Positive PCR-Analysen	WF
D	65	23	2,8
E	–	–	–
F	33	13	2,5
G	27	11	2,45
A–C	7	2	3,5
Gesamt	132	49	2,7

Tabelle 4. Untersuchung HCV-negativer Ampullen

Hersteller	Zahl der PCR-Analysen aus negativen Ampullen	Negative Ampullen	Quotient
D	114	33	3,45
E	21	7	3
F	113	40	2,8
G	33	6	5,5
A–C	74	19	3,9
Gesamt	355	105	3,4 (Ø = 3,7)

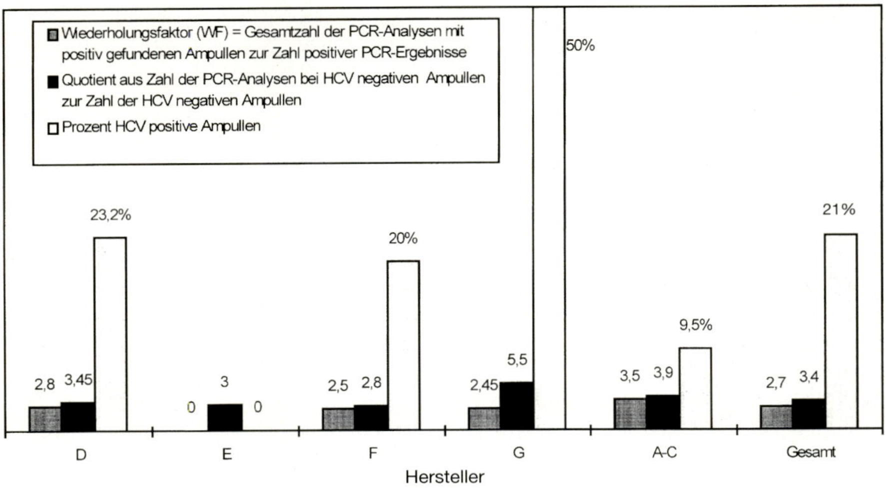

Abb. 3. Beurteilung der Gerinnungspräparate bzgl. HCV-RNA-Gehalt

Die Kombination aus Wiederholungsfaktor, Quotient (negativer PCR-Analysen pro Ampulle) und dem Prozentsatz positiver Ampullen erlaubt eine Bewertung von Gerinnungspräparaten bzgl. HCV-RNA Gehalt (Abb. 3).

Präparate vor Einführung der Anti-HCV-Antikörperteste

In allen 7 Präparaten des Herstellers D aus den Jahren 1986/1987 wurde Nukleinsäure des HCV gefunden. Hierbei wurden zwischen 11 und 35 PCR-Wiederholungen pro Ampulle durchgeführt, die zwischen 2mal bis 15mal einen Nachweis erbrachten. Das ergibt einen Prozentsatz von 16–47% an positiven PCR-Ergebnissen. 5 der 7 Präparate waren Produkte mit 500 I.E., die anderen beiden je 250 I.E. Alle Präparate waren auf 50 E/ml eingestellt.

In dieser Gruppe ergibt sich ein Wiederholungsfaktor von WF = 3,1. Es gibt keine als HCV-RNA-negativ bewertete Ampulle. Damit unterscheiden sich in der Gesamtbewertung von Wiederholungsfaktor, negativen PCR-Ergebnissen und prozentualer Häufigkeit eines positiven PCR-Ergebnisses diese Präparate deutlich von den Präparaten nach Einführung der Anti-HCV-Antikörperteste. Aufgrund des gleichen Wiederholungsfaktors scheint jedoch in den einzelnen Ampullen nicht mehr HCV-RNA enthalten zu sein, nur ist die Anzahl der mit dem Hepatitis-C-Virus kontaminierten Chargen größer (Abb. 4).

Diskussion

- Durch Detektion und Analyse von Hepatitis-C-Virus-Genomen aus Faktorkonzentraten konnte in der vorliegenden Untersuchung bewiesen werden, daß die Anzahl

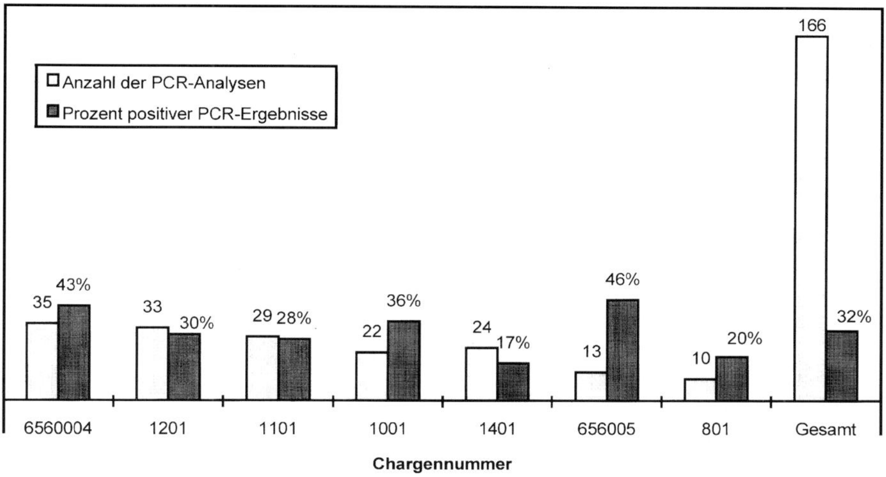

Abb. 4. Anzahl der PCR-Analysen zu positiven PCR-Ergebnissen

kontaminierter Chargen zwar seit der Einführung von Anti-HCV-Antikörpertesten abgenommen hat, die Menge an HCV in einer positiven Charge jedoch gleichgeblieben ist. Bei Gerinnungskonzentraten mit hoher Faktor VIII-Konzentration war ein häufigerer Nachweis von HCV-RNA erfolgt als bei Präparaten mit geringer Faktor VIII-Konzentration.

- Durch die z.T. geringe Stichprobenzahl kann nicht völlig ausgeschlossen werden, daß die Ampullen, in denen keine HCV-RNA nachgewiesen werden konnte, auch wirklich HCV-RNA-frei sind. Andererseits ist davon auszugehen, daß nicht jeder Plasmapool und damit das daraus hervorgegangene Konzentrat HCV-RNA enthält. Bei den positiven Chargen ist über den Wiederholungsfaktor eine gewisse Abschätzung des Virusgehaltes möglich. Bei den negativen Chargen erlaubt die Gesamtzahl der pro Charge durchgeführten PCR-Analysen, die Aussagekraft der negativen Ergebnisse abzuschätzen.
- Aufgrund der computergestützten Datenanalyse im Bonner Hämophiliezentrum kann davon ausgegangen werden, daß kein Patient, dem die untersuchten Gerinnungspräparate verabreicht wurden, bzgl. HCV serokonvertierte.
- Damit ist die Wirksamkeit von Virusinaktivierungsverfahren in vivo nachgewiesen.

Schlußfolgerungen

1. Eine Endprodukttestung auf Nukleinsäuren bestimmter Viren erscheint im Gegensatz zur entsprechenden Testung der Blutspenden nicht sinnvoll.
2. Der Nachweis von HCV-Nukleinsäuren in den Präparaten zeigt, daß die Spenderauswahl und Anti-HCV-Antikörpertestung die Sicherheit erhöht, aber allein nicht ausreicht und Virusinaktivierungsverfahren einen wesentlichen Beitrag zur Sicherheit der Konzentrate beisteuern.

Literatur

Gerritzen A, Scholt B, Kaiser R, Schneweis KE, Brackmann HH, Oldenburg J (1992) Acute hepatitis C in haemophiliacs due to »virus-inactivated« clotting factor concentrates. Thromb Haemost 68: 781

Imberti L, Bettinardi A, Zonaro A, Primi D (1991) An immunoassay for specific amplified HCV sequences. J Virol Methods 34: 233–243

Jantsch-Plunger V, Beck G, Maurer W (1995) PCR detection of a low viral load in a prothrombin complex concentrate that transmitted hepatitis B virus. Vox Sang 69: 352–354

Kupfer B, Oldenburg J, Brackmann HH, Matz B, Schneweis KE, Kaiser R (1995) β-Propiolactone UV inactivated clotting factor concentrate is the source of HIV-infection of 8 haemophilia B patients: Confirmed. Thromb Haemost 74: 1386–1387

Normann A, Graff J, Gerritzen A, Brackmann H-H, Flehmig B (1992) Detection of hepatitis A virus RNA in commercially available factor VIII preparation. Lancet 340: 1332–1333

Nachweis von Parvovirus B 19-DNS in rekombinanten Gerinnungsfaktor-VIII-Präparaten

A. M. Eis-Hübinger, U. Sasowski, H.-H. Brackmann, R. Kaiser, B. Matz, K. E. Schneweis

Die gentechnische Erzeugung von Gerinnungsfaktor VIII bedeutet einen enormen Fortschritt für die Therapie der Hämophilie A, kann doch hiermit ein ansonsten aus Plasma gewonnenes Protein in unbegrenzter Menge und frei von kontaminierendem Virus zur Verfügung gestellt werden. Zur Sicherung der enzymatischen Faktoraktivität während der Präparations- und Reinigungsprozedur muß allerdings bei den derzeit zugelassenen rekombinanten Faktor-VIII-Konzentraten Humanalbumin zugesetzt werden, welches durch Pasteurisierung inaktiviert wird.

Um festzustellen, ob in derartigen Präparaten mit geringen Beimengungen von Plasmabestandteilen (Albuminzusatz im mg-Maßstab pro Abpackung) noch Viruskomponenten nachweisbar sind, untersuchten wir insgesamt 36 Chargen von rekombinantem Faktor VIII von 2 Herstellern mit einer »nested« Polymerasekettenreaktion auf Präsenz von Parvovirus B19-(B19V-)DNS.

Material und Methoden

Gerinnungsfaktorpräparate

36 Chargen rekombinanter Faktor-VIII-Präparate von 2 Herstellern (3 Vertreiber): 3 Chargen Recombinate 250, 4 Chargen Recombinate 500, 13 Chargen Recombinate 1000 (Fa. Baxter); 4 Chargen Kogenate 500, 6 Chargen Kogenate 1000 (Fa. Bayer); 1 Charge Bioclate 500, 3 Chargen Bioclate 1000 (Fa. Centeon); 1 Charge Helixate 250 und 1 Charge Helixate 500 (Fa. Centeon).

Polymerasekettenreaktion (PCR)

Aus 1 ml rekonstituiertem Faktor-VIII-Produkt wurde nach dem Protokoll und mit den Reagenzien des NASBA-HIV-1-RNA-QT-Tests (Fa. Organon Teknika) die B19V-DNS extrahiert. Das Verfahren basiert auf der Methode von Boom et al. [1], ist für DNS wie RNS anwendbar und erweist sich in unseren Händen als effiziente Extraktionstechnik. Die DNS wurde in 10–15 µl eluiert; in die PCR wurden 10 µl eingesetzt. Für die erste PCR wurden die Primer P1 und P6, für die interne PCR die Primer P2 und P5 [2] verwendet, womit eine Sequenz des B19V-NS1-Gens

I. Scharrer/W. Schramm (Hrsg.)
27. Hämophilie-Symposion Hamburg 1996

amplifiziert wurde. Nach einer Inkubation bei 94 °C für 10 min wurden 37 Zyklen durchlaufen, jeweils bestehend aus 45 s bei 94 °C, 60 s bei 55 °C und 90 s bei 72 °C. Das PCR-Produkt hatte eine kalkulierte Länge von 103 Basenpaaren. Die Darstellung eines amplifizierten Produktes erfolgte nach Elektrophorese im 1,5 % NuSieve-GTG (FMC)/0,5 % SeaKem-LE (FMC)-Agaroseminigel durch Ethidiumbromidanfärbung sowie durch Southernblothybridisierung mit einer Digoxigenin-markierten Oligonukleotidsonde (B19V-Nukleotid 1534–1553). Für die Positivkontrollen wurden 10 μl einer B19V-Plasmid-DNS-Verdünnung (pGEM-1/B19, nahezu komplettes B19V-Genom ohne Endsequenzen), rechnerisch $2{,}75 \cdot 10^2$ doppelsträngige Genomkopien, zu 1 ml rekonstituiertem Faktorpräparat gegeben und analog präpariert. Pufferkontrollen (alle Reagenzien ohne DNS enthaltend) dienten als Negativkontrollen. Alle Vorkehrungen zur Vermeidung von Kontaminationen wurden getroffen.

Ergebnisse

In 6 der 36 getesteten Chargen (17 %) registrierten wir B19V-DNS. In 5 Fällen war die amplifizierte B19V-DNS direkt im mit Ethidiumbromid gefärbten Gel sichtbar (3 Chargen Kogenate 1000, 2 Chargen Recombinate 1000, 1 Charge Bioclate 500), in einem Fall nur nach Hybridisierung mit der Digoxigenin-markierten Oligonukleotidprobe (1 Charge Recombinate 1000). Abbildung 1 zeigt die Darstellung von Amplifikaten im mit Ethidiumbromid gefärbten Agarosegel.

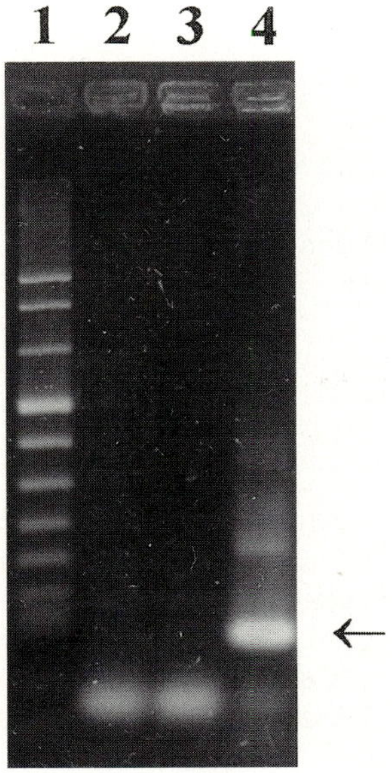

Abb. 1. Nachweis von amplifizierter B19V-DNS in 2%igem Agarosegel nach Anfärbung mit Ethidiumbromid. Die kalkulierte Länge des PCR-Produkts beträgt 103 Basenpaare (*Pfeil* markiert PCR-Produkt). *Spur 1:* DNS-Längenstandard (Marker VIII, Fa. Boehringer Mannheim); *Spur 2:* Pufferkontrolle; *Spuren 3 und 4:* rekombinante Gerinnungsfaktorkonzentrate

Diskussion

Im Vergleich zu den aus Plasma gewonnenen Faktor-VIII-Präparaten (67% mit B19V-DNS; Eis-Hübinger, A.M., unveröffentlichte Daten) ist in rekombinanten Produkten deutlich seltener B19V-DNS nachweisbar.

Der B19V-DNS-Nachweis bedeutet nicht notwendigerweise eine Infektiosität der Faktor-VIII-Präparate. Im Gegensatz zu anderen Blutprodukten erfolgt die Albuminpasteurisierung ohne Zusatz von Stabilisatoren, wodurch eine bessere Inaktivierung erreicht wird [3]. Andererseits besitzt B19V eine hohe physikalische und chemische Resistenz, und selbst durch trockene Erhitzung von Konzentraten bei 100 °C für 30 min sind Infektionen nicht vermeidbar [4].

Unsere Ergebnisse stehen im Gegensatz zu denen von Lefrère et al. [5], die in keiner von 29 Chargen von 4- oder 20%igem Albumin B19V-DNS durch einfache PCR mit einem Primerpaar nachweisen konnten. Da die Autoren den negativen Befund einer effektiven B19V-Elimination durch die praktizierte Ethanolfraktionierung im Produktaufbereitungsprozeß zuschreiben, könnte die Differenz zwischen der hier dargelegten Untersuchung und der von Lefrère et al. im unterschiedlichen Herstellungsprozeß der Albuminpräparate (Alkoholfraktionierung, Reinigung durch Chromatographie oder Filtration etc.) begründet sein.

Im Hinblick auf die Erstellung eines Therapeutikums, welches komplett ohne Blutbestandteile und damit ohne Gefahr einer iatrogenen Infektion wäre, ist der Ersatz von Humanalbumin in den rekombinanten Gerinnungsfaktorpräparaten durch Stabilisatoren, die nicht dem Plasma entstammen, wünschenswert.

Literatur

1. Boom R, Sol CJA, Salimans MMM, Jansen CL, Wertheim-van Dillen PME, van der Noordaa J (1990) Rapid and simple method for purification of nucleic acids. J Clin Microbiol 28: 495–503
2. Durigon EL, Erdman DD, Gary GW, Pallansch MA, Torok TJ, Anderson LJ (1993) Multiple primer pairs for polymerase chain reaction (PCR) amplification of human parvovirus B19 DNA. J Virol Methods 44: 155–165
3. Murphy P, Nowak T, Lemon SM, Hilfenhaus J (1993) Inactivation of hepatitis A virus by heat treatment in aqueous solution. J Med Virol 41: 61–64
4. Santagostino E, Mannucci PM, Gringeri A, Azzi A, Morfini M (1994) Eliminating parvovirus B19 from blood products. Lancet 343: 798
5. Lefrère J-J, Mariotti M, de la Croix I, Lerable J, Thauvin M, Burnouf T, Folléa G (1995) Albumin batches and B19 parvovirus DNA. Transfusion 35: 389–391

P-selectin (CD62p) and Soluble CD62p (sCD62p) in Platelet Concentrates Stored for Transfusion

K. Gutensohn, J. Riggert, C. Asmussen, A. Alisch, P. Kuehnl

Introduction

When platelets are removed from the circulation and exposed to unphysiological conditions in collection and storage systems, various changes occur that are collectively referred to as the "platelet storage lesion". These changes may be reflected in alterations of membrane glycoproteins (gp) and metabolic factors.

We examined the influence of an experimentally extended storage time on the platelet antigen CD62p, and soluble P-selectin in single-donor platelet concentrates (PC) by flow cytometry and ELISA technique.

Materials and Methods

Plateletpheresis was performed as continuous-flow centrifugation cytapheresis (Spectra, COBE Corp., USA; AS 104, Fresenius Corp., FRG) in 22 healthy and drug-free volunteer donors (11 female, 11 male; mean age 29 years, range 22 to 33 years). ACD was used as anticoagulant. The mean procedure time was 67 ± 8 min, and the mean blood flow rate 54 ml/min. Platelet concentrates were stored in polyvinyl chloride blood bags for 7 days at 22° ± 2° C on a horizontal flatbed agitator. Daily aliquots were drawn into plastic tubes.

For flow cytometry, all samples were immediately fixed and stabilized with glyoxal, paraformaldehyde and phosphate buffer. Aliquots were directly labeled with a monoclonal antibody against CD62p (Coulter-Immunotech, Hamburg, FRG). Flow cytometric analysis was performed on a FACScan cytometer (Becton Dickinson, Mountain View, USA). Ten thousand signals were analyzed in a log forward-angle light scatter, and log 90° side scatter setting to quantitate the fluorescence expression of platelet-bound monoclonal antibodies. After subtraction of the nonspecific mouse IgG isotype control, platelet activation was expressed as mean channel fluorescence intensity (MCFI).

For sCD62p analyses, aliquots were stored at −80° C. Human sCD62p was determined by a quantitative sandwich immunoassay technique (RD Systems, Bad Nauheim, FRG). Plasma aliquots were pipetted into microtiter plates precoated with sP-selectin antibodies. A second antibody specific for sCD62p and conjugated to horseraddish peroxidase was added. Unbound antibody was removed and substrate was added, resulting in color expression. Recombinant sCD62p was used as standard curve.

I. Scharrer/W. Schramm (Hrsg.)
27. Hämophilie-Symposion Hamburg 1996

Results

During the study, two donors had to be withdrawn due to citrate reactions. Therefore, a total of 40 PCs (one run in every donor on each device) could be evaluated. Storage of PCs for up to 7 days resulted in a progressive increase in mean channel fluorescence intensity (MCFI) of CD62p, predominantly during the last days of storage (Fig. 1). The increase in MCFI started to rise from day 2 onwards. MCFI increased from 11.9 ± 6.6 (mean ± SD) on day 1 to 39.7 ± 12.9 (mean ± SD; $p < 0.05$) on day 5. Maximum levels of MCFI were reached on day 7 (45.7 ± 15.4, mean ± SD).

These findings were paralleled by a decrease in platelet reactivity. After stimulation of samples with ADP, there was a significant reduction in the ability to respond to the agonist. MCFI decreased from 154.8 ± 55.5 (mean ± SD) on day 1 to 94.3 ± 38.5 (mean ± SD) on day 5, and to 80.5 ± 27.2 (mean ± SD) on day 7 ($p <0.05$).

Storage of PCs resulted in a significant increase in sCD62p. On day 1 of storage, sCD62p values were within the expected range for citrated plasma: 36.1 ± 12.4 ng/ml (normal range 22–44 ng/ml). From day 2 onwards (47.0 ± 16.1 ng/ml; $p <0.001$), a progressive increase in sCD62P occurred, resulting in 92.2 ± 28.9 ng/ml on day 5 ($p < 0.001$), and 128.4 ± 37.5 ng/ml on day 7 ($p <0.001$; Fig. 2). The CV (%) of intra-assay precision was 5.2% and that of interassay precision 8.7%.

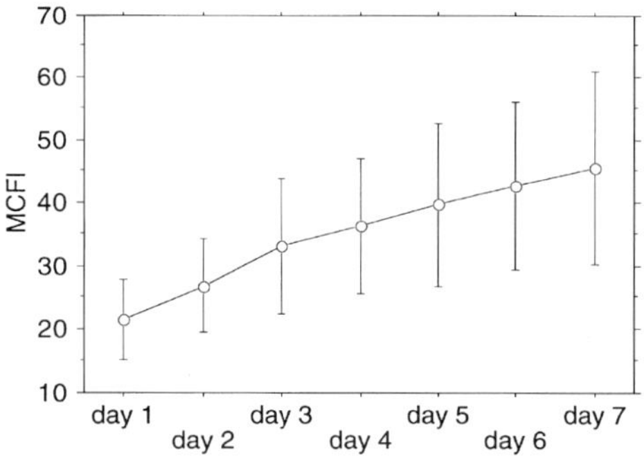

Fig. 1. MCFI of CD62p over 7 days of PC storage as detected by flow cytometry (mean ± SD)

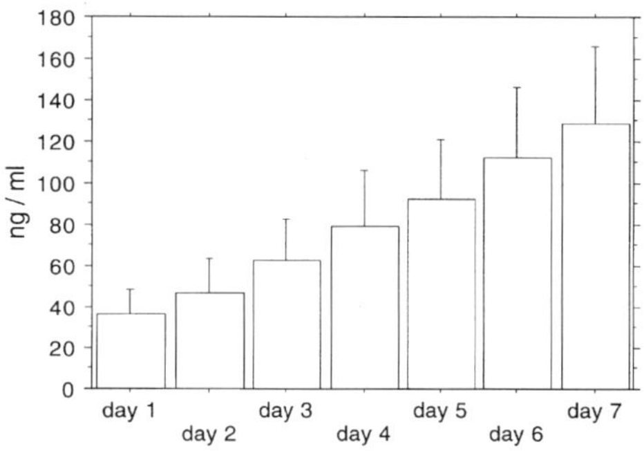

Fig. 2. Results of soluble CD62p (mean ± SD)

Discussion

During apheresis and storage, platelets are known to undergo morphological and functional changes [1, 2]. By using monoclonal antibodies against specific membrane glycoproteins, flow cytometry has shown to be an appropriate technique to investigate alterations of antigenic determinants [3].

PC storage resulted in a progressive increase in MCFI of CD62p. Likewise, soluble CD62p increased, showing the continuous release of P-selectin from internal platelet alpha granules [4]. Both findings indicate the progressive secretion of CD62p and activation of platelets [5, 6].

Earlier observations demonstrate that activated platelets appear to be preferentially removed after transfusion [7]. This effect may be due to enhanced leukocyte-platelet conjugation and consecutive clearance by the mononuclear-phagocyte system, or by trapping in the microcirculation [8]. Hence, continuous deterioration of platelets results in a reduction of in-vivo survival and efficacy.

In view of quality control, monitoring of the complex changes that occur during storage seems to be beneficial to determining the value of PCs with regard to a deteriorated in vivo activity of platelets. Flow cytometry represents a fast and reliable technique to fulfill these requirements. The sCD62p immunoassay is a simple, sensitive test that correlates closely with the flow cytometric findings. In departments where flow cytometry is not available the determination of sCD62p represents a comprehensive and effective means of evaluating PCs stored for transfusion, especially when batch analyses are performed.

References

1. Peerschke EIB (1992) Platelet membrane glycoproteins. Am J Clin Pathol 98: 455–463
2. George JN (1992) Changes in platelet membrane glycoproteins during blood bank storage. Blood Cells 18: 501–511
3. Rösen P, Schwippert B, Kaufmann L, Tschöpe D (1994) Expression of adhesion molecules on the surface of activated platelets is diminished by PGI_2-analogues and an NO (EDRF)-donor: a comparison between platelets of healthy and diabetic subjects. Platelets 5: 45–52
4. Divers SG, Kannan K, Stewart RM, Betzing KW, Dempsey D, Fukuda M, Chervenak R, Holcombe RF (1995) Quantitation of CD62, soluble CD62, and lysosome-associated membrane proteins 1 and 2 for eveluation of the quality of stored platelet concentrates. Transfusion 35: 292–297
5. Dhar A, Ganguly P (1988) Altered expression of platelet surface glycoproteins during storage. Br J Haematol 70: 71–76
6. George JN (1988) Platelet membrane glycoprotein changes during the preparation and storage of platelet concentrates. Transfusion 28: 123–126
7. Rinder HM, Murphy M, Mitchell JG, Stocks JG, Ault KA, Hillman RS (1991) Progressive platelet activation with storage: evidence for shortened survival of activated platelets after transfusion. Transfusion 31: 409–414
8. Rinder CS, Bonan JL, Rinder HM, Mathew J, Hines R, Smith BR (1992) Cardiopulmonary bypass induces leukocyte-platelet adhesion. Blood 79: 1201–1205

Ein Beitrag zur Behandlung der Hepatitis C mit Interferon-Alpha

V. Aumann, U. Kluba, D. Wiemann, U. Mittler

Die Hepatitis C ist eine durch RNA-Viren hervorgerufene meist durch Blut oder Blutbestandteile übertragene infektiöse Lebererkrankung. Auf Grund ihrer weltweiten hohen Häufigkeit und ihrer ungünstigen Prognose, die in einer erheblichen Chronizitätsrate und der Gefahr des Überganges in eine Leberzirrhose bzw. Entwicklung eines Leberzellkarzinoms besteht, erhält die Diagnostik und Behandlung dieser Erkrankung eine zunehmende Bedeutung.

Bei Untersuchungen der Patienten mit Gerinnungsstörungen der Hämophiliezentren in Halle und Magdeburg, die bis 1990 mit nicht virusinaktivierten Plasmapräparaten behandelt wurden, ließen sich bei 60 % der häufig substituierten Patienten HCV-Antikörper nachweisen. Bei fast der Hälfte der betroffenen Patienten liegt eine chronische Hepatitis vor [2]. Die bisher einzig etablierte Behandlungsmethode ist die Therapie mit Interferon-Alpha, obwohl die Langzeitergebnisse mit 20–30 % geheilter [12] Patienten niedrig sind [4, 14]. Ob die zusätzliche Behandlung mit Virustatika, z. B. Ribavirin, Vorteile erbringt, wird gegenwärtig in Studien geprüft [12, 14].

Es werden die Behandlungsergebnisse von bisher 6 Patienten mit chronischer Hepatitis C vorgestellt, die in Anlehnung an ein von der Frankfurter Arbeitsgruppe entwickeltes Konzept behandelt wurden [8].

Patienten und Methoden

6 Patienten im Alter von 11 bis 21 Jahren mit einer chronischen Hepatitis C wurden bisher mit Interferon-α behandelt. 4 Patienten leiden an einer schweren Hämophilie A und wurden im Zeitraum bis 1990 durch nicht virusinaktivierte Plasmapräparate infiziert. Ein Patient mußte im Rahmen eines Tumorgeschehens mehrfach transfundiert werden. Obwohl die Infektionsquelle nicht ausfindig gemacht werden konnte, erscheint der Zusammenhang zwischen der vorliegenden Infektion und den Blutübertragungen am wahrscheinlichsten. Ein Patient stammt aus Osteuropa. Nähere Angaben über den möglichen Infektionshergang ließen sich nicht eruieren.

Klinisch befanden sich alle Patienten bei Behandlungsbeginn in einem guten Zustand. Sonografisch ergaben sich keine auffälligen Leberveränderungen. Entsprechend dem Behandlungsprotokoll wurde eine umfangreiche Diagnostik durchgeführt, die aber keinen Anhalt für eine zusätzliche Leberschädigung erbrachte. Auch immunologische Erkrankungen wurden weitgehend ausgeschlossen. Bei

I. Scharrer/W. Schramm (Hrsg.)
27. Hämophilie-Symposion Hamburg 1996

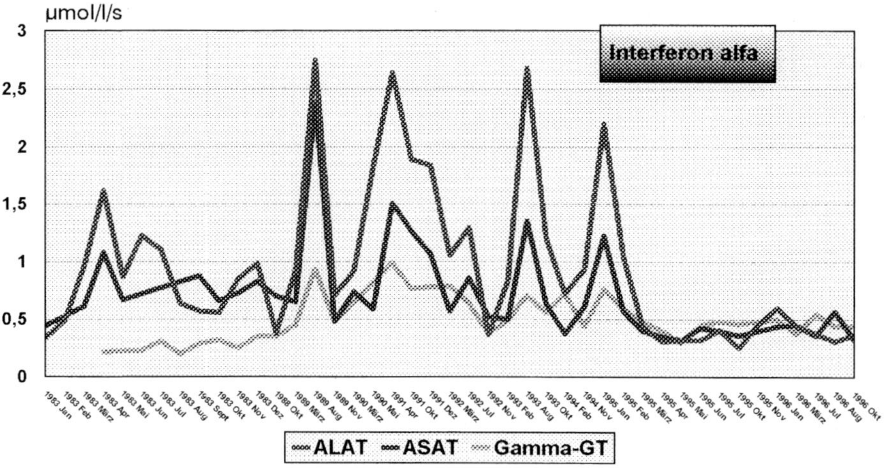

Abb. 1. Leberfunktion bei chronischer Hepatitis C

3 Patienten erfolgte eine Leberbiopsie, die das Bild der chronisch-persistierenden Hepatitis erbrachte. Das Vorliegen der chronischen Hepatitis wurde außerdem durch den Verlauf der Leberfunktionsparameter (Abb. 1), die Bestimmung der HCV-Antikörper sowie den qualitativen und quantitativen HCV-RNA-Nachweis bestätigt (Tabelle 1). Die Transaminasen wurden mit Reagenzien der Fa. Boeringer, die qualitative HCV-RNA-PCR mit dem Test „Amplicor" der Fa. Roche bestimmt. Die quantitative HCV-Messung sowie die Sequenzierung wurden im Georg-Speyer-Haus durch Herrn Priv.-Doz. Dr. Roth vorgenommen.

Die Therapie erfolgte in Anlehnung an das von der Frankfurter Arbeitsgruppe entwickelte Konzept. Es werden dabei zunächst 3mal in der Woche jeweils 5 Mio. E/m^2 KOF Interferon-Alpha für 6 Monate verabreicht. Spricht die Behandlung in diesem Zeitraum an und der Patient wird HCV-PCR-negativ, erfolgt für weitere 6 Monate eine Interferontherapie mit halber Dosis. Das Konzept wurde insoweit abgeändert, daß Patienten, die Besonderheiten im Behandlungsverlauf aufweisen, insgesamt 18 Monate behandelt werden.

Ergebnisse

- Alle Patienten sprachen zunächst auf die Interferontherapie an. Dies wurde durch das Erreichen einer negativen HCV-RNA-PCR dokumentiert.
- 8 Wochen nach Behandlungsbeginn waren 5 der 6 Patienten PCR-negativ.
- Bei bisher einem Patienten wurde nach 9 Monaten die Behandlung beendet, da die HCV-PCR im 6. Monat wieder erneut positiv wurde. Auch der Versuch, mit einer erhöhten Interferondosis das Geschehen erneut zu beeinflussen, war erfolglos. Es kam zu einem quantitativen Anstieg der Virusmenge auf die Ausgangsbefunde.

Tabelle 1. Angaben über Erkrankung und Verlauf

Patient	Grunderkrankung	Alter bei Therapiebeginn	Hepatitis-C-Subtyp	Quantitative HCV-Messung (Moleküle/ml)	1. Negative HCV-PCR nach Therapiebeginn	Behandlungsdauer	Aktueller Befund September 1996
1	Hämophilie A	16 7/12	1b	$2,5 \times 10^6$	nach 8 Wochen	12 Monate	PCR neg., 9 Monate n. Behandlungsende
2	Hämophilie A	20 6/12	1b	$2,5 \times 10^6$	nach 4 Wochen	12 Monate	PCR neg., 6 Monate n. Behandlungsende
3	Hämophilie A	20 6/12	1b	5×10^6	nach 8 Wochen	9 Monate	HCV-RNA-PCR positiv
4	Hämophilie A	11 11/12	2b	1×10^6	nach 8 Wochen	12 Monate	PCR neg., 2 Monate n. Behandlungsende
5	Tumorleiden	15 4/12	1b	$2,5 \times 10^5$	nach 4 Wochen	unter Th., 18 Monate geplant	PCR negativ
6	Keine	16 9/12	1b	$8,9 \times 10^4$	nach 12 Wochen	unter Th., 18 Monate geplant	PCR negativ

- Bei den beiden nichthämophilen Patienten wurde die Behandlung auf 18 Monate verlängert. Als Grund ergab sich für den einen Patienten ein verspätetes Ansprechen auf die Therapie und bei dem anderen Patienten ein einmaliger positiver HCV-PCR-Befund im 6. Behandlungsmonat.
- Nebenwirkungen wurden bei fast allen Patienten beobachtet. Es bestand meist eine grippeähnliche Symptomatik mit Fieber und Schüttelfrost, die im zeitlichen Zusammenhang mit den Injektionen stand. Mit andauernder Therapiedauer ließen die Symptome nach. Auch die Blutbildveränderungen (Leuko- und Thrombozytopenie) waren geringfügig und reversibel. Die aufgetretenen Nebenwirkungen wurden von den Patienten als tolerabel eingeschätzt.

Diskussion

In Anbetracht der insgesamt ungünstigen Prognose der Hepatitis C, die bei vielen Betroffenen durch einen chronischen Verlauf der Erkrankung, die Entwicklung einer Leberzirrhose und eine erhöhte Inzidenz für die Entwicklung eines hepatozellulären Karzinoms gekennzeichnet ist, stellt die Interferonbehandlung derzeit die einzige erfolgversprechende Alternative dar. Da die Infektion bei unseren Patienten bereits in jungem Alter erfolgte und Komplikationen nach ca. 20 Jahren zu erwarten sind, die wiederum die Möglichkeiten einer Heilung deutlich ungünstiger werden lassen, wurde der Entschluß zur Behandlung zum jetzigen Zeitpunkt gewählt. Für die Behandlung sprachen die inzwischen in der Literatur mitgeteilten Erfahrungen, das Fehlen schwerer Nebenwirkungen sowie bisher nicht bekannte Spätschäden dieser Therapie. Auch aus der Literatur werden ein jüngeres Lebensalter, eine kurze Expositionszeit mit den Erregern und das Fehlen zusätzlicher Risikofaktoren als günstige Prognosekriterien angesehen [1, 3, 14]. Das zunächst vollständige Ansprechen auf die Interferontherapie unterstützt diese Aussage. Selbst der Patient, der zum Zeitpunkt der Infektion sich in einem immunsupprimierten Zustand befand, sprach auf Interferon-Alpha an. Positiv wirkt sich auch die große Motivation und Compliance der Patienten bei der insgesamt langfristigen Behandlung auf die Ergebnisse aus. Nach unseren Erfahrungen ist die Interferonbehandlung bereits im Kindes- und Jugendalter durchführbar. Ob sich die Langzeitergebnisse insgesamt verbessern lassen, werden erst Verlaufsuntersuchungen und größere Patientengruppen zeigen. Es muß bedauert werden, daß die geplante multizentrische Studie zur HCV-Behandlung bei Kindern und Jugendlichen nicht zustande gekommen ist.

Zusammenfassung

Es wird über 6 Patienten mit einer chronischen HCV-Infektion berichtet, die inzwischen mit Interferon-α behandelt wurden. 5 Patienten sind HCV-RNA-PCR-negativ. Das relativ junge Lebensalter der Behandelten, eine kurze Expositionszeit mit dem Erreger und das Fehlen zusätzlicher Risikofaktoren sind möglicherweise die Ursache für das gute Ansprechen der Behandlung. Ob die Ergebnisse in dieser Altersgruppe insgesamt besser sind, werden weitere Untersuchungen und der Verlauf zeigen.

Danksagung

Wir möchten hiermit Herrn Priv.-Doz. Dr. Wirth (Krankenhaus Wuppertal-Mainz) für die Beratung sowie die Bestimmung der Hepatitis-B- und C-Marker, weiterhin den Herren Dr. Klarmann und Dr. Kreuz (J.-Wolfgang-Goethe-Universität Frankfurt) für die Überlassung der Behandlungsunterlagen der Hepatitis C, Herrn Priv.-Doz. Dr. Roth (Georg-Speyer-Haus Frankfurt) für die Subtypisierung und Quantifizierung der HCV sowie Frau Dr. Oppermann (Landeshygieneinstitut Magdeburg) für die Durchführung der HCV-PCR- und HBV-DNA-Bestimmung danken.

Literatur

1. Altdorfer J (1992) Neue Aspekte in der Diagnostik und Therapie der Virushepatitiden. Internist 33: 602–609
2. Aumann V, Franke D, Schobess R, Fritzsche L, Mittler U (1996) Prävalanz der Hepatitis C nach der Substitution mit nicht virusinaktivierten Plasmapräparaten bei Patienten mit hämorrhagischen Diathesen. In: Scharrer I, Schramm W (eds) 25. Hämophilie-Symposium Hamburg 1994. Springer, Berlin Heidelberg, pp 318–321
3. Blanchette VS, Vorstmann E et al (1991) Hepatitis C Infection in children with hemophilia A and B. Blood 78: 285–289
4. Blum HE, Maier KP (1995) Aktuelle Diagnostik und Therapie der chronischen Virushepatitis. DMW 120: 259–262, 295–300
5. Böker KHW, Manns P (1995) Diagnostik und Therapie chronischer Hepatitiden. Medizinische Klinik 90: 411–422
6. Caselmann WH (1994) Hepatitisinduziertes Leberzellkarzinom. Dt Ärzteblatt 31: 2047–2054
7. Geritzen A, Brackmann H-H (1994) Epidemiologische Daten zur HCV-Infektion bei Patienten des Bonner Hämophiliezentrums In: Landbeck G, Scharrer I, Schramm w (eds) 21. Hämophilie-Symposium Hamburg 1990. Springer, Berlin Heidelberg, pp 137–140
8. Klarmann D, Lenz E, Beeg T, Stöhr S, Roggendorf M, Kreuz W (1994) Therapie der chronischen Hepatitis-C-Infektion mit rekombinantem Interferon α bei Kindern, die über Blut oder Blutprodukte infiziert wurden In: Scharrer I, Schramm W (eds) 24. Hämophilie-Symposium Hamburg 1993. Springer, Berlin Heidelberg, pp 329–334
9. Maier KP (1991) Hepatitis und Hepatitisfolgen. Thieme, Stuttgart New York
10. Plagemann PGW (1991) Hepatitis C virus. Arch Virol 120: 165–180
11. Reuter D, Polywka S et al (1992) Close correlation between Hepatitis C virus serology and polymerase chain reaction in chronically infected patients. Infection 20: 18–21
12. Schvarcz R, Ando Y, Sönnerborg A, Weiland O (1995) Combination treatment with interferon alpha-2b and ribavirin for chronic hepatitis C in patients who have failed to achieve sustained response to interferon alone: Swedish experience. J of Hepatology 23: 17–21
13. Wagner N (1994) Hepatitis C contributes to liver disease in children and adolescents with hemophilia. Klin Pädiat 206: 42–44
14. Wieland E (1996) Hepatitis C-Richtlinien für Diagnostik und Therapie. Internist 37: 750–753

In-vitro-Expression eines neuen funktionell aktiven B-Domänen-verkürzten Faktor VIII-Proteins

A. Haack, C. Schmitt, W. Poller, H.-H. Brackmann, R. Schwaab

Konstruktion einer neuen B-Domänen-verkürzten F VIII-cDNA

Seit einigen Jahren sind rekombinante, gentechnisch hergestellte F-VIII-Konzentrate auf dem Markt, die u.a. die Substitutionstherapie bezüglich ihres Infektionsrisikos für die Patienten sicherer machen sollen. Mit dem Versuch der Entwicklung einer Gentherapie für die Hämophilie A geht die Forschung heute einen Schritt weiter. In diesem Rahmen konstruierte unsere Arbeitsgruppe ein neues, funktionsfähiges, B-Domänen-verkürztes F VIII-Protein (Abb. 1). Dazu wurden mit Hilfe der Restriktionsendonuklease Eco N1 zwei Drittel des Exons 14 aus der F VIII-cDNA herausgeschnitten und die nichtkomplementären Enden der verbleibenden cDNA durch den Einbau eines 11 bp-Oligeonukleotid-Linkers in frame ligiert.

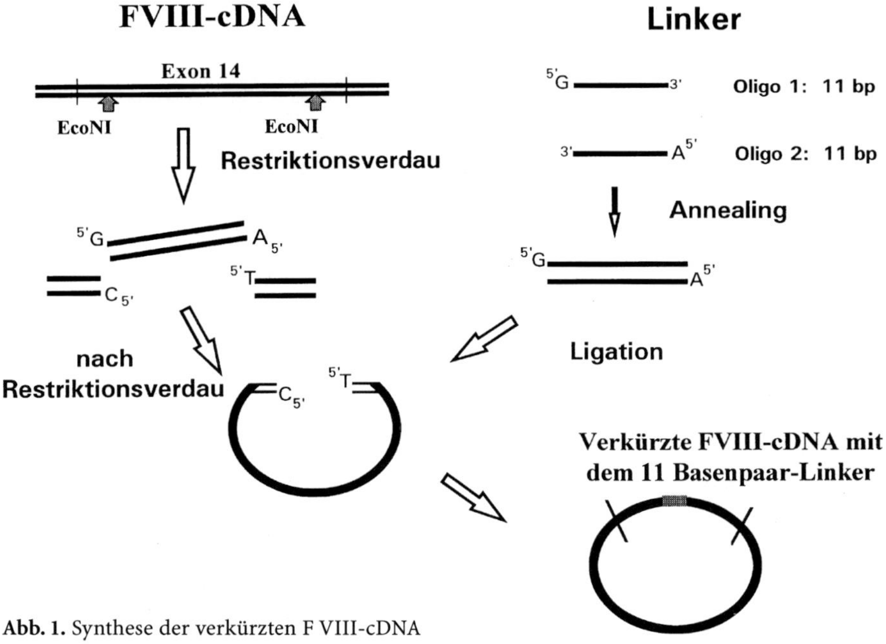

Abb. 1. Synthese der verkürzten F VIII-cDNA

I. Scharrer/W. Schramm (Hrsg.)
27. Hämophilie-Symposion Hamburg 1996

Nachweis der F VIII-Expression

Nach Klonierung der so verkürzten F VIII-cDNA in einen für Säugerzellen geeigneten Expressionsvektor wurde dieser mittels Lipofectamin (Gibco) in 3 verschiedene Zellinien (COS-, CHO-, 293-Zellen) transfiziert. Die erfolgreiche Synthese des rekombinanten F VIII-Proteins wurde durch die Messung der F VIII-Antigen- und -Aktivitätswerte (FVIII:Ag/FVIII:C) des in das Zellkulturmedium abgegebenen F-VIII-Proteins überprüft. Zur Messung der F VIII-Antigenkonzentration (FVIII:Ag) benutzten wir einen selbstentwickelten, hochsensitiven F VIII ELISA. Für die Bestimmung der F VIII-Aktivität (FVIII:C) verwendeten wir hauptsächlich den chromogenen Assay der Fa. Baxter. Zusätzlich wurde die Aktivität des neuen rekombinanten F VIII-Proteins in 2 Einphasengerinnungstests mit immunadsorbiertem (Fa. Baxter) und natürlichem Mangelplasma nachgewiesen.

Ergebnis

Mit Hilfe des ELISA konnten F VIII-Antigenkonzentrationen bis zu 82 mIU/ml Zellkulturmedium (8,2%) pro 24 h und pro 3 x 10^5 Zellen nachgewiesen werden (Tabelle 1). In allen 3 Aktivitätsassays wurde die Aktivität des verkürzten rekombinanten F VIII-Proteins nachgewiesen. Der Expressionslevel des B-Domänen-verkürzten F VIII-Proteins lag dabei über dem gemessenen F VIII-Protein-Expressionslevel eines Kontrollvektors, der die vollständige F VIII-cDNA enthielt.

Zukünftiges Ziel der Arbeit

Im folgenden ist es das Ziel unserer Arbeit, die erfolgreich getestete verkürzte F VIII-cDNA in einen replikationsdefizienten Adenovirus zu integrieren. Der so erzeugte rekombinante Adenovirus wird dann auf seine Tauglichkeit als potentieller Vektor für die Hämophilie-A-Gentherapie in Zellkultur und im Tiermodell getestet.

Tabelle 1. Expressionslevel pro Tag und 3 x 10^5 Zellen

	Kompletter F VIII	B-Domänen-verkürzter F VIII
CHO-Zellen	5 mIU/ml	5 mIU/ml
COS-Zellen	25 mIU/ml	37 mIU/ml
293-Zellen	40 mIU/ml	82 mIU/ml

Elimination des hochtitrigen Faktor VIII-Hemmkörpers durch hochdosierte Faktor-VIII-Behandlung und adjuvante hochdosierte Immunglobulingabe

C. Mauz-Körholz, H. Kruck, D. Körholz, U. Göbel

Das Auftreten von Inhibitoren ist eine schwere Komplikation in der Behandlung der Hämophilie. Die Faktor(F)-VIII-Inhibitoren treten häufig bei jungen Patienten mit schwerer Hämophilie auf. Therapieziele bei diesen Patienten sind die langfristige Elimination des Hemmkörpers und die Induktion einer Immuntoleranz, um eine regelmäßige Substitutionstherapie durchführen zu können. Hierzu werden im Brackmann-Schema hohe Dosen F-VIII-Konzentrat (200 E/kg/Tag), kombiniert mit einem aktiviertem Prothrombinkomplexpräparat (40–60 E/kg/Tag), eingesetzt [1]. Bei den so behandelten Patienten wird eine Immuntoleranz und die dauerhafte Elimination des Inhibitors erst nach einer 16,5- bis 38monatigen Therapie erzielt. Daher stellt dieses Behandlungsprotokoll eine aufwendige und kostenintensive Therapie dar. Im Malmö-Protokoll [2] wird die Immunsuppression mit Cyclophosphamid (12–15 mg/kg), extrakorporaler Immunadsorption, F-VIII-Substitution und einer begleitenden Immunglobulintherapie kombiniert. In dem hier berichteten Fall wurde geprüft, ob die alleinige Gabe von Immungobulinen und hochdosiertem F VIII zur Immuntoleranztherapie geeignet ist.

Fallbeschreibung

Wir berichten über einen 11 Monate alten Patienten mit schwerer Hämophilie A (F-VIII-Restaktivität < 1%). Wegen rezidivierender Gelenkblutungen im rechten Knie erhielt er eine regelmäßige Substitutionsbehandlung mit rekombinantem F VIII (3mal 25 E/kg/Woche). Nach 11 Expositionstagen entwickelte er einen hochtitrigen F-VIII-Hemmkörper (s. Abb. 1).

Zu diesem Zeitpunkt bestand bei dem Patienten eine schwere Blutungsneigung. Unter der Substitution von 100 E F-VIII/kg kam es zu keinem Anstieg der F-VIII-Aktivität in vivo. Die daraufhin eingeleiteten Untersuchungen zeigten einen Faktor-VIII-Inhibitor von 47 BE an.

Zur Durchführung der nun notwendigen Immuntoleranztherapie wurde unter Verabreichung von rekombinantem F-VIIa (Novoseven; 120 µg/kg alle 4 h über 48 h) ein zentralvenöser Katheter (BabyPort-System) in die rechte V. jugularis implantiert. Dieser Eingriff wurde ohne Blutungskomplikation überstanden.

Unter täglicher Gabe von 200 E/kg des rekombinanten F-VIII-Präparates (Kogenate), welches auch für die Dauersubstitution eingesetzt wurde, und der gleichzeitigen Gabe von 1 g/kg KG eines Immunglobulinkonzentrates (Polyglobin

I. Scharrer/W. Schramm (Hrsg.)
27. Hämophilie-Symposion Hamburg 1996

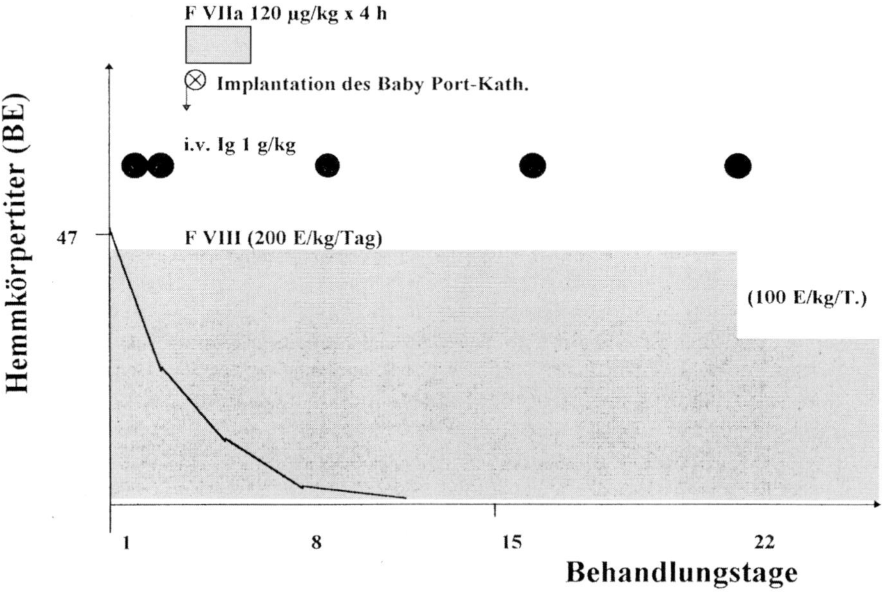

Abb. 1. Immunmodulatorische Therapie bei einem Patienten mit einem hochtitrigen F-VIII-Hemmkörper von 47 Bethesda-Einheiten mit Implantation eines Baby-Port-Systems unter Faktor-VIIa-Schutz

N, Tag 1, 2, 8 und 15 der Immuntoleranztherapie) konnte der Hemmkörper nach 14 Tagen nicht mehr nachgewiesen werden. In den anschließenden Behandlungswochen wurde die F-VIII-Dosis zunächst auf 100 E/kg/Tag (s. Abb. 1) und nach 4 Wochen auf 50 E /kg/Tag reduziert, ohne daß es zu einem erneuten Anstieg des Hemmkörpertiters kam. Nach ca. 5 Monaten seit Beginn der immunmodulatorischen Therapie konnte der Patient wieder einer regelmäßigen Substitutionstherapie mit 50 E/kg alle 2 Tage unterzogen werden.

Diskussion

Bei dem hier vorgestellten Patienten konnte innerhalb 14 Tagen eine völlige Elimination eines hochtitrigen F-VIII-Hemmkörpers erreicht werden. Eine Boosterung des F-VIII-Antikörpers durch die F-VIII-Substitution wurde bei diesem Patienten nicht beobachtet. Diese Befunde sind insofern bemerkenswert, als daß in den bisherigen Protokollen zur Induktion der Immuntoleranz eine initiale Boosterung der Hemmkörpertiter berichtet wurde. Auch war die Zeitspanne bis zur Elimination der Hemmkörper deutlich länger [1, 3]. Eine Ausnahme stellt das von Nilsson et al. propagierte Schema dar [2]. Bei dieser Behandlung kommt es innerhalb weniger Wochen zu einer signifikanten Reduktion der Hemmkörpertiter.

Allerdings werden die Patienten mit einer stark immunsuppressiven Therapie behandelt, die neben einer erhöhten Infektionsgefährdung langfristig auch das Risiko für die Induktion maligner Erkrankungen enthält.

Das Konzept, Immunglobuline zur Behandlung von Autoimmunerkrankungen einzusetzen, beruht auf der Hypothese, daß in den Immunglobulinpräparaten antiidiotypische Antikörper vorhanden sind, die die Funktion der pathogenen Autoantikörper blockieren können. Hierdurch wird der auslösende Pathomechanismus unterdrückt [4, 5]. Auch beim hier beschriebenen Patienten wurden hochdosiert Immunglobuline verabreicht. Möglicherweise kam es unter dieser Behandlung zu einer funktionellen Inhibition des F-VIII-Hemmkörpers, so daß dieser nicht mehr detektiert werden konnte, während die Nachweisbarkeit des F-VIII nicht mehr gestört wurde. Gleichzeitig muß aber auch die weitere Bildung des Inhibitors supprimiert werden, was nur durch einen zusätzlichen Vorgang erklärt werden kann.

Tierexperimentelle und In-vitro-Untersuchungen zur Induktion der Immuntoleranz zeigen, daß die Gabe von IL-2 zu einer starken immunologischen Reaktion führt, in deren Folge autoreaktive T-Zellen über die Induktion des „activation induced cell death" eliminiert werden [6, 7]. Möglicherweise führte die Inhibition des Hemmkörpers durch die Verabreichung der Immunglobuline bei unserem Patienten zu einer verstärkten Verfügbarkeit des F-VIII, wodurch es zu einer starken Aktivierung und anschließenden Elimination der pathogenen T- und B-Zellen kam.

Zusammenfassend zeigen diese Untersuchungen, daß die gleichzeitige Applikation von F-VIII und Immunglobulinen in einer hohen Dosis eine effektive Behandlung der Hemmkörperhämophilie darstellt. Bei künftigen Patienten, die mit diesem Schema behandelt werden, sollte insbesondere die Elimination autoreaktiver T- und B-Zellen analysiert werden, um die Bedeutung dieser Behandlungsform für die Induktion einer Immuntoleranz zu evaluieren.

Zusammenfassung

Bei einem 11 Monate alten Jungen mit schwerer Hämophilie A (F-VIII:C < 1%) wurde wegen rezidivierender Kniegelenkblutungen eine Faktor-VIII-Dauersubstitution eingeleitet. Nach 11 Expositionstagen mit einem rekombinanten Faktor VIII kam es zur Entwicklung eines hochtitrigen Faktor-VIII-Hemmkörpers. Durch die gleichzeitige Applikation von Immunglobulinen und Faktor VIII in hoher Dosis konnte eine rasche Elimination des Hemmkörpers erzielt werden. Unter weiterer Reduktion der Faktor-VIII-Dosis wurde der Hemmkörper nicht erneut nachgewiesen. Möglicherweise stellt die geschilderte Kombinationsbehandlung einen effektiven Weg zur Induktion einer Immuntoleranz dar, indem die Hemmkörperaktivität durch antiidiotypische Immunglobuline blockiert wird.

Literatur

1. Brackmann HH (1986) Induced immune tolerance in F VIII inhibitor patients. Progr Clin Biol Res 150: 181–195

2. Nilsson IM, Berntorp E, Zettervall O (1988) Induction of immune tolerance in patients with hemophilia and antibodies to F-VIII by combined treatment with intravenous IgG, cyclophosphamide and factor VIII. N Engl J Med 328: 947–950
3. Brettler DB (1996) Inhibitors in congenital haemophilia. In: Lee CA (ed) Haemophilia. Bailliere's Clinical Haematology. International Practise and Research. Bailliere Tindall, London, June, Vol 9/Number 2, pp 319–329
4. Mouthon L, Haury M, Lacroix-Desmazes S, Barreau C, Coutinho A, Kazatchine MD (1995) Analysis of the normal human IgG repertoire: Evidence that IgG autoantibodies of healthy adults recognize a limited and conserved set of protein antigens in homologous tissues. J Immunol 154: 5759–5768
5. Dietrich P, Pereira P, Algiman M, Sultan Y, Kazatchine MD (1990) A monoclonal anti-idiotypic antibody against the antigen-combining site of anti-factor VIII antibodies defines an idiotope that is recognized by normal human polyspecific immunoglobulins for therapeutic use (IVIg). J Autoimmun 3: 547
6. Sykes M, Pearson DA, Szot GL (1995) IL-2-induced GvHD protection is not inhibited by cyclosporine and is maximal when IL-2 is given over a 25 h period beginning on the day following bone marrow transplantation. BMT 15 (3): 395–399
7. Körholz D, Banning U, Mauz-Körholz C, Bönig H, Klein-Vehne A, Burdach S (1996) Interaction of IL 15 with IL 12 and IL 10 in the regulation of T-cell activation and T-cell derived cytokine production. Blood 88 (10) [Suppl 1]: 312a

Grundlagen des medizinischen Bewegungstrainings für Hämophile

A. Seuser, H. Klein, T. Wallny, G. Schumpe, H.-H. Brackmann, W. Kalnins

Die untere Extremität und davon das Kniegelenk ist bei der Hämophilie am häufigsten von Blutungen betroffen. Neben einer suffizienten Behandlung mit Gerinnungspräparaten ist zur Vorbeuge von muskulären Atrophien oder zu deren Behandlung ein intensives Bewegungstraining notwendig. Dabei gilt speziell für die vorgeschädigten Blutergelenke, daß bei minimaler Gelenkbelastung ein maximales Muskeltraining erreicht werden soll. Durch dreidimensionale Bewegungsanalysen mit dem Ultraschalltopometer bei 10 Gesunden und 10 Hämophilen sollten funktionelle Belastungsnormen für muskelgeführte Gelenke gefunden werden, die Gelenkbelastungen abschätzbar machen. Das Kniegelenk stand als Standard für ein muskelgeführtes Gelenk im Mittelpunkt der Untersuchung.

Bewegungsanalysen wurden beim Gehen und langsamen Joggen auf dem Laufband (Abb. 1), beim isokinetischen Training mit Belastung im offenen „System" über die Schienbeinvorderkante (Abb. 2) sowie bei der Beinstemme (Belastung über den Fuß, „geschlossenes System") (Abb. 3) durchgeführt. Dabei wurden die Winkelgeschwindigkeiten und Winkelbeschleunigungen gemessen.

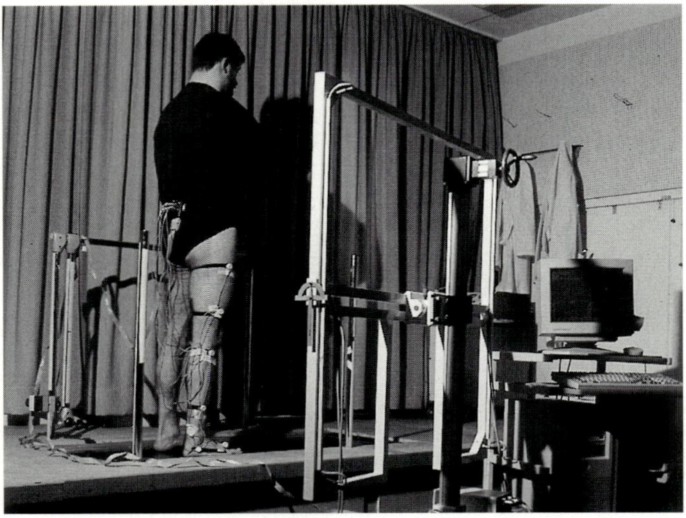

Abb. 1. Versuchsaufbau: Bewegungsanalyse auf dem Laufband

I. Scharrer/W. Schramm (Hrsg.)
27. Hämophilie-Symposion Hamburg 1996

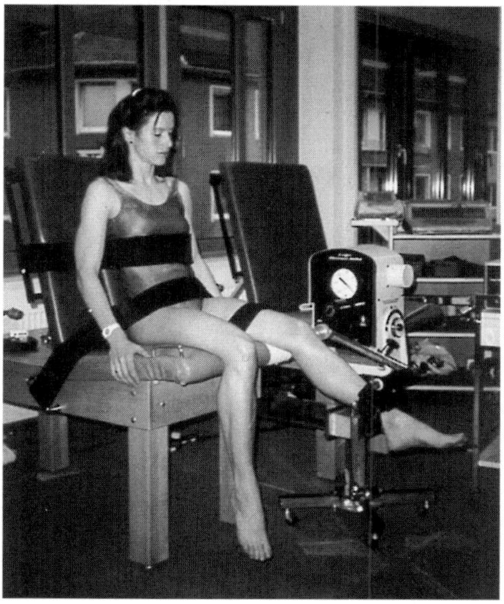

Abb. 2. Versuchsaufbau: Bewegungsanalyse auf Isokinetiktrainer

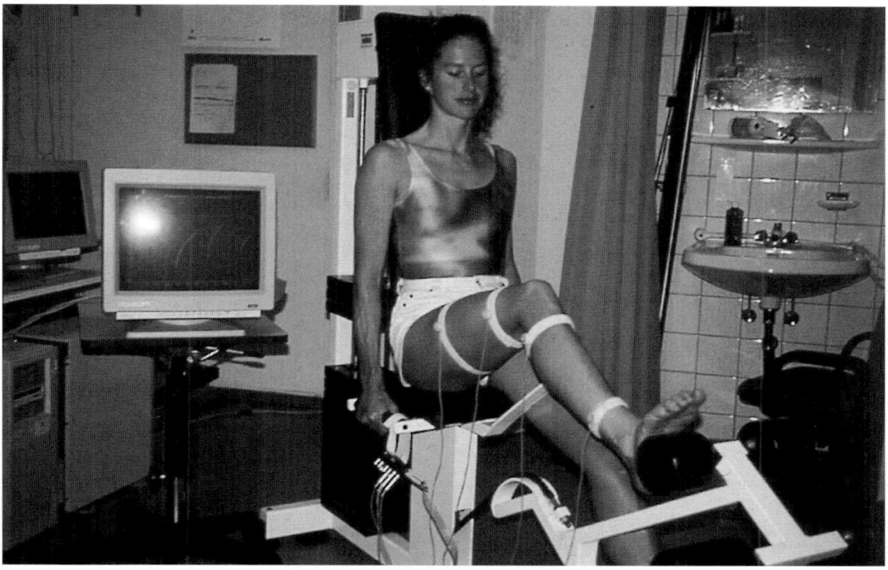

Abb. 3. Versuchsaufbau: Bewegungsanalyse auf der Beinstemme

Ergebnisse

1. Die Winkelbeschleunigungswerte beim Gehen wurden nur in der Kontaktphase berücksichtigt, da nur hier eine Belastung wirkt. Die typische Winkelbeschleunigungskurve (Abb. 4) zeigt die Werte für die Kontaktphase von 4,0–4,7 s, danach

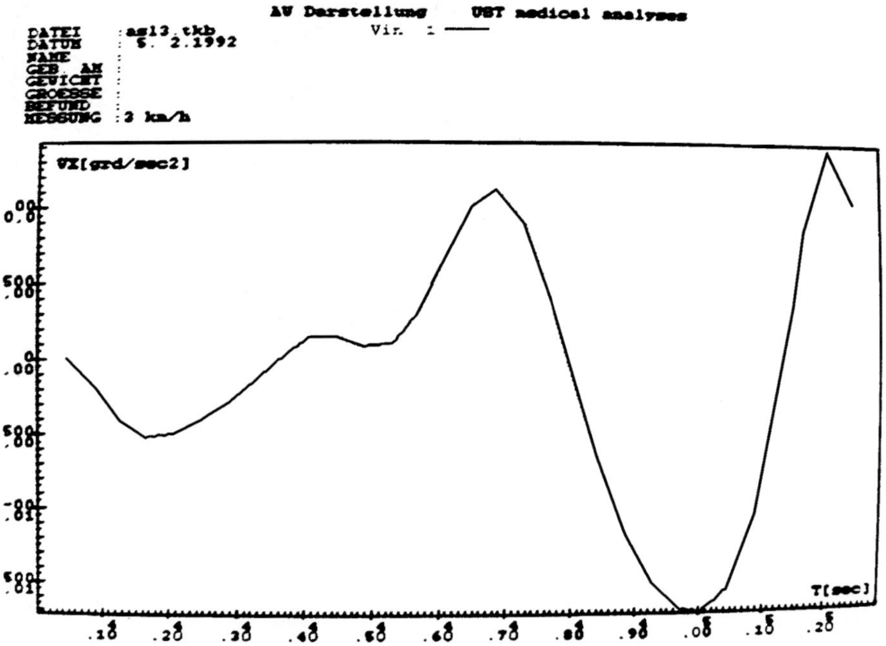

Abb. 4. Winkelbeschleunigungskurve des Kniegelenkes bei einem Schritt

Tabelle 1. Maximale Winkelgeschwindigkeits- und Winkelbeschleunigungswerte im Kniegelenk beim Gehen auf dem Laufband mit unterschiedlichen Ganggeschwindigkeiten in der Kontaktphase des Beines

Geschwindigkeit	5 km/h	7 km/h
VW [°/s]	120	230
AW [°/s²]	1480	3250

erkennt man die deutlich höheren Werte der unbelasteten Schwungphase. Tabelle 1 veranschaulicht die Ergebnisse im einzelnen: Beim Joggen mit 7 km/h lagen die Beschleunigungswerte schon fast 2,5mal so hoch wie beim Gehen mit 5 km/h.

2. Schon die Form der Winkelbeschleunigungskurve auf dem isokinetischen Trainer weist deutliche Unterschiede zum physiologischen Gang auf (Abb. 5). Eine plötzliche Beschleunigung findet nur in den Bewegungsumkehrphasen statt. Das liegt daran, daß isokinetisch, d.h. mit gleichbleibender Geschwindigkeit, trainiert wird. Damit paßt sich weder die Winkelgeschwindigkeit noch die Winkelbeschleunigung dem sich ändernden Kniebeugewinkel an (wie z.B. beim Gehen oder beim Training im geschlossenen System auf der Beinstemme, s. Abb. 6). In den Bewegungsumkehrbereichen ist die knieführende Muskulatur dann koordinativ überfordert, was sich in hohen Beschleunigungsspitzen zeigt.

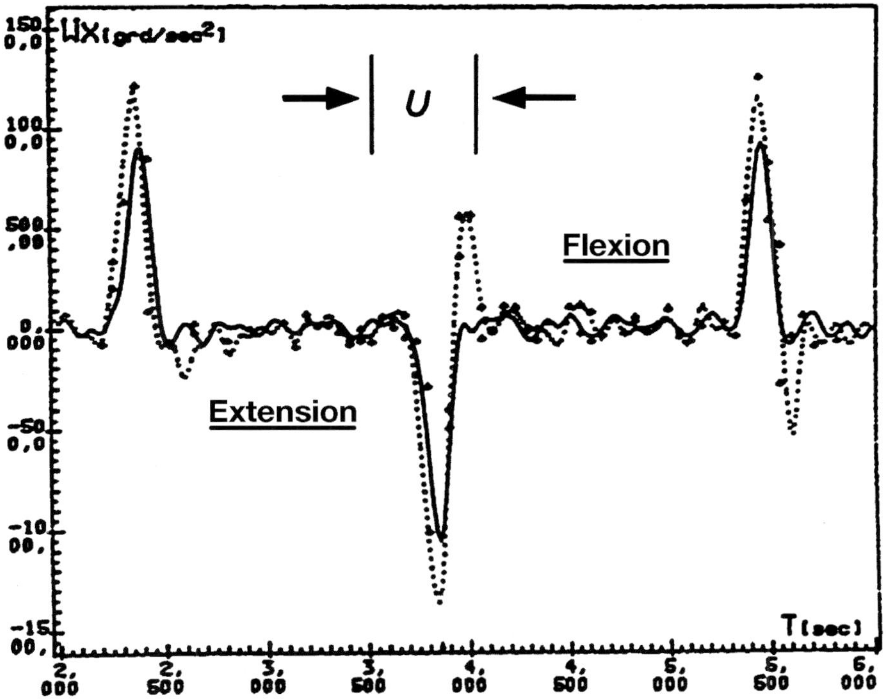

Abb. 5. Winkelbeschleunigungskurve des Kniegelenkes auf dem Isokinetiktrainer

Tabelle 2. Minimale und maximale Winkelgeschwindigkeits- und Winkelbeschleunigungswerte im Kniegelenk beim isokinetischen Training mit unterschiedlichen Trainingsgeschwindigkeiten

VW [°/s]	AW [°/s²]
30	425–1250
60	750–1475
180	1800–5200
240	1800–8000

Tabelle 2 zeigt die maximalen Beschleunigungswerte bei verschiedenen Winkelgeschwindigkeiten am Kniegelenk. Die einzelnen Werte liegen deutlich über denen beim Gehen, Joggen oder bei der Beinstemme.

3. Bei der Beinstemme – wie auch beim Gehen – ändern sich die Winkelgeschwindigkeit und die Winkelbeschleunigung mit dem Kniewinkel (Abb. 6). Die Charakteristik ist damit der des Ganges ähnlich. Beschleunigungsspitzen treten nicht auf. In Tabelle 3 sind die maximalen Beschleunigungswerte bei verschiedener Belastung aufgelistet. Bei dieser Trainingsform konnten die niedrigsten Beschleunigungswerte festgestellt werden.

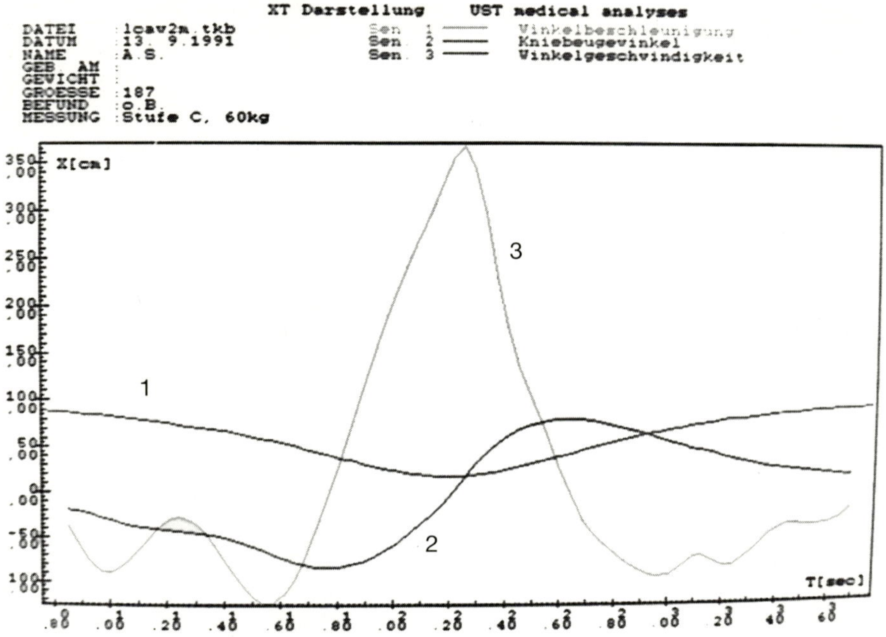

Abb. 6. Winkel (flache Kurve, (1)), Winkelgeschwindigkeit (2gipflige Kurve, (2)) und Winkelbeschleunigungskurve (steilste Kurve, (3)) des Kniegelenkes auf der Beinstemme

Tabelle 3. Maximale Winkelgeschwindigkeits- und Winkelbeschleunigungswerte im Kniegelenk auf der Beinstemme bei unterschiedlicher Trainingsbelastung

Belastung [kg]	VW[°/s]	AW[°/s^2]
10	69	184
60	83	291
120	74	202

Schlußfolgerung

Die Beschleunigung ist über die Formel Kraft = Masse x Beschleunigung bei konstanter Masse (Körpergewicht, Gewicht des Beines) eng mit der am Gelenk wirkenden Kraft gekoppelt. Bei Hämophilen besteht ein Mißverhältnis zwischen Belastung und Belastbarkeit. Sowohl im täglichen Leben als auch bei der notwendigen Bewegungs- und Trainingstherapie muß daher sehr auf Kraftminimierung am Gelenk geachtet werden. Die Studie hat gezeigt, daß bei Übungen mit Widerstand gegen die Fußsohle die geringsten Beschleunigungen auftreten und damit die kleinsten Kräfte am Kniegelenk wirken. Dieser Effekt wird bei maximalem Trainingseffekt für die knieumgebende Muskulatur erreicht. Unter Berücksichtigung dieser Parameter wurde ein beschleunigungsarmes und damit gelenkschonendes Bewegungstraining für Hämophile entwickelt, das v.a. auf die untere Extremität eingeht.

Literatur

Schumpe G, Hallbauer T (1991) Bewegungsmessungen von Körperpunkten und ihr Aussagewert bezüglich der Körpergelenke. VDI Berichte Nr. 882, 569–581

Seuser A, Schumpe G, v Deimling U (1993) Bewegungsanalyse zur Erkennung von Ermüdungserscheinungen und deren Auswirkungen auf die innere Kinematik des Kniegelenkes in: Regulations- und Repairmechanismus. In: Liesen H et al (eds) 33. Deutscher Sportärztekongreß Paderborn. Deutscher Ärzte-Verlag, Köln, pp 429–431

Seuser A, Schumpe G, Gäbel H (1994) Quantifizierung von rehabilitativen Therapiemaßnahmen und Qualitätssicherung durch die Verlaufskontrolle mittels Ultraschalltopometrie. Wien med Wschr 110: 15–18

Rotation des hämophilen Kniegelenks: eine biomechanische Studie

M. Spanagel, A. Seuser, T. Wallny, W. Effenberger, H.-H. Brackmann, G. Schumpe

Die hämophile Arthropathie betrifft am häufigsten das Kniegelenk und macht es durch Bewegungseinschränkungen zu dem am stärksten behindernden Gelenk [1].

Für die Erhaltung der Gelenkbewegung ist daher auch eine frühe Funktionsanalyse des Bewegungsumfanges ein wichtiger Parameter. Hierzu bedienten wir uns des Ultraschalltopometers [2].

Da im Frühstadium für die Extension und Flexion kaum Unterschiede zu nicht betroffenen Knien auftreten, wurde zusätzlich die Rotationsfähigkeit gemessen.

Material und Methoden

Eine Manschette mit drei Ultraschallsendern wird am Unterschenkel angebracht, während der Oberschenkel mittels einer Orthese fixiert wird. Die Raumkoordinaten dieser Sender werden über die Messung der Laufzeiten der Senderimpulse zu 4 Empfängern exakt bestimmt.

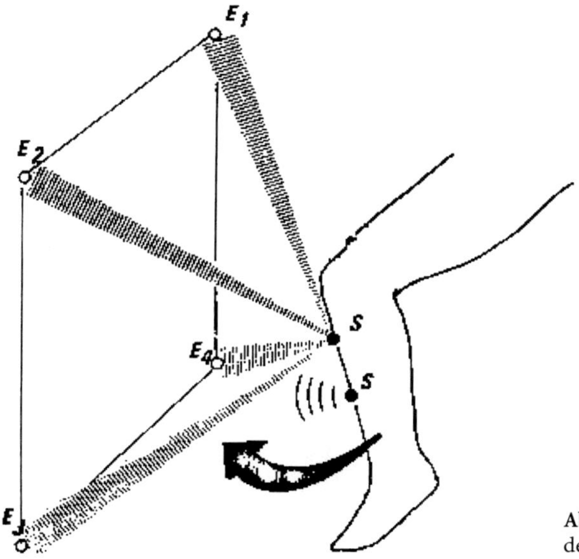

Abb. 1. Schematische Darstellung der Ultraschalltopometrie

I. Scharrer/W. Schramm (Hrsg.)
27. Hämophilie-Symposion Hamburg 1996

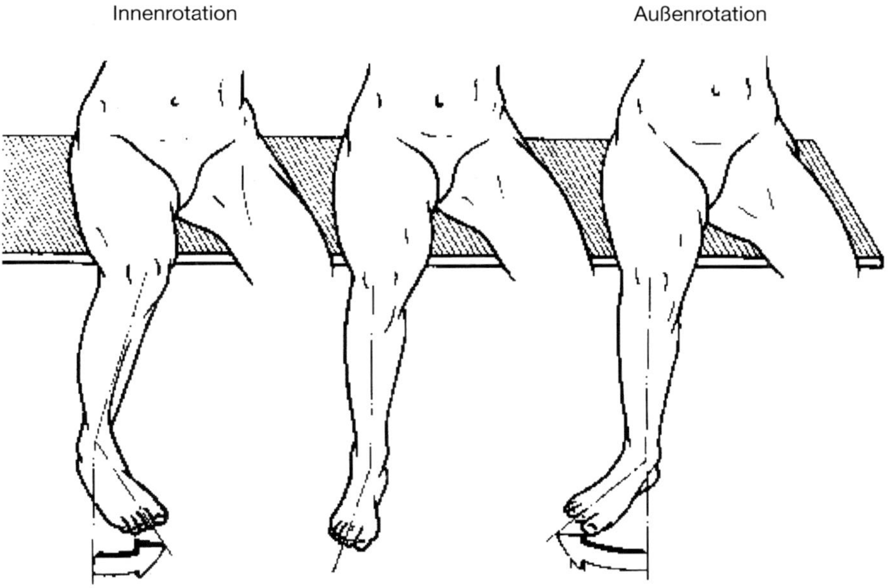

Abb. 2. Schematische Darstellung der Rotationsmessung der Kniegelenke

Der Unterschenkel wird in maximaler Außen- bzw. Innenrotation bis etwa 90° gebeugt und gestreckt. Die Rotation im Kniegelenk kann für jede Beugestellung über ein spezielles Rechenprogramm daraus bestimmt werden (Abb. 1 und 2).

Es wurden jeweils 10 Kniegelenke Gesunder mit denen hämophiler Patienten verglichen.

Der Bewegungsumfang der Rotation gesunder Kniegelenke ist beispielhaft in Abbildung 3 dargestellt:

links:	Außenrotation maximal 30°	rechts:	Außenrotation maximal 23°
	Innenrotation maximal 30°		Innenrotation maximal 25°

Die Innenrotation gesunder Probanden zeigte eine sigmoid verlaufende Dynamik: Die Rotationszunahme war am stärksten im ersten und letzten Drittel der Beugung, im mittleren Drittel verblieb sie auf annähernd gleichem Niveau. Die Außenrotation zeigte dagegen im mittleren Drittel den größten Zuwachs.

Für die hämophilen Patienten sind 3 Bewegungskurven beispielhaft dargestellt (Abb. 4–6):

Patient A (29 Jahre)

links:	Pettersson-Score 7 [3]	rechts:	Pettersson-Score 0
	Streckdefizit 10°		Streckdefizit 5°
	Außenrotation maximal 28°		Außenrotation maximal 16°
	Innenrotation maximal 16°		Innenrotation maximal 13°

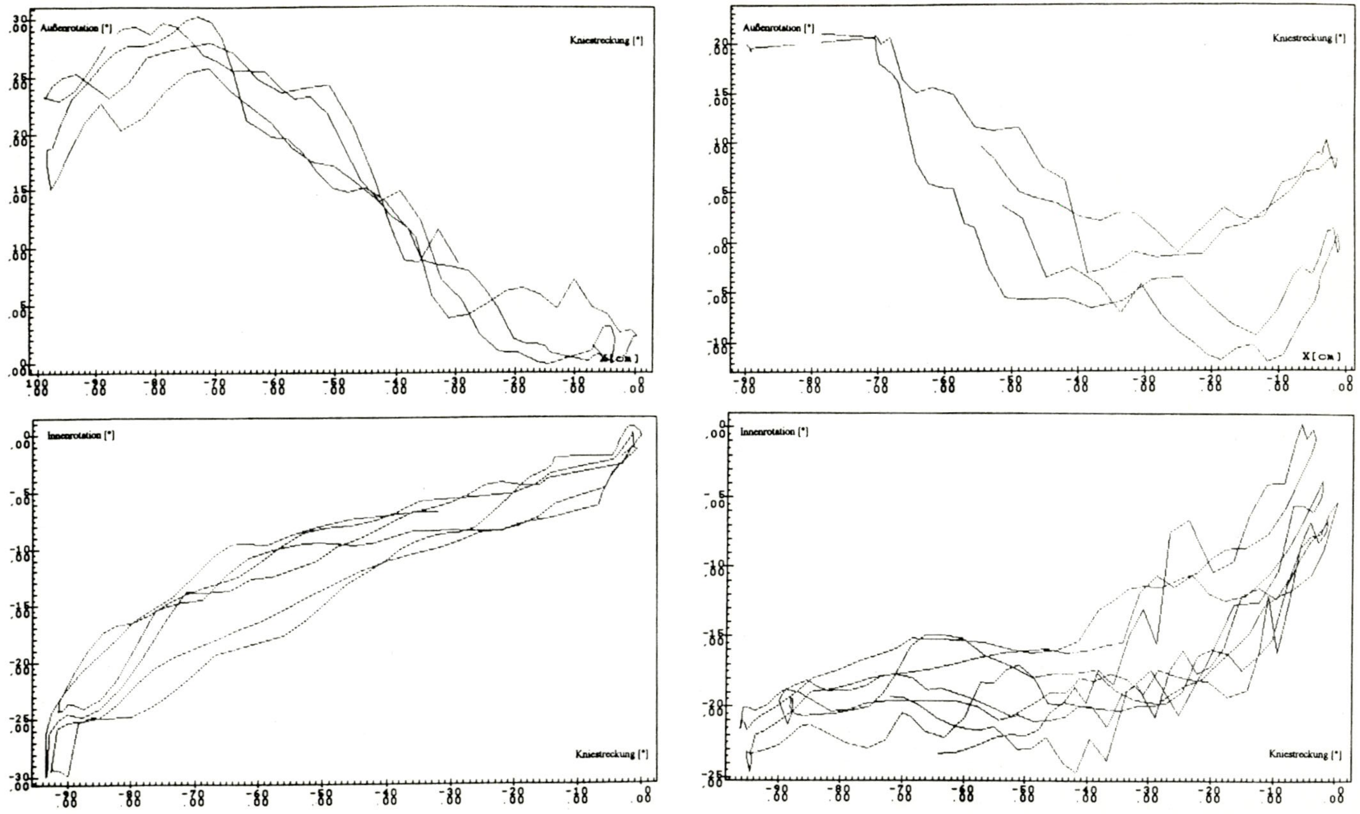

Abb. 3. Exemplarische Darstellung der Rotation des linken und rechten Kniegelenkes, eines gesunden Probanden

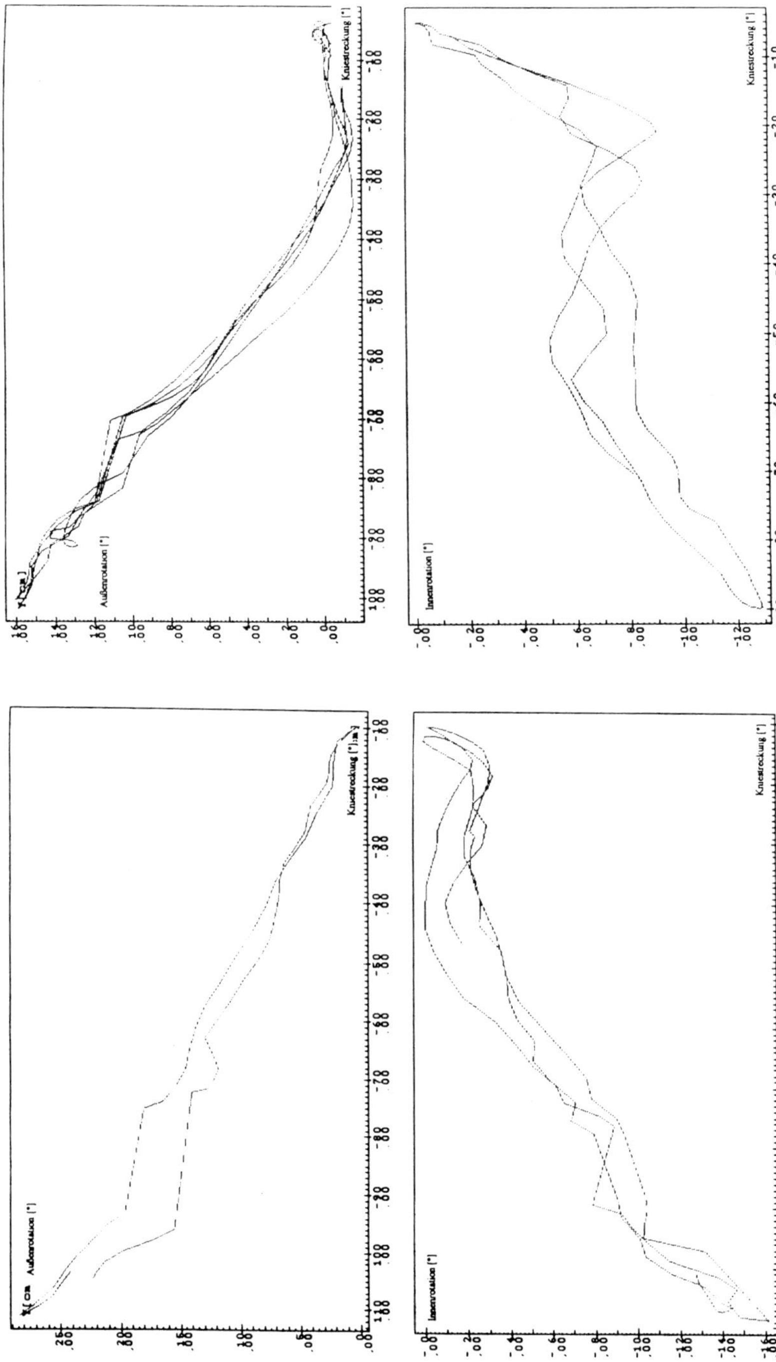

Abb. 4. Rotation des linken und rechten Kniegelenkes: Patient A

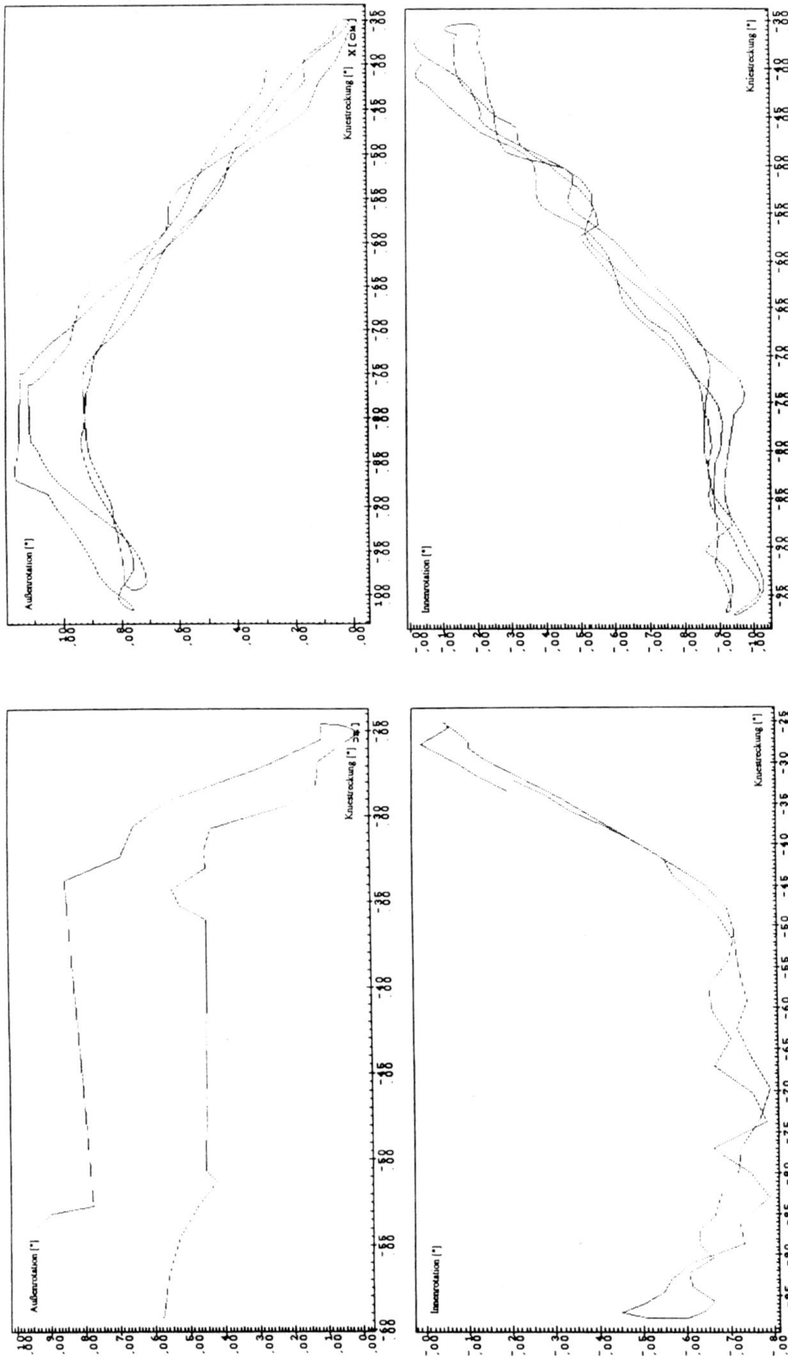

Abb. 5. Rotation des linken und rechten Kniegelenkes: Patient B

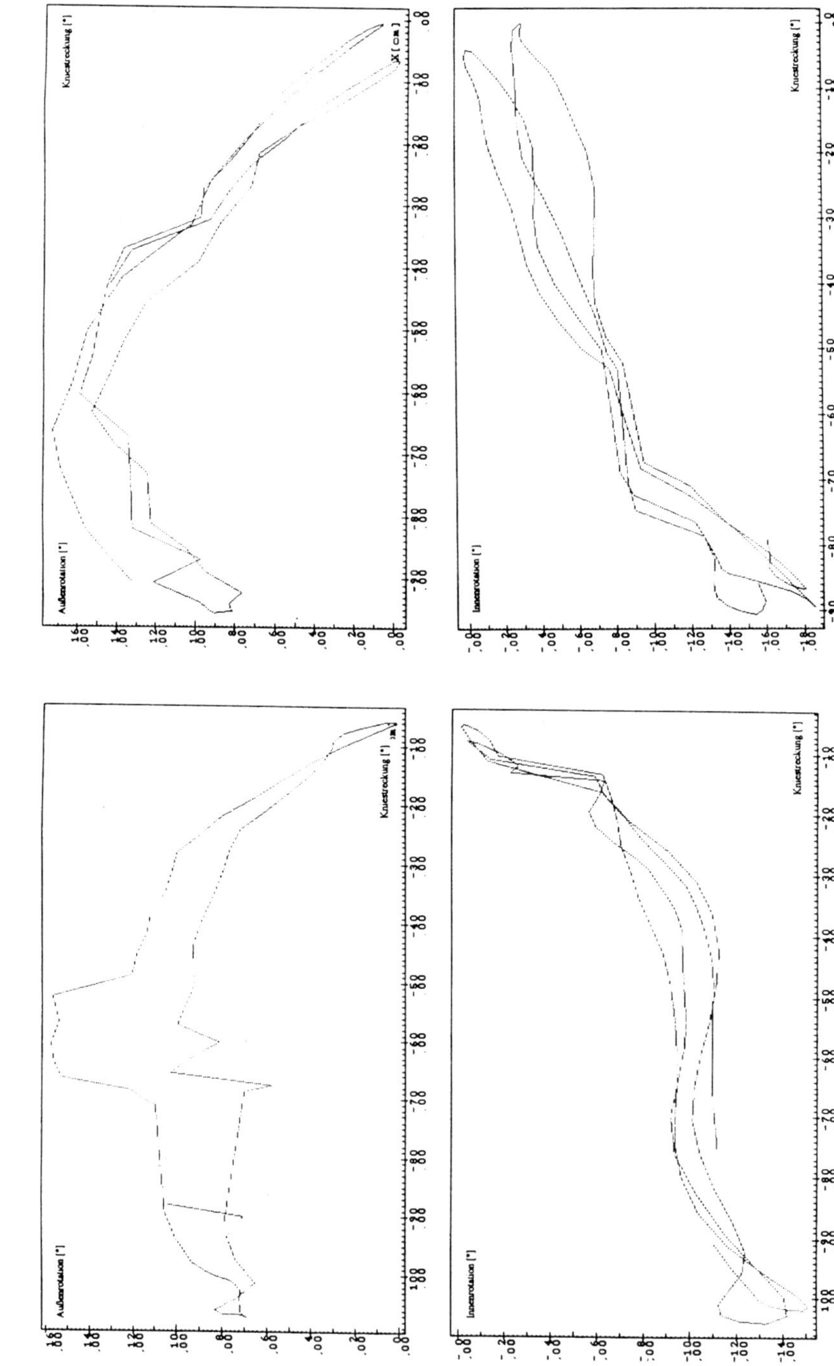

Abb. 6. Rotation des linken und rechten Kniegelenkes: Patient C

Patient B (27 Jahre)

links:	Pettersson-Score 6	rechts:	Pettersson-Score 11
	Streckdefizit 25°		Streckdefizit 35°
	Außenrotation maximal 10°		Außenrotation maximal 12°
	Innenrotation maximal 8°		Innenrotation maximal 10°

Patient C (30 Jahre)

links:	Pettersson-Score 1	rechts:	Pettersson-Score 7
	Streckdefizit 5°		Streckdefizit 0°
	Außenrotation maximal 12°		Außenrotation maximal 17°
	Innenrotation maximal 15°		Innenrotation maximal 18°

Diskussion

Durch den zweiten Freiheitsgrad des Kniegelenkes, der in gebeugter Stellung eine Rotation zuläßt, ist nicht nur die Beweglichkeit, sondern auch die Verletzungsgefahr erheblich vergrößert [4].

In der Tat ist dieses Gelenk bei Hämophilen am häufigsten von Blutungen betroffen.

Unsere erste biomechanische Studie zeigt nun, daß bei hämophilen Patienten trotz guter Beuge- und Streckfähigkeit die Rotation meßbar in Quantität und Qualität betroffen war: Neben einer reduzierten Dynamik der Innenrotation zeigte die Außenrotation erhebliche Variationen mit sogar rückläufiger Rotation im Beugebereich.

Bewegungsdefizite sollten daher durch geeignete Krankengymnastik ausgeglichen werden, um Gelenkbelastungen zu vermeiden.

Literatur

1. Aledort LM, Haschemayer RH, Pettersson H (1994) A longitudinal study of orthopedic outcomes for severe factor VIII deficient hemophiliacs. XXI International Congress of the World Federation of Hemophilia Mexico City
2. Schumpe G (1979) Ganguntersuchung und funktionelle Wirbelsäulenvermessung mittels eines neu entwickelten Echtzeit-Stereo-Ultraschall-Topometers. Enke Stuttgart, pp 69–72
3. Pettersson H (1993) Radiographic scores and implications. Semin Hematol 30:3:2: 7–11
4. Kapandji IA (1984) Funktionelle Anatomie der Gelenke, Bd. 2 Enke, Stuttgart, pp 64–147

Kniegelenkendoprothetik – Besonderheiten bei der hämophilen Arthropathie

H. H. Eickhoff, F. W. Koch, H.-H. Brackmann

Die Kniegelenkendoprothetik hat während der letzten Jahre eine zunehmende Verbreitung erfahren. So werden auch vermehrt Patienten mit einer hämophilen Kniegelenkarthropathie operiert. Indikation zur Operation ist bei diesen Patienten die konservativ nicht mehr ausreichend therapierbare Schmerzsymptomatik. Bei diesem Patientenkollektiv sind jedoch einige Besonderheiten zu beachten.

Prothesentyp

Prinzipiell gibt es 3 Gruppen von Kniegelenkendoprothesen:
- unikondylärer Schlitten,
- Gleitflächenersatz,
- Achsprothese.

Unikondylärer Schlitten

Bei der hämophilen Arthropathie ist stets das ganze Gelenk von den pathologischen Veränderungen betroffen. Es handelt sich also um eine Panarthropathie. Aus diesem Grund ist unseres Erachtens eine unikondyläre Schlittenimplantation nicht indiziert. Sollte bei Achsfehlstellung ein Gelenkkompartiment besonders betroffen sein, bietet sich die frühzeitig durchgeführte achskorrigierende Umstellungsosteotomie als gelenkerhaltende Operation mit gutem Langzeitergebnis an [1].

Gleitflächenersatz

Der Kniegelenkgleitflächenersatz (Abb. 1) ist z.Z. die ideale Endoprothese zur Erstimplantation in den meisten Fällen der hämophilen Arthropathie. Da meist ein mehr oder weniger ausgeprägter Weichteilrelease erforderlich ist, sollte eine „semiconstrained" Version ohne Erhaltung der Kreuzbänder implantiert werden. Da beim Hämophilen in der Regel auch die Nachbargelenke und die kontralaterale Extremität an einer Arthropathie leiden, ist eine Primärstabilität der implantierten Prothesenkomponenten wichtig. Aus diesem Grund und wegen der meist vorhandenen gelenknahen Osteoporose geben wir einer zementierten Prothese den Vorzug.

I. Scharrer/W. Schramm (Hrsg.)
27. Hämophilie-Symposion Hamburg 1996

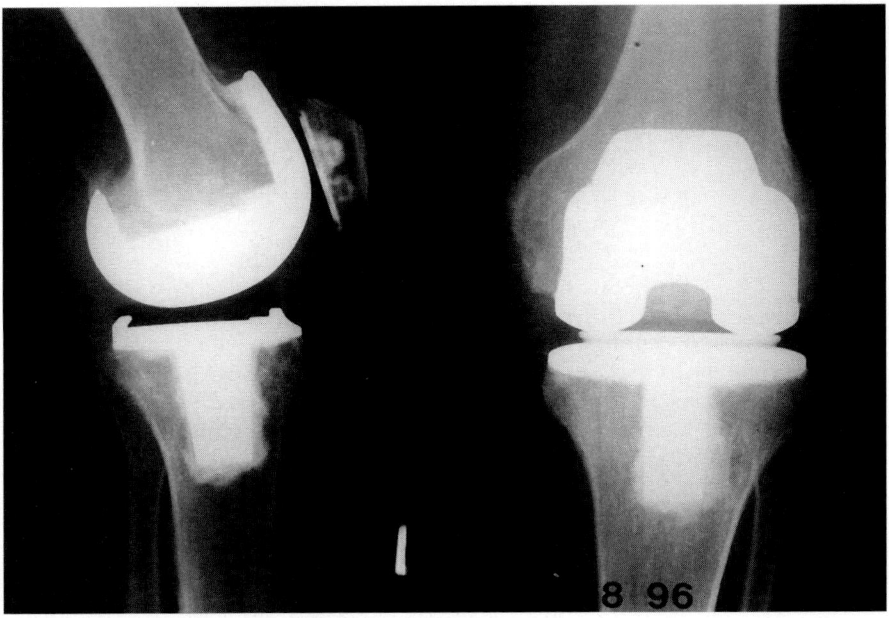

Abb. 1. Kniegelenkgleitflächenersatz Typ Insall-Burstein II, semiconstrained/posterior stabilized (Patient J. L., Hämophilie A, Op. 7/96 im Alter von 46 Jahren)

Achsprothese

Achsprothesen (Abb. 2) bedingen bei Implantation zu Gunsten der Stabilität meist den Nachteil des größeren Knochensubstanzverlustes. Eine Indikation sehen wir nur bei Vorliegen einer ausgeprägten ligamentären Stabilität und bei Revisionseingriffen.

Patientenalter

Im Gegensatz zum Arthrosepatienten, wo selten vor dem 50. Lebensjahr und meist nach dem 60. Lebensjahr die Endoprothesenimplantation erforderlich wird, liegt das Operationsalter bei der hämophilen Arthropathie deutlich niedriger. Der jüngste Patient in unserem Kollektiv war zum Zeitpunkt der Operation 26 Jahre alt. Da auch bei den modernen Prothesentypen nur von einer primären Standzeit von 12–15 Jahren auszugehen ist, ergibt sich zwangsläufig bei diesem Patientenkollektiv die spätere Notwendigkeit von 1 oder 2 Revisionsoperationen mit Prothesenwechsel. Diese Operationen sind im Gegensatz zur Erstimplantation deutlich schwieriger und komplikationsträchtiger. Als Konsequenz ergibt sich die absolute Notwendigkeit des Ausschöpfen aller konservativer Therapiemöglichkeiten und das rechtzeitige Einbeziehen gelenkerhaltender Operationen (z. B. Arthroskopie mit

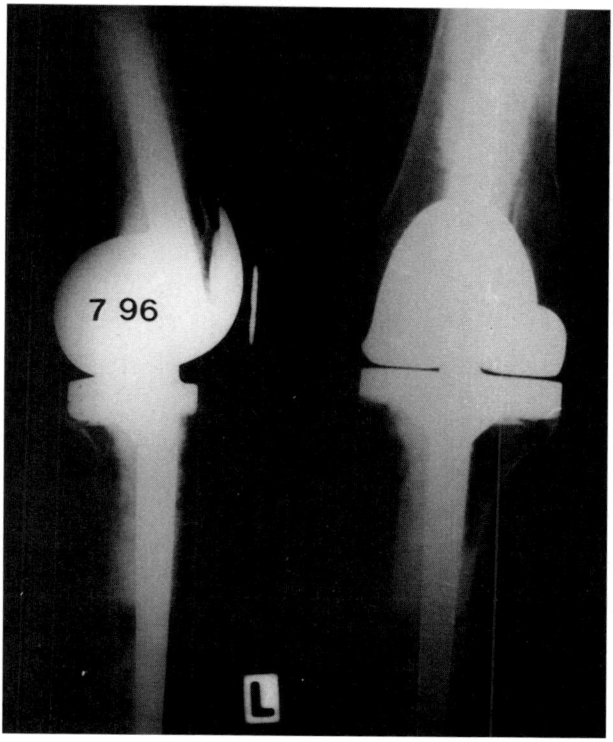

Abb. 2. Achsprothese Typ GSB III (Patient G. O., Hämophilie A und seropositive rheumatoide Arthritis, Op. 10/91 im Alter von 44 Jahren)

Debridement/Synovektomie, Achskorrektur) in das Therapiekonzept [1, 2, 3]. Die Schmerzsymptomatik allein bestimmt den Zeitpunkt der Endoprothesenimplantation.

Intraoperative Besonderheiten

Das intraoperative Hauptproblem ist die häufig vorliegende Fehlstellung mit erheblicher Kontraktur. Meist handelt es sich um eine Kombination aus Flexionskontraktur, Valgusdeformität und Außenrotationsfehlstellung der Tibia. Varusdeformitäten kommen auch vor. Dieser Umstand bedingt die Notwendigkeit eines ausgedehnten Weichteilrelease und einer ausreichenden Knochenresektion. Hierbei ist allerdings darauf zu achten, daß keine Instabilität resultiert.

Hinzu kommen meist asymmetrische Femurkondylen, eine Tibiakopfsubluxation und Knochensubstanzdefekte. Das Vorliegen asymmetrischer Femurkondylen ist bei der femoralen Resektion genau zu berücksichtigen, damit kein gravierender Rotationsfehler entsteht. Knochensubstanzdefekte bedürfen des „bone grafting“ oder der zusätzlichen Metallspacerimplantation („wedges“, „augmentation blocks“). Gegebenenfalls sollte intraoperativ bei ligamentärer Instabilität auf

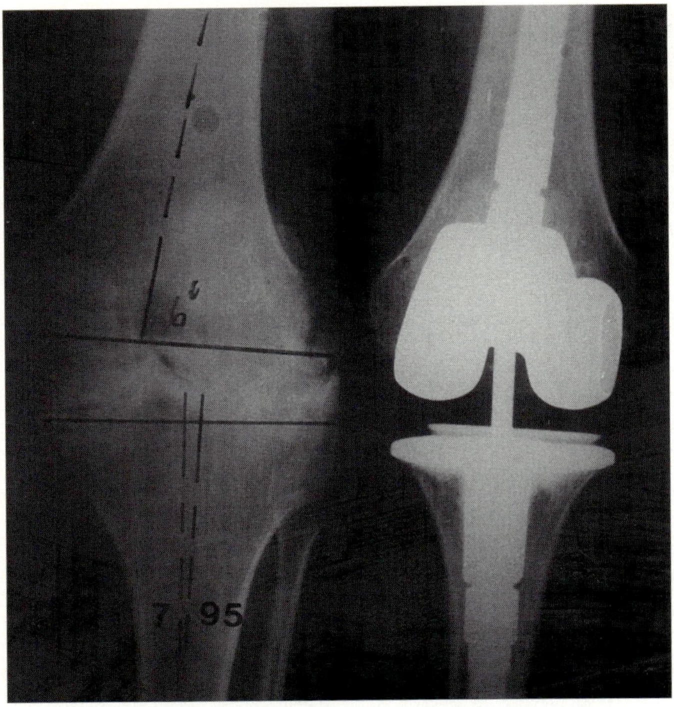

Abb. 3. Kniegelenkersatz Typ Insall-Burstein II, Constrained-condylar-Version (Patient W. H., Hämophilie A, Op. 7/95 im Alter von 43 Jahren)

eine gekoppelte („constrained") Prothesenversion (Abb. 3) gewechselt werden. Ein modulares Prothesensystem mit zahlreichen Variationsmöglichkeiten entsprechend der intraoperativen Gegebenheiten ist hier unabdingbar [4].

Im Gegensatz zu anderen Autoren [5] ist unseres Erachtens eine totale Synovektomie zusätzlich zur Prothesenimplantation meist nicht erforderlich, da im fortgeschrittenen Stadium der Arthropathie die Pathogenität des Synovialgewebes bei weitgehender Vernarbung in den Hintergrund tritt. Lediglich funktionsbehindernde Vernarbungen sollten reseziert werden, um die Weichteiltraumatisierung zu minimieren.

Faktorsubstitution

Die Faktorsubstitution und das diesbezügliche Management gehören in die Hand des hiermit erfahrenen Hämostaseologen. Die Durchführung einer Gelenkersatzoperation beim Hämophilen ohne Anbindung und Kooperation mit einem Hämophiliezentrum ist nicht zu empfehlen.

Da beim Kniegelenkersatz im Gegensatz zur Implantation einer Hüftgelenkendoprothese die Operation mit Blutsperrenmanschette am Oberschenkel durchgeführt wird, besteht intraoperativ kein Blutungsproblem. Dieses tritt erst postoperativ auf. Als Konsequenz geben wir sowohl unmittelbar präoperativ als auch nach Öffnen der Sperre Faktorenersatz.

Postoperative Probleme

Im wesentlichen finden sich, abgesehen von den üblichen postoperativen Problemen des Kniegelenkersatzes, beim Hämophilen besonders 3 Problemkomplexe:
- Nachblutung,
- Bewegungsverlust,
- Spätinfekt.

Nachblutung

Eine adäquate Faktorsubstitution bei der frühfunktionellen Nachbehandlung ist obligat. Bei intraartikulärer Nachblutung führen wir konsequent die frühe Punktion durch. Ein Zuwarten ist nicht empfehlenswert, da bei Ergußbildung, abgesehen von den damit verbundenen Schmerzen, die Propriozeption erheblich gestört wird, was das Konzept der frühfunktionell krankengymnastischen Behandlung beeinträchtigt. Möglicherweise läßt sich das Problem der Nachblutung durch intraoperative In-situ-Applikation von Fibrinkleber minimieren.

Bewegungsverlust

Entsprechend der Literatur und unserer Erfahrung scheinen beim Hämophilen häufiger postoperative Bewegungslimitierungen aufzutreten. Eine plausible Begründung wäre die präoperativ oft ungünstige Ausgangssituation mit Kontraktur, Muskelatrophie und langjährig stark verändertem Bewegungsmuster. Deshalb ist die frühfunktionelle krankengymnastische Therapie und Continuous-passiv-Motion (CPM) auf der Motorschiene unter adäquater Analgesie erforderlich. Für die Analgesie hat sich in der frühen postoperativen Phase bei uns ein patientengesteuertes computerisiertes Infusionssystem bewährt (PCA-Pumpe). Bei auftretender Bewegungslimitierung ist eine Narkosemobilisation erforderlich, falls 2 Wochen postoperativ keine 90°-Flexion des Kniegelenkes möglich ist.

Spätinfekt

Entsprechend der Literatur stellt der Spätinfekt in fast 10% die schwere Komplikation nach Knieendoprothesenimplantation beim Hämophilen dar [6].

Vorbeugend ist hier eine weichteilschonende Operationstechnik bei Erstimplantation, welche eigentlich selbstverständlich sein sollte. Beim Hämophilen ist bei vorliegenden Kontrakturen und deshalb erforderlicher umfangreicher Weichteillösung allerdings eine daraus resultierende Traumatisierung leider nicht immer gänzlich zu vermeiden.

Bei liegender Endprothese ist eine Antibiotikaprophylaxe bei der Sanierung von Fokaltoxikosen und bei Zahneingriffen etc. ratsam. Desweiteren ist eine rasche und intensive Therapie anderer florider Infekte zur Verhinderung einer hämatogenen Infektion der Endoprothese erforderlich.

Bei eingetretener Infektion der Endoprothese handelt es sich um einen Notfall. Differentialdiagnostisch ist an eine Gelenkblutung zu denken. Schon im Verdachtsfall muß eine Punktion des Gelenkes zur Gramfärbung und Erregerisolierung erfolgen. Die Vorstellung bei einem mit der Kniegelenkendoprothetik und zusätzlich mit der Hämophilie erfahrenen Orthopäden ist dringend erforderlich. Im Frühstadium kann die Arthroskopie mit Debridement zur Sanierung ausreichen. Ansonsten gelten die Regeln des septischen ein- oder zweizeitigen Prothesenwechsels. Im eigenen Kollektiv haben wir bisher bei keinem Hämophiliepatienten einen periprothetischen Infekt gehabt. Aus Erfahrung mit infizierten Prothesen bei Rheumatikern würden wir z. Z. einen zweizeitigen Wechsel mit intermediärer Implantation eines Spacers aus gentamicinhaltigem Knochenzement favorisieren.

Zusammenfassung

Die Implantation des Kniegelenkersatzes beim Hämophilen ist kein problemloser Routineeingriff. Es müssen zahlreiche durch das Krankheitsbild und seine Folgen bedingte Faktoren berücksichtigt werden. Ausschlaggebend für den Erfolg ist nicht zuletzt die enge Zusammenarbeit aller beteiligten Fachspezialisten.

Literatur

1. Eickhoff HH, Klein C, Koch W, Seuser A, Oldenburg J, Brackmann HH (1993) Langzeitergebnisse der kniegelenknahen Umstellungsosteotomien bei der Behandlung der hämophilen Arthropathie. In: Scharrer I, Schramm W (Hrsg) 23. Hämophilie-Symposium Hamburg 1992. Springer, Berlin Heidelberg New York
2. Eickhoff HH, Koch W, Brackmann HH (1992) Arthroskopische Behandlung der hämophilen Kniegelenkarthropathie. Arthroskopie 5: 267
3. Eickhoff HH, Koch W, Brackmann HH (1994) Arthroskopische Behandlung der hämophilen Kniegelenkarthropathie. Orthop Praxis 8: 477
4. Insall JN, Lachiewicz PF, Burstein AH (1982) The posterior stabilized condylar prosthesis: a modification of the total condylar design. J Bone Joint Surg [Am] 64: 1317
5. Rodriguez M, Meili E, Müller H (1993) Zementfreie Knieprothese bei jungen Hämophilen. In: Scharrer I, Schramm W (Hrsg) 23. Hämophilie-Symposium Hamburg 1992. Springer, Berlin Heidelberg New York
6. Wiedel J, Luck J, Gilbert M (1990) Total knee arthroplasty in the patient with hemophilia: evaluation of the long-term results. In: Gilbert MS, Greene WB (eds) Musculoskeletal Problems in Hemophilia. National Hemophilia Foundation, New York

Missense Mutations at ALA-10 in the Factor IX Propeptide: A Novel Mechanism for Severe Bleeding During Oral Anticoagulant Therapy

J. OLDENBURG, E.M. QUENZEL, U. HARBRECHT, A. FREGIN, W. KRESS, C.R. MÜLLER, H.-J. HERTFELDER, R. SCHWAAB, H.-H. BRACKMANN, P. HANFLAND

Summary

Bleeding complications represent the most common and unwanted side effect of oral anticoagulant therapy. We present a novel mechanism for bleeding during coumarin therapy, attributed to newly described missense mutations in the factor IX propeptides of three patients. Strikingly, bleeding occurred at therapeutic ranges of prothrombin time (PT) and international normalized ratio (INR). In all three patients, coumarin therapy caused an unusually selective decrease of factor IX activity (below levels of 1%–3%). Upon withdrawal of coumarin, factor IX activity increased to subnormal or normal values of 48%, 83% and 125%, respectively. Analysis of the factor IX gene revealed two different missense mutations affecting the Ala-10 residue in the propeptide coding region: Ala[GCC] to Val[GTC] in two patients and Ala[GCC] to Thr[ACC] in one patient. Screening 115 random blood donors for mutations at Ala-10, no further mutation could be detected, thus excluding a frequent polymorphism at this position. The mutation in the factor IX propeptide at a position, which is essential for the carboxylase recognition site, probably causes a reduced affinity of the carboxylase enzyme to the propeptide. This effect leads to an impaired carboxylase epoxidase reaction that is decisively triggered by the vitamin K concentration. As a clinical consequence of our findings, determination of Factor IX and APTT additionally to PT and INR is recommended in coumarin-treated patients with an uncommon bleeding pattern.

Introduction

Treatment with oral anticoagulants is used for primary or secondary prevention of arterial and venous thromboembolic complications in patients at risk [1, 2].

Anticoagulant therapy is usually initiated with a saturating dosage regimen taking into account basic activities of the prothrombin complex and liver function. After about one week a therapeutic range of 15%–30% of normal activity for all vitamin K-dependent factors is achieved and therapy is continued with a constant maintenance dosage [3].

Whereas phenprocoumon is most frequently applied in Germany, warfarin is used in most other countries. Both coumarins function as vitamin K antagonists, decreasing the activities of the vitamin K-dependent procoagulant components

I. Scharrer/W. Schramm (Hrsg.)
27. Hämophilie-Symposion Hamburg 1996

prothrombin, factors VII, IX, X and also of the coagulation inhibitors protein C and protein S. The kinetics of decrease of the vitamin K-dependent factors depends on their specific half-lifes and on the dose of the oral anticoagulant drug [4–7]. The decrease is induced by a competitive interference of coumarins with enzymes of the vitamin K cycle [8]. Vitamin K is an essential cofactor for the post-translational carboxylation of 10–12 glutamate residues in vitamin K-dependent proteins. During the carboxylation reaction dihydrovitamin K (KH_2) is oxidized to vitamin K 2,3-epoxide (KO). Any KO formed is readily recycled into KH_2 by the enzyme KO reductase [9]. Coumarin derivates interrupt the vitamin K cycle by blocking KO reductase, resulting in an increased concentration of circulating KO and rapid depletion of the KH_2 store [10]. Lack of KH_2 leads to an incomplete carboxylase reaction and an accumulation of noncarboxylated vitamin K-dependent precursor proteins.

The carboxylation of glutamate and the epoxidation of vitamin K are accomplished by the same carboxylase enzyme, an integral membrane protein of the endoplasmatic reticulum. Crucial for the total reaction is docking of the enzyme to a carboxylase recognition site (CRS) of the vitamin K-dependent precursor proteins. The CRS is provided by an amino-terminal propeptide extension (residues -18 to -1), which is cleaved prior to release into the blood stream [11, 12]. Residues at positions -18, -17, -16, -15 and -10 are apparently essential in defining the CRS [13, 14].

In the present study, we report on two new missense mutations at Ala-10 found in three patients. Whereas the mutations have no deleterious effects in normal life, they cause severe bleeding during oral anticoagulant therapy. We discuss their clinical impact, the underlying pathophysiologic mechanism and the implications for understanding the interactions between the carboxylase enzyme and its substrates, factor IX protein and vitamin K.

Subjects, Methods and Materials

Subjects

Three patients, A, B and C, who were 66, 38 and 30 years old, respectively, were admitted to the hemostasis unit in Bonn, Germany, because they experienced severe bleedings at each occasion of oral anticoagulation with phenprocoumon. Oral anticoagulation had been initiated after open heart surgery (coronary bypass and mechanic prosthetic aortic valve replacement in patient A and mechanic prosthetic aortic valve replacement in patient B) and deep vein thrombosis (patient C). Bleedings were located in muscles of the upper leg (patients A and C) and scrotum, left calf and thigh muscles (patient B). No bleeding tendency had been noted in any of these patients, neither in their personal nor in their family history. According to pedigree analysis, all patients were unrelated up to the third generation. However, the parents of patients A and C immigrated from the same region in north eastern Europe (north of Poland).

SSCP analysis for detection of mutations in the factor IX propeptide was carried out in random blood donors, 75 males and 40 females, by the Department of Transfusion Medicine in Bonn.

Coagulation Assays

Prothrombin and factors VII and X were determined by coagulation assays on coagulometer KC 10 using in-house-prepared deficient plasmas of bovine origin [15]. Factor IX activities were measured by commercially available reagents. Prothrombin time and APTT (actin FS) were determined on a coagulation analyzer (Hemolab, BioMerieux, Marey l'Etoile, France). All commercially available reagents were purchased from Baxter Diagnostic Inc. Deerfield, IL, USA.

Molecular Genetic Analysis of the Factor IX Gene

Analysis of the factor IX gene was carried out using the primer pairs as described by Ludwig and coworkers [16]. Amplified fragments were sequenced using the dideoxynucleotide chain termination method and the sequenase version 2.0 DNA sequencing kit (US Biochemical).

SSCP analysis was performed as outlined by Orieta and coworkers [17]. A 161-bp fragment of exon 2 was amplified using one primer located in the 5′ intron (5′-TTT-CATGATGTTTTTTGC-3′) and one primer located in the coding region of exon 2 (5′-TACATTCTCTCTCAAGGTTCC-3′). PCR amplification was run for 35 cycles with a starting denaturation at 94 °C for 3 min, denaturation at 94 °C for 30 s, annealing at 58 °C for 45 s, extension at 72 °C for 1 min and final extension for 5 min at 72 °C. PCR products were analyzed on nondenaturing 15% polyacrylamid gels containing 10% v/v glycerol (Clean Gels, Pharmacia) and run at 10 °C for 0.5 h at 150 V and for a further 2 h at 600 V. DNA fragments were stained with silver reagent.

Results

The uniform finding in all three patients on day of admission was an extreme selective reduction of factor IX activity to 1%–3%, with corresponding prolongation of

Table 1. APTT, prothrombin time and activities of the prothrombin complex factors of patients A, B and C on day of admission (plasma sample 1) and > 14 days after withdrawal of phenprocoumon (plasma sample 2)

	Normal range	Patient A		Patient B		Patient C	
Plasma sample		1	2	1	2	1	2
APTT (s)	26–34	70.9	30.8	59.1	31.5	106.0	28.8
Prothrombin time (%[a])	70–120	45	102	50	75	29	101
Factor II (%)	70–120	50	82	66	87	35	110
Factor VII (%)	70–120	31	108	44	80	19	105
Factor IX, one stage (%)	70–120	3	83	2	48	1	125
Factor IX, chromogenic (%)	70–120	< 1	85	< 1	55	n.d.	n.d.
Factor X (%)	70–120	22	75	46	87	13	140

[a] Prothrombin time expressed as percent according to Quick

the APTT (Table 1, plasma sample 1). The other prothrombin complex factors showed a reduction of their activities as expected under coumarin therapy.

Initially, these results were interpreted as a mild form of hemophilia B exacerbated by phenprocoumon administration. Therefore, anticoagulation was switched to heparin treatment, and all three patients received a single substitution of 2 mg of vitamin K. The bleeding stopped and signs of hematoma induced swelling disappeared in all three patients. The activities of factors II, VII and X as well as PT normalized within 8 to 15 days. However, contrary to our preliminary diagnosis of mild hemophilia B, factor IX activity increased continuously and reached normal values of 83% and 125% in cases A and C, respectively, and subnormal activity of 48% in case B (Table 1, plasma sample 2). As a consequence of these findings, long-term anticoagulation using heparin was introduced in all three patients.

In order to reveal the pathophysiologic mechanism of the observed isolated reduction of factor IX activity, analysis of the factor IX gene was performed. In all three patients, missense mutations in the factor IX propeptide at the amino acid Ala-10 were found. Patients A and C showed an amino acid substitution of Ala[GCC] to Val[GCT] and patient B an amino acid substitution of Ala[GCC] to Thr[ACC] (Fig. 1).

Since the observation of three patients at a single department within a short time period suggested a considerable frequency of these specific missense mutations, a series of randomly chosen blood donors was screened. Seventy-five males and 40 females representing 155 unrelated X chromosomes were investigated by SSCP analysis for mutations at the Ala-10 residue (Fig. 2). However, no additional mutation was detected, thus excluding a frequent polymorphism at this site (frequency < 2.43% at 95% confidence interval).

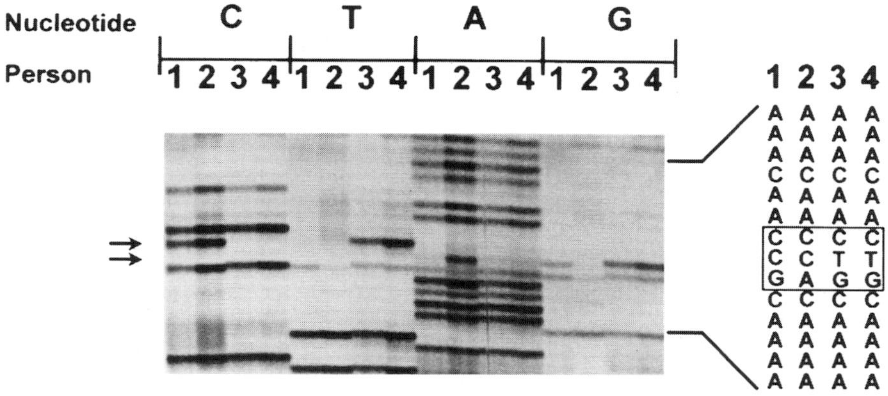

Fig. 1. DNA sequence analysis of part of the factor-IX propeptide coding region in exon 2. *Arrows* indicate the mutations. On the right, the DNA sequence is given from 5′ *(bottom)* to 3′ *(top)*. The mutated codon is marked by a *rectangle*. Patient B *(2)* exhibits a G to A substitution resulting in a missense mutation from Ala-10[GCC] to Thr[ACC]. Patients A and C (*3* and *4*) have a C to T substitution leading to an amino acid exchange from Ala-10[GCC] to Val[GTC]. *Person 1,* control; *Person 2,* patient B; *Person 3,* patient A; *Person 4,* patient C

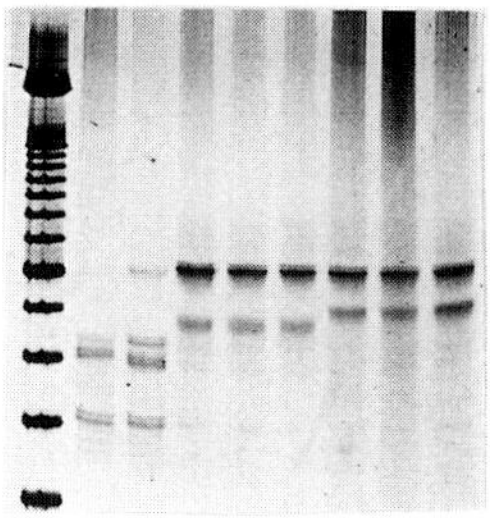

Fig. 2. SSCP analysis of the factor-IX propeptide coding region of exon 2. Single-stranded DNA from patients B, A and C (*lanes* 3 to 5) shows a clearly different migration pattern than single-stranded DNA from normal controls (*lanes* 6 to 8). *Lanes* 1 and 2 represent the pattern of nondenaturated DNA

Discussion

We present the molecular genetic and hemostatic investigations of three patients, who suffered from severe recurrent bleeding episodes at each occasion of an oral anticoagulant therapy with phenprocoumon. Hemostaseologic analysis revealed a strong and selective reduction of factor IX activity to 1%–3% (Table 1, plasma sample 1). During oral anticoagulant therapy, factor IX activity usually decreases to a similar degree or remains even higher than the activity of the other vitamin K-dependent factors [18 19]. Accordingly, our patients were believed to have mild hemophilia B, which was exacerbated due to phenprocoumon administration. However, in absence of phenprocoumon, factor IX activity normalized in two patients (A, C) and nearly normalized in the third patient (B) (Table 1, plasma sample 2).

The increased sensitivity of factor IX to phenprocoumon therapy was suspected to be caused by a defect in the carboxylation pathway of factor IX. Therefore, genetic analysis of the factor IX gene was performed, revealing that all three patients had a missense mutation in the factor IX propeptide at the Ala-10 residue (Ala[GCC] to Val[GCT] or to Thr[ACC]). The mutation Ala-10[GCC] to Thr[ACC] in patient B represents a nucleotide exchange from G to A on the antisense strand of a CpG dinucleotide. CpG dinucleotides are known as mutation hotspots in various genetic disorders [20]. None of our mutations have been described before [21]. The propeptide (residues -18 to -1) serves as a recognition site for the carboxylase enzyme [11, 12] and is highly, and the Ala-10 residue even completely, conserved in all precursor forms of vitamin K-dependent coagulation factors. Residues at positions -18, -17, -16, -15 and also -10 are crucial in defining the CRS [13, 14].

Although naturally occurring mutations at this amino acid residue have not been reported so far, some site-directed mutagenesis studies have been performed to investigate the structure-function relationship of the Ala-10 residue. Jorgensen and coworkers [11] showed that substitution of Ala-10 by Glu resulted in severely impaired carboxylation that was reduced to 2.4%. Studying the prothrombin propeptide, Huber and coworkers [13] created an Ala-10 to Asp mutant and found a 50% inhibition of the carboxylase reaction.

In the absence of phenprocoumon, the Ala-10 to Val mutation apparently does not affect carboxylation of factor IX, since patients A and C had normal factor IX activities. In patient B (Ala-10 to Thr), the slightly reduced factor IX activity of 48% might indicate a partial decrease in carboxylation of factor IX, even in the absence of vitamin K antagonists. In the presence of phenprocoumon, all three patients exhibited a strong and disproportional decrease of factor IX activity, mimicking severe hemophilia B.

The different effects of various Ala-10 substitutions on the carboxylation reaction in the absence of vitamin K antagonists correspond well with particular differences in the characteristics of the respective amino acids. Ala and Val are very similar amino acids differing only by one methyl group and one additional carbon atom, both being apolar and hydrophobic. Thus, a substitution might have little effect on the carboxylation reaction. Thr is similar to Val but has a hydroxyl group instead of the methyl group, hence becoming more hydrophilic, which might cause a more pronounced alteration of the carboxylase reaction. Glu is a very polar and negatively charged amino acid, therefore exhibiting a completely different character than Ala. Accordingly, substitution of Ala-10 by Glu results in a strongly reduced carboxylase activity of 2.5% [11].

How could the mechanism of extreme sensitivity of factor IX to vitamin K antagonists be explained? The carboxylase reaction and the epoxidation of vitamin K are carried out by the same carboxylase enzyme [22]. As shown in Figure 3, the total carboxylase reaction can be subdivided in a number of reaction equilibriums. The mutation in the factor IX propeptide at the Ala-10 position, which is essential for the carboxylase recognition site, probably causes reduced affinity of the carboxylase enzyme to the propeptide. The finding of an increased sensitivity of the total carboxylase-epoxidase reaction to the vitamin K concentration in our patients suggests that binding of the carboxylase enzyme to the propeptide is also critical for the vitamin K epoxidase activity of the enzyme. It is conceivable that binding of the carboxylase enzyme to the propeptide amplifies the efficacy of the epoxidase

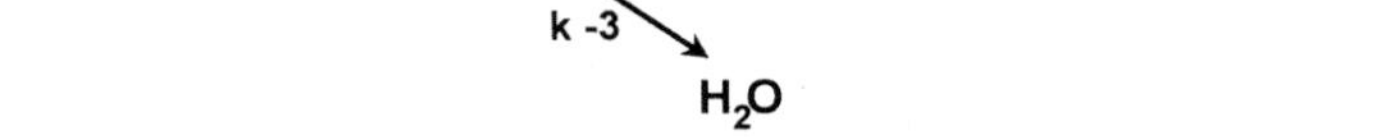

Fig. 3. A hypothetic model of the carboxylase-epoxidase reaction with its different equilibrium constants. First, a complex of the enzyme *(E)* and the propeptide of the factor IX molecule *(Prop-FIX)* is formed with a rate constant *k1*. In a second reaction, dihydrovitamin K *(VK-H_2)* joines the complex. In a third reaction, the complex plus CO_2 and O_2 performs the actual carboxylase-epoxidase reaction leading to a carboxylated factor IX molecule *(COO-Prop-FIX)*, vitamin K epoxide *(VK-O)*, enzyme and H_2O. Assuming that *k2* is enhanced 20-fold by k1 [23], a slight decrease in k1 will considerably reduce k2. A high vitamin K concentration can compensate this effect by shifting the reaction to its right side. Consequently, the vitamin K concentration will become the triggering component of the total carboxylase-epoxidase-reaction

activity of the enzyme. Consequently, in patients with an Ala-10 mutation, the total reaction is triggered by the vitamin K concentration. Substantially higher vitamin K concentrations are required to compensate the negative effect of an impaired propeptide binding to the carboxylase reaction.

Support for this suggested pathophysiologic mechanism comes from investigations of Soute and coworkers [23] in carboxylase-deficient devon rex cats. The cats have plasma deficiences of factors II, VII, IX and X. Oral treatment with vitamin K results in normalization of these coagulation factors. It was shown that a defective carboxylase enzyme causes decreased affinity to both propeptide and vitamin K H_2. Further in vitro experiments revealed that binding of the propeptide-substrate complex to the carboxylase enzyme enhances its binding to vitamin K H_2 about 20-fold [23].

Altough our patients were treated with phenprocoumon, the suggested mechanism is expected in also for warfarin as well as in every state of vitamin K deficiency.

The clinical relevance of our newly described mutations is related to their frequency in the general population. Similar patients have not been reported but they might not have been detected by clinicians because the prothrombin time used for monitoring the oral anticoagulant therapy does not reveal reduced factor IX activity. Moreover, bleeding episodes are the most common side effect of oral anticoagulant treatment. The finding of three unrelated patients at a single hemostasis unit within a short time period would suggest a noteworthy occurrence of mutations at Ala-10. As the mutations have no consequences in normal life, a polymorphism at this position might well be tolerated. However, our screening of 155 unrelated X chromosomes by SSCP revealed no mutations at Ala-10. A high frequency polymorphism at this position can therefore be excluded (frequency $< 2.43\%$ at 95% confidence interval).

Our two patients of caucasian origin who exhibited the same mutation of Ala-10 to Val raise the question of a possible founder effect. Pedigree analysis did not reveal consanguinity between patients A and C, but the parents of both patients immigrated from the same region in north-eastern Europe. Therefore a founder effect might be present and higher frequencies of the mutations might be observed in other regions.

Although the frequency of patients with Ala-10 mutations is probably low, determination of Factor IX and APTT additionally to PT and INR is recommended in coumarin-treated patients with uncommon bleeding pattern.

Increased factor IX sensitivity of Ala-10 mutants to coumarins will affect males more severely than females because of the chromosome X-linked inheritance. The pathophysiologic mechanism reported might also occur in other vitamin K-dependent clotting factors, since the Ala-10 residue is completely conserved in all propeptides. However, the consequences of such a mutation would be less severe for the factors II, VII, X or proteins C and S because of their autosomal recessive inheritance. Given the case of Ala-10 mutations in the coagulation inhibitors protein C or protein S, such mutations could be one explanation for the occurrence of skin necrosis in the initial phase of oral anticoagulant therapy. Our findings might encourage further studies leading to an improved monitoring of oral anticoagulant therapy and better understanding of its pathophysiology.

References

1. Hull R, Hirsh J, Jay R, Carter C, England C, Gent M, Turpie AGG, McLoughlin D, Dodd P, Thomas T, Raskob G, Ockelford P (1982) Different intensities of oral anticoagulant therapy in the treatment of proximal-vein thrombosis. N Engl J Med 307: 1676–1681
2. Saour JN, Sieck JO, Mamo LAR, Gallus AS (1990) Trail of different intensities of anticoagulation in patients with prosthetic heart valves. N Engl J Med 322: 428–432
3. Poller L, Taberner DA (1982) Dosage and control of oral anticoagulants: an international collaborative survey. Br J Haem 51: 479–485
4. Biggs R, Denson KWE (1963) The Fate of Prothrombin and Factors VII, IX and X Transfused to Patients Deficient in these Factors. Br J Haematol 9: 532–547
5. Hoffman GC, Hewlett JS (1965) Exchange transfusion in hereditary factor VII (proconvertin) deficiency. Am J Clin Pathol 44: 198–202
6. Loelieger EA, Hensen A (1961) Substitution therapy in haemophilia B. Thromb Diathes Haemorrh 6: 391–410
7. Roberts HR, Lechler E, Webster WP, Penick GD (1965) Survival of transfused factor X in patients with Stuart disease. Thromb Diathes Haemorrh 13: 305–313
8. Hirsh J (1991) Oral anticoagulant drugs. N Engl J Med 324: 1865–1875
9. Fasco MJ, Hildebrandt EF, Suttie JW (1982) Evidence that warfarin anticoagulant action involves two distinct reductase activities. J Biol Chem 257: 11210–11212
10. Willingham AK, Matschiner JT (1974) Changes in phylloquinone epoxidase activity related to prothrombin synthesis and microsomal clotting activity in the rat. Biochem J 140: 435–441
11. Jorgensen MJ, Cantor AB, Furie BC, Brown CL, Shoemaker CB, Furie B (1987) Recognition site directing vitamin K-dependent gamma-carboxylation resides on the propeptide of factor IX. Cell 48: 185–191
12. Foster DC, Rudinski MS, Schach BG et al (1987) Propeptide of protein C is necessary for y-carboxylation. Biochemistry 26: 7003-7011
13. Huber P, Schmitz T, Griffin J, Jacobs M, Walsh C, Furie B, Furie BC (1990) Identification of amino acids in the y-carboxylation recognition site on the propeptide of prothrombin. J Biol Chem 265: 12467–12473
14. Sanford DG, Kanagy C, Sudmeier JL, Furie BC, Furie B, Bachovchin WW (1991) Structure of the propeptide of prothrombin containing the y-carboxylation recognition site determined by two-dimensional NMR spectroscopy. Biochemistry 30: 9835–9841
15. Biggs R, Macfarlane MG (1957) Human blood coagulation and its disorders. Oxford University Press, Oxford
16. Ludwig M, Grimm T, Brackmann HH, Olek K (1992) Parental origin of factor IX gene mutations and their distribution in the gene. Am J Hum Genet 50: 164–173
17. Orita M, Iwahana H, Kanazawa H, Hayashi K, Sekiya T (1989) Detection of polymorphisms of human DNA by gel electrophoresis as single-strand conformation polymorphism. Proc Natl Acad Sci USA 86: 2766–2770
18. Kumar S, Haigh JRM, Tate G et al (1990) Effect of warfarin on plasma concentrations of vitamin K-dependent coagulation factors in patients with stable control and monitored compliance. Br J Haematol 74: 82–85
19. Weiss P, Soff GA, Molkin H, Seligsohn U (1987) Decline of proteins C and S and factors II, VII, IX and X during the initiation of warfarin therapy. Thromb Res 45: 783–790
20. Cooper DN, Youssouffian H (1988) The CpG dinucleotide and human genetic disease. Hum Genet 78: 151–155
21. Gianelli F, Green PM, Sommer SS et al (1996) Haemophilia B (sixth edition): a database of point mutations and short additions and deletions. Nucleic Acids Res 24: 103–118
22. Hubbard BR, Ulrich MW, Jacobs M, Vermeer C, Walsh C, Furie B, Furie BC (1989) Vitamin K-dependent carboxylase: affinity purification from bovine liver by using a synthetic propeptide containing the y-carboxylation recognition site. Proc Natl Acad Sci USA 86: 6893–6897
23. Soute BAM, Ulrich MMW, Watson DJ, Maddison JE, Ebberink RHM, Vermeer C (1987) Congenital deficiency of all vitamin K-dependent blood coagulation factors due to a defective vitamin K-dependent carboxylase in devon rex cats. Thromb Haemost 57: 521–525

Characterisation of Blood Clotting Factor VIII Concentrates

B. M. Neugebauer, T. Frey, R. Seitz, I. Budek

Introduction

The Paul-Ehrlich-Institut has been performing experimental batch control of plasma-derived clotting factor VIII concentrates (FVIII concentrates) since January 1, 1996. Up to October 1996, 212 batches have been released. Samples of each batch are routinely tested for FVIII potency (chromogenic assay), total protein, fibrinogen, heterogeneous and human protein, haemagglutinins anti A/anti B, and randomly for mannitol, citrate, sodium etc. and pyrogens. Moreover, samples of plasma pools are tested for HBsAg, anti-HIV 1 and 2 and anti-HCV. All data are relevant for batch release.

With regard to high purity concentrates, other authors described discrepancies in FVIII potencies determined by one-stage and two-stage assays [1, 2]. The loss in high molecular weight multimers of von Willebrand Factor (vWF) reducing the therapeutic effect of FVIII concentrates in the treatment of von Willebrand disease has also been reported frequently, e.g. [3]. Therefore additional tests are performed with the intention to characterise the different FVIII concentrates currently on the German market. In samples of each batch the FVIII potency (FVIII:C) is also determined by one-stage assay. The vWF is analysed by quantification of the antigen (vWF:Ag) and the collagen-binding activity (vWF:CBA). Furthermore, SDS-PAGE and Western blots are performed with samples of a limited number of batches.

From the ratios of $\text{FVIII:C}_{\text{one-stage/chromogenic assay}}$, vWF:Ag/FVIII:C, vWF:CBA/vWF:Ag and the specific activity, the amount of FVIII in total protein (%) and the total protein composition as well, each product can be fingerprinted by its unique data. For the ease of presentation, only results from batches with 1000 IU FVIII/vial are presented.

Materials and Methods

FVIII Concentrates

Products A and H are intermediate purity products (0–50 IU/mg plasma protein). Only one batch of product H with 1000 IU/vial had been released. Therefore data of this batch are not included in the assessment. However, they are presented to give a complete overview of all products currently on the German market. Products B, C,

I. Scharrer/W. Schramm (Hrsg.)
27. Hämophilie-Symposion Hamburg 1996

D and E are high purity products (50–500 IU/mg plasma protein). Product C is also sold under a second brand name, for which batch release is performed by the Paul Ehrlich Institut. These data are not shown here. Products F and G are very high purity products (> 500 IU/mg). They have been licensed in concertation procedures in the EU and experimental batch control for these products is carried out by national authorities in the Netherlands and the United Kingdom, which is acknowledged in Germany according to EU law. Data of single batches have been collected at the Paul Ehrlich Institut. Product I is virus-inactivated by chemical and physical methods and not on the German market.

FVIII Potency Determination

Samples are prediluted to 1 IU/ml with FVIII deficient plasma (Organon, Teknika Corp., USA) prior to simultaneous testing in chromogenic and one-stage assay. The chromogenic assay is carried out as described in the DAB/EP monograph employing a commercial kit (Immunochrom FVIII:C, Immuno GmbH, Germany) with some modifications. The albumin content of the reagent buffer is increased up to 1% with BSA (Bovine Serum Albumin, protease free, ICN, USA) and the incubation time for the first step (generation of FXa) is decreased to 3.5 min. The one-stage assay is performed following standard procedures. Test dilutions are 1:7, 1:20, 1:60 in Imidazol buffer (Immuno GmbH, Germany) with 1% albumin (Human-Albumin N 20% Tropon, Bayer AG, Germany); 50 µl of each are incubated with 50 µl FVIII-deficient plasma and 50 µl PTT reagent (Daptin, Immuno GmbH, Germany) for 300 s after which the reaction is started with 50 µl $CaCl_2$ (25 mM; Immuno GmbH, Germany). FVIII potency is expressed as IU/vial with reference to a house standard calibrated against the 5th International Standard for FVIII Concentrates (88/640, National Institute for Biological Standards and Control (NIBSC), Potters Bar, UK). Data are evaluated using the WHO Parallel Line Assay. In order to fulfill the criteria for batch release, the FVIII potency determined by chromogenic assay should be 80%–120% of the nominal potency.

Fibrinogen

Fibrinogen is routinely tested according to the method of Clauss (Dade Fibrinogen Kit, Baxter Diagnostics AG, Germany). The measurable amount of Fibrinogen in many batches was below the detection limit of 0.15 mg/ml, which has been used for the calculations of Fibrinogen content. Therefore data represent the upper limit of content.

vWF:Ag and vWF:CBA

For batch release, vWF:Ag is tested using a commercial ELISA (Boehringer Mannheim, Germany) according to the instructions of the manufacturer. Data are expressed as IU/vial with reference to the 3rd International Standard for FVIII related activities in Plasma (91/666, NIBSC, Potters Bar, UK). For calculations of the ratio of vWF:CBA to vWF:Ag, both vWF:CBA and vWF:Ag are determined according to the method of Thomas and coworkers [4] and Budde (personal communication).

SDS-PAGE and Western Blot

SDS-PAGE (5%–15% gradient gel) are performed as described by Laemmli [5]. SDS gels are blotted following standard procedures using a murine monoclonal antibody with specificity to the heavy chain of FVIII (MAS 530p, Harlan Sera-Lab, UK).

Specifc Activity and Protein Composition

For calculations of specific activity and protein composition manufacturers data for total protein and albumin are used, which have been determined by different methods. Estimations of protein compositions refer to the total amount of plasma protein (100%). Calculations of the amount of FVIII and vWF are based on the assumption, that 1 IU FVIII equals 150 ng and 1 IU vWF 7.5 µg, respectively. Contents of FVIII, vWF and fibrinogen are shown as percentage of total plasma protein, other proteins (not characterised here) are calculated by subtraction of these parameters from the amount of total plasma protein.

Statistical Evaluation

All data are expressed as mean of the number of investigated batches.

Results

The FVIII concentrates differ in respect to specific activity and content of FVIII in total protein (%). The specific activity for the intermediate purity product A is 12.5 IU/mg and 0.19% of total protein are FVIII. The high purity products B, C, D and E reveal distinctive specific activities of 60.6 IU/mg (B), 82.6 IU/mg (C), 96.7 IU/mg (D) and 167.0 IU/mg (E). Simultaneously, the FVIII content in total protein inclines from 0.9% (B), 1.24% (C), 1.45% (D) to 2.5% (E) (Table 1).

While for the intermediate purity product A a ratio of $FVIII{:}C_{one\text{-}stage/chromogenic\ assay}$ of 1.00 has been determined, in the high purity products increased ratios of $FVIII{:}C_{one\text{-}stage/chromogenic\ assay}$ of 1.05 (product B), 1.09 (product C and D) and 1.13 (product E) have been found (Fig. 1). Data from single batches of two FVIII concentrates purified by immunoaffinity chromatography are in compliance with these results ($FVIII{:}C_{one\text{-}stage/chromogenic\ assay}$ = 1.17; Table 1).

As illustrated in Fig. 2 the vWF:Ag content in different products displays pronounced discrepancies. Product A contains the highest amount of vWF:Ag

Table 1. Product-specific characteristics of factor VIII concentrates

FVIII concentrate	Manufacturing procedure		Specific activity	Content of FVIII in total protein (without albumin)	vWF:Ag/ FVIII:C	FVIII:C one-stage chromogenic assay
	Virus inactivation	Protein purification	IU/mg total protein (without albumin)	%	IU/IU	IU/IU
Product A ($n = 40$)	Physical	Precipitation	12.5	0.19	3.39	1.00
Product B ($n = 11$)	Chemical and Physical	Chromatography	60.6	0.9	1.5	1.05
Product C ($n = 18$)	Chemical and physical	Chromatography	82.6	1.24	0.43	1.09
Product D ($n = 10$)	Chemical	Chromatography	96.7	1.45	0.59	1.09
Product E ($n = 43$)	Physical	Chromatography	167	2.5	0.17	1.13
Product F ($n^a = 11$)	Physical	Immunoaffinity Chromatography	–	–	0.2	1.17
Product G ($n = 1$)	Chemical	Immunoaffinity Chromatography	–	–	0.02	1.17
Product H ($n = 1$)	Chemical	Precipitation/ Chromatography	33	0.49	0.83	1.11

n, number of batches (1000 IU/vial).
[a] 11 determinations of one batch.
Products F and G: calculations of specific activity and content of FVIII in total protein (%) are not possible, because due to the very high purification of FVIII, the content of plasma proteins is very low, and results from determinations of total protein and albumin do not differ.

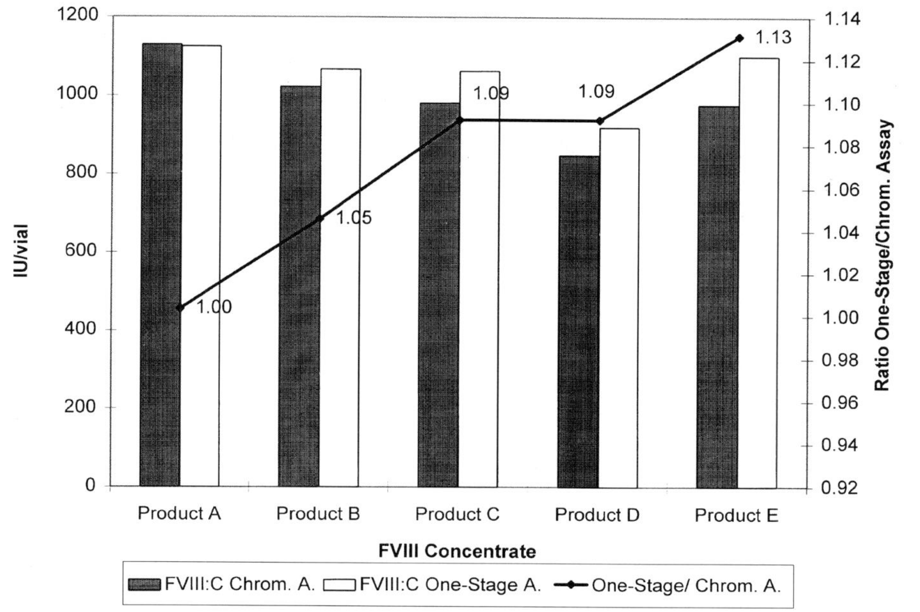

Fig. 1. FVIII potency in one-stage and chromogenic assay

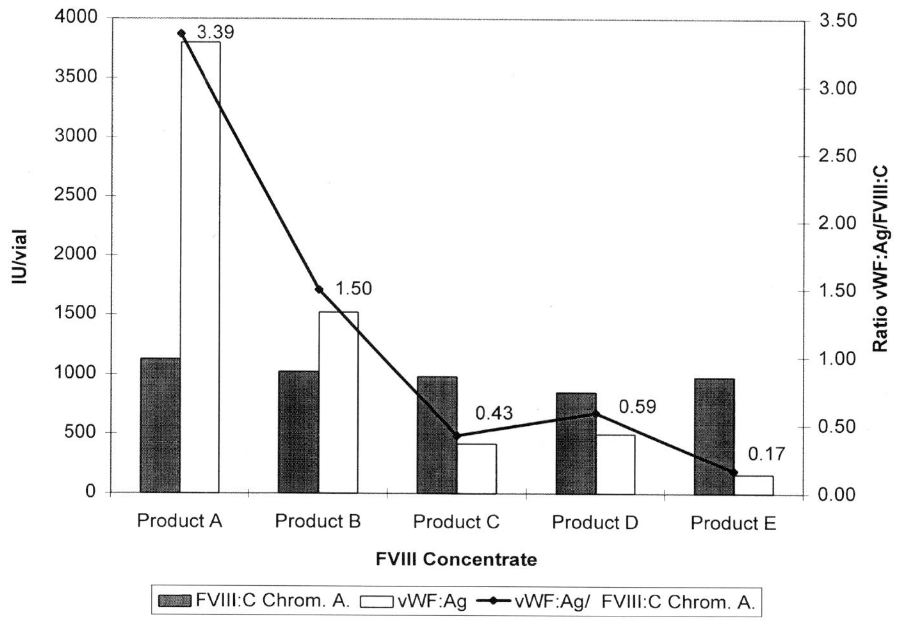

Fig. 2. Ratio of vWF: antigen to FVIII potency

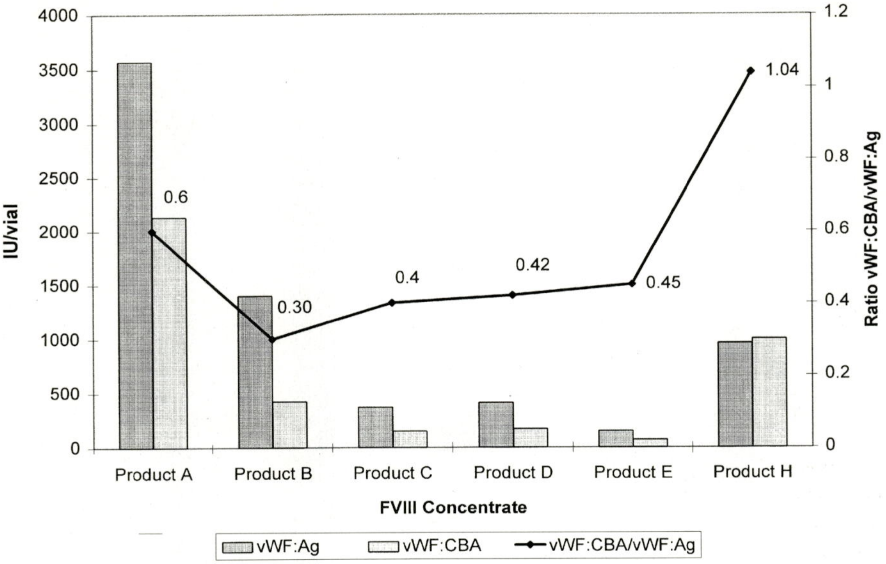

Fig. 3. Ratio of vWF:CBA to vWF:Ag

(3801 IU/vial), followed by product B (1519 IU/vial), product C (418 IU/vial) and product D (499 IU/vial). Product E is characterised by a rather low content of vWF:Ag (161 IU/vial) (Fig. 2). The ratio vWF:Ag/FVIII:C in FVIII concentrates is 3.39 (product A), 1.50 (product B), 0.43 (product C), 0.59 (product D) and 0.17 (product E; Fig. 2).

The collagen-binding activity is reduced to various extents in the different products as shown by ratios of vWF:CBA/vWF:Ag of 0.6 (product A), 0.30 (product B), 0.40 (product C), 0.42 (product D) and 0.45 (product E) with the exception of product H, for which a ratio of vWF:CBA/vWF:Ag of 1.04 has been found. Only one batch of product H with 1000 IU FVIII/vial has been tested so far (Fig. 3). However, the result has been confirmed in experiments with samples from a batch with 500 IU/vial (data not shown).

Regarding the discrepancies in vWF content the protein composition of the products (without stabilisers, e.g. albumin) was analysed based on data available from our own experiments and from the documents submitted by the manufactures. In Figure 4 the content (%) of FVIII:C, vWF:Ag, fibrinogen (maximum) and other proteins (not characterised) is shown. It has to be taken into account that there is a pronounced difference in the amount of total plasma protein between the intermediate purity product A (80–100 mg/vial) and the high purity products B, D (< 20 mg/vial), C, E (< 10 mg/vial). Only traces of total plasma protein are FVIII:C in all products (0.2 %–2.5%). The maximal fibrinogen content varies between 3.1% and 27.3 %. With regard to content of vWF:Ag and other proteins, product B is outstanding, because 67.8% of total plasma protein are vWF:Ag and approximately 20% are other proteins. In contrast, in product A approximately 67%, in product C appro-

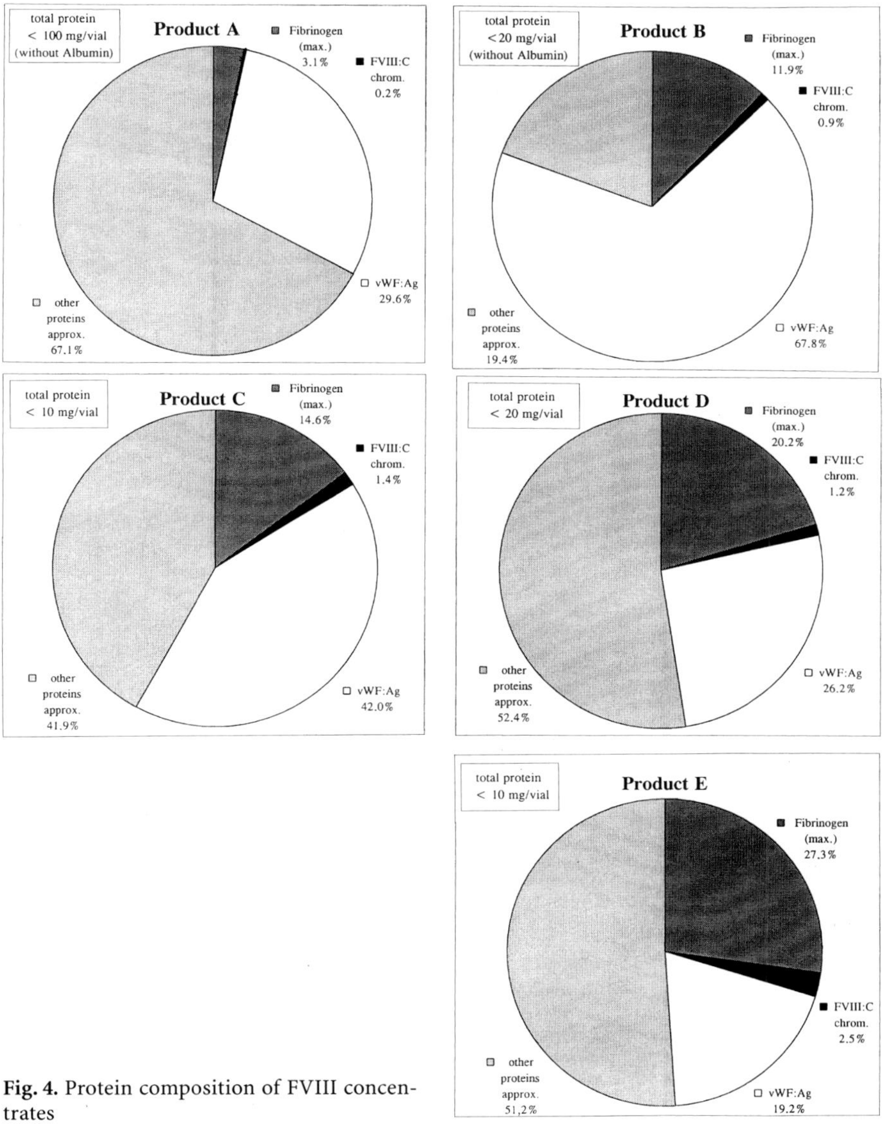

Fig. 4. Protein composition of FVIII concentrates

ximately 42% and in products D and E approximately 52% are other proteins, while vWF:Ag accounts for 29.6%, 42%, 26.2% and 19.2%, respectively.

FVIII concentrates not containing albumin as stabiliser have been analysed by SDS-PAGE and Western blot. In SDS-PAGE a complex band pattern is found displaying only minor differences between various products and batches (data not shown). In Western blot with a monoclonal antibody with specificity for the heavy

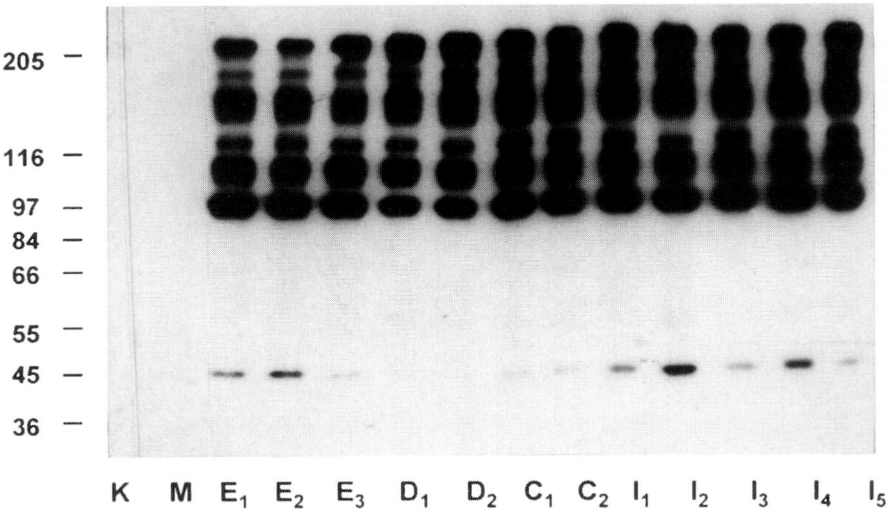

Fig. 5. Western blot of FVIII concentrates not containing albumin. *K*, prothrombin-complex concentrate; *M*, molecular weight standard; $C_{1,2}$ and $D_{1,2}$, two batches each et products C and D; E_{1-3}, three batches of product E; I_{1-5}, five batches of product I

chain of FVIII, several bands with a molecular weight beyond 80–90 KDa are detected, representing the more or less fragmented heavy chain of nonactivated FVIII (Fig. 5). In addition, one band running in the molecular range of 45 KDa is visible in all batches of three products and is absent in one batch of another product tested so far. This band probably represents a FVIII degradation product generated by thrombin or another protease.

Discussion

During the first 10 months of batch control of plasma-derived FVIII concentrates at the Paul Ehrlich Institut, results have been evaluated to characterise the products currently on the German market. All manufacturing procedures include validated steps for virus inactivation (physical and/or chemical) and different techniques of protein purification like precipitation, ion exchange chromatography and immunaffinity chromatography also contributing to virus elimination (Table 1). Due to the various manufacturing procedures, each product displays unique features in respect to results for FVIII:$C_{\text{one-stage/chromogenic assay}}$, vWF:Ag/FVIII:C, vWF:CBA/ vWF:AG, specific activity, content of FVIII in total plasma protein and protein composition. In general, products exhibited an indifferent behaviour in SDS-PAGE and Western blot.

Taken together, our data imply that enhanced purification of FVIII is accompanied on the one hand by higher FVIII one-stage potencies than two-stage potencies and on the other hand by an increased reduction of vWF in quantity and physiologic function indicating a link between both phenomena (Table 1). Significant discrepancies between results of FVIII assays performed with different methods on high purity products have been described by other authors [1, 2], who reported up to 40% higher one-stage than two-stage potencies. One-stage assays have been more sensitive to the presence of activated FVIII (FVIIIa) [6]. It has been concluded, that as little as 1%–2% of total FVIII in activated form could give a significant rise in one-stage activity and that FVIIIa could be the cause for an enhanced FXa generation in very high purity FVIII concentrates correlating with higher one-stage than two-stage potencies [7]. An explanation for the higher activation rate of FVIII in high purity FVIII concentrates is also given by our data revealing a higher reduction rate in vWF content and loss of protection of FVIII in these products, one physiologic function of vWF. The low vWF content as cause of the described discrepancies in FVIII potencies has also been discussed by other authors [8]. The second function of vWF is platelet adhesion and aggregation measured here as differently diminished collagen binding activity, which explains the discrepancies in therapeutic effectiveness of various products in the treatment of von Willebrand disease.

Regarding the clinical relevance of small amounts of FVIIIa in FVIII concentrates recent data from an animal study with rabbits, which have been infused with nonactivated and thrombin-activated porcine FVIII, imply that enhanced FVIII activity detected by one-stage assay rapidly disappeared from circulation in vivo. These results indicate one-stage potencies of F VIII-concentrates as unreliable guides to therapeutic effects of FVIII products in vivo [9].

Analysis of the protein composition based on data for FVIII:C, vWF:Ag and fibrinogen display that only traces of protein (0.2%–2.5%) are FVIII and that other proteins (not characterised in this study; e.g. probably fibronectin, immunoglobulins) account for approximately 40%–70% of total protein in the FVIII concentrates with the exception of product B (approximately 20%), which is rather surprising for us. Therefore, further analysis of the protein composition in each product is in progress.

Nevertheless, two episodes of higher incidences of inhibitor formation in PTPs (previously treated patients) in 1991 and 1995 [10, 11, 12] justify main concerns about viral inactivation processes and extensive purification procedures as potential inductors of neoantigenicity in FVIII concentrates. Due to the current lack of reliable preclinical methods for the prediction of inhibitor induction in humans, PTPs and PUPs (previously untreated patients) should be regularly monitored for inhibitor formation. In addition, batches of FVIII concentrates should be closely checked in order to detect deviations in manufacturing procedures. Pursuing this objective, further methods (e.g. FVIII:Ag ELISA) are being established at the Paul Ehrlich Institut.

Acknowledgement. We are grateful to R. Nawrot and T. Bauer, because their excellent technical assistance enabled us to establish the laboratory and the methods in a very short period of time. Many thanks also to Ch. Jeschek and E. Schörner-Burkhardt for technical assistance, to K. Schmitt and his team for performance of the one-stage assay and fibrinogen determination and to H. König for scientific advice.

References

1. Barrowcliffe TW, Watton J, Harman A, Tubbs JE, Kemball-Cook G (1990) Potency of high purity factor VIII concentrates. Lancet ii: 124
2. Barrowcliffe TW (1993) Viral inactivation vs biological activity. In: Brown F (ed) Virological safety aspects of plasma derivatives. Dev Biol Stand 81: 125–135
3. Mannucci PM, Lattuada A,, Ruggeri Z (1994) Proteolysis of von Willebrand Factor in therapeutic plasma concentrates. Blood 83: 3018–3027
4. Thomas KB, Choong SC, Jessat U, Zieger B, Budde U, Tune EP, Grohmann A, Sutor AH (1993) Platelet von Willebrand factor - collagen binding activity and ristocetin cofactor activity: a comparison of methods able to differentiate von Willebrand disease types I and II (preliminary results). In: Scharrer I, Schramm W (eds) 24. Hämophilie-Symposium Hamburg 1993. Springer, Berlin Heidelberg New York, pp 234–242
5. Laemmli UK (1970) Cleavage of structural proteins during the assembly of the head of bacteriophage T4. Nature 227: 680–685
6. Niemetz J, Nossel HL (1969) Activated coagulation factors: in-vivo and in-vitro studies. Br J Haematol 16: 337–351
7. Kemball-Cook G, Tubbs JE, Dawson NJ, Barrowcliffe TW (1993) The behavior of different factor VIII concentrates in a chromogenic factor X-activating system. Br J Haematol 84: 273–278
8. Mikaelsson ME, Oswaldsson UM (1991) Potency assessment of very high purity factor VIII concentrates. Thromb Haemost 65: 942
9. Littelwood JD, Bevan SA, Kemball-Cook G, Barrowcliffe TW (1996) In vivo studies of activated porcine factor VIII. Thromb Haemost 76: 743–748
10. Peerlinck K, Arnout J, Gilles JG, Saint-Remy JM, Vermylen J (1993) A higher than expected incidence of factor VIII inhibitors in multitransfused haemophilia A patients treated with an intermediate purity pasteurized factor VIII concentrate. Thromb Haemost 69: 115–118
11. Rosendaal FR, Nieuwenhuis HK, van den Berg HM et al (1993) A sudden increase in FVIII inhibitor development in multitransfused haemophilia A patients in the Netherlands. Blood 81: 2180–2186
12. Peerlinck K, Arnout J, Di Giambattista M et al (1997) Factor VIII inhibitors in previously treated haemophilia A patients with a double virus-inactivated plasma derived factor VIII concentrate. Thromb Haemost 77: 80–86

Ein neuer, hochsensitiver „enzyme linked immunosorbent assay“ (ELISA) zur Quantifizierung des Faktor VIII-Antigens und sein Einsatz in der Patientendiagnostik

C. Schmitt, J. Oldenburg, A. Haack, W. Poller, H. H. Brackmann, R. Schwaab

Faktor VIII-ELISA

Durch Kombination eines monoklonalen Antikörpers mit zwei polyklonalen Antikörpern haben wir einen Sandwich-ELISA entwickelt, der spezifisch und hochsensitiv das Faktor VIII-Antigen nachweist. Der monoklonale Anti-Faktor VIII-Antikörper dient als Erstantikörper und bindet die Faktor VIII-Moleküle an einem Epitop auf der schweren Kette. Die Detektion des gebundenen Faktor VIII (FVIII) erfolgt durch einen polyklonalen Anti-Faktor VIII-Antikörper (Zweitantikörper) und einen an dessen konstante Region bindenden Peroxidase-markierten polyklonalen Drittantikörper. Der ELISA hat bei Erstellung der Standardkurve in Puffer eine Nachweisgrenze von 0,1% FVIII (0,001 IU/ml FVIII; 100–200 pg/ml; siehe Abb. 1). Dabei zeigte die Standardkurve im Faktor VIII-Antigen-Bereich von 0,1% bis 4% einen nahezu linearen Anstieg und nur geringe Standardabweichungen. Die gleiche Empfindlichkeit erreichte der ELISA auch beim Nachweis von in Zellkultur exprimierten Faktor VIII-Proteinen (s. Beitrag Haack et al.).

Bei einer Verdünnung der Standardkurve in VIII-Mangel-Plasma statt in Puffer kann ein abweichender Verlauf der Kurven beobachtet werden. Obwohl sich durch

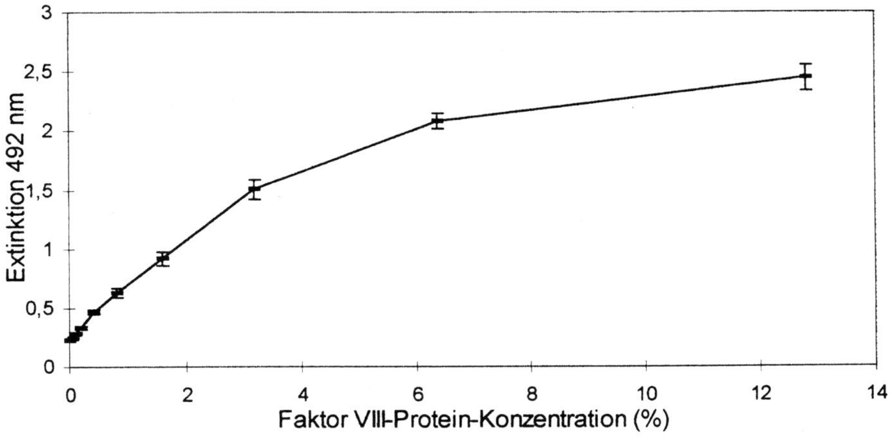

Abb. 1. Standardkurve des FVIII:Ag-ELISA

I. Scharrer/W. Schramm (Hrsg.)
27. Hämophilie-Symposion Hamburg 1996

diese Maßnahme die Nachweisgrenze des Systems auf Werte zwischen 0,3% und 0,5% FVIII (0,003–0,005 IU/ml FVIII) verschlechtert, halten wir die durch Vergleich der Plasmaproben mit den durch eine in Mangelplasma erstellten Standardkurve ermittelten Werte für realistischer. Für die unterschiedliche Empfindlichkeit der beiden ELISA-Ansätze sind wahrscheinlich Komponenten des Plasmas verantwortlich, die die Antikörperbindung an den Faktor VIII beeinträchtigen.

Patientendiagnostik

In dieser Studie wurde von insgesamt 33 Hämophilie-A-Patienten der Faktor VIII-Antigen-Gehalt (FVIII:Ag) und die Faktor VIII-Aktivität (FVIII:C) im Plasma getestet. Um eine exakte Messung der körpereigenen FVIII-Werte zu erhalten, wurden nur Patienten untersucht, deren letzte Faktor VIII-Substitution mindestens 14 Tage zurücklag. Von den untersuchten Patienten hatten 7 eine schwere, 7 eine mittelschwere und 19 eine leichte Hämophilie A. Zusätzlich wurde das Blut von 6 Überträgerinnen untersucht. Während die FVIII:Ag-Konzentrationen mit Hilfe des oben

Tabelle 1. FVIII:C und FVIII:Ag nicht substituierter Patienten

Schweregrad der Hämophilie A	Lfd. Nr.	FVIII:C [%]	FVIII:Ag [%]	Schweregrad der Hämophilie A	Lfd. Nr.	FVIII:C [%]	FVIII:Ag [%]
Schwer	1	<1	0	Leicht	21	14,5	19,9
	2	<1	0		22	7,6	30,3
	3	<1	0		23	11,5	32,0
	4	<1	0		24	2,2	41,6
	5	<1	0,5		25	15,0	51,6
	6	<1	2,8		26	8,8	71,0
	7	<1	3,0		27	7,8	73
Mittelschwer	8	1,3	5,5		28	6,8	74,0
	9	2,2	6,0		29	10,0	98,0
	10	1,9	6,3		30	13,0	105,4
	11	2,1	11,5		31	23,0	119,6
	12	1,0	30,3		32	15,5	133,0
	13	3,7	40,0		33	54	250
	14	2,9	52,0	Überträgerinnen	34	42	68
Leicht	15	4,9	8,0		35	64	110
	16	2,8	13,3		36	51	115
	17	2,8	13,6		37	64	117
	18	2,4	13,7		38	82	122
	19	7,2	15,9		39	96	132
	20	7,0	18,6				

dargestellten ELISA bestimmt wurden, wurden die FVIII-Aktivitäten nach einer hauseigenen Methode mit natürlichem Mangelplasma (Einstufenmethode) ermittelt.

Die Ergebnisse der FVIII:Ag- und FVIII:C-Untersuchungen sind in Tabelle 1 aufgelistet.

Die Betrachtung der Faktor VIII-Antigen-Bestimmungen, insbesondere im Vergleich zu den FVIII-Aktivitätswerten, läßt folgende Schlußfolgerungen zu:

- Einige der Patienten mit schwerer Hämophilie A besitzen nach 14 Tagen ohne Faktor VIII-Gabe noch FVIII-Antigen in ihrem Blut. Da der substituierte Faktor VIII in 14 Tagen vollständig abgebaut ist, kann es sich hierbei nur um körpereigenes Faktor VIII-Protein handeln. Wir vermuten, daß diese geringen Faktor VIII-Protein-Mengen die Patienten vor einer Inhibitorbildung schützen.
- Bei den leichten Hämophilie-A-Verlaufsformen gibt es CRM^+-Patienten, d. h. der FVIII:Ag-Wert liegt um mindestens 30 % über dem FVIII:C-Wert. Diese Patienten sind besonders für FVIII-Protein-Studien interessant, da die Mutationen mit hoher Wahrscheinlichkeit zur Störung eines funktionellen Bereichs führen (Patienten Nr. 13, 14, 22–32).

Unbalancierte X-Chromosomen-Inaktivierung in weiblichen Zwillingen mit Hämophilie B

W. Schröder, K. Wollina, K. Wulff, F. H. Herrmann

Die Hämophilie B zählt mit einer Inzidenz von 1:25000–1:301000 Knabengeburten neben der Hämophilie A zu den häufigen Gerinnungsstörungen. Aufgrund des X-chromosomalrezessiven Erbganges erkranken die männlichen hemizygoten Träger eines defekten Faktor-IX-Gens; die weiblichen Überträgerinnen sind in der Regel phänotypisch unauffällig. In seltenen Fällen kann es aber auch bei diesen Überträgerinnen zu einer Blutungsneigung wie bei männlichen Betroffenen kommen. Solche Patientinnen sind nicht nur bei den Hämophilien A und B bekannt [30], sondern für eine ganze Reihe X-chromosomaler Erkrankungen wie die Duchenne-Muskeldystrophie (DMD), das Hunter-Syndrom (MPS II), das Lesh-Nyhan-Syndrom [4, 5, 8] oder X-chromosomale schwere Immundefizienzen [23, 27].

Die Expression X-chromosomalrezessiver Defekte bei Frauen kann durch verschiedenen Ereignisse bedingt sein. Homozygotie für das mutierte Allel (Mutter Anlageträgerin, Vater betroffen; Iso-X-Chromosomen), Turner-Syndrom (nur ein X-Chromosom beim weiblichen Phänotyp) und Chromosomenaberrationen, die ein X-Chromosom betreffen, sind als Ursachen für diese Erscheinung bekannt [6, 9, 13, 17, 18, 20, 21, 28]. Eine sorgfältige zytogenetische Untersuchung mit besonderem Augenmerk auf die X-Chromosomen ist daher für solche Patientinnen immer anzuraten.

Häufig kann aber nur festgestellt werden, daß ein Allel, nämlich das defekte, bevorzugt exprimiert wird, ohne eine Ursache dafür zu erkennen [12].

Zellen weiblicher Säuger, einschließlich des Menschen, besitzen 2 X-Chromosomen. Männliche Zellen enthalten 1 X-Chromosom. Zur Dosiskompensation wird daher in weiblichen Zellen in einem frühen Embryonalstadium eines der beiden X-Chromosomen inaktiviert, wobei der Zufall entscheidet, welches der beiden X-Chromosomen betroffen ist. Alle aus diesen Zellen hervorgehenden Tochterzellen haben dann dasselbe Inaktivierungsmuster. Der weibliche Säugerorganismus ist daher hinsichtlich der Ausprägung X-chromosomaler Gene eine Chimäre [14, 16, 18]. Das inaktivierte heterochromatische X-Chromosom ist in Interphasekernen als Barr-Körperchen zu beobachten.

Eine nichtzufällige X-Inaktivierung führt zur bevorzugten oder ausschließlichen Expression nur eines der beiden X-chromosomalen Allele. Phänotypisch auffällig wird eine solche ungleiche Expression von 2 Allelen, wenn sich beide Allele unterscheiden, z. B. ein Gendefekt vorliegt. Anlageträgerinnen für eine X-chromosomal-rezessive Erkrankung manifestieren dann diese Erkrankung wie männliche

I. Scharrer/W. Schramm (Hrsg.)
27. Hämophilie-Symposion Hamburg 1996

Patienten [12, 17]. In etwa der Hälfte der bisher beschriebenen Fälle von weiblicher Hämophilie wird eine ungleiche X-Inaktivierung postuliert.

Der Inaktivierungsstatus der X-Chromosomen läßt sich molekulargenetisch nachweisen. Methylierungen der DNA gehören zum Bild der stabilen Inaktivierung des X-Chromosoms [1, 24]. Der Methylierungsstatus von CpG- Dinukleotiden korreliert in bestimmten Regionen des X-Chromosoms mit der Aktivität des entsprechenden X-Chromosoms. Die X-Inaktivierung in Zellen weiblicher Organismen läßt sich indirekt durch eine RFLP-Methylierungsanalyse (RFLP = **R**estriktions-fragment-**L**ängen**p**olymorphismus) abschätzten [26]. Dazu wird der Methylierungsstatus von Erkennungsstellen methylierungssensitiver Restriktionsenzyme ermittelt. Sind solche Erkennungsstellen eng gekoppelt mit polymorphen Sequenzen (RFLP, VNTR, STR), kann zusätzlich die Herkunft (mütterlich, väterlich) der X-Chromosomen ermittelt werden.

Material und Methoden

Patienten

Die jetzt 5 Jahre alten Zwillingsmädchen sind bereits bei Wollina et al. [31] beschrieben worden (Abb. 1). Der verstorbene Vater der Mädchen hatte eine schwere Hämophilie B, die Zwillinge sind damit obligate Konduktorinnen. Die Mädchen fielen schon sehr zeitig durch massive Nachblutungen nach Impfungen bzw. intramuskulären Injektionen auf. Die PTT (99,0 bzw. 81,0) ist deutlich verlängert und die Faktor-IX-Aktivitäten liegen um 1–1,5%. Alle anderen Gerinnungsparameter sind unauffällig. Die Gerinnungsparameter der Mutter liegen im Normbereich (ChromoTimer, Fa. Behring AG, Deutschland). Zytogenetisch wurde bei beiden Mädchen und deren Mutter ein regulärer weiblicher Karyotyp diagnostiziert [31].

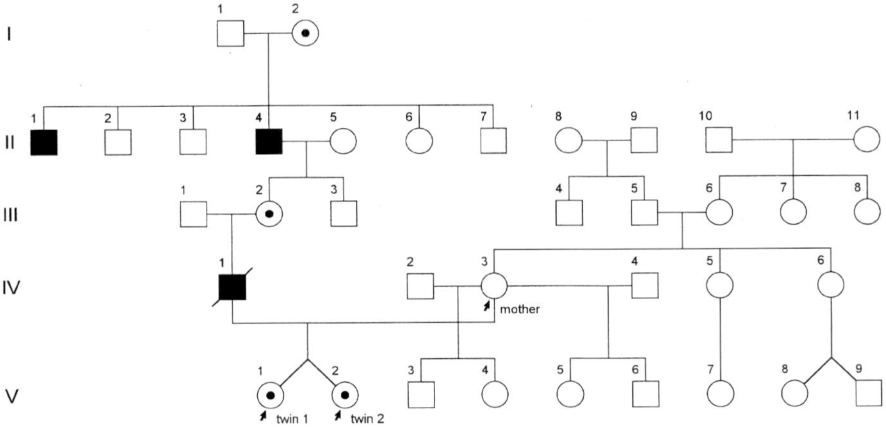

Abb. 1. Stammbaum der Familie J-HA-1. ➜ Probandinnen, ■ Patient

Southern-Analyse und PCR

Die genomische DNA der Probanden wurde mit einer Standardmethode (Aussalzmethode) aus Lymphozyten präpariert [25]. Zur Deletionssuche wurde DNA nach Vorschrift des Herstellers mit den Restriktionsenzymen *Eco RI* und *Sac I* (Fa. Boehringer, Deutschland) verdaut, auf einem 0,8 %igem Agarosegel aufgetrennt, auf Hybond-C-Nitrocellulosefilter (Amersham, UK) transferiert und mit einer FIX-cDNA-Sonde [3] hybridisiert. Die Sonde pX58dIIIc wurde zur Detektion des *Sac I*-RFLP im Lokus DXS99 [19] eingesetzt. Alle Sonden wurden durch ein „random priming" mit [α ^{32}P]d CTP (Fa. Amersham, Großbritannien) markiert. 3 weitere intragene *(Dde I, Taq I, Xmn I)* und eine extragener *(Hha I)* RFLP [22] wurden mittels PCR charakterisiert.

Sequenzanalyse

Für die vorliegenden Untersuchungen wurden PCR-Produkte direkt sequenziert. Doppelsträngige PCR-Produkte aller 8 Exons des Faktor-IX-Gens einschließlich der Exon-Intron-Übergänge wurden mittels Microcon-30- bzw. Microcon-100-Konzentratoren (Fa. Amicon GmbH, Deutschland) gereinigt und konzentriert. Die Sequenzierung erfolgte in einem 373A-Sequencer (ABI) nach Markierung der Proben mittels einer Cycle-sequencing-Reaktion mit dem Taq-Dye-Deoxyterminator-cycle-Kit (Fa. Applied Biosystems). Die für die PCR eingesetzten Primer sind bei Wulff et al. [32] beschrieben. Zur Vorselektion der Mutationen wurde eine Heteroduplexanalyse [29] durchgeführt.

Ermittlung der Methylierungsmuster der X-Chromosomen

Für die Ermittlung des Inaktivierungsmusters der X-Chromosomen der Patientinnen wurde für 2 Loci auf dem X-Chromosom der Methylierungsstatus charakterisiert.

Ein solcher Lokus befindet sich im ersten Exon des humanen Androgenrezeptorgens (Xcen-q1.3) [2]. Hier liegen Erkennungssequenzen der Restriktase Hpa II in unmittelbarer Nähe eines polymorphen CAG-Repeats. Die enge Kopplung der Schnittstellen und des hoch polymorphen Repeats ermöglicht es, durch eine Kombination der Restriktion der DNA mit Hpa II und PCR väterliche und mütterliche Allele zu identifizieren und deren Methylierungsstatus zu ermitteln. Verdauung der DNA mit Hpa II, radioaktive PCR und Detektion der Fragmente im Polyacrylamidgel wurden, wie bei Allen et al. [2] beschrieben, durchgeführt. In diesem Nachweissystem korreliert der Methylierungsstatus der Erkennungssequenz direkt mit dem Methylierungs-/Inaktivierungsmuster des entsprechenden X-Chromosoms.

Ein weiterer Lokus, der zum Nachweis des Methylierungsstatus charakterisiert werden kann, ist der Lokus DX255 auf dem kurzen Arm des X-Chromosoms (Xp11.22) [11, 26]. Die genomische DNA wird mit *Pst I* (zum Nachweis des RFLP) bzw. mit *Pst I* und *Hha I* (methylierungssensitiv) gespalten. Die DNA-Fragmente werden in einem 0,7%igem Agarosegel aufgetrennt, auf einen Nitrocellulosefilter transferiert und mit der Sonde M 27β hybridisiert. Es ist bekannt, daß auch in dieser Region das Methylierungsmuster von CpG-Sites und das Methylierungsmuster des entsprechenden X-Chromosoms streng korrelieren. Hier liegt jedoch eine negative Korrelation vor. An diesem Lokus ist das inaktivierte X-Chromosom nicht methyliert [7, 11]. Damit ist auch die Erkennungssequenz der Restriktase *Hha I* im nichtaktiven X-Chromosom unmethyliert, die DNA wird an dieser Stelle gespalten. Als Folge erscheint im Southern Blot eine kürzere als die nur nach Spaltung mit Pst I erhaltene Bande. Im aktiven X-Chromosom dagegen ist die Erkennungssequenz vollständig methyliert, das Enzym Hha I spaltet nicht, die nach der Spaltung mit Pst I erhaltene Bande bleibt unverändert.

Ergebnisse

Beide Zwillingsmädchen haben einen regulären weiblichen Karyotyp. Die Faktor-IX-Aktivitäten der Zwillinge liegen unter 2%, die Gerinnungsdaten der Mutter sind unauffällig [31].

Im Southern Blot wurden keine Hinweise auf größere Aberrationen im Faktor-IX-Gen gefunden. In der RFLP-Analyse sind die Zwillinge für alle untersuchten Marker heterozygot. Eine Isodisomie eines X-Chromosoms kann daher ausgeschlossen werden. Durch direkte Sequenzierung wurde bei beiden Mädchen eine Mutation an Position nt 17678 (Exon e) des Faktor-IX-Gens nachgewiesen. Diese Mutation führt zu einer Substitution der Aminosäure Tyrosin durch Cystein an Position 88 des Faktor-IX-Proteins (Abb. 2). Weitere Mutationen wurden bei Sequenzierung aller 8 Exons sowie der Exon-Intron-Übergänge nicht gefunden. Im Faktor-IX-Gen der Mutter konnte keine Mutation in den kodierenden Sequenzen nachgewiesen werden.

Im X-Inaktivierungstest sind die Zwillinge nicht informativ für den polymorphen Repeat im Exon 1 des Androgenrezeptorgens. Mutter und Töchter sind jedoch heterozygot und damit informativ für den *Pst I*/M27β-Polymorphismus im Lokus

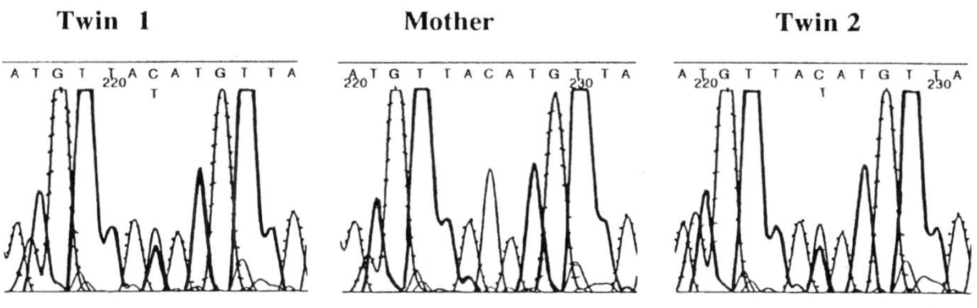

Abb. 2. Die direkte Sequenzierung zeigt eine G → A Transition an Position nt 17678 im väterlichen Faktor-IX-Gen bei beiden Zwillingen im Vergleich zur Mutter. Die Abbildung zeigt die Sequenz des 3'-Stranges nach Amplifikation mit dem Reverse-Primer

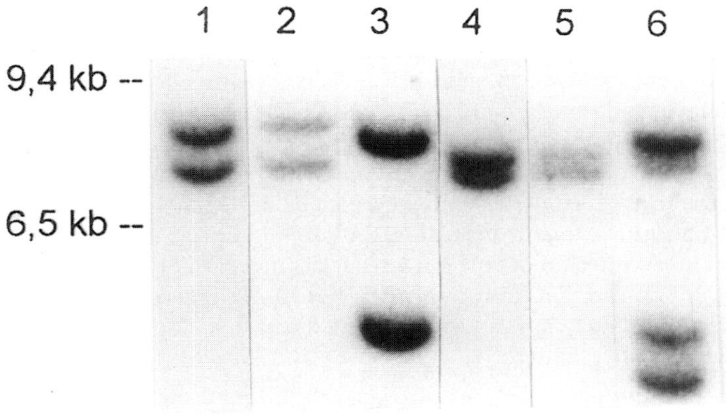

Abb. 3. Analyse des X-Inaktivierungsmusters am Lokus DXS255/M27β. Die Southern-Blot-Analyse bei den Zwillingen und ihrer Mutter zeigt nach Spaltung der DNA mit Pst I (P) und anschließender Hybridisierung mit der Sonde M27β jeweils 2 gut unterscheidbare Banden. Das mütterliche und väterliche Fragment sind den Zwillingen eindeutig zuzuordnen. Nach zusätzlicher Spaltung mit dem methylierungssensitiven Enzym Hha I (H) bleibt das väterliche Allel bei den Zwillingen unverändert, das mütterliche Allel wird völlig gespalten. Das väterliche Allel ist durch Methylierungen der DNA vor der Verdauung mit der Restriktase geschützt, das entsprechende mütterliche Allel ist nicht methyliert. Das Methylierungsmuster weist auf eine ausschließliche Aktivität des väterlichen X-Chromosoms und damit des väterlichen Faktor-IX-Gens in den Zwillingen hin. *Bahn 1, 2:* Zwillinge (P); *Bahn 3:* Mutter (P); *Bahn 4, 5:* Zwillinge (H); *Bahn 6:* Mutter (H)

DXS255 des X-Chromosoms. Die Mutter zeigt in diesem Test die erwartete balancierte Inaktivierung ihrer beiden X-Chromosomen. Bei den Zwillingen sind mütterliches und väterliches Allel gut zu unterscheiden. Das väterliche Allel ist durch Verdauung Hha I nicht verändert, das mütterliche Allel dagegen völlig abgebaut. Das weist darauf hin, daß das väterliche Faktor-IX-Gen, welches die Mutation trägt, in beiden Töchtern aktiv sein muß, während das mütterliche Allel inaktiviert ist (Abb. 3).

Diskussion

Die Zwillinge sind obligate Konduktorinnen für die Hämophilie B. Bei der Mutter konnte durch Sequenzanalyse im Faktor-IX-Gen keine Mutation nachgewiesen werden. Sie wird als Konduktorin für Hämophilie B ausgeschlossen. Die bei den Mädchen charakterisierte Mutation im Faktor-IX-Gen ist väterlichen Ursprungs. Die Untersuchung des X-chromosomalen Inaktivierungsmusters zeigt, daß bei den Zwillingen übereinstimmend das mütterliche X-Chromosom mit dem intakten Faktor-IX-Gen inaktiviert ist und das väterliche X-Chromosom mit dem mutierten Faktor-IX-Gen das aktive ist. Diese Untersuchungen wurden an peripheren Lymphozyten durchgeführt. Eine Untersuchung der Hepatozyten als Syntheseorte des Faktor IX war nicht möglich. Die Faktor-IX-Werte der beiden Patientinnen lassen jedoch auf ein gleiches Inaktivierungsmuster in diesen Zellen schließen. Damit wird bei den Mädchen praktisch nur das mutierte Faktor-IX-Gen exprimiert, und der Faktor-IX-Defekt wird phänotypisch relevant.

Die Ursache für die unbalancierte Inaktivierung der beiden X-Chromosomen bei diesen Patientinnen ist bisher nicht sicher aufgeklärt. Die Mutter der Zwillinge zeigte in unserem Test eine zufällige X-Inaktivierung. Familienmitglieder väterlicherseits konnten bisher nicht untersucht werden, so daß eine genetische Prädisposition [12] von dieser Seite nicht ganz ausgeschlossen werden kann.

In der Literatur wird auch diskutiert, daß der Prozeß der Zwillingsbildung selbst die Ursache für die unbalancierte Inaktivierung der X-Chromosomen sein kann [10]. Zwillingsbildung und Inaktivierung eines X-Chromosoms finden etwa zum gleichen Zeitpunkt der Embryonalentwicklung statt. Diese Annahme basiert jedoch bisher nur auf einer geringen Zahl von Untersuchungen. Eine experimentelle Bestätigung steht noch aus.

Zusammenfassung

Die Hämophilie B ist eine X-chromosomal-rezessiv vererbte Gerinnungsstörung mit einer Inzidenz von ca. 1:25 000–30 000 Knabengeburten. Weibliche Überträgerinnen der Erkrankung sind gewöhnlich phänotypisch gesund. Die phänotypische Ausprägung X-chromosomalen Erkrankung bei weiblichen Anlageträgerinnen ist relativ selten. Unterschiedliche Ereignisse können zu einer Expression X-chromosomal rezessiver Defekte in Frauen führen, wie z. B. Homozygotie für das mutierte Allel, Turner-Syndrom und Chromosomenaberrationen, die ein X-Chromosom betreffen. Häufig wird eine unbalancierte Inaktivierung der X-Chromosomen als Ursache genannt. Im vorliegenden Bericht werden zytogenetisch unauffällige weibliche Zwillinge beschrieben, die obligate Konduktorinnen für Hämophilie sind. Beide haben Faktor-IX-Aktivitäten < 2% und wurden u. a. auffällig durch Nachblutungen nach intramuskulären Injektionen. Bei den Mädchen kann mittels Sequenzierung eine Mutation im Nukleotid 17 678 des F-XI-Gens charakterisiert werden. Im Faktor-IX-Gen der Mutter konnte keine Mutation nachgewiesen werden. Eine Untersuchung der X-Chromosomeninaktivierung zeigt, daß in den Zwillingen lediglich das väterliche X-Chromosom mit dem mutierten Faktor-IX-Gen aktiv ist und das mütterliche X-Chromosom mit dem intakten Faktor-IX-Gen inaktiviert wurde.

Literatur

1. Ahron R, Shemer R (1995) DNA methylation in early developement. Hum Molec Genet 4: 1751–1755
2. Allen RC, Zoghbi HY, Moseley AB, Rosenblatt HM, Belmont JW (1992) Methylation of Hpa II and Hha I sites near the polymorphic CAG repeat in the human androgene-rezeptor gene correlates with X chromosome inactivation. Am J Hum Genet 51: 1229–1239
3. Anson DS, Choo KH, Rees DJG, Gianelli G, Gould K, Huddleston JA, Brownlee GG (1984) The gene structure of human antihaemophilic factor IX. EMBO J 3: 1053–1060

4. Aral B, de Saint Basile G, Al-Garawi S, Kamoun P, Caballos-Picot I (1996) Novel nonsense mutation in the hypoxanthine guanine phosphoribosyltransferase gene and nonrandom X-inactivation causing Lesch-Nyhan syndrome in a female patient. Hum Mut 7: 52–58
5. Azofeifa J, Voit T, Hübner Ch, Cremer M (1995) X-chromosome methylation in manifesting and healthy carriers of dystrophinopaties: concordance of activation ratios among first degree female relatives and skewed inactivation as cause of the affected phenotypes. Hum Genet 96: 167–176
6. Bithell TC, Pizarro S, MacDiarmid WD (1970) Variant of factor IX deficiency in a female with 45,X Turner's syndrome. Blood 36: 208–211
7. Brown RM, Brown GK (1993) X chromosome inactivation and the diagnosis of X linked disease in females. J Med. Genet 30: 177–184
8. Clarke JTR, Greer WL, Strasberg PM, Pearce RD, Skoromowski MA, Ray PN (1991) Hunter disease (Mucopolysaccharidosis Type II) associated with unbalanced inactivation of the X-chromosomes in a karyotypically normal girl. Am J Hum Genet 49: 289–297
9. Gilgenkrantz S, Briquel ME, Mandel JL, Oberle I (1986) A case of a female hemophilia with a 46,Xxr karyotype studied with X-chromosome cDNA probes. Hum Genet 72: 157–161
10. Goodship J, Carter J, Burn J (1996) X-Inactivation Patterns in monocygotic and dicygozic female twins. A J Med Genet 61: 205–208
11. Hendriks RW, Hinds H, Chen ZY, Craig IW (1992) The hypervariable DXS255 locus contains a LINE-1 Repetitive element with a CpG island that is extensively methylated only on the active X-chromosome. Genomics 14: 598–603
12. Ingerslev J, Schwartz M, Lamm LU, Kruse T, Bukh A, Stjernberg S (1989) Female Haemophilia A in a family with seeming extreme bidirectional lyonization tendency: abnormal premature X-chromosome inactivation? Clin Genet 35: 41–48
13. Lusher JM, McMillan CW (1978) Severe Factor VIII and factor IX deficiencies in females: Amer J Medicine 65: 637–648
14. Lyon MF (1962) Sex chromatin and gene action in the mammalian X-chromosome. Amer J Hum Genet 14: 135–148
15. Lyon MF (1971) Possible mechanisms of X-chromosome inactivation. Nature New Biol 232: 229–232
16. Lyon MF(1994) Some milestones in the history of X-chromosome inactivation. Annu Rev Genet 26: 17–28
17. Mori PG, Pasino M, Rosanda VC, Bisogni MC, Tonini GP, Scarabicchi SI (1979) Hemophilia A in a 46,i(Xq) female. Brit J Med 43: 143–147
18. Morita H, Kagami M, Ebata M, Yoshimura H (1971) The occurence of homozygous hemophilia in the female. Acta Hematol (Basel) 45: 112–118
19. Mulligan L, Holden JAA, White BN (1987) A DNA marker closely linked to the factor IX (Haemophilia B) gene. Hum Genet 75: 381–383
20. Nisen P, Stamberg J, Ehrenpreis R, Velasco S, Shenda A, Engelberg J, Karayalcin G, Waber L (1986) The molecular basis of severe hemophilia in a girl. New Engl J Med 315: 1139–1142
21. Panarello C, Acquila M, Caorino D, Gimello G, Pecoara M, Mori PG (1992) Cocomitant Turner Syndrome and hemophilia in a female with an idic(X)(p11) heterozygous at locus DXS52. Cytogenet Cell Genet 59: 241–242
22. Peake I (1992) Registry of DNA polymorphisms within or close to the factor VIII and factor IX genes. Thrombosis and Haemostasis 67: 277–280
23. Puck JM, Stewart CC, Nussbaum RL (1992) Maximum likelihood analysis of human T-cell X chromosome inactivation patterns: Normal women versus carriers of X-linked severe combined Immunideficiency. Am J Hum Genet 50: 742–748
24. Razin A, Shemer R (1995) DNA methylation in early developement. Hum Molec Genet 4: 1751–1755
25. Sambrook J, Fritsch EF, Maniatis T(1989) Molecular cloning. Cold Spring Harbour Laboratory press, pp 9.61–9.22
26. Vogelstein B, Fearon ER, Hamilton SR, Feinberg AP (1985) Use of restriction fragment length polymorphisms to determine the clonal origin of human tumors. Science 227: 642–644

27. Wengler G, Gorlin JB, Williamson JM, Rosen FS, Bing DH (1995) Nonrandom inactivation of the X chromosome in early lineage hematopoetic cells in carriers of Wiskott-Aldrich syndrome. Blood 85: 2471–2477
28. Whisell DY, Hoag MS, Aggeler PM, Kropatkin M, Garner E (1965) Hemophilia in a woman. Amer J Med 38: 119–123
29. White MB, Carvalho M, Derse D, O'Brien SJ, Dean M (1992) Detecting single base substitutions as heteroduplex polymorphisms. Genomics 12: 301–306
30. Wollina K, Zintl F (1996) Hämophilie bei Mädchen – eine Übersicht. Monatsschrift Kinderheilkunde 144: 830–835
31. Wollina K, Bowen DJ, Syrbe G, Zintl F (1993) Female twins with severe Christmas disease (Hemophilia B) Thromb Haemost 70: 774–776
32. Wulff K, Schröder W, Wehnert M, Herrmann FH (1995) Twenty five novel mutations of the factor IX gene in haemophilia B. Hum Mut 6: 346–348

Dimerisierungsdefekte des v.-Willebrand-Faktors – eine neue Klasse von Mutationen beim v.-Willebrand-Syndrom Typ 2 und Typ 3

R. Schneppenheim, J. Brassard, U. Budde, S. Krey, J. Oldenburg, R. Schwaab

Der v.-Willebrand-Faktor (vWF) ist ein großes multifunktionelles Protein mit zentraler Bedeutung für die primäre Hämostase und einer zusätzlichen wichtigen Funktion in der sekundären Hämostase. Defekte des vWF können die Expression des gesamten Proteins betreffen, wie z. B. beim v.-Willebrand-Syndrom (vWS) Typ 1 und Typ 3 oder auch nur bestimmte Regionen und Funktionen, wie beim vWS Typ 2. Letztere sind von besonderem Interesse, da sie als „Experimente der Natur" wichtige Einblicke in die Biosynthese und Struktur-Funktionsbeziehungen des vWF eröffnen. Die molekulargenetische Aufklärung solcher Defekte bietet außerdem die Möglichkeit, Patienten eindeutig einem bestimmten Typ des vWS zuzuordnen, was in der Praxis oft auf erhebliche Schwierigkeiten stößt. Neben Defekten des intrazellulären Transports großer Multimere oder größerer Empfindlichkeit gegenüber der Proteolyse (Typ 2 A, Subtyp IIA), dem Verlust großer Multimere durch höhere Reaktivität des vWF (Typ 2B) und der gestörten Faktor-VIII-Bindung (Typ 2 N) wurden Multimerisierungsdefekte des vWF (Typ 2A, Subtyp II C) beschrieben [1, 2].

Wir konnten nun durch ein Mutationsscreening der kompletten codierenden Gensequenz des VWF und durch Expressionsstudien 3 neue Gendefekte identifizieren, die durch die Elimination von Cystein am carboxyterminalen Ende des vWF zu Dimerisierungsstörungen des primären Translationsprodukts führen.

Patientinnen

Patientin 1: Bei Erstdiagnose 13jähriges Mädchen mit ihrer ersten schweren Blutung anläßlich der Menarche; häufiges Nasenbluten in der frühen Kindheit.
Laborwerte: Stark verlängerte Blutungszeit (> 20 min), v.-Willebrand-Antigen (vWF:Ag) mit 119% im Normbereich, Ristocetin-Kofaktor mit 73% ebenfalls im Normbereich, jedoch relativ zum Antigen erniedrigt, Kollagen-Bindungsaktivität des v.-Willebrand-Faktors mit 7% relativ zum Antigen deutlich vermindert, Faktor VIII: C 91%.
Multimerenanalyse: aberrantes Multimerenmuster mit Fehlen der großen Multimere und zusätzlichen Banden zwischen den Triplets.
Diagnose: v.-Willebrand-Syndrom Typ 2 A, Subtyp II D.
Patientin 2: 27jährige junge Frau mit schwerster Uterusblutung anläßlich der Geburt ihres 1. Kindes.

I. Scharrer/W. Schramm (Hrsg.)
27. Hämophilie-Symposion Hamburg 1996

Laborwerte: vWF:Ag 6,5 %, vWF:Ag in Thrombozyten mit 6,4 U/10^{11} Thrombozyten erniedrigt (Normbereich: 10–50 U/10^{11} Thrombozyten).
Multimerenanalyse: Fehlen der großen Multimere und der Tripletstruktur.
Diagnose: v.-Willebrand-Syndrom Typ 2 A.
Patientin 3: Bei Diagnosestellung 5 Jahre altes Mädchen mit relativ moderater Blutungssymptomatik (häufiges Nasenbluten und Neigung zu Hämatomen).
Laborwerte: Blutungszeit stark verlängert (> 20 min), vWF:Ag < 5 %, Ristocetin-Kofaktor < 5 %, Faktor VIII:C 4 %.
Multimerenanalyse des Plasmas: Fehlen sämtlicher Multimere.
Multimerenanalyse der Thrombozyten: nach längerer Belichtung Darstellung einzelner niedermolekularer Banden.
Diagnose: v.-Willebrand-Syndrom Typ 3.

Methoden

Die aufgeführten hämostaseologischen Parameter lagen zu Beginn der molekularen Diagnostik bereits vor. Die DNS wurde aus Patientenleukozyten mittels Standardmethoden extrahiert und für das folgende Mutationsscreening verwendet. Dieses bestand zunächst aus Amplifikation sämtlicher 52 Exons des v.-Willebrand-Faktor-Gens mittels der Polymerasekettenreaktion (PCR). Das eigentliche Screening erfolgte mittels DNS-Einzelstrangelektrophorese und Heteroduplexanalyse in nichtdenaturierenden Gelen. Die PCR-Produkte, die ein aberrantes Laufverhältnis in der Elektrophorese zeigten, wurden anschließend sequenziert [3]. Expressionsexperimente wurden mit dem Baculovirus/Insektenzellsystem durchgeführt. Hierzu wurde eine zuvor bei der Patientin mit dem v.-Willebrand-Syndrom Subtyp II D identifizierte Mutation mittels In-vitro-Mutagenese in einen rekombinanten Vektor eingeführt, der das dem carboxyterminalen Ende des v.-Willebrand-Faktors entsprechende Genfragment enthielt. Das Genprodukt des mutanten Proteinfragments wurde mit dem Wildtypproteinfragment mittels Polyacrylamidgelelektrophorese und anschließendem Westernblot verglichen [3].

Ergebnisse

Mittels Mutationsscreening der kompletten codierenden Gensequenz des vWF und durch Expressionsstudien konnten wir 3 neue Gendefekte identifizieren. Bei Patientin 1 fand sich eine T/C-Transition im Exon 52 (T8657C). Diese Mutation führt auf Proteinebene zu einem Austausch von Cystein mit Arginin (C2010R) in der potentiellen Dimerisierungsregion des v.-Willebrand-Faktors. Bei der Patientin mit v.-Willebrand-Syndrom Subtyp II E fand sich eine Einbasendeletion (ΔC 8565/8566) im Exon 52 und somit eine Leserastermutation. Nach Transkription und Translation sollte ein aberrantes und verlängertes Genprodukt entstehen. Die erste von der Mutation betroffene Aminosäure ist ebenfalls Cystein an Position 2010, wie im vorbeschriebenen Fall mit dem v.-Willebrand-Syndrom Subtyp II D. Bei der 3. Patientin fand sich eine homozygote Mutation (T8512G) ebenfalls im Exon 52. Diese Mutation

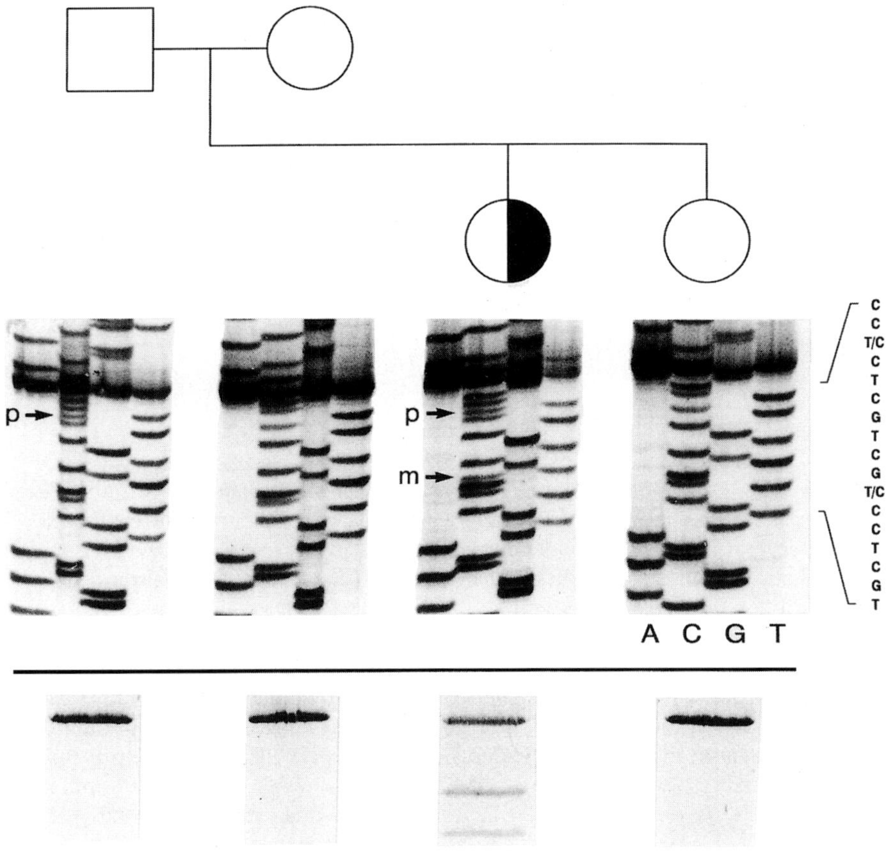

Abb. 1. DNS-Sequenz- und Restriktionsanalyse bei Patientin 1 und ihren Familienangehörigen (*oberer Teil* der Abbildung). Die heterozygote Transition T8567C im Exon 52 des v.-Willebrand-Faktor-Gens findet sich als De-novo-Mutation (m) nur bei der Patientin. Der Nachweis der durch die Mutation geschaffenen Restriktionsschnittstelle für MspA1 I bestätigt das Ergebnis (*unterer Teil* der Abbildung). Vater und Patientin zeigen zusätzlich eine stumme T/C-Transition (p), 8 Basenpaare von der Kandidatenmutation entfernt

betrifft ebenfalls ein Cysteincodon und führt zu einem Austausch zu Tryptophan (C1991W).

Exemplarisch werden die Ergebnisse am Beispiel der Patientin mit dem v.-Willebrand-Syndrom Subtyp II D dargestellt (Abb. 1).

Durch Expressionsstudien der für den Subtyp II D verantwortlichen Mutation konnten wir nachweisen, daß der Austausch eines Cysteins gegen Arginin in Position 2010 die Dimerisierung der v.-Willebrand-Faktor-Monomerfragmente verhinderte, während die Expression der Wildtypsequenz in der Bildung von Dimeren resultierte (Abb. 2).

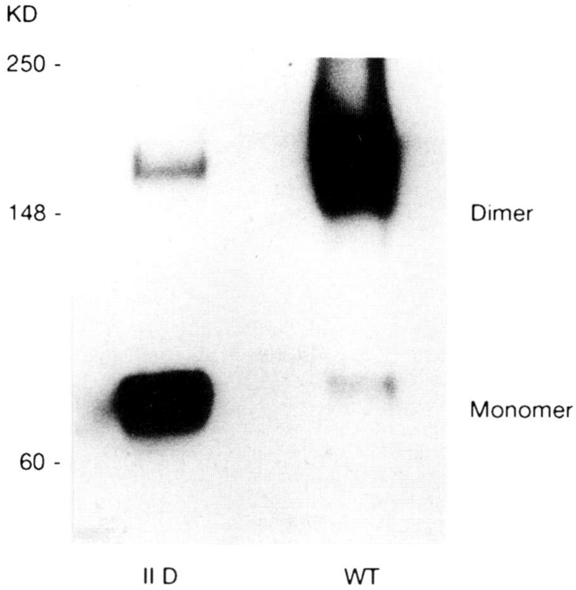

Abb. 2. Immunoblotanalyse des mutanten (II D) und des Wildtyp (WT)-C-terminalen rekombinanten vWF-Fragments. Beide Produkte wurden von Baculovirus-infizierten SF9-Insektenzellen sezerniert und nach Elektrophorese und Westernblotting mittels eines monoklonalen Antikörpers (LJ-2.2.9) in Verbindung mit einem Peroxidase-gekoppelten Anti-Maus-Antikörper lumineszent zur Darstellung gebracht. Der überwiegende Teil des mutanten Produkts stellt sich als Monomer mit MG von ca. 80000 dar, während der Wildtyp hauptsächlich als Dimer mit MG von ca. 150000 exprimiert wird

Diskussion

Mittels Mutationsscreening bei ausgewählten Patienten konnten wir Defekte der posttranslationalen Biosynthese des v.-Willebrand-Faktors, hier der Dimerisierung, nachweisen. Neben der Aufklärung der bisher unbekannten Gendefekte für das v.-Willebrand-Syndrom Subtyp II D und II E haben wir damit eine neue Klasse von Mutationen des v.-Willebrand-Faktor-Gens etabliert. Bei beiden Typ-2-Patienten handelt es sich um heterozygote Mutationen. Die Expression des II-D-Defektes simulierte jedoch eine homozygote Mutation. Der Nachweis lediglich von Monomeren und das Fehlen von Dimeren im Vergleich zum Wildtyp läßt darauf schließen, daß Homozygotie für einen solchen Defekt mit dem Phänotyp eines v.-Willebrand-Syndroms Typ 3 korreliert wäre. Diese Situation findet sich bei der Patientin 3 mit der Mutation C1991W und dem Phänotyp eines v.-Willebrand-Syndroms Typ 3. Unsere Befunde beleuchten die Problematik der korrekten Typisierung eines v.-Willebrand-Syndroms sogar bei Patienten mit der schwersten Form, dem Typ 3. Neben Deletionen, homozygoten oder compound-heterozygoten Nonsense- und Leserastermutationen, wie bisher überwiegend für den Typ 3 beschrieben [4], können offensichtlich auch Typ-2-Missensemutationen in homozygoter Form für ein vWS Typ 3 verantwortlich sein. Trotz fehlendem vWF:Ag im Plasma ließen sich allerdings in den Thrombozyten der Patientin Spuren niedrigmolekularer Multimere nachweisen. Somit ist ein Kriterium für die Diagnose des Typ 3, das vollständige Fehlen des vWF, hier nicht erfüllt. Mit der Aufklärung der beschriebenen Gendefekte konnten wir 2 für die Dimerisierung essentielle Cysteinreste in der potentiellen Dimerisierungsregion des vWF identifizieren. Dies trägt wesentlich zum Verständnis der posttranslationalen Biosynthese des vWF bei. Zudem konnten wir eine neue interessante Region für die Suche nach Mutationen des vWS Typ 2 und Typ 3 beschreiben. Darüber hinaus eröffnen sich nun neue Möglichkeiten der Typisierung als eine solidere Grundlage für die genetische Beratung dieser Patientinnen.

Literatur

1. Ginsburg D, Sadler JE (1993) von Willebrand disease: a database of point mutations, insertions, and deletions. For the Consortium on von Willebrand Factor Mutations and Polymorphisms, and the Subcommittee on von Willebrand Factor of the Scientific and Standardization Committee of the International Society on Thrombosis and Haemostasis. Thromb Haemost 69: 177–184
2. Schneppenheim R, Thomas KB, Krey S, Budde U, Jessat U, Sutor A H, Zieger B (1995) Identification of a candidate missense mutation in a family with von Willebrand disease type IIC. Hum Genet 95: 681–686
3. Schneppenheim R, Brassard J, Krey S, Budde U, Kunicki TJ, Holmberg L, Ware J, Ruggeri ZM (1996) Defective dimerisation of von Willebrand factor subunits due to a Cys-Arg mutation in type IID von Willebrand disease. Proc Natl Acad Sci USA 93: 3581–3586
4. Schneppenheim R, Krey S, Bergmann F, Bock D, Budde U, Lange M, Linde R, Mittler U, Meili E, Mertes G, Olek K, Plendl H, Simeoni E (1994) Genetic heterogeneity of severe von Willebrand disease type III in the German population. Hum Genet 94: 640–652

Leichte bis mittelschwere Faktor-VII-Erniedrigung: Blutungsrisiko?

W. Streif, K. Auberger, P. Kurnik, A. H. Sutor

Der Faktor VII nimmt eine Schlüsselfunktion in der Aktivierung des exogenen Blutgerinnungssystems ein. Kommt Faktor VII durch eine Gefäßverletzung mit Gewebsthromboplastin in Kontakt, so wird es zu Faktor VIIa umgewandelt. Der Faktor VIIa aktiviert seinerseits die Faktoren IX und X und autokatalytisch den Faktor VII. Erhöhte Faktor-VII-Spiegel werden mit einem erhöhten Thromboserisiko assoziiert, wohingegen ein Faktor-VII-Mangel eine variable Blutungsbereitschaft bewirkt. Faktor VII wird in der Leber produziert und hat eine Halbwertszeit von 2–6 h [1].

Während erworbene Faktor-VII-Mängel durch Leberschädigung, Vitamin-K-Mangel oder Antikoagulanzientherapie mit Cumarinderivaten sehr häufig sind, handelt es sich beim angeborenen Faktor-VII-Mangel um eine seltene autosomal-rezessive vererbte Erkrankung. Der angeborene F-VII-Mangel wurde erstmalig von Alexander et al. 1951 beschrieben [2].

Patientenkollektiv

Wir untersuchten 30 Patienten (20 männlich, 10 weiblich) im Alter von < 1 Monat bis 13 Jahren zum Zeitpunkt der Diagnose. In den meisten Fällen erfolgte die Gerinnungsuntersuchung im Rahmen einer präoperativen Routinediagnostik, besonders vor Operationen wegen chronischer Infektionen im HNO-Bereich. Die üblichen koagulatorischen Screeningteste ergaben einen erniedrigten Quick-Wert [PT 25–69 % (75 % und 91 %[1], 77 %[2])] und eine normale aPTT. Die Faktoreneinzelanalyse ergab eine F-VII-Restaktivität zwischen 3 % und 62 % (Median 30 %). Da sehr viele Patienten chronische Infektionen aufwiesen, kann zumindest bei einem Teil der Patienten ein Lupusinhibitor nicht ausgeschlossen werden. Ein Patient hatte zusätzlich einen leicht erniedrigten Ristocetin-Kofaktor mit normalem v.-Willebrand-Antigen. Eine Blutungszeit (nach Ivy) wurde in 8 Fällen bestimmt: Alle lagen im Normbereich. Nur ein Kind mit einer F-VII-Restaktivität von 3 % hat bisher eine Tendenz zu spontanen Gelenk- und Muskelblutungen gezeigt. 11 Patienten wurden operiert, davon 9 ohne F-VII-Substitution. Bei kei-

1 Im auswärtigen Labor erniedrigte PT.
2 Familienangehörige.

I. Scharrer/W. Schramm (Hrsg.)
27. Hämophilie-Symposion Hamburg 1996

nem dieser Patienten wurde intra- oder postoperativ eine vermehrte Blutungsneigung beobachtet. 2 Patienten, ein Neugeborenes mit 27% F-VII-Restaktivität und ein 10jähriger Knabe mit 38% Restaktivität wurden unter F-VII-Substitution operiert. Auch bei diesen beiden Patienten traten im gesamten Beobachtungszeitraum keine Blutungen auf.

Diskussion

Beim heriditären F-VII-Mangel unterscheiden wir Patienten, bei denen eine heterozygote Form vorliegt und die in der Regel asymptomatisch sind, von homozygoten Trägern, die in der Regel durch Blutungssymptome auffallen.

Die Prothrombinzeit nach Quick dient als Suchtest für Defekte im exogenen Gerinnungssystem und der mit der endogenen Gerinnung gemeinsamen Endstrecke: Im Unterschied zu anderen Einzelfaktorenmängel bleibt bei einem Faktor-VII-Defizit die aPTT und TZ normal [3].

Die Angaben bezüglich Blutungssymptomen sind in der Literatur sehr unterschiedlich. Insgesamt wird jedoch eine frühere Erstmanifestation und Zunahme der Blutungskomplikationen bei Patienten mit schwerem F-VII-Mangel (FVIIc < 3%) boobachtet [1, 4]. Bei sehr niedrigem oder überhaupt fehlendem F-VII werden intrazerebrale Hämorrhagien und Gelenkblutungen in die großen Gelenke, ähnlich einer klassischen Hämophilie, beschrieben; Frauen neigen zu Metrorrhagien. Über Schleimhautblutungen, kutane Hämatome, Blutungen im Gastrointestinal- und Urogenitaltrakt wird eher bei mittelschweren und leichten F-VII-Erniedrigungen berichtet. Nachblutungen nach Operationen wie Tonsillektomien usw. betreffen alle Patienten mit F-VII-Mangel; interessanterweise werden chirurgische Eingriffe auch von schwer betroffenen Patienten gut toleriert [5, 6, 7]. Wie hoch ein Blutungsrisiko bei Operationen einzuschätzen ist, darüber besteht Uneinigkeit in der Literatur. Meistens wird eine F-VII-Substitution bei einer F-VII-Aktivität unter 10% angeraten; in unserem Kollektiv wurde bei einer F-VII Restaktivität über 3% keine vermehrte Blutungsneigung beobachtet.

Schlußfolgerung

Eine fehlende Blutungsneigung in der Anamnese und eine abnormale PT bei normaler aPTT sind sehr verdächtig für das Vorliegen einer leichten/mittelschweren Faktor-VII-Erniedrigung. Der F-VII-Mangel ist der einzige angeborene Faktorendefekt, bei dem eine isolierte PT-Veränderung vorliegt. Ob bei einem Teil unserer Patienten passagere Lupusantikoagulanzien vorlagen, kann nicht entschieden werden. Nach unseren Beobachtungen benötigen Patienten mit einer F-VII-Aktivität über 3% und negativer Blutungsanamnese bei kleinen bis mittelgroßen chirurgischen Eingriffen keine Substitution mit einem Faktor-VII- oder Prothrombinkomplexpräparat.

Tabelle 1. Patientenübersicht

Name m/w	geb.	getestet	PTT sec	PT %	FVII %	BZ n/a	Symptomatik	Nachblutung	Operation	Andere Gerinnungsstörung
MM.w[1]	190384	95	33	47	08	n	0	0	Knochen-TU-Res.	0
IM.w[1]	290885	95	23	49	16	n	0	–	–	0
TB.m[1]	291182	96	33	61	31	n	0	0	Circumcision	0
ML.m[1]	131186	95	39	60	29	n	0	0	Zahnextraktion	0
MW.m[3]	151076	87	32	60	25	–	0	–	–	0
FF.m[4]	300486	95	35	69	20	n	0	–	–	Prot-Z erniedrigt[a]
WA.m[4]	160289	92	37	60	30	n	0	–	–	0
SA.m[4]	200284	94	39	68	30	n	0	–	–	0
TS.m[2]	281084	91	40	68	58	–	0	–	–	0
DS.w[2]	251181	91	34	60	37	–	0	–	–	0
AS.m[2]	070787	91	37	66	50	–	0	–	–	0
RG.m[2]	030987	95	39	66	38	–	0	–	–	0
RD.m[2]	200688	95	31	51	24	–	0	–	–	hohes Fibrinogen
SG.w[2]	220886	95	32	57	46	–	0	0	HNO-OP	0
EH.m[2]	280587	95	35	58	25	–	0	–	–	0
LJ.m[2]	130882	95	35	25	03	–	Gelenk u. Muskel	–	–	0
SV.m[2]	030883	90	36	26	03	–	0	–	OP	0
SM.m[2]	250785	95	34	75[b]	62	–	0	–	–	0
RR.m[2]	090490	95	36	53	28	–	0	–	HNO-OP	0
AS.w[2]	010495	95	48	49	27	–	0	–	Ventilimplantation unter Subst.	0
LS.m[2]	290491	95	39	77[b]	44	–	0	–	–	0
MS.w[2]	150288	95	37	66	52	–	0	–	OP	0
SS.m[2]	311285	95	42	69	53	n	0	–	–	Ristocetin 50%
TS.w[2]	291190	95	39	61	25	–	0	–	HNO-OP	0
DW.m[2]	271193	95	30	58	22	–	0	–	–	0
ME.w[2]	291287	95	35	42	28	–	0	–	Appendektomie	0
NE.m[2]	170892	96	31	69	35	–	0	–	–	0
ST.w[2]	291190	96	35	61	32	–	0	–	–	0
SF.m[2]	210690	96	34	91[b]	58	–	Epistaxis	–	–	0
MF.w[2]	091091	96	36	50	38	–	0	–	Adenotomie unter Subst.	0

[a] Prot-Z bestimmt von Priv. PD B. Kemkes-Matthes.
[b] Im auswärtigen Labor erniedrigte PT, weitere familienangehörige Kinder.
[1] Univ.-Klinik für Kinder- und Jugendheilkunde, Innsbruck.
[2] Dr. von Haunersches Kinderspital, LMU, München.
[3] Landeskrankenhaus, Klagenfurt.
[4] Univ.-Kinderklinik, Freiburg.

Literatur

1. Tuddenham E, Pemberton S, Cooper D (1995) Inherited factor VII deficiency: genetics and molecular pathology. Thromb Haemost 74 (1): 313–321
2. Alexander B, Goldstein R, Landwehr G, Cook CD (1951) Congenital SPCA deficiency: A hitherto unrecognized coagulation defect with hemorraghe rectified by serum and serum fractions. J Clin Invest 30: 596
3. Mazzuconi MG, Mariani G, Chiszolini A, Pasquali Lasagni R, Motta M, Ghirardini A, Altieri D, Mannuci PM, Mandelli F (1987) Evaluation of the nature of mildly prolonged prothrombin times. Am J Hematol 24: 37–45
4. Mariani G, Mazzucconi MG (1983) Factor VII congenital deficiency, clinical picture and classification of the variants. Haemostasis 13: 169–177
5. Ragni MV, Lewis JH, Spero JA, Hasiba V (1981) Factor VII deficiency. Am J Hematol 10: 79
6. Marder VJ, Schulman NR (1964) Clinical aspects of congenital factor VII deficiency. Am J Med 37: 182
7. Triplett DA, Brandt J, Batard MAMc (1985) Heriditary factor VII deficiency: Heterogeneity defined by combined functional and immunochemical analysis. Blood 66: 1285–1287
8. Lenz E, Klarmann D, Escuriola-Ettingshausen C, Martinez-Saguer I, Becker S, Kreuz W (1994) Heriditärer Faktor-VII-Mangel. In: Scharrer I, Schramm W (eds). 25. Hämophilie-symposion, Hamburg, pp 368–376

Molekulargenetische Diagnostik bei einer Familie mit Faktor-VII-Mangel

K. Wulff, C. Glenschek, F. Bergmann, F. H. Herrmann

Der Gerinnungsfaktor VII ist ein Vitamin-K-abhängiges Glykoprotein und als Serinprotease in die Blutgerinnungskaskade involviert. Der Faktor VII spielt eine Schlüsselrolle in der exogenen Aktivierung des Blutgerinnungssystems. Nach Aktivierung durch Gewebethromboplastin in Gegenwart von Phospholipiden und Kalziumionen besitzt der Faktor VII proteolytische Aktivität gegenüber den Gerinnungsfaktoren IX und X.

Faktor-VII-Gen

Das Faktor-VII-Gen zeigt große Homologie zu den Gerinnungsfaktoren IX und X und dem Protein C sowohl in der Anzahl der Exons als auch in den kodierten Proteindomänen. Der humane Faktor VII besteht aus 8 Exons, wobei das Exon 1 im Unterschied zum Faktor IX durch eine Intronsequenz unterbrochen wird, so daß im Faktor-VII-Gen die Exons 1a und 1b und Intron 1A und 1B vorliegen. Das Exon 1b ist zu 90% nicht in der mRNA nachweisbar und wird nicht translatiert [3]. Die Gensequenz für den Faktor VII wurde 1987 von O'Hara et al. [14] aufgeklärt. Das Gen umfaßt einen Bereich von 12 kb auf der genomischen DNA, wovon 1398 bp für das Protein kodieren (Abb. 1).

Das Gen für den humanen Faktor VII wurde auf dem Chromosom 13q34 etwa 2,8 kb upstream vom Faktor-X Gen lokalisiert.

Der Faktor-VII-Mangel gehört mit einer Inzidenz von 1:500 000 zu den seltenen hereditären Hämostasedefekten. Der Faktor-VII-Mangel wird autosomal-rezessiv vererbt. Die hämorrhagische Prädisposition der Betroffenen ist hochvariabel, und es gibt eine eher schlechte Korrelation zwischen Faktor-VII-Aktivität und Blutungs-

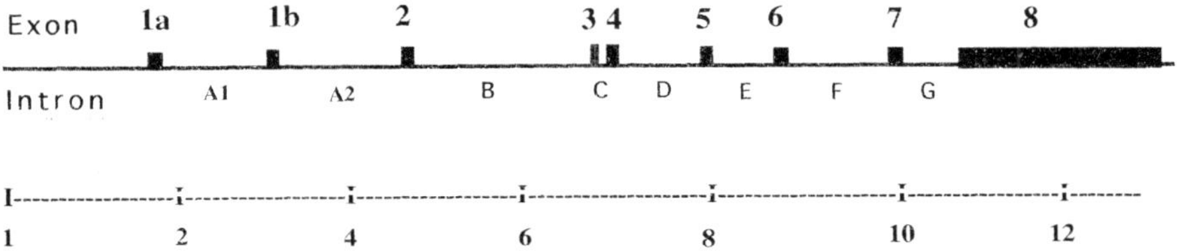

Abb. 1. Genaufbau des Faktor-VII. (Nach O'Hara et al. [14])

I. Scharrer/W. Schramm (Hrsg.)
27. Hämophilie-Symposion Hamburg 1996

neigung [6, 17]. Patienten mit Faktor-VII-Werten < 1% können schwere Blutungen zeigen. Paradoxerweise wurde auch bei einer Reihe von Patienten mit Faktor-VII-Mangel eine Thrombose beschrieben [17]. Anderseits wurde eine asymptomatische Person beschrieben, bei der keine Faktor-VII-Aktivität (aber Faktor-VII-Antigen) nachweisbar war.

Die molekulare Charakterisierung der Mutationen im Faktor-VII-Gen beim Faktor-VII-Mangel ergab bisher nahezu 30 verschiedene Mutationen. Es wurden Punktmutationen, kleine Deletionen und Splicemutationen im Faktor-VII-Gen aufgezeigt [1, 4, 10, 12, 16, 17, 18]. Viele Mutationen sind bisher nur einmal analysiert worden. Einzelne Mutationstypen wie z.B. die Missensemutation Ala 244Val wurden in nichtverwandten Patienten der gleichen ethnischen Gruppe bisher 36mal nachgewiesen [16].

Faktor-VII-Gen-Polymorphismen

Im Faktor-VII-Gen wurden mindestens 7 verschiedene Polymorphismen analysiert.

Green et al. [7] beschrieben eine Mutation im Exon 8, eine G-A-Transition im Kodon 353, die zu einer Substitution der Aminosäure Arginin durch Glutamin führt (Tabelle 1). Im Unterschied zur homozygoten Wildtyp (Normal)-Form Arg/Arg ist die Variante Arg/Gln mit einer 23% Reduktion und der Gln/Gln Genotyp mit einer von bis zu 67% Reduktion der Faktor-VII-Aktivität verbunden [2, 5, 13, 15, 18]. Die Gln-Variante kommt mit einer Häufigkeit von etwa 10% in verschiedenen Populationen vor [5,13].

Marchetti et al. [11] beschrieben einen Insertionspolymorphismus von 10 Nukleotiden (CCTATATCCT) in der Position –323 der 5'-Region des Faktor-VII-Gens.

Tabelle 1. Variationen (Polymorphismen) im Faktor-VII-Gen mit Einfluß auf die Faktor-VII-Aktivität

Genbereich	Polymorphismus	Allele	F VII:C	Literatur
Exon 8	Arg353Gln G-A	Arg/Arg Arg/Gln Arg/Gln	Normal Verminderte Faktor-VII-Aktivitäten Stark verminderte F-VII-Aktivitäten	Green et al. 1991 [7]
5'-Promotorregion	Insertion 10bp bei nt-323	0/0 0/+ +/+	Normal Verminderte Faktor-VII-Aktivitäten Stark verminderte F-VII-Aktivitäten	Marchetti et al. 1993 [11]
Intron 7	Variable Repeats (37 bp Länge)	b (6) a (7)	Normal Stark verminderte F-VII-Aktivitäten	Mariani et al. 1994 [13]

Dieser Marker zeigt eine ähnliche Allelfrequenz wie der Arg353Gln-Polymorphismus des Exons 8.

Der polymorphe Marker Arg353 und das Nullallel des Promotorpolymorphismus sowie das Gln353- und 10bp-Insertionsallel sind offenbar miteinander gekoppelt [13]. In jüngsten Untersuchungen konnte gezeigt werden, daß das Vorliegen eines 10bp-Insertionsallels im Faktor-VII-Gen mit einer stärkeren Abnahme der Faktor-VII-Aktivität verbunden ist, als es für das Gln353-Allel des Arg353Gln-Polymorphismus bekannt ist [13].

Marchetti et al. beschrieben 1992 [9] einen Repeatpolymorphismus im Intron 7 (Tabelle 1). Das b-Allel ist durch 6 Repeats, das a-Allel durch 7 Repeats von je 37 bp Länge charakterisiert. Dieser Polymorphismus ist hoch informativ (42%) und das a-Allel eng assoziiert mit einer erniedrigten Faktor-VII-Aktivität [13].

Neben diesen Polymorphismen wurden 4 neutrale Polymorphismen im Faktor-VII-Gen beschrieben. Der His115His-Polymorphismus ist eine C-T-Transversion im nt 7880 des Exon 5, dessen T-Allel im Kopplungsgleichgewicht mit dem Gln353-Allel des Arg353Gln-Polymorphismus weitergegeben wird. Zwei seltene Polymorphismen konnten im Exon 8 des Faktor-VII-Gens nachgewiesen werden, die Silentmutationen Ala330Ala und Ser333Ser [6, 12]. Eine weitere polymorphe Veränderung wurde im nt 10523 des Intron 7 des Faktor-VII-Gens [16] aufgezeigt.

In der vorliegenden Arbeit werden die Ergebnisse der molekulargenetischen Untersuchungen (Mutationsanalyse und Untersuchungen von Polymorphismen des Faktor-VII-Gens) bei einer aus dem Libanon stammenden Familie mit Faktor-VII-Mangel vorgestellt und die Bedeutung von Mutation und Polymorphismus für den Faktor-VII-Mangel diskutiert.

Material und Methoden

Untersucht wurde eine aus dem Libanon stammende Familie mit einem Patienten mit Faktor-VII-Mangel. Die hämostaseologischen Befunde der untersuchten Familienmitglieder sind im Stammbaum in Abbildung 3 angegeben. Zur molekulargenetischen Diagnostik wurde DNA aus weißen Blutzellen nach Standardmethoden isoliert. Zum Mutationsnachweis wurden alle Exonbereiche, die Exon-Intron-Übergänge sowie die Promotorregion des Faktor-VII-Gens auf Veränderungen untersucht. Hierfür wurden anhand der Sequenzdaten für das Faktor-VII-Gen [14] exonflankierende Primerpaare abgeleitet und mit Hilfe der Polymerase chain reaction (PCR)-Technik die zu analysierenden Bereiche amplifiziert. Die Analyse der PCR-Produkte aller Exonregionen erfolgte mit dem Sequenzer 373 A und den Sequenzierungsreagenzien des Dye Terminator Sequencing FS Kit der Fa. ABI.

Zum Nachweis des Arg-353-Gln-Polymorphismus des Faktor-VII-Gens wurden die PCR-Produkte des Exon 8 mit Hilfe der Restriktionsendonuklease Msp I gespalten und die polymorphen Banden in einem Gel aus 2% NuSieve-Agarose getrennt. Durch die G-A Transition geht im Gln-553-Allel die Schnittstelle für Msp I verloren (Abb. 2).

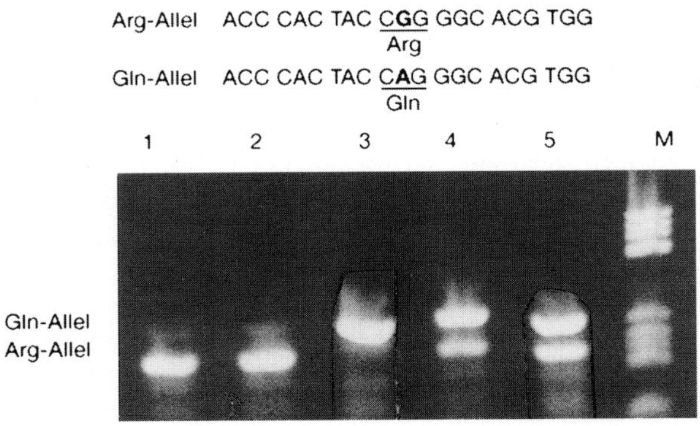

Abb. 2. Arg-353-Gln Polymorphismus im Exon 8 des Faktor-VII-Gens. Probanden Bahnen 1 und 2 homozygot Arg/Arg; Proband Bahn 3 homozygot Gln/Gln; Probanden Bahnen 4 und 5 heterozygot Arg/Gln; M-Längenmarker

Ergebnisse und Diskussion

Beim Faktor-VII-Mangel ist davon auszugehen, daß sowohl Mutationen des Faktor-VII-Gens als auch Genpolymorphismen die verminderten Faktor-VII-Aktivitäten bzw. Faktor-VII-Antigenwerte bedingen können.

In einem Kollektiv von 20 Patienten mit verminderten Faktor-VII-Aktivitäten untersuchten wir zunächst den von Green et al. 1991 [7] beschriebene Arg-353-Gln-Polymorphismus. Die Ergebnisse der Patientengruppe mit Faktor-VII-Mangel wurden mit einer Kontrollgruppe von 77 nichtverwandten klinisch unauffälligen Probanden verglichen (Tabelle 2). Die in der Kontrollgruppe ermittelte Allelfrequenz von 10% für das mutante Gln-353-Allel entspricht den publizierten Daten [2, 5, 8, 13, 15]. In der Patientengruppe wurde das seltenere Gln-353-Allel 5mal häufiger nachgewiesen. Die Allelfrequenz für das mutante Gln-353-Allel erhöhte sich bei Patienten mit Faktor-VII-Mangel von 10% auf 52%. Bei einem großen Teil der Patienten bedingt offenbar das Vorliegen des Gln-353-Allels des Arg-353-Gln-Polymorphismus die erniedrigten Faktor-VII-Aktivitäten.

Häufig wird in Patienten mit Faktor-VII-Mangel das Gln-353-Allel gekoppelt mit einer Faktor-VII-Mutation weitergegeben [7, 17]. Bisher konnten wir bei Patienten mit verminderten Faktor-VII-Aktivitäten 3 Mutationen aufklären [18] (Tabelle 3).

Tabelle 2. Häufigkeit des Arg-353-Gln-Polymorphismus bei Patienten mit Faktor-VII-Mangel im Vergleich zu einer Kontrollgruppe

Anzahl der Probanden	Haplotypen Arg (WT)/Gln (Mut)	Häufigkeit n (%)	Allelfrequenz
Patienten mit	Arg/Arg	4 (20%)	0,48
Faktor-VII-Mangel	Arg/Gln	11 (55%)	
n = 20	Gln/Gln	5 (25%)	0,52
Kontrollen	Arg/Arg	62 (80,5%)	0,90
n = 77	Arg/Gln	14 (18,2%)	
	Gln/Gln	1 (1,3%)	0,10

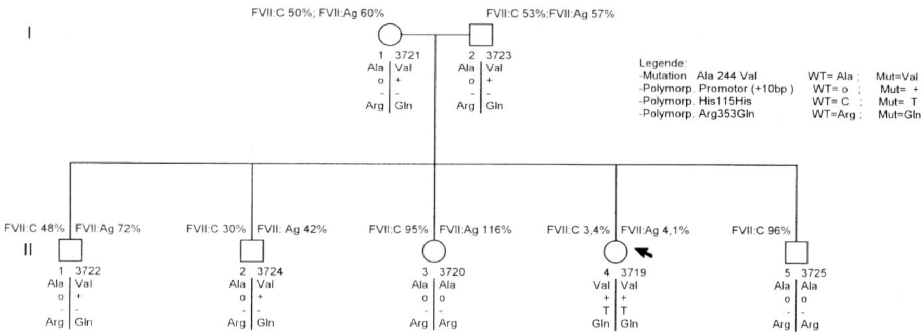

Abb. 3. Mutations- und Haplotypanalyse in der Familie F-VII-2/96 mit einem Patienten mit Faktor-VII-Mangel unter Berücksichtigung der F-VII-Aktivitäten *(Akt.)* und F-VII-Antigenwerte *(Antig.)*

Tabelle 3. Mutationen im Faktor-VII-Gen, nachgewiesen bei Patienten mit Faktor-VII-Mangel.

Kodon Nr.	Nukleotid-austausch	Aminosäure-austausch	F VII:C (Aktivität)	Patienten-nummer	Kommentar (Mutation/ Polymorphismus)
152	CGA-TGA	Arg-Stop	1,3%	G-3698	Heterozygotie/ Polymorphismus: mutantes Gln353 Allel heterozygot
244	GCG-GTG	Ala-Val	3,4%	G-3719	Homozygotie/ Polymorphismus: mutantes Gln353 Allel homozygot
281	GTC-TTC	Val-Phe	31%	G-3862	Homozygotie/ Polymorphismus: Wildtyp Arg353 Allel homozygot

Bei dem aus dem Libanon stammenden Patienten 3719 mit Faktor-VII-Aktivitäten von 3,4% und Faktor-VII-Antigenwerten von 4,1% liegt die Missensemutation Ala-244-Val in homozygoter Form vor. Die molekulargenetische Diagnostik ergab die in Abbildung 3 zusammengestellten Ergebnisse. Beide nichtverwandte Eltern sind heterozygot für die Mutation Ala-Val im Kodon 244 und haben erniedrigte Faktor-VII-Aktivitäten und Antigenwerte. Der Indexpatient 3719 (Stammbaum-Nr. II-4) erbte ein mutiertes Faktor-VII-Allel von jedem Elternteil. Zwei weitere Kinder dieser Familie (Stammbaum-Nr. II-3 und II-5) sind homozygot für das Wildtypallel und weisen Faktor-VII-Aktivitäten von 95% und 96% bei einem Antigenwert von 116% auf.

Die hier vorgestellte Familie mit Faktor-VII-Mangel stammt aus dem Libanon und ist arabischen Ursprungs. Die in dieser Familie analysierte Mutation Ala-244-Val ist eine der häufigsten, die bisher bei Patienten mit Faktor-VII-Mangel nachgewiesen wurde. Sie wurde bereits 36mal bei jüdischen Patienten iranischer und marokkanischer Herkunft sowie bei 4 weiteren Patienten aus anderen Regionen aufgezeigt [16]. Tamary et al. [16] fanden in Übereinstimmung mit unseren Ergebnissen bei ihren Patienten mit der Ala-244-Val-Mutation ebenfalls erniedrigte Faktor-VII-Aktivitäten wie auch verringerte Antigenwerte für den Faktor VII. Um den Ursprung dieser Mutation bei ihren Patienten abzuklären, ermittelten sie die Haplotypen für die von ihnen nachgewiesenen Val-244-Allele mit Hilfe folgender Polymorphismen:

I. Promotorinsertionspolymorphismus bei nt-323,
II. His115His-Polymorphismus im Exon 5,
III. Repeatpolymorphismus im Intron 7,
IV. G-A-Mutation im nt 10523 des Intron 7 und
V. Arg353Gln Polymorphismus im Exon 8.

Alle von Tamary et al. [16] charakterisierten Faktor-VII-Allele mit der Ala-244-Val-Mutation zeigten den gleichen Haplotyp (gleiche Markerkombinationen). Es läßt sich schlußfolgern, daß die Ala-244-Val-Mutation in den jüdischen Patienten gemeinsamen Ursprungs ist.

Die Haplotypanalyse der beiden Val 244 Allele der von uns analysierten Familie aus dem Libanon ergab für 4 polymorphe Marker (Abb. 3) den gleichen Haplotyp (gleiche Allel-Kombination), wie er bei den Patienten iranischen und marokkanischen Ursprungs von Tamary et al. nachgewiesen wurde [16]. Diese Ergebnisse zeigen, daß die Ala-244-Val-Mutation bei allen Probanden mit dem gleichen Haplotyp und immer gekoppelt mit den seltener vorkommenden (zum Teil die Faktor-VII-Aktivität beeinflussenden) polymorphen Allelen weitergegeben wird. Die Ala-244-Val-Mutationen in der von uns untersuchten Familie haben wahrscheinlich den gleichen Ursprung, wie die von Tamary et al. [16] bei jüdischen Patienten mit Faktor-VII-Mangel nachgewiesenen.

Danksagung

Wir danken Dr. Anders/Rostock, Dr. V. Aumann/Magdeburg, Dr. Becker/Frankfurt a. M., Dr. K. Bergmann/Eisenach, Dr. Bratanoff/Erfurt, Dr. C. Heinrichs/Berlin, Dr. S. Jakubiczka/Magdeburg, Prof. Dr. H. Losonczy/Pecs/Ungarn, Dr. Maak/Jena, Dr. Reinhardt/Greifswald, Dr. Seifert/Chemnitz, Dr. G. Syrbe/Stadtroda und Prof. Dr. Vogel/Erfurt für die Übersendung des Untersuchungsmaterials von Patienten mit Faktor-VII-Mangel zur genomischen Diagnostik.

Literatur

1. Arabini M, Bodkin D, Lopaciuk S, Bauer KA (1994) Molecular analysis of Polish patients with factor VII deficiency. Blood 84: 2214–2220
2. Arabini AA, Bauer KA (1994) Reduced plasma factor VII coagulation activity due to the Arg 353 Gln polymorphism in the factor VII gene results from defective secretion. Blood (abstract) 84: 33a
3. Berkner K, Busby S, Davie E, Hart C, Insley M, Kisiel W, Kumar A, Murray M, O'Hara P, Woodbury R,Hagen F (1986) Isolation and expression of c DNAs encoding human factor VII. Cold Spring Habor Symposium on Quantitative Biology 51: 531–541

4. Bernardi F, Patracchini P, Gemmati D, Ferrati M, Arcieri P, Papacchini M, Redaelli R, Baudo F, Mariani G (1993) Molecular analysis of factor VII deficiency in Italy: a frequent mutation (F VII Lazio) in a repeated intron region Human Genet 92: 446–450
5. Bernardi F, Marchetti G, Pinotti M, Baroncini C, Papacchini M, Zepponi E, Ursicino N, Chiarotti F, Mariani G (1996) Factor VII gene polymorphism constribute about one third of the factor VII level variation in plasma. Artherioscler Thromb Vascular Biol 16: 72–76
6. Bernardi F, Castaman G, Pinotti M, Ferraresi P, DiIasio MG, Lunghi B, Rodeghiero F (1996) Mutation pattern in clinically asymptomatic coagulation factor VII deficiency. Human Mutation 8: 108–115
7. Green F, Kelleher C,Wilkes H, Tempel A, Meade T, Humphries S (1991) A common genetic polymorphism associated with lower coagulation factor VII level in healthy individuals. Arterioscler Thromb 11: 540–546
8. Lane A, Cruickshank JK, Mitchell J, Herderson A, Humphries S, Green F (1992) Genetic and environmental determinants of factor VII coagulant activity in ethnic groups at differing risk of coronary heart disease. Artherosclerosis 94: 43–50
9. Marchetti G, Gemmati D, Patracchini P, Pinotti M, Bernadi F (1991)PCR detection of a repeat polymorphism within the F7 gene. Nucleic Acids Res 19: 4570
10. Marchetti G, Patracchini P, Gemmati D, De Rosa V, Pinotti M, Rodorigo G, Casonato A (1992) Detection of two missense mutations and characterization of a repeat polymorphism in the factor VII gene (F7). Hum Genet 89: 497–502
11. Marchetti G, Patracchini P, Papacchini M, Ferrati M, Bernardi F (1993) A polymorphism in the 5' region of the coagulation factor VII gene (F7) caused by an inserted decanucleotide. Hum Genet 90: 575–576
12. Marchetti G, Ferrati M, Patracchini P, Radaelli R, Bernardi F (1993) A missense mutation (^{178}Cys to Tyr) and two dipolymorphism (^{115}His and ^{333}Ser) in the human coagulation factor VII gene. Hum Mol Genet 2: 1055–1056
13. Mariani G, Marchetti G, Arcieri P, Bernardi F (1994) The role of factor VII gene polymorphism in determining F VII activity and antigen plasma level variation. Blood 84: 86a
14. O'Hara PJ, Grant FJ, Haldemann BA, Gray CL, Insley MY, Hagen FS, Murray MJ (1987) Nucleotide sequence of the gene coding for human factor VII, a vitamin K-dependent protein participating in blood coagulation. Proc Natl Acad Sci USA 84: 5158–5162
15. Silveira A, Green F, Karpe F, Blombäck M, Humphries S, Hamsten A (1994) Elevated level of factor VII activity in the postprandial state: Effect of the factor VII Arg-Gln polymorphism. Thromb Haemost 72: 734–739
16. Tamary H, Fromovich Y, Shalmon L, Reich Z, Dym O, Lanir N, Brenner B, Paz M, Luder AS, Blau O, Korostishevsky M, Zaizov R, Seligsohn U (1996) Ala2444Val is a common probably ancient causing factor VII deficiency in Maroccan and Iranian Jews. Thromb Haemost 76: 283–291
17. Tuddenham EGD, Pemberton S, Cooper DN (1995) Inherited factor VII deficiency: genetic and molecular pathology. Thromb Haemost 74: 313–321
18. Wulff K, Schröder W, Herrmann FH (1997) Molekulare Defekte bei 116 Hämophilie B (Faktor IX Mangel) Patienten und bei Patienten mit Faktor VII-Mangel. In: Herrmann FG (Hrsg) Molekulargenetik hereditärer Hämostasedefekte. Pabst-Verlag, 36–56

Acquired von Willebrand Disease in Monoclonal Gammapathies: Effectiveness of High-Dose Intravenous Gammaglobulin

J. J. Michiels

Introduction

Acquired von Willebrand disease (AvWD) is a bleeding disorder strikingly similar to congenital von Willebrand disease in terms of clinical manifestations and laboratory findings being characterized by a prolonged bleeding time and low levels of factor VIII von Willebrand factor (FVIII/vWf) complex, but without a family history of a congenital bleeding tendency and absence of abnormal bleeding after hemostatic challenges.

Literature reports indicate that AvWD may occur in association with monoclonal gammapathies, multiple myeloma and lymphoproliferative disorders. The clinical manifestations, FVIII/vWf characteristics, coagulation and platelet function studies in three cases of AvWD presenting as an acquired but persistent bleeding disorder in association with a benign monoclonal gammapathy are presented. All three cases of AvWD associated with a benign monoclonal immunoglobulin responded poorly to DDAVP and von Willebrand factor concentrate replacement, but were successfully treated with high-dose intravenous gammaglobulin. This new treatment option of AvWD in monoclonal gammapathies is discussed in view of recent data from the literature.

Methods

Coagulation screening assays and platelet aggregation tests were performed routinely. Bleeding times were measured according to Ivy [1]. The Factor VIII coagulant activity (FVIIIc) was assayed by means of the Automatic Coagulation Laboratory (ACL, Instrumental Laboratory, Isselstein, The Netherlands) using FVIII-deficient plasma (Ortho Diagnostics System, Beerse, Belgium) [2]. VWf antigen was assayed by an enzyme-linked immunosorbent assay (ELISA), as described by Cejka [3]. Ristocetin cofactor activity of the vWf (vWf.RCF) was assayed with formaline-fixed platelets using a PAP4 model Aggregometer (Bio Data, Hatboro, PA, USA) [4]. The vWf binding activity to collagen (vWf.CBA) was measured according to the ELISA-based method of Brown and Bosak with slight modifications as described [2, 5]). The multimeric composition of vWf was analyzed by sodium dodecyl sulfate (SDS) 0.9% agarose gel electrophoresis according to Brosstad et al. [6]. Inhibitors against factor VIIIc was sought by the Bethesda method [7]. Inhibition of vWf.RCF and

I. Scharrer/W. Schramm (Hrsg.)
27. Hämophilie-Symposion Hamburg 1996

vWf.CBA were sought by incubating diluting volumes of patient plasma with one volume of pooled normal plasma.

Patients

Case 1. A 36-year-old woman presented with a recent and persistent history of bruises, ecchymoses, recurrent epistaxis, menorrhagias, secondary bleeding after laparotomy and absent family history of a congenital bleeding tendency.
Case 2. A 30-year-old woman presented with a 2-year history of spontaneous bruises and ecchymoses, gum bleedings and severe menorrhagias. Tonsillectomy in childhood and tooth extractions at adolescent age were uneventful.
Case 3. A 72-year-old man presented with bruises and prolonged bleeding after transurethral prostatectomy and no history of a familial or congenital bleeding disorder. Previous surgical challenges were uneventful.

Results

Laboratory Diagnosis

The results of platelet function tests and coagulation tests were similar in all three cases (Table 1). The bleeding times were significantly prolonged. The ristocetin-induced platelet aggregation (RIPA) was absent in two on repeated occasions and decreased in one. The prolongation was of the APTT was in accordance with the low

Table 1. Laboratory findings in three cases of acquired von Willebrand disease

	Cases			
	1	2	3	Normal values
Ivy bleeding time	6.30 9.00 >15.00	4.15 12.15 >15.00	5.45 7.45 >>15.00	1–4 min
Platelets	189	232	207	150-350 x 10^9 l
RIPA	Absent	Absent	Decreased	Present
Prothrombin time	10.6	11.3	9.9	11–12.5 s
APTT	58	44	46	<45 s
Factor VIIIc	0.14	0.12	0.13	>0.60 μ/ml
vWf.Ag	0.04	0.10	0.12	>0.60 μ/ml
vWf.RCF	<0.10	<0.10	<0.10	>>0.60 μ/ml
Large vWf multimers	Absent[a]	Absent	Absent	Present
Paraprotein present	IgG lambda	IgG kappa	IgG kappa	Absent
Staging multiple myeloma	Negative	Negative	Negative	

[a] See Fig. 1.

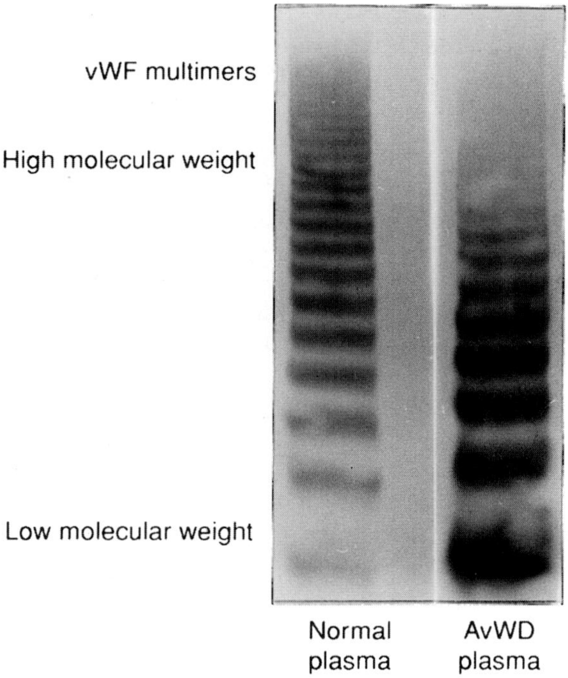

Fig. 1. Absence of the large von Willebrand factor *(vWf)* multimers in case 1 with acquired von Willebrand disease *(AvWD)* associated with a monoclonal gammapathy

levels of factor VIII coagulant activity. Inhibitors against FVIIIc in the Bethesda assay were absent. Low levels for vWf.Ag and very low levels for vWf.RCF and vWf.CBA can readily explain the prolongation of the bleeding times because platelet aggregation curves induced by collagen, ADP and adrenaline were normal. Incubation experiments of patients plasma and normal plasma in all three cases showed no inhibition of vWf.Ag, vWf.RCF or vWf.CBA. As compared to normal control plasma, high-molecular-weight multimers of vWf were absent in all three cases (Fig. 1).

Treatment

FVIII/vWf Concentrate Replacement

The preventive DDAVP administration was contraindicated in case 1 because of hypertension. A total abdominal hysterectomy was planned and bleeding was intended to be prevented by von Willebrand factor replacement therapy with Hemate-P under careful laboratory monitoring (Fig. 2). FVIII.vWf concentrate (Hemate-P, Boehringer, Germany) 4000 units four times a day resulted in normal top levels of vWf.RCF and vWf.CBA and correction of the bleeding times followed by a rapid decline of vWf.CBA to <0.05 μ/ml and vWf.RCF to about 0.20–0.30 μ/ml and prolongation of the bleeding times within 6 hours just before

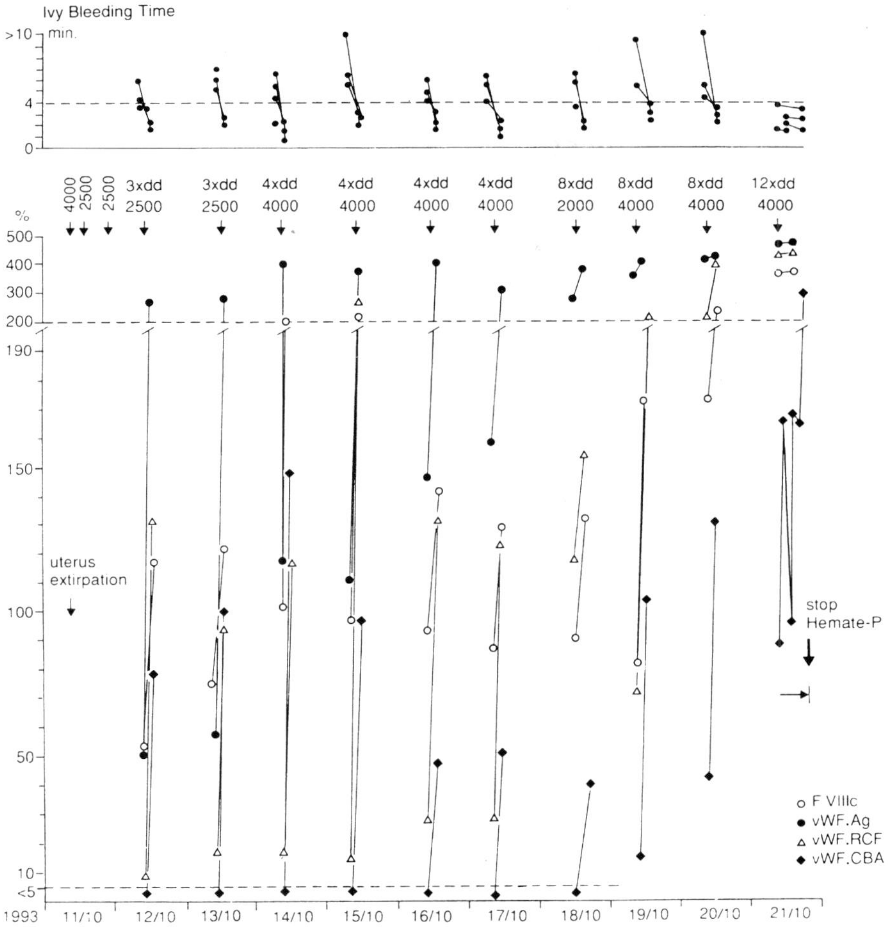

Fig. 2. The effect of factor VIII von Willebrand factor *(vWf)* concentrate *(Hemate-P)* substitution on bleeding times, factor VIIIc and the vWf antigen *(Ag)* concentration, and the ristocetine cofactor *(RCF)* and collagen binding activity *(CBA)*

the next dose of FVIII/vWf concentrate was given (Fig. 2). However, severe bleeding from surgical wounds complicated by hypovolemic shock occurred at the sixth postoperative day. Control of bleeding and hemostatic levels of vWF.CBA and vWf.RCF could be obtained by repeated transfusion of 4000 μ Hemate-P eight to 12 times a day (Fig. 2). High-dose (1 g/kg for 2 days) gammaglobulin (Central Laboratory for Blood Transfusion Services, Amsterdam) on the tenth postoperative day and subsequent discontinuation of Hemate-P substitution was followed as expected [8] by complete normal levels of all vWf parameters for 2 to 3 weeks followed by a slow decline of the vWf parameters in the third and fourth week to very low levels [9].

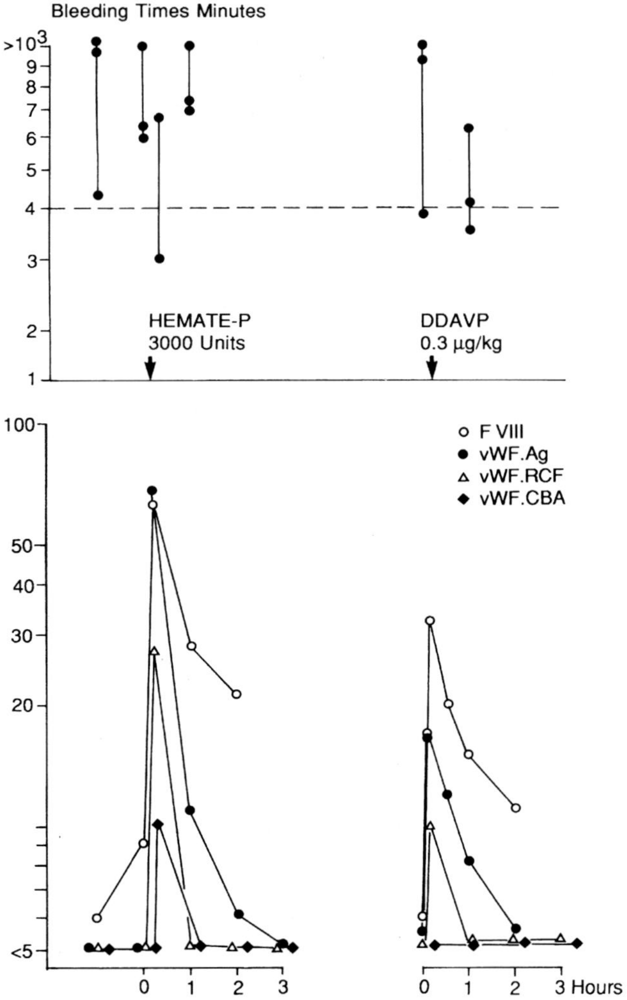

Fig. 3. The effect of factor VIII/von Willebrand *(vWf)* concentrate, Hemate-P, and intravenous DDAVP on Ivy bleeding times and FVIII/vWf parameters expressed in percentages

Hemate-substitution 3000 units in case 2 resulted in normal recovery of FVIIIc and vWf.Ag levels, but low recovery of the functional vWf parameters vWf.RCF and vWf.CBA, followed by rapid clearance from the circulation of all vWf parameters with half life times of less than 2 hours (Fig. 3).

DDAVP

DDAVP infusion (0.4 µg/kg) in cases 2 and 3 induced a short-term partial increase of the vWf parameters only immediately after the infusion and no correction of the bleeding times (Fig. 3)

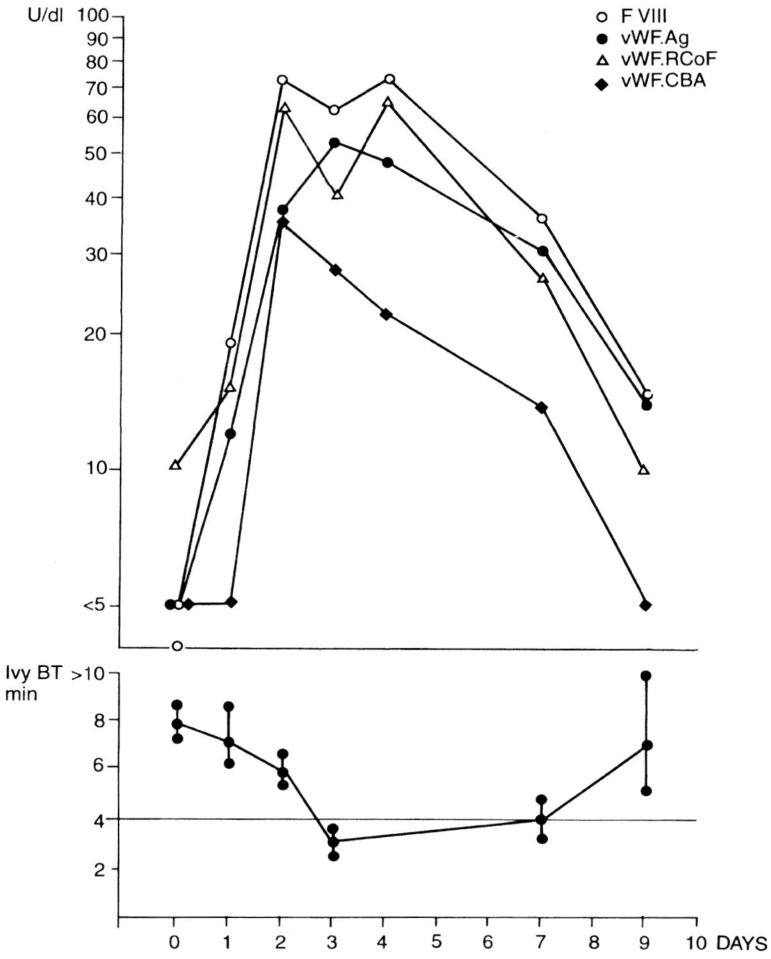

Fig. 4. The effect of high-dose intravenous gammaglobulin on Ivy bleeding times and factor VIII/vWf parameters in case 2 with acquired von Willebrand disease associated with a monoclonal gammapathy

High-Dose Intravenous Gammaglobulin

Case 2 received an experimental treatment with high dose gammaglobulin 1 g/kg for 2 days, which was followed by correction of the vWFf parameters and bleeding times for about 1 week to 10 days (Fig. 4). Case 2 received a second treatment of high dose gammaglobulin 1 g/kg for 2 days. Subsequent infusion of a relatively low dose of 2000 units of Hemate-P resulted in complete correction of all vWf parameters and bleeding times followed by normal half life times of more than 18 hours for vWf.RCF and vWf.CBA (Fig. 5).

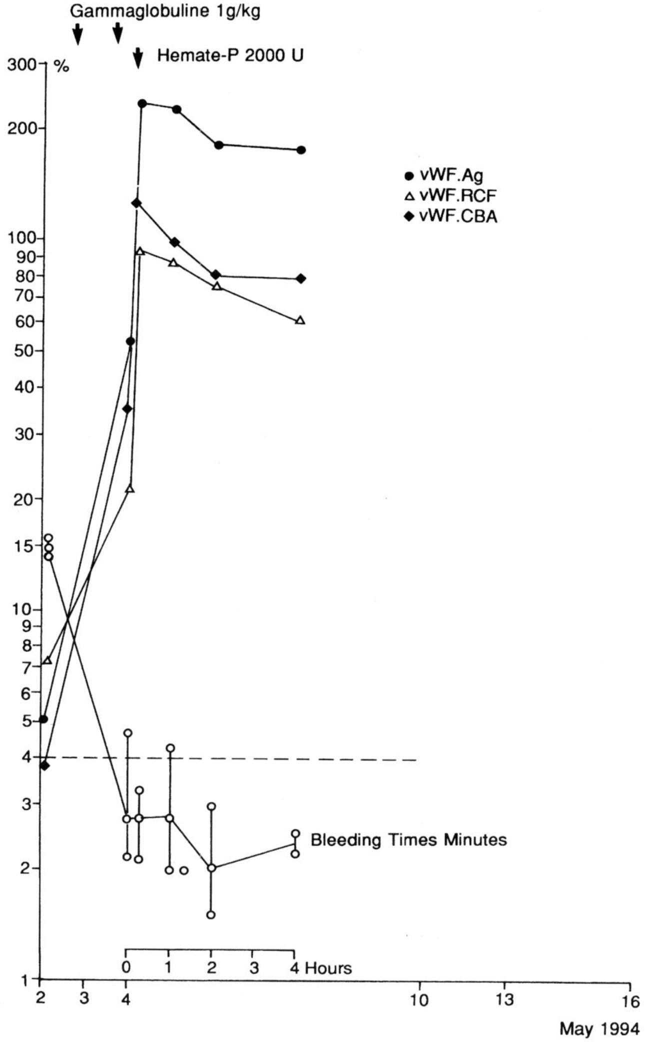

Fig. 5. Normal recovery and half-life times of the factor VIII and vWf parameters and correction of the Ivy bleeding times after substitution of Hemate-P (FVIII/vWf concentrate) in case 2 with AvWD pretreated with high-dose intravenous gammaglobulin

Review of the Literature

Clinical Manifestations

The underlying lymphoproliferative disorders in 50 cases of AvWD are summarized in Table 2. The main clinical manifestations in 50 cases of AvWD associated with benign monoclonal gammapathy, multiple myeloma or lymphoproliferative disorders include frequent and recurrent epistaxis, easy bruising, menorrhagias, and recurrent blood loss from the gastrointestinal tract combined with a negative family history of a congenital bleeding disorder and no history of excessive bleeding

Table 2. Underlying lymphoproliferative disorders in 50 patients with acquired von Willebrand disease

Benign monoclonal gammapathy		28
IgG kappa	23	
IgG lambda	5	
IgA/IgM	0	
Multiple myeloma		7
IgG kappa	3	
IgG lambda	2	
IgA lambda	1	
IgA	1	
Lambda Bence Jones proteinuria		1
Waldenström's disease		3
Chronic lymphocytic leukemia		4
Hairy cell leukemia		1
Non-Hodgkin's lymphoma		6

after previous hemostatic challenges (in preparation) The ages at which AvWD occurred ranged from 30 to 85 years, equally divided over both sexes.

Laboratory Findings

The pertinent findings in the reviewed cases of AvWD associated with a lymphoproliferative disorder are [2, 8–10]:

1. A markedly prolonged bleeding time and normal platelet count.
2. A decreased or absent ristocetin induced platelet aggregation in nearly all cases.
3. A prolonged APTT and normal PT with correction of the APTT after mixture of patient and normal plasma.
4. Low levels of factor VIIIc, vWf.Ag, vWf.RCF and vWf.CBA.
5. Absence of a factor VIII inhibitor in the Bethesda assay.
6. Inhibition of vWf.RCF or vWf.CBA in a mixture of patient plasma and normal control plasma was observed in a minority of the cases.
7. On multimeric analysis of the vWf a type II-like AvWD multimeric pattern (absence of large vWf multimers) was seen in the majority of the cases.
8. Poor response to intravenous DDAVP.
9. Rapid clearance of all vWf parameters after infusion of Factor VIII/vWf concentrate.
10. Transient correction of vWf parameters for one to a few weeks after high dose intravenous gamma globulin.

Discussion

Infusion studies with FVIII/vWf concentrate (Hemate-P) or DDAVP in cases of AvWD associated with a monoclonal gammapathy result in low recovery and rapid clearance of the large vWf multimers and the VIII/vWf complex, suggesting the presence of an inhibitor (Figs. 2, 3) [2, 8, 9]. A functional inhibitor selectively directed against the vWf, which is demonstrated in vitro in only a minority of the cases of AvWD associated with a monoclonal gammapathy [8], can not explain the rapid clearance of the FVIII.vWf complex. Therefore the binding of the antibody to the large vWf multimers of circulating FVIII/vWf is very probably responsible for the rapid clearance of the antigen/antibody complex from the circulation, which results in low circulating levels of FVIll and vWf. The large vWf multimers are known to possess the ristocetin cofactor activity of the vWf (vWf.RCF) and the collagen-binding activity of the vWf(vWf.CBA). Defective production, processing or release of vWf from endothelial cells is made rather unlikely by the demonstration of a significant rise of the FVIII/vWf complex parameters after DDAVP infusion [2, 8, 9].

In the absence of a detectable inhibitor in our three cases of AvWD associated with benign monoclonal gammapathy, the IgG monoclonal immunoglobulins are thought to bind nonspecifically to the vWf protein or were postulated to interact specifically to the large vWf multimers without disturbing its functional or immunological properties, but resulting in rapid clearance of the antibody-antigen complexes from the circulation.

In our review, we reported on ten additional cases of AvWD associated with a monoclonal gammapathy, in whom high dose intravenous gammaglobulin was successful [9].

Gammaglobulin therapy was administered at a dose ranging from 0.4 to 1.0 g/kg body weight for 2 to 8 days. Peak values for vWf parameters comparable as found in Fig. 4 were observed after 1 to 2 weeks. Gammaglobulin usually improved the coagulation defect for about 2 to 3 weeks. The very interesting finding is that the clearance of the FVIII/vWf complex in AvWD associated with a monoclonal gammapathy is delayed immediately after treatment of high-dose intravenous immunoglobulin (case 2, Fig. 5) [10]. This offers the opportunity to treat severe or life-threatening bleeding episodes by high-dose intravenous gammaglobulin immediately followed by substitution of FVIII/vWf concentrate in an attempt to control the bleeding by obtaining hemostatic levels of vWf within a short time period. According to our experience, we recommend the high-dose regimen of gammagblobulin of 1.0 g/kg intravenously for 1 or 2 days.

The exact mechanism of action of high-dose intravenous gammaglobulin (IV:Ig) in AvWD associated with monoclonal gammapathies is not clearly understood. Several authors suggest that the IV:Ig induces a blockade of the Fc receptors of the mononuclear phagocytic systems, which would prevent the clearance of vWf-inhibitor complexes from the circulation (comparable to the effect of IV:Ig in autoimmune idiopathic thrombocytopenic purpura), or that IV:Ig, because of its polyspecificity, may contain anti-idiotypic antibodies [9]. Others propose the direct elimination of circulating immunocomplexes of vWf/antivWf by monomeric immunoglobulins.

References

1. Ivy AC, Nelson D, Bucher GNH (1941) The standardization of certain factors in the cutaneous "venostasis" bleeding time technique. J Lab Clin Med 26: 1812
2. van Genderen PJJ, Vink T, Michiels JJ, van't Veer MB, Sixma JJ, van Vliet HHDM (1994) Acquired von Willebrand disease caused by an autoantibody selectively inhibiting the binding of the von Willebrand factor to collagen. Blood 84: 3378
3. Ceika J (1982) Enzyme immunoassay for FVIII-related antigen Clin Chem 26: 1812
4. Macfarlane DE, Stibbe J, Kirby EP, Zucker MB, Grant RA, McPherson JA (1975) A method for assaying von Willebrand factor (Ristocetine cofactor). Thromb Diath Haemorrh 34: 306
5. Brown JE, Bosak JO (1986) An ELISA test for the binding of von Willebrand antigen to collagen. Thromb Res 43: 303
6. Brosstad F, Kjönniksen I, Rönning B, Stormorken H (1986) Visualization of von Willebrand factor multimers by enzyme-conjugated secondary antibodies. Thromb Haemost 55: 276
7. Kaspar CK, Aledort LM, Counts RB et al (1975) A more uniform measurement of factor VIII inhibitors. Thromb Diath Haemorrh 34: 869
8. van Genderen PJJ, Michiels JJ, Bakker JJ, van't Veer MB (1994) Effectiveness of high-dose intravenous gammaglobulin therapy in acquired von Willebrand's disease. Vox Sang 67: 14
9. van Genderen PJJ, Papatsonis DNM, Michiels JJ, Wielenga JJ, Stibbe J, Huikeshoven FJM (1994) High-dose intravenous gammaglobulin therapy for acquired von Willebrand disease. Postgrad Med J 70: 916
10. van Genderen PJJ, Terpstra W, Michiels JJ, Kapteijn L, van Vliet HHDD (1995) High-dose intravenous immunoglobulin delays clearance of von Willebrand factor in acquired von Willebrand disease. Thromb Haemost 73: 890

Genomische Diagnostik in deutschen Familien mit Hämophilie B. Von der RFLP-Analyse zum Mutationsnachweis

M. Bendix, W. Schröder, K. Wulff, V. Aumann, M. Barthels, B. Bratanoff, F. Bergmann, W. Eberl, E. Haubold, L. Hempelmann, K. Kirsten, W. Kreuz, H. Lenk, C. Niekrenz, H. Pollmann, S. Prager, H. Scheel, B. Schmeltzer, J. Wendisch, E. Wenzel, K. Wollina, P. Zeitler, F. H. Herrmann

Im Institut für Humangenetik in Greifswald wird seit 1986 eine molekulargenetische Diagnostik bei Hämophilie B angeboten [1]. Da die Verfügbarkeit von Sonden und Enzymen zu dieser Zeit begrenzt war, konnten bei Einführung dieser Diagnostik nur ein intragener und ein intergener RFLP charakterisiert werden (Taq I; Sst I). Der Einsatz dieser Marker ermöglichte es, für etwa 47% der Ratsuchenden eine Aussage zum Konduktorinnenstatus zu machen. Die Anzahl der im Institut für Humangenetik routinemäßig für die indirekte genomische Diagnostik genutzten Marker erhöhte sich bis zum gegenwärtigen Zeitpunkt auf 4 intragene und 2 intergene Marker, bei deren Einsatz für mehr als 90% der Ratsuchenden eine Aussage zum Konduktorinnenstatus möglich ist.

Ab 1992 wurde die Sequenzanalyse in die Diagnostik eingeführt. Damit kann für fast jeden Patienten der Defekt im Faktor-IX-Gen charakterisiert werden. In Familien mit bekanntem Gendefekt ist eine sichere Konduktorinnen- und pränatale Diagnostik möglich. Zusätzlich können in Einzelfällen auch Konduktorinnendiagnosen für solche Familien durchgeführt werden, in denen kein Patient für die Untersuchung zur Verfügung steht bzw. wo eine Frau aufgrund eines klinisch nachgewiesenen Faktor-IX-Mangels eine Konduktorin für Hämophilie B sein kann, ohne daß bisher ein Patient in der Familie aufgetreten ist.

Im Rahmen einer Promotionsarbeit werden die Daten von 10 Jahren genomischer Diagnostik bei Hämophilie B am Institut für Humangenetik in Greifswald ausgewertet.

Ziel der genomischen Diagnostik

Die Hämophilie B ist eine X-chromosomale Erkrankung. Nur männliche Träger eines Defektes im Faktor-IX-Gen erkranken an einer Hämophilie B, weibliche Anlageträgerinnen sind phänotypisch unauffällig. Eine entscheidende Voraussetzung für eine humangenetische Beratung für Risikofamilien besteht darin, für genetisch mögliche und wahrscheinliche Konduktorinnen den tatsächlichen Konduktorinnenstatus zu ermitteln.

Mit der Diagnostik auf DNA-Basis ist der Konduktorinnennachweis bzw. -ausschluß mit einer höheren Sicherheit als mit der Bestimmung der Faktor-IX-Aktivität durchzuführen, außerdem wird eine Pränataldiagnostik ab der 10. Schwangerschaftswoche möglich [2].

I. Scharrer/W. Schramm (Hrsg.)
27. Hämophilie-Symposion Hamburg 1996

Indirekte genomische Diagnostik bei Hämophilie B

Das Gen für den Gerinnungsfaktor IX wurde 1985 isoliert und charakterisiert [3]. Damit war die Voraussetzung für eine Konduktorinnendiagnostik und pränatale Diagnostik bei Hämophilie B auf molekularer Ebene gegeben.

Eine Reihe von Restriktions-Fragment-Längen-Polymorphismen (RFLP) im Faktor-IX-Gen bzw. eng gekoppelt zum Faktor-IX-Gen ermöglicht eine indirekte genomische Diagnostik [4]. Solche Polymorphismen stellen natürliche Variationen in der DNA dar, die in der Population stabil vorkommen und deren Weitergabe in der Familie mit relativ einfachen Mitteln verfolgt werden kann. Sind solche Marker mit dem interessierenden Gen eng gekoppelt, kann man mit ihrer Hilfe den Erbgang dieses Gens innerhalb einer Familie verfolgen. Eine Voraussetzung ist dabei, daß bei Frauen beide X-Chromosomen bzw. Faktor-IX-Gene voneinander unterschieden werden können, d.h. die Marker heterozygot (informativ) sind [2].

Im Institut für Humangenetik kann seit 1986 eine indirekte genomische Diagnostik bei Hämophilie B angeboten werden. Zunächst konnten in Greifswald nur der intragene Marker Taq I (int 4) und der extragene Marker Sst I (DXS99) mittels Southern blotting charakterisiert werden. Bei einer Heterozygotie dieser Marker von ca. 45% (Taq I) bzw. 50% (Sst I) konnte für etwa 47% der Ratsuchenden eine Aussage hinsichtlich des Konduktorinnenstatus getroffen werden.

Der Einsatz weiterer RFLP (intragen: Xmn I/int 3, G/A-Polymorphismus im Exon 6; extragen: Hha I/3-flankierende Region) in der Routinediagnostik ermöglicht es jetzt, für mehr als 90% der Ratsuchenden eine Aussage hinsichtlich des Konduktorinnenstatus bzw. ein Angebot zur pränatalen Diagnostik zu machen. Diese Werte entsprechen den aus der Literatur bekannten Angaben für kaukasische Populationen [5].

Das diagnostische Risiko intragener Marker im Faktor-IX-Gen aufgrund möglicher Crossing-over-Ereignisse beträgt weniger als 0,1%. Der extragene Marker Sst I ist eng mit dem Faktor-IX-Gen gekoppelt. Bisher ist aus der Literatur [5] und aus unseren eigenen Daten keine Rekombination bekannt, so daß auch für diesen Marker eine hohe diagnostische Sicherheit angenommen werden kann.

Vorteile der indirekten genomischen Diagnostik

Wenn eine Hämophilie B in der Familie bekannt ist, ermöglicht die indirekte genomische Diagnostik eine Konduktorinnen- und pränatale Diagnostik mit einem diagnostischen Risiko unter 0,1% (intragene Marker). Alle Marker, bis auf den extragenen Sst I-RFLP, sind mittels der PCR-Technik zu charakterisieren. Auf der Grundlage dieser Untersuchungsmethode liegen die Untersuchungsergebnisse relativ kurzfristig vor.

Grenzen der indirekten genomischen Diagnostik

Mit der indirekten genomischen Diagnostik wird immer nur der Erbgang von Markern, die eng mit dem Faktor-IX-Gen gekoppelt sind, verfolgt. Eine Identifikation der Mutation ist nur in Ausnahmefällen möglich. Für die indirekte genomische Diagnostik müssen Frauen für wenigstens einen Polymorphismus heterozygot, d.h. informativ sein. Für die Hämophilie B stehen nur diallele Polymorphismen zur Verfügung, die sich z.T. in einem Kopplungsungleichgewicht befinden. Einige der untersuchten Frauen (ca. 5–10% der Ratsuchenden) waren für keinen der Polymorphismen heterozygot. Für sie kann keine Aussage zum Konduktorinnenstatus gemacht bzw. keine pränatale Diagnostik angeboten werden.

Eine indirekte genomische Diagnostik ist in jedem Fall eine Familienuntersuchung. Wenigstens ein Patient aus der Familie muß für die Untersuchung zur Verfügung stehen, um diejenigen Polymorphismen zu ermitteln, die in dieser Familie mit dem defekten Faktor-IX-Gen gekoppelt sind.

Bei sporadischen Fällen (ca. 1/3 aller Patienten) ist es meist nicht möglich, den Ursprung der Mutation zu identifizieren. Für Mütter mit nur einem hämophilen Sohn ist daher eine Aussage zum Konduktorinnenstatus nur eingeschränkt zu machen. Statistisch sind etwa 80–85% der Mütter sporadischer Hämophiler bereits Trägerinnen der Mutation [5]. Unterstützt durch eine Gerinnungsanalyse ist auch in solchen Familien eine indirekte genomische Diagnostik sinnvoll.

Die direkte genomische Diagnostik bei Hämophilie B

Mutationsnachweis durch Sequenzierung

Durch Sequenzierung der kodierenden Bereiche des Faktor-IX-Gens sowie der Exon-Intron-Übergänge kann für die meisten Hämophilie-B-Patienten die Mutation, die zum Defekt des Faktor IX führt, aufgeklärt werden [6].

Eine Mutationssuche ist mit dieser Methode auch in Familien möglich, in denen kein Patient zur Untersuchung zur Verfügung steht. Bei bekannter Mutation kann eine Konduktorinnen- und pränatale Diagnostik mit praktisch 100%iger Sicherheit durchgeführt werden.

Grenzen der Sequenzanalyse

Nicht alle Mutationen befinden sich in den codierenden des Faktor-IX-Gens. Daher kann z.Z. bei etwa 5–10% der Patienten keine Mutation in den routinemäßig sequenzierten codierenden Bereichen des F-IX-Gens charakterisiert werden. Bei diesen Patienten ist eine Mutation in den Intron- bzw. regulativen Bereichen des F-IX-Gens zu erwarten.

Das bedeutet aber auch, daß nicht in jedem Fall für eine Ratsuchende, deren erniedrigte Faktor-IX-Werte auf eine Konduktorinnenschaft hinweisen, ohne daß ein Hämophiler in der Familie bekannt ist, durch Sequenzierung der codierenden Bereiche eine sichere Aussage gemacht werden kann. Ein Nachweis einer Mutation bei einer solchen Ratsuchenden bestätigt in jedem Fall die Konduktorinnenschaft. Kann keine Mutation nachgewiesen werden, bedeutet dies aufgrund des oben Gesagten nicht gleichzeitig einen sicheren Ausschluß als Konduktorin.

10 Jahre genomische Diagnostik im Institut für Humangenetik in Greifswald

Wir bieten im Institut für Humangenetik allen Hämophilie-B-Familien eine Mutationsanalyse zusätzlich zu einer indirekten genomischen Diagnostik an. Die indirekte genomische Diagnostik ermöglicht es, für die Ratsuchenden in kurzer Zeit ein Ergebnis mit hoher Sicherheit zu erhalten. Die Sequenzierung nimmt in der Regel einen längeren Zeitraum in Anspruch. Sie liefert dann jedoch in den meisten Fällen ein Ergebnis mit einer 100%igen Aussagesicherheit bzw. ermöglicht in einigen Fällen eine solche Aussage überhaupt erst.

Insgesamt wurden in den letzten 10 Jahren 44 Familien mittels indirekter genomischer Diagnostik untersucht. Zusätzlich zu den Patienten aus diesen Familien wurden 48 Einzelpatienten mit Hämophilie B in die Sequenzanalyse einbezogen, so daß insgesamt der molekulare Defekt des Faktor-IX-Gens bei 92 Patienten aus Deutschland aufgeklärt wurde [6, 7].

Unter 49 möglichen ratsuchenden Konduktorinnen ergab die Familienanamnese eine mögliche Konduktorinnenschaft. Es konnten mittels indirekter genomischer Diagnostik 24 als Konduktorinnen bestätigt und 19 als Konduktorinnen ausgeschlossen werden. Für 3 Ratsuchende konnte keine Aussage gemacht werden. Hier laufen z. Z. noch die Untersuchungen der Sequenzenalyse. 53 von 56 Konduktorinnen (im gebärfähigen Alter) sind informativ für eine pränatale Diagnostik. Bei 19 Ratsuchenden ist eine Pränataldiagnostik auf der Grundlage der bekannten Mutation, bei 34 Konduktorinnen auf der Basis der indirekten genomischen Diagnostik möglich. 4 Familien haben bisher eine pränatale Diagnostik in Anspruch genommen.

Literatur

1. Herrmann FH, Schröder W, Wehnert M, Wulff K (1994) Zur genomischen Diagnostik von Hämophilie A und B in den fünf neuen Bundesländern. In: Kurme A, Klose HJ, Beer H-J (Hrsg) Psychosoziale Aspekte bei Hämophilie und HIV. Georg Thieme Verlag, Stuttgart, New York
2. Herrmann FH, Scharrer I (1995) Humangenetische Beratung bei Hämophilie A und B. Mitteilung der Deutschen Hämophiliegesellschaft 2/95 (Sonderdruck)
3. Yoshitake S, Schach B, Foster DC, Davie EW, Kurachi K (1985) Nucleotide Sequence of the gene for Human Factor IX (Antihaemophilic Factor B). Biochemistry 24: 3736–3750
4. Peake I (1992) Registry of DNA Polymorphisms within or close to the Human factor VIII and factor IX genes. Thrombosis and Haemostasis 67: 277–280
5. Peake IR, Lillicrap DP, Boulyenkov V, Briet E, Chan V, Ginter EK, Kraus EM, Ljung R, Mannucci PM, Nicolaides K, Tuddenham EGD (1993) Haemophilia: strategies for carrier detection and prenatal diagnosis. WHO Bulletin OMS. Vol 71: 429–458
6. Wulff K, Schröder W, Wehnert M, Herrmann FH (1995) Twenty-five novel mutations of the factor IX-gene in haemophilia B. Hum Mut 6: 346–348
7. Wulff K, Schröder W, Herrmann FH (1997) Molekulare Defekte bei 116 Hämophilie B (Faktor IX Mangel) Patienten und bei Patienten mit Faktor VII-Mangel. In: Herrmann FH (Hrsg) Molekulargenetik hereditärer Hämostasedefekte. Pabst-Verlag, im Druck

VII.b Poster: Thrombophilie

Epidemiology of Factor V Leiden Mutation in Various Populations: Northeastern Germany, Poland, Argentina, Venezuela, Costa Rica and India

F. H. Herrmann, M. Koesling, W. Schröder, R. Altman, R. Jimenez Bonilla, S. Lopaciuk, J. L. Perez-Requejo, J. R. Singh

Summary

Resistance to activated protein C (APC) is the most common inherited risk factor for venous thrombosis. The most cases of APC resistance are caused by the point mutation *nt 1691* G→A in factor V gene referred to as factor V Leiden mutation. As initially shown in a Dutch population, this mutation is with a carrier rate of 2.9% the most frequent genetic disposition for thrombophilia and deep vein thrombosis.

By large scale epidemiological studies using capillar blood samples soaked onto filter paper test cards [13, 14], we have determined the prevalence of factor V Leiden mutation in populations of north-eastern Germany (814 newborns), from Poland (200), Argentina (215), Venezuela (126), Costa Rica (198) and India (152). The prevalence of 7% in north-eastern Germany is significantly higher than that found in a Polish (Warsaw) population (5%).The prevalences are in populations of Argentina (Buenos Aires) 5.1%, in Venezuela (Valencia) 1.6%, in Costa Rica (San Jose) 2.0%, and in India (Punjab) 1.3% [7]. The world-wide distribution of factor V Leiden mutation is discussed.

Introduction

Resistance of activated protein C (APC) is the most common risk factor of venous thrombosis [3, 15]. The majority of cases of APC resistance is caused by a point mutation (G 1691 A transition) in the factor V gene, known as factor V Leiden [1]. The heterozygosity for this mutation is associated with a life-long five to tenfold increased risk of thrombosis, whereas homozygous cases carry a 50- to 100-fold increased risk of developing thrombosis [12]. In a prospective evaluation of 77 male patients with a history of idiopathic venous thrombosis, factor V Leiden was associated with a four- to fivefold increased risk of recurrent thrombosis [11]. Recently, Bloemenkamp and coworkers [2] reported that the risk for carriers of the factor V Leiden mutation using desogestrel-containing oral contraceptives is increased 50-fold as compared with noncarrier nonusers.

The identification of factor V Leiden mutation as a highly prevalent genetic risk factor for thrombosis has raised considerations of screening for this mutation before surgery or the use of oral contraceptiva, and during pregnancy. As the result

I. Scharrer/W. Schramm (Hrsg.)
27. Hämophilie-Symposion Hamburg 1996

of several years of experience, Dahlbäck [5] has issued practical guidelines on how to treat individuals who are hetero- or homozygous for factor V Leiden mutation. In order to acquire a substantial basis to discuss a potential population screening, the precise prevalence of such a risk factor has to be estimated in various populations.

By large scale epidemiological studies using capillar blood samples soaked onto filter paper test cards [13, 14], we have determined the prevalence of factor V Leiden mutation in populations of northeastern Germany, Poland, Argentina, Venezuela, Costa Rica and India [7].

Material and Methods

Probands

Random blood samples have been collected from 814 newborns from northeastern Germany, from 200 blood donors from Poland, 215 healthy individuals from Argentina, 126 blood donors from Venezuela, 198 from Costa Rica and 150 healthy persons from India (Punjab).

Blood/DNA Sampling and PCR Template Preparation

For rapid blood sampling and PCR template preparation, capillar blood samples have been soaked onto Schleicher and Schüll filter-paper test cards (S&S 2992) and air-dried.

DNA was extracted from 3 mm filter paper discs and used for amplification. A disk of 3 mm diameter was punched and placed into a propylene tube. The discs had each been soaked in 50 µl methanol for 10 min. To remove methanol, the filter discs were evaporated for 1 h by vacuum centrifugation or air-dried in an open tube overnight at room temperature [14].

Polymerase Chain Reaction

To amplify the critical factor V gene region, either a 267-bp fragment or 287-bp fragment was amplified by polymerase chain reaction (PCR) using primers published by Bertina and coworkers [1] and Zöller and coworkers [19], respectively. PCR has been performed in a total reaction volume of 50 µl PCR mix with 500 ng DNA or a methanol-fixed/ air-dried filter paper disk as template. As a modification of the PCR protocols of Bertina and coworkers [1] and Zöller and coworkers [19] six denaturing/annealing cycles of 96° C for 2 min and 50° C for 1 min each were performed to improve primer annealing for the first amplification cycle. After adding 1 unit Taq polymerase (Perkin Elmer), 35 cycles of PCR were carried out.

Restriction Analysis

According to Bertina and coworkers [1] and Zöller and coworkers [19], 17 μl of the PCR products were digested at 37° C by 0.5 units of *Mnl I* for 2 h or and 4 h respectively. The resulting fragments indicative for the factor V Leiden mutation have been separated in a 3% NuSieve agarose gel and visualized under UV light by ethidium bromide staining [14].

Heteroduplex Analysis

The PCR products of the test samples and the wild type control samples have been analyzed by the heteroduplex method according to White and coworkers [18]. The annealed and reannealed PCR samples were loaded onto a MDE gel of 0.75 mm thickness (FMC Bioproducts) and electrophoretically separated at 20 V/cm according to the recommendations of the supplier. After electrophoresis, DNA fragments were visualized under UV light by ethidium bromide staining. The factor V Leiden mutation can be distinguished from wild type homoduplex by a slow-migrating band. Only bands that showed the extra band indicative for the mutation have been digested with *Mnl I* as described to separate heterozygous and homozygous mutations. On this way *Mnl I* digestion could be reduced in our study to approximately 7%. Mutation identification by *Mnl I* digestion alone and heteroduplex analysis combine with *Mnl I* digestion as well gave identical results in a validation study performed on 1030 blood samplest [14].

Results and Discussions

Recently we published a convenient, efficient, reliable method for large-scale screening of factor V Leiden mutation using capillary blood samples soaked onto filter paper cards for mutation detection by heteroduplex analysis [13, 14]. Screening 814 newborns from northeastern Germany, 56 heterozygotes and one homozygote for factor V Leiden mutant alleles were found. The prevalence of this mutation is 7%. Fifty-eight mutant alleles were found under the 1628 alleles tested, resulting in an

Table 1. The prevalence of factor V Leiden mutation in northeastern Germany, Poland, Argentina, Costa Rica, Venezuela and India

Country/region	No.	Heterozygotes		Homozygotes		Prevalence
		No.	%	No.	%	%
Northeastern Germany	814	56	6.9	1	0.1	7.0
Poland/Warsaw	200	10	5	–		5.0
Argentina/Buenos Aires	215	10	4.65	1	0.47	5.1
Costa Rica/San Jose	196	4	2.0	–		2.0
Venezuela/Valencia	126	2	1.6	–		1.6
India/Punjab	150	2	1.3	–		1.3

allel frequency of 3.56 % (Table 1). The male/female ratio among the heterozygotes was 1:1 [14].

The allele frequency of 3.56% in northeastern Germany is significantly higher than those reported from Italy by Tosetto and coworkers [17] and from a Dutch population published by Rosendaal and coworkers [2]. In both papers the sample size were sufficient for statistical analysis. The frequency of factor V Leiden mutation in Poland, determined among 200 healthy persons, is 5% (Table 1) and lower than in northeastern Germany. Further data on small sample sizes, usually less than 300 alleles, from other European populations would support the hypothesis of the unequal distribution of factor V Leiden mutation in Europe. The highest prevalence in Europe was reported from Sweden (15%) [4].

We have estimated the prevalence of factor V Leiden mutation outside Europe in the populations of Argentina (Buenos Aires), Costa Rica (San Jose), Venezuela (Valencia) and of India (region of Punjab). The results are shown in Table 1. In Argentina we have studied 215 individuals of mostly of European origin. The frequency of 5.1% is in the range of Europe. In a group of 51 Argentinian patients with thrombosis and pulmonary embolism, only three carriers (5.8%) of the factor V Leiden mutation have been detected.

The frequency of factor V Leiden mutation in Costa Rica and Venezuela is 2% and 1.6%, respectively. The lowest prevalence of 1.3% has been observed in individuals from the Punjab region of India.

Recently, we summarized the prevalence of factor V Leiden mutation in various populations world-wide [7]. The highest frequencies of factor V Leiden mutation are described in Europe and among Caucasians. The prevalence of factor V Leiden mutation is rare in native populations from eastern Asia, Africa and America except for immigrated Causasians. The data of prevalence of factor V Leiden mutation in various population in the world support the hypothesis that the factor V Leiden point mutation has its origin in the European Caucasian population.

The partly or complete absence of factor V Leiden mutation and APC resistance in eastern Asian populations is probably one of the reasons of the known lower prevalence of thrombophilia in this region [3–6, 9, 12, 16]. No factor V Leiden mutation was detected in 36 Japanese patients with deep vein thrombosis [6]. The difference among races suggest that the FV Leiden mutation arose after separation of Mongoloids and Caucasians [8].

A similar situation seems to exist in populations of Africa and for African Americans and Indians in America. The factor V Leiden mutation is very rare or absent in these populations and does not play such a role as risk factor for thrombosis as in Europe [10]. However, the possibility of inheritance of the factor V Leiden mutation through racial mixing cannot be ruled out and probably explains the low frequencies in Latin America.

References

1. Bertina RM, Koeleman BCP, Koster T et al (1994) Mutation in blood coagulation factor V associated with resistance to activated protein C. Nature 369: 64

2. Bloemenkamp KWM, Rosendaal FR, Helmerhorst FM, Büller HR, Vandenbroucke JP (1995) Enhancement by factor V Leiden mutation of risk of deep-vein thrombosis associated with oral contraceptives containing a third-generation progestagen. Lancet 346: 1593
3. Dahlbäck B (1995) Inherited thrombophilia: resistance to activated protein C as a pathogenic factor of venous thromboembolism. Blood 85: 607
4. Dahlbäck B (1996) Are we ready for factor V Leiden screening? Lancet 347: 1346–1347
5. Dahlbäck B (1995) New molecular insights into the genetics of thrombophilia. Resistance to activated protein C caused by Arg^{506} to Gln mutation in factor V as a pathogenic risk factor for venous thrombosis. Thromb Haemost 74: 139
6. Fujimura H, Kambayashi J, Monden M, Kato H, Miyata T (1995) Coagulation factor V Leiden mutation may have a racial background. Thromb Haemost 74: 1381
7. Herrmann FH, Koesling M, Schröder W et al (1997) Prevalence of factor V Leiden in various populations. Genet Epidemiol, in press
8. Kodaira H, Ishida F, Ito T et al (1995) Arg 506 Gln factor V mutation is uncommon in Eastern Asian populations (Abst.). Blood 86 [Suppl 1]: 917a
9. Lee CK, Chan WP, Liang R, Kwong YL, Chim CS, Todd D, Chan TK (1995) Absence of factor V gene mutation (1691 T to A) in Hong Kong chinese patients with deep vein thrombosis (DVT) (Abst.) Blood 86 [Suppl 1]: 919a
10. Nathwani AC, Tuddenham EGD (1992) Epidemiology of coagulation disorders. Baillićr's Clin Haematol 5: 383
11. Ridker PM, Miletich JP, Stampfer MJ, Goldhaber SZ, Lindpaintner K, Hennekens CH (1995) Factor V Leiden and risks of recurrent idiopathic venous Thromboembolism. Circulation 92: 2800
12. Rosendaal FR, Koster T, Vandenbroucke JP, Reitsma PH (1995) High risk of thrombosis in patients homozygous for factor V Leiden (activated protein C resistance). Blood 85: 1504
13. Schröder W, Koesling M, Wulff K, Wehnert M, Herrmann FH (1996a) World distribution of factor V Leiden mutation (letter). Lancet 347: 58–59
14. Schröder W, Koesling M, Wulff K, Wehnert M, Herrmann FH (1996b) Large-scale screening for factor V Leiden mutation in a northeastern German population. Haemostasis 26: 233–236
15. Svensson PJ, Dahlbäck B (1994) Resistance to activated protein C as a basis for venous thrombosis. N Engl J Med 330: 517
16. Tanabe T, Yasuda K, Sakuma M, Goh K, Matsui Y, Gouda T (1989) Current status and problems of venous thrombosis in Japan. Surgery/Geka 51: 387
17. Tosetto A, Gatto E, Rodeghiero F (1995) APC resistance (FV Leiden) has an higher prevalence in females, preliminary results from the vicenza thrombophilia and arteriosclerosis (VITA) project (abst.) Thromb Haemost 73: 1124
18. White MB, Carvalho M, Derse D, O'Brien SJ, Dean M (1992) Detecting single base substitutions as heteroduplex polymorphisms. Genomics 12: 301
19. Zöller B, Svensson PJ, He X, Dahlbäck B (1994) Identification of the same factor V gene mutation in 47 out of 50 thrombosis-prone families with inherited resistance to activated protein C.J Clin Invest 94: 2521

Prevalence of APC-Resistance in the East Bohemian Region

P. Dulíček, L. Chrobák, V. Řehaček, V. Šafářová

Introduction

Venous thrombosis is a common cause of morbidity and mortality in Europeans. Recently Dahlbäck et al. [1] identified a new mechanism causing inherited thrombophilia, characterized by a poor anticoagulant response to activated protein C (APC resistance). The molecular defect underlying this phenomenon was identified as a single base change, G→A, at nucleotide 1691 of the factor V gene, causing the arginine at 506 to be replaced by glutamine [2]. The Glu^{506} form, called factor V Leiden is inactivated 10 to 20 times more slowly, leading to a life-long prothrombotic tendency. The increased risk is five- to tenfold for heterozygotes and 80-fold for homozygotes [4].

Prevalence of APC resistance in the general population depends on the geographical distribution. It is present in 2%–3% of healthy individuals [4]. Recently, Rees et al. [5] described world distribution of factor V Leiden. Their analyzed 1690 unrelated individuals from 24 populations for the presence of factor V Leiden. The highest prevalence of allele frequency was found among Greeks (7%), but only 0.6% in Asia Minor. Factor V Leiden was not found in Africa, Southeast Asia, Australia or the Americas [5]. Mannucci et al. [6] found a frequency of factor V $Arg^{506}Gln$ of 1.3% in a group of 344 Italians, the higher prevalence of heterozygotes 8% was found in the Hellenic population [7]. Conversely, Arruda et al. [8] found very low incidence of this mutation among the Amazonian Indians and the Brazilian black population. The prevalence of APC resistance in the Czech Republic is not yet known. For this reason, we investigated the prevalence of APC resistance in the population of the East Bohemian region.

Materials and Methods

We screened a group of 500 healthy blood donors (309 males and 191 females) for APC resistance. For determination we used the Coatest APC resistance kit (Chromogenix, Sweden). Using a CL_4 four-channel coagulative analyser (Behnk Elektronik), our reference range for the ratio of APTT with addition of APC/APTT and without added APC, based on results in 100 men and women (50 males, 50 females), was 2.53 ± 0.48. Ratio below 2.0 was taken as a positive result. In the genetic determination of factor V Leiden, amplification of genomic DNA by PCR followed by *Mnl 1* restriction enzyme digestion revealed heterozygosity for the G 1691 A mutation in the factor V gene corresponding to the R 506 substitution in the factor V protein.

I. Scharrer/W. Schramm (Hrsg.)
27. Hämophilie-Symposion Hamburg 1996

Table 1. APC resistance in healthy Czech blood donors

Investigated group	Males	%	Females	%	Total	%
Number of investigations	309.0	61.8	191.0	38.2	500.0	100.0
Age range (years)	19–63		18–64		18–64	
Median age (years)	36.6		34.7			
APC resistance < 2.0	7.0	1.4	1.0	0.2	8.0	1.6
Factor V Leiden	6.0	1.2	1.0	0.2	7.0	1.4

Results

APC resistance was found in eight healthy blood donors (seven males, one female) out of 500 studied individuals, giving 1.6% prevalence in the Czech population (see Table 1). These eight individuals were invited for genetic determination of factor V Leiden. We found heterozygosity for factor V 506 Q mutation in seven out of eight blood donors positive for APC resistance. One man, in spite of the repeated invitation, has not yet come for the investigation. We have not found any disagreement between clotting and genetic determination among seven studied individuals.

Discussion

The aim of our study was to find prevalence of APC resistance in the Czech population. Ideally, samples should consist of unrelated, randomly selected individuals without excluding those who have had thrombosis. Healthy population as blood donors underestimate the true prevalence of the trait. Despite this, it does not seem likely that this will significantly change the real prevalence. This prevalence is 1.6% using the Coatest APC resistance. This result is consistent with the prevalence in Europeans.

Conclusion

The prevalence of APC resistance using the Coatest APC resistance kit (Chromonogenix, Sweden) was found in 1.6 % of healthy blood donors of the East Bohemian region.

References

1. Dahlbäck B, Carlsson M, Svensson PJ (1993) Familial thrombophilia due to a previously unrecognized mechanism characterized by poor anticoagulant response to activated protein C; prediction of a cofactor to activated protein C. Proc Natl Acad Sci USA 90: 1004–1008
2. Bertina RM, Koeleman BPC, Koster T et al (1994) Mutation in blood coagulation factor V associated with resistance to activated protein C. Nature 369: 64–67

3. Dahlbäck B (1995) Resistance to activated protein C, the Arg[506] to Gln mutation in the factor V gene, and venous thrombosis. Thromb Haemost 73: 739–742
4. Rosendaal FR, Koster T, Vandenbroucke JP, Reitsma PH (1995) High risk of thrombosis in patients homozygous for factor V Leiden (activated protein C resistance). Blood 85: 1504–1508
5. Rees DC, Cox M, Clegg JB (1995) World distribution of factor V Leiden. Lancet 346: 1133–1134
6. Mannucci PM, Duca F, Peyvandi F, Taghabue L, Merati G, Martinelli I, Cattaneo M (1996) Frequency of factor V Arg 506 Gln in Italians. Thromb Haemost 75: 694
7. Chaida C, Gialeraki A, Tsoukala C, Mandalaki T (1996) Prevalence of the V Q506 mutation in Hellenic population. Thromb Haemost 76: 127
8. Arruda VR, von Zuben PH, Soares MCP, Menezes R, Annichino-Bizzachi JH, Costa FF (1995) Very low incidence of Arg506-Gln mutation in the factor V gene among the Amazonian indians and the Brazilian black population. Thromb Haemost 73: 739–742

Klinisches Bild bei 27 Patienten mit homozygoter F-V-Mutation

S. Klinke, B. Zwinge, S. Ehrenforth, I. Scharrer

Die APC-Resistenz konnte in den vergangenen Jahren als die häufigste thrombophile Gerinnungsstörung identifiziert werden.

In über 90% dieser Fälle wurde der als Faktor V („Leiden-Mutation") bekanntgewordene Aminosäurenaustausch Arg→Glu an Position 506 des Faktor-V-Gens als Ursache der APC-Resistenz identifiziert.

Während sich thromboembolische Ereignisse bei heterozygoten Trägern dieser Mutation häufig im Zusammenhang mit dem Vorliegen weiterer Triggerfaktoren (z. B. Immobilisation, Gravidität, Einnahme von Ovulationshemmern) oder beim Vorliegen eines zusätzlichen thrombogenen Gerinnungsdefekts („joint defect") manifestieren, scheinen homozygote Träger dieser Mutation ein um ein Vielfaches erhöhtes Risiko für spontane thromboembolische Ereignisse zu haben.

Heterozygote Träger der Mutation weisen ein um etwa das Fünffache erhöhtes Risiko für das Auftreten einer venösen Thrombose auf. Aufgrund der hohen Allelfrequenz sind homozygote Träger keinesfalls so selten wie bei anderen vererbten thrombogenen Gerinnungsdefekten. Trotzdem existieren bisher nur wenige Berichte über den Verlauf der Erkrankung bei homozygoten Trägern der Mutation.

Patientenkollektiv

Von 1/94 bis 10/96 wurden in unserer Thrombophiliesprechstunde im Rahmen des Thrombophiliescreenings insgesamt 698 Patienten auf das Vorliegen einer APC-Resistenz und der F-V-Mutation untersucht.

Diese Personen hatten entweder selbst bereits eine oder mehrere Thromboseereignisse erlitten (Venenthrombose, Lungenembolie, arterielle Thrombose, Hirninfarkt sowie anders nicht erklärbare Aborte oder Totgeburten) oder stellten sich im Rahmen einer Familienuntersuchung oder zur Risikoabschätzung in unserer Ambulanz vor.

Methode

Zum Ausschluß oder Nachweis auch anderer thrombogener Gerinnungsstörungen wurden gleichzeitig, je nach Risikoprofil, folgende Parameter untersucht:

I. Scharrer/W. Schramm (Hrsg.)
27. Hämophilie-Symposion Hamburg 1996

Thrombozytenzahl, TPZ, PTT, F XII-Aktivität (Ag), Protein-C-Aktivität (Ag ELISA und Elpho), Protein-S-Aktivität, Gesamtprotein-S-Ag (C4bp-gebundenes PS, freies PS), Plasminogenaktivität (Ag), Fibrinogen, HRG, Lupusantikoagulanzien in allen Testmethoden, Anticardiolipin IgG und IgM, PAI-Aktivität und Ag, Homocystein.

Die Bestimmung der antikoagulatorischen Reaktion gegenüber aktiviertem Protein C erfolgte mittels dem auf einer aPTT-Messung basierendem „COATEST APC resistance" (Fa. Chromogenix, Schweden) nach Zugabe von Faktor-V-Mangelplasma.

Im Falle einer APC-Resistenz führt die Zugabe von aktiviertem Protein C zum Plasma nicht zu der normalen antikoagulatorischen Reaktion, gemessen an der Verlängerung der aPTT. Die Reaktivität gegenüber aktiviertem Protein C wird ausgedrückt durch das Verhältnis aPTT in Anwesenheit von APC/aPTT in Abwesenheit von APC.

Die Bestimmung des Faktor-V-Genotyps erfolgte durch Mnl1-Restriktionsanalyse mittels PCR amplifizierten genomischen F.V.-DNA-Fragmenten.

Ergebnisse und Diskussion

Wir beschreiben hier den klinischen Verlauf bei 27 Personen mit homozygoter Faktor-V-Mutation. Lediglich jeweils 3 Frauen und 3 Männer aus dieser Gruppe hatten bisher keine thromboembolischen Ereignisse erlitten, die ältesten hiervon waren zum Zeitpunkt der Untersuchung 33 Jahre alt. Bei 2 der untersuchten Träger konnte ein zusätzlicher thrombogener Defekt aufgedeckt werden; einer dieser Patienten mit einem zusätzlichen Protein-C-Mangel erlitt im Alter von 22 Jahren eine V.-cava-inferior-Thrombose und somit ein besonders schweres und seltenes Thromboseereignis. Bemerkenswert ist jedoch auch der klinische Verlauf bei einer heute 56jährigen Patientin, die zunächst 7 unkomplizierte Schwangerschaften und Geburten erlebte, bevor sie im Alter von 29 Jahren nach der achten Geburt eine tiefe Beinvenenthrombose als Erstmanifestation ihrer Neigung zu Thromboembolien erlitt. Wenige Jahre später ereignete sich bei dieser Patientin nach einer kleineren Operation eine V.-cava-Thrombose mit fulminanter Lungenembolie. Im Anschluß an dieses Ereignis wurde die Diagnose einer homozygoten Faktor-V-Mutation gestellt.

Trotz dieses ungewöhnlichen Verlaufs stellen Schwangerschaft, die postpartale Phase und die Einnahme von Ovulationshemmern für homozygote Trägerinnen der Mutation extreme Risikosituationen dar; 20 der 32 Thromboseereignisse bei Frauen waren direkt mit einem dieser Faktoren assoziiert.

Schlußfolgerung

Der klinische Verlauf bei homozygoten Trägern der Faktor-V-Mutation ist interindividuell und oftmals auch bei Angehörigen einer Familie höchst unterschiedlich. Fast alle Patienten erlitten Rezidivthrombosen. Arterielle Thrombosen traten in unserem Kollektiv nicht auf. Untypische Thromboselokalisationen sind selten. Thrombophlebitiden treten häufig auf, sollten aber nicht bagatellisiert werden, da

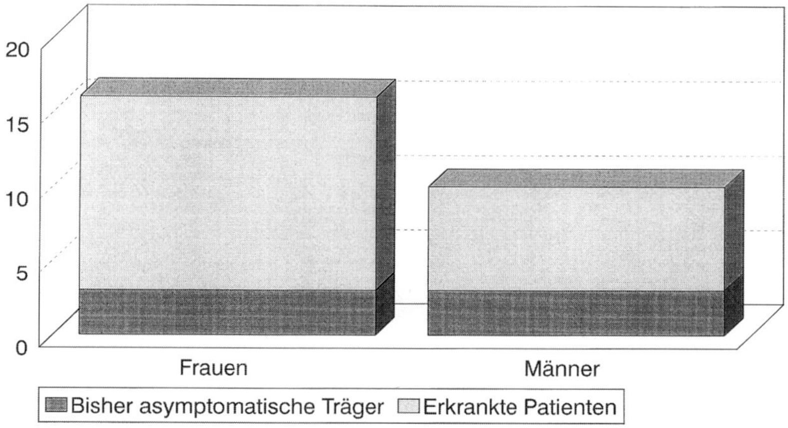

Abb. 1. Verteilung der homozygoten Träger (8 Personen „lost to follow-up")

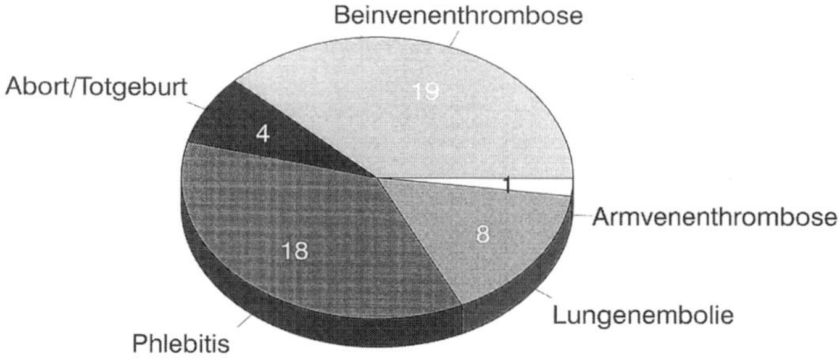

Abb. 2. Manifestationen bei 13 homozygoten Frauen: 50 Ereignisse in 558 Patientenjahren

sie als Warnhinweis für evtl. später auftretende Venenthrombosen gelten können.

Bei der homozygoten Faktor-V-Mutation handelt es sich um eine klinisch schwerwiegende thrombophile Gerinnungsstörung. Eine engmaschige Überwachung, auch der bisher asymptomatischen Patienten, sowie deren Aufklärung über

Tabelle 1. Alter bei Erstmanifestation

	Frauen	Männer
Anzahl	16	10
Alter bei Erstmanifestation (Jahre)	32 (17–61)	29,8 (19–47)
Median (Jahre)	29	27
Bisher asymptomatisch	3	3
„joint defect"	1 (LAK)	1 (Protein C)

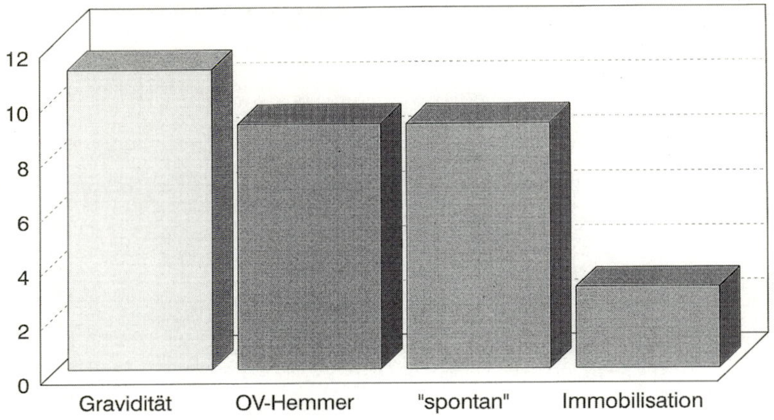

Abb. 3. Triggerfaktoren bei Thromboseereignissen homozygoter Frauen (32 Ereignisse, Phlebitiden ausgenommen)

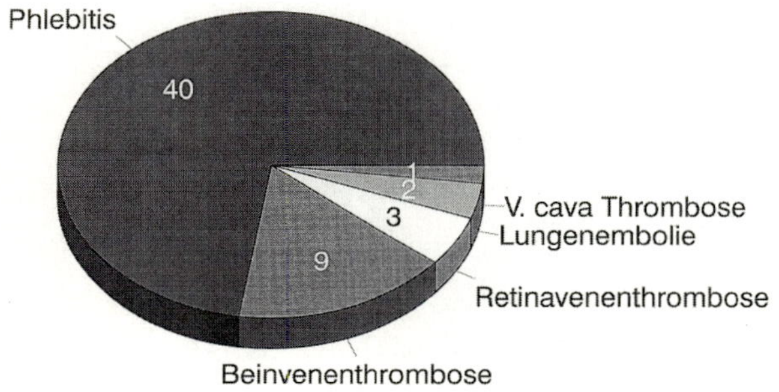

Abb. 4. Manifestationen bei 7 homozygoten Männern: 55 Ereignisse in 292 Patientenjahren

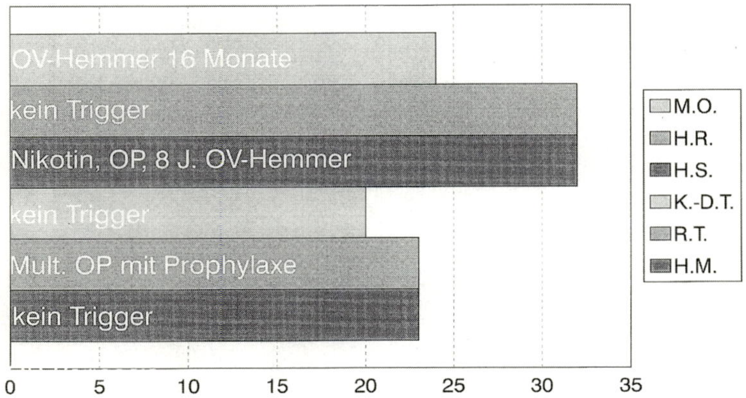

Abb. 5. Bisheriger Verlauf bei 6 asymptomatischen Personen trotz Triggerfaktoren (Jahre ohne Thromboseereignis)

die Erkrankung zur Vermeidung zusätzlicher auslösender Risikofaktoren kann dazu dienen, die Rate neuer Thrombosen gering zu halten. Aufgrund der erhobenen Befunde raten wir homozygoten Frauen eindringlich von der Einnahme von Ovulationshemmern ab.

Literatur

1. Bertina RM et al (1994) Mutation in blood coagulation factor V associated with resistance to activated protein C. Nature 369: 64
2. Vandenbroucke JP et al (1994) Increased risk of venous thrombosis in oral-contraceptive users who are carriers of factor V Leiden mutation. Lancet 344: 1452
3. Rosendael T et al (1995) High risk of thrombosis in patients homozygous for factor V Leiden (activated protein C resistance). Blood 85: 1504–1508
4. Greengard J et al (1994) Brief report: Variability of thrombosis among homozygous siblings with resistance to activated protein C due to an Arg→Glu mutation in the gene for factor V NEJM 331: 1559–1562

Verminderte APC-Response bei Patienten ohne Faktor-V-Leiden. Labordiagnostik und klinische Bedeutung

G. Siegert, S. Gehrisch, S. Schellong, T. Schwarz, E. Runge, K. Lüthke

Seit der Erstbeschreibung durch Dahlbäck et al. 1993 [4] wird eine Resistenz für das aktivierte Protein C (APC) als eine wesentliche Ursache für die Entstehung von venösen Thrombosen angesehen [2]. 1994 beschrieben Bertina et al. [1], daß der Phänotyp der APC-Resistenz assoziiert ist mit einer homo- oder heterozygoten Punktmutation im Faktor-V-Gen (Leiden-Mutation). Bertina et al. [2] fanden eine pathologische APC-Resistenz bei 46% der Thrombosepatienten, die in 80% der Fälle assoziiert war mit der Leiden-Mutation.

Zur Bestimmung der APC-Response stehen unterschiedliche Methoden zur Verfügung, die nicht immer zum gleichen Ergebnis führen. Die Bestimmung der APC-Resistenz über die aPTT ist z. Z. die am häufigsten verwendete Methode. Eine wesentliche Einschränkung des Testes über die aPTT besteht darin, daß nur Proben, deren aPTT im Normbereich liegt, in die Testung einbezogen werden dürfen. Bei Patienten unter Antikoagulation sowie mit Faktormangelzuständen ist eine Analyse mit diesem Testsystem nicht möglich. Deshalb wird von einigen Arbeitsgruppen eine Verdünnung der Plasmaprobe von 1:5 oder 1:10 mit Faktor-V-Mangelplasma vorgeschlagen [3, 6, 8]. Der Test zeigt außerdem eine gute Übereinstimmung mit der Genotypisierung. Möglicherweise reduziert der Test jedoch die Aussage der APC-Response auf die Faktor-V-Mutation.

Der Test IMMUNOCHROM APC-Response basiert dagegen auf der spezifischen Interaktion zwischen APC und Faktor VIII. Dieses Testprinzip erlaubt die Bestimmung der APC-Resistenz bei Patienten mit einem breiten Spektrum an klinische Bedingungen wie Antikoagulation, Lebererkrankungen und Störungen im intrinsischen Gerinnungssystem [9].

In unseren eigenen Untersuchungen konnte bei einem großen Teil der Patienten mit einer pathologischen APC-Response im Test IMMUNOCHROM APC-Response keine Faktor-V-Leiden-Mutation nachgewiesen werden.

Fragestellung

In dem gut charakterisierten Patientengut unserer angiologischen Abteilungen der Klinik und der Poliklinik sollte die Häufigkeit einer pathologischen Resistenz gegen aktiviertes Protein C und der Faktor-V-Leiden-Mutation bei Patienten mit arteriellen und venösen thrombotischen Ereignissen sowie bei Gefäßgesunden geprüft werden. Da im Test IMMUNOCHROM die Hemmung von Faktor VIIIc durch APC ermittelt

I. Scharrer/W. Schramm (Hrsg.)
27. Hämophilie-Symposion Hamburg 1996

wird, sollte geprüft werden, ob eine erhöhte Faktor-VIII-Aktivität die Ursache für eine verminderte APC-Response bei Patienten mit einem Wildtyp sein kann.

Nur 35% der Patienten mit einer pathologischen Ratio im Test IMMUNOCHROM standen unter einer Therapie mit Cumarinen. Deshalb kann die Antikoagulation nicht die Hauptursache für die pathologischen Ratios sein. Wir stellten uns trotzdem die Frage, ob eine verminderte Ratio unter Antikoagulation durch eine Verminderung des APC-Kofaktors Protein S bedingt wird.

Es sollte außerdem geprüft werden, ob eine Beziehung zwischen der APC-Ratio im Test IMMUNOCHROM APC-Response und den Thrombophilierisikofaktoren Fibrinogen, v.-Willebrand-Faktor, Plasminogenaktivatorinhibitor und Extrinsic-pathway-Inhibitor besteht.

Patienten und Methoden

Bei 883 Patienten unseres Klinikums wurde die APC-Response bestimmt sowie die Genotypisierung zur Feststellung der Faktor-V-Mutation 506 Arg→Gln durchgeführt.

Zitratblut wurde mit Monovetten der Fa. Sarstedt abgenommen und spätestens nach 2 h im Gerinnungslabor 30 min bei 2000 Xg zentrifugiert. Die Lagerung des Plasmas erfolgte bis zur seriellen Analytik bei −50 °C für maximal 2 Wochen. Zur Bestimmung der APC-Response wurde der Test IMMUNOCHROM APC-Response (Fa. Immuno) eingesetzt. Die Analytik erfolgte mit der Halbmikromethode im kinetischen Test am Gerinnungsautomat Amax (Fa. Amelung) nach Vorschrift des Herstellers. Die APC-Ratio wurde ermittelt aus dem Quotienten der Extinktionsdifferenz pro Minute ohne APC/Extinktionsdifferenz pro Minute mit APC. Anhand einer eigenen Kontrollgruppe wurde eine APC-Ratio von 1,90 als Grenzwert ermittelt [7].

Als 2. Test zur Bestimmung der APC-Response diente der Coatest APC Resistance (Fa. Chromogenix AB) mit Verdünnung des Plasmas 1:4 mit Faktor-V-Mangelplasma (Fa. Immuno). Die Analytik erfolgte ebenfalls am Amax.

Für die Genotypisierung wurde die Polymerase-Ketten-Reaktion (PCR) in 25-µl-Aliquoten entsprechend der Literatur [1] durchgeführt. Anschließend wurden 10 µl des PCR-Amplifikates mit der Restriktase-Enzym-Mnl (Fa. New England Biolabs) über Nacht bei 37 °C verdaut. Die allelspezifisch geschnittenen PCR-Produkte wurden in 2%iger Agarose gelelektrophoretisch getrennt. Die Ethidiumbromid-gefärbten Gele wurden anschließend im UV-Licht photographiert und genotypisiert. Da sich im PCR-Amplifikat eine weitere, jedoch nichtpolymorphe Erkennungsstelle für die Restriktase Mnl I befindet, kann die Vollständigkeit der Digestion sehr gut geprüft werden. Die diagnostische Einzelstrangfestphasensequenzierung der PCR-amplifizierten DNA mit Dye-Terminator Technik auf dem automatischen Sequenzierer 373A (Fa. Applied Biosystem) kam für den Spezifitätsnachweis der Analytik zum Einsatz [5]. Hierfür wurde eine Probe mit homozygoten und mehrere Proben mit heterozygoten bzw. nichtmutierten Bandenmustern in der allelspezifischen Restriktionsanalyse sequenziert. Erwartungsgemäß konnte in den mutierten Proben die Transition des Nukleotids 1691 G→A analysiert werden, die entsprechend für die Aminosäuren Arginin 506 bzw. Glutamin 506 kodiert.

Für die weiteren Gerinnungsuntersuchungen wurden folgende Testsysteme eingesetzt:
Faktor VIIIc: Einstufengerinnungstest (Fa. Immuno),
Willebrand-Faktor: Elektroimmunodiffussion vWF:Ag (Fa. Immuno),
Protein-C-Aktivität: IMMUNOCHROM Protein C (Fa. Immuno),
Protein S: Elektroimmunodiffusion Protein S (Fa. Immuno),
Fibrinogen: Fibrinogen a (Fa. Boehringer),
PAI-1-aktives Antigen: TC Actibind PAI-1 (Fa. Technoclone/Immuno),
PAI-1-gesamtes Antigen: TC ELISA PAI-1 (Fa. Technoclone/Immuno),
Extrinsic-pathway-Inhibitor: Actichrome TFPI (Fa. American Diagnostica Inc.).

Ergebnisse

Bei 89 Patienten wurde ein heterozygoter und bei 6 Patienten ein homozygoter Genotyp für die Faktor-V-Leiden-Mutation festgestellt. Die Patienten mit einer Faktor-V-Mutation wiesen unabhängig von einer Antikoagulation pathologische APC-Ratios im Test IMMUNOCHROM APC-Response und im Coatest mit Faktor-V-Mangelplasma auf. Divergente Untersuchungsergebnisse zwischen der funktionellen Analyse und der Genotypisierung zeigten Patienten mit Lupusantikoagulanzien. Infolge der Heterogenität der Lupusantikoagulanzien waren die APC-Ratios in unterschiedlicher Weise vermindert. Diese Patienten wurden deshalb von der weiten Betrachtung ausgeschlossen.

Eine Gruppe von 141 Patienten mit einem Wildtyp wies eine verminderte APC-Response im Test IMMUNOCHROM APC-Response auf, die Ratios im Test mit Faktor-V-Mangelplasma lagen dagegen im Normbereich. In den Subkollektiven der Patienten der angiologischen Abteilungen unserer Klinik und Poliklinik wurde dieser Befund am häufigsten bei Patienten mit venösen Thrombosen gefunden (Tabelle 1). Bei Gefäßgesunden zeigte sich dagegen eine gute Übereinstimmung zwischen APC-Response und Faktor-V-Leiden-Mutation.

Tabelle 1. Relative Häufigkeit von verminderter APC-Ratio im Test Immunochrom-APC-Response und Faktor-V-Leiden-Mutation bei Patienten des angiologischen Bereiches der Klinik

	Pathologische APC-Ratio [%]	Faktor-V-Leiden-Mutation [%]
Klinik		
TVT	60	21
KHK	25	6
pAVK	21	6
CVV	25	6
Poliklinik		
TVT	42	20
pAVK	32	19
Alle Gefäßgesund	27	23,5
Mit Familienanamnese	41	37
Ohne Familienanamnese	12,5	8

Tabelle 2. Relativer Anteil normaler und pathologischer APC-Ratios in Abhängigkeit von Faktor VIIIc, v.-Willebrand-Faktor Antigen und Fibrinogen bei Patienten mit einem Wildtyp

	APC-Ratio normal [%]	APC Ratio pathologisch [%]
Faktor VIIIc < 150%	85	15
Faktor VIIIc > 150%	67	33
v.-Willebrand-Faktorantigen < 150%	91	9
v.-Willebrand-Faktorantigen > 150%	64	36
Fibrinogen < 3,0 g/l	89	11
Fibrinogen > 3,0 g/l	70	30

Bei Patienten mit einem Wildtyp war der relative Anteil pathologischer APC-Ratios im Test IMMUNOCHROM in den Gruppen mit Faktor VIIIc > 150%, v.-Willebrand-Faktor > 150% sowie Fibrinogen > 3,0 höher als in den Gruppen mit Gerinnungsfaktoren unterhalb dieser Grenzwerte (Tabelle 2).

Andererseits wurden innerhalb der Gruppen der Patienten mit erhöhten Gerinnungsfaktoren überwiegend normale Ratios ermittelt. Dieses Ergebnis belegt eindeutig, daß eine erhöhte Faktor-VIII-Aktivität nicht zwangsläufig zu einer pathologischen APC-Ratio im Test IMMUNOCHROM führt. Eine Reduktion der Faktor-VIII-Aktivität im Plasma durch Verdünnung des Patientenplasmas 1+1 mit Faktor-VIII-Mangelplasma führte sowohl bei Patienten mit pathologischen Ratios infolge einer Faktor-V-Leiden-Mutation als auch bei Patienten mit einer verminderten APC-Ratio unklarer Genese zu einem signifikanten Anstieg der APC-Ratio (Tabelle 3).

Patienten mit einem Wildtyp und pathologischer APC-Response im Test IMMUNOCHROM wiesen signifikant höhere Werte der Gerinnungsfaktoren VIIIc, v.-Willebrand-Faktor und Fibrinogen auf (Tabelle 4). Der relative Anteil an Patienten

Tabelle 3. Gegenüberstellung der APC-Ratio und der APC-Ratio nach Verdünnung des Plasmas mit Faktor-VIII-Mangelplasma in Abhängigkeit von der APC-Ratio und dem Genotyp

	APC-Ratio	APC-Ratio Plasmaverdünnung 1+1 mit Faktor-V-Mangelplasma	Quotient APC-Ratio mit Plasmaverdünnung/ APC-Ratio
APC-Ratio normal, Wildtyp (n = 18)	2,12	2,38	1,03
APC-Ratio pathologisch, Wildtyp (n = 19)	1,73	2,08	1,21
APC-Ratio pathologisch, Leidenmutation (n = 7)	1,59	2,05	1,20

Tabelle 4. Faktor VIII, v.-Willebrand-Faktor und Fibrinogen bei Patienten mit einem Wildtyp in Abhängigkeit von der APC-Ratio

	n	Mean	SD	p
F VIIIc [%]				
APC-Ratio normal	161	144,8	56,4	0,0002
APC-Ratio pathologisch	46	178,2	55,6	
Willebrand-Faktor[%]				
APC-Ratio normal	304	154,6	90,5	0,0000
APC-Ratio pathologisch	82	247,9	109,7	
Fibrinogen (g/l)				
APC-Ratio normal	429	3,40	1,25	0,0000
APC-Ratio pathologisch	114	4,11	1,59	

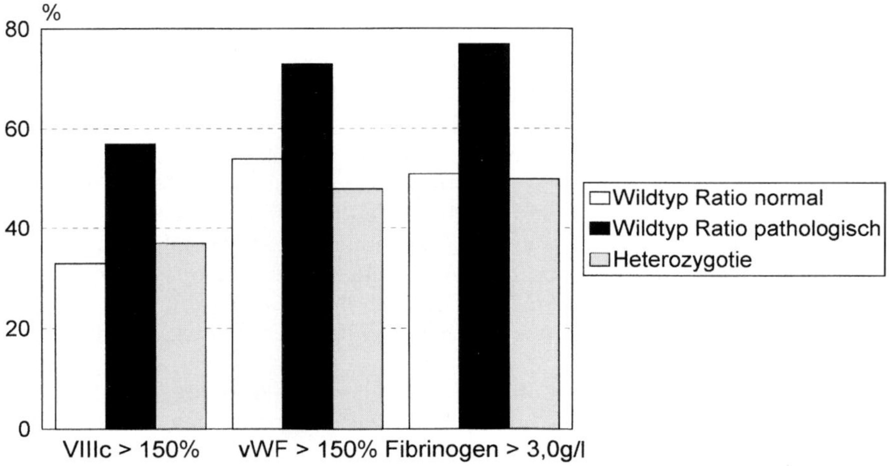

Abb. 1. Relativer Anteil an Patienten mit erhöhten Gerinnungsfaktoren in Abhängigkeit vom Genotyp und der APC-Ratio

mit erhöhtem Fibrinogen, erhöhtem v.-Willebrand-Faktor und erhöhter Faktor-VIII-Aktivität war bei Wildtyppatienten mit pathologischer APC-Ratio unklarer Genese höher als bei Heterozygoten (Abb. 1).

Kein signifikanter Unterschied zwischen Wildtyppatienten mit normaler und mit pathologischer APC-Response wurde für die Parameter Protein C, Protein S und PAI-1 ermittelt (Tabellen 5 und 6).

Der überwiegende Teil der Patienten mit Wildtyp und pathologischer Ratio im Test Immunochrom stand nicht unter oraler Antikoagulation. Unter Antikoagulation wurden höhere Werte für Protein S bei Patienten mit Wildtyp und pathologischer Ratio gegenüber Patienten mit normaler Ratio ermittelt. Damit ist die pathologische Ratio in der Patientengruppe unter Antikoagulation nicht durch eine stärkere Absenkung des Protein S zu erklären.

Tabelle 5. Protein C und Protein S bei Patienten mit einem Wildtyp in Abhängigkeit von der APC-Ratio

Patienten ohne Cumarintherapie	n	Mean	SD	p
Protein C-Aktivität [%]				
APC-Ratio normal	435	87,8	19,3	0,6946
APC-Ratio pathologisch	88	88,1	25,1	
Protein S [%]				
Ratio normal	436	105,9	20,0	0,0700
Ratio pathologisch	85	110,3	26,4	
Patienten mit Cumarintherapie	**n**	**Mean**	**SD**	**p**
Protein-C-Aktivität [%]				
APC-Ratio normal	33	47,3	25,0	0,963
APC-Ratio pathologisch	28	44,4	13,4	
Protein S frei [%]				
Ratio normal	32	24,2	9,4	0,006
Ratio pathologisch	25	31,9	10,8	

Tabelle 6. PAI-1 Antigen bei Patienten mit einem Wildtyp in Abhängigkeit von der APC-Ratio

	n	Median	Mean	p
PAI-1-Antigen gesamt (ng/ml)				
APC-Ratio normal	93	46,0	57,1	0,8766
APC-Ratio pathologisch	32	48,7	58,1	
PAI-1-Antigen frei (ng/ml)				
Ratio normal	93	26,0	41,5	0,5760
Ratio pathologisch	32	32,5	46,6	

Tabelle 7. Korrelationen der APC-Ratio im Test Immunochrom bei Patienten mit einem Wildtyp

Parameter	n	r	p
Willebrand-Faktor	387	−0,3765	< 0,001
Faktor VIIIc	207	−0,2670	< 0,001
Fibrinogen	543	−0,2447	< 0,001
Protein C	524	0,0472	n.s.
Protein S	522	−0,0355	n.s.
Extrinsic-pathway-Inhibitor	61	0,4152	< 0,001

Obwohl kein signifikanter Unterschied zwischen beiden Kollektiven für den Extinsic-pathway-Inhibitor ermittelt werden konnte, korrelierte die Extinsic-pathway-Inhibitor-Aktivität bei Wildtyppatienten signifikant invers mit der APC-Ratio (Tabelle 7).

Diskussion und Schlußfolgerungen

In unserem Patientengut war der relative Anteil einer pathologischen APC-Ratio im Test Immunochrom APC-Response bei Patienten mit thrombotischen Gefäßkomplikationen 2- bis 3fach häufiger als die Faktor-V-Leiden-Mutation.

Weitere Untersuchungen sind notwendig, um abzuklären, ob die ermittelten pathologischen Ratios im Test IMMUNOCHROM bei Patienten ohne Leiden-Mutation Ausdruck eines hyperkoagulatorischen Zustandes (verschobene Ratio Faktor V/Va) sind oder bedingt werden durch andere genetische Defekte. Als Ursache für den höheren Anteil pathologischer Ratios im Klinikbereich muß der Zeitpunkt der Untersuchung diskutiert werden. Während die Untersuchung im Klinikbereich vorwiegend im Rahmen eines thrombotischen Ereignisses erfolgte, bestand zum Zeitpunkt der Untersuchung bei Patienten der Poliklinik überwiegend ein Abstand von mehreren Wochen bis Monaten zum Thromboseereignis.

Insbesondere bei der Bestimmung der APC-Ratio im Rahmen eines thrombotischen Ereignisses erscheint eine Kontrolle der APC-Response bei Patienten mit pathologischer APC-Ratio ohne Faktor-V-Leiden-Mutation notwendig, um passagere Störungen auszuschließen.

Bei Gefäßgesunden zeigten die APC-Response und Faktor-V-Leiden-Mutation dagegen eine gute Übereinstimmung. Der relativ hohe Anteil der Faktor-V-Mutation bei Gefäßgesunden mit positiver Familienanamnese bestätigt einerseits das in der Literatur beschriebene relativ moderate Thromboserisiko bei Patienten mit Mutation ohne zusätzliche Risikofaktoren. Andererseits unterstreicht dieser Befund die Notwendigkeit des Ausschlusses der Faktor-V-Leiden-Mutation in gefäßgesunden Kontrollgruppen für Studien.

Die vorliegenden Ergebnisse belegen, daß eine erhöhte Faktor-VIII-Aktivität sowie ein erhöhter v.-Willebrand-Faktor nicht zwangsläufig zu einer pathologischen Ratio im Test IMMUNOCHROM führen. Eine Reduktion der Faktor-VIII-Aktivität im Plasma durch Verdünnung des Patientenplasmas 1+1 mit Faktor-VIII-Mangelplasma führte sowohl bei Patienten mit einer pathologischen Ratio infolge einer Faktor-V-Leiden-Mutation als auch bei Patienten mit einer pathologischen Ratio unklarer Genese zu einem signifikanten Anstieg der APC-Ratio.

Der hohe Anteil pathologischer APC-Ratios ohne Faktor-V-Leiden-Mutation in den Gruppen mit erhöhten Gerinnungsfaktoren weist darauf hin, daß dieser Befund möglicherweise Ausdruck einer thrombophilen Reaktion des Gerinnungssystems ist. Eine solche thrombophile Situation wird offensichtlich im Test Immunochrom besser erkannt als im Coatest, insbesondere, wenn die Verdünnung des Plasmas mit Faktor-V-Mangelplasma den Einfluß anderer Gerinnungsfaktoren reduziert.

Die Ursache einer verminderten APC-Response im Test Immunochrom bei Patienten mit einem Wildtyp ist bisher nicht geklärt. In der Literatur liegen bisher nahezu keine Daten zur Abschätzung des Thromboserisikos bei Patienten mit pathologischer APC-Response ohne Faktor-V-Leiden-Mutation vor. Bedingt wird diese Tatsache v. a. dadurch, daß der z. Z. häufig eingesetzt Test zur Bestimmung der APC-Ratio im PTT-System mit Verdünnung des Patientenplasmas mit Faktor-V-Mangelplasma offensichtlich die Testaussage auf die Faktor-V-Mutation reduziert.

Im Gegensatz zu venösen Erkrankungen liegen bisher unterschiedliche Aussagen zur Häufigkeit einer APC-Resistenz/Leiden-Mutation bei arteriellen Gefäßerkrankungen vor. Der hohe Anteil einer pathologischen APC-Response in der von uns untersuchten Patientengruppe unterstreicht die Notwendigkeit weiterer Untersuchungen bei Patienten mit arteriellen Gefäßerkrankungen.

Weitere Untersuchungen sind notwendig, um das Thrombose- und Rezidivrisiko bei Patienten mit pathologischer APC-Ratio ohne Faktor-V-Leiden-Mutation einschätzen zu können. Die in unserem Patientengut aufgezeigte Häufigkeit einer pathologische APC-Response ohne Faktor-V-Leiden-Mutation unterstreicht die Notwendigkeit der Kombination der Bestimmung der funktionellen APC-Response und der Genotypisierung.

Literatur

1. Bertina RM, Koeleman BPC, Koster T, Rosendaal FR, Dirven RJ, de Ronde H, van der Velden PA, Reitsman PH (1994) Mutation in blood coagulation factor V associated with resistance to activated protein C. Nature 369: 64–67
2. Bertina RM, Reitsma PH, Rosendaal FR, Vandenbroucke JP (1995) Resistance to activated protein C and factor V Leiden as risk factors for venous thrombosis. Thrombosis and Haemostasis 74: 449–453
3. Cadroy Y, Sié P, Alhenc-Gelas M, Aiach M (1995) Evaluation of APC resistance in the plasma of patients with Q506 mutation of factor V (factor V Leiden) and treated by oral anticoagulants. Thrombosis and Haemostasis Letters 73: 727–738
4. Dahlbäck B, Carlsson M, Svensson PJ (1993) Familial thrombophilia due to a previously unrecognized mechanism characterized by poor anticoagulant response to activated protein C: Prediction of a cofactor to activated protein C. Proc Natl Acad Sci USA 90: 1004–1008
5. Gehrisch S, Jaroß W (1993) Diagnostische Festphasensequenzierung PCR-amplifizierter genomischer DNA-Poolsequenzierung. Klinisches Labor 39: 887–894
6. Jorquera JI, Montoro JM, Fernandez MA, Aznar JA, Aznar J (1994) Modified test for activated protein C resistance. The Lancet 344: 1162–1163
7. Siegert G, Gehrisch S, Runge E, Schwarz Th, Schimmanck S, Schellong S, Lüthke K, Naumann R, Knöfler R Vergleich der Response gegenüber aktiviertem Protein C in unterschiedlichen Testsystemen mit dem Ergebnis der Faktor V Genotypisierung (Arg506→Gln). Hämostaseologie (im Druck)
8. Trosseaërt M, Conrad J, Horellou MH, Samama MM, Ireland H, Bayston TA, Lane DA (1994) Modified APC resistance assay for patients on oral anticoagulants. The Lancet 344: 1709
9. Varadi K, Moritz B, Lang H, Bauer K, Preston E, Paeke I, Rivard GE, Keil B, Schwarz HP (1995) A chromogenic assay for activated protein C resistance. British Journal of Haemotology 90: 884–891

Hyperhomozysteinämie bei juveniler venöser Thrombose. Oraler Methioninbelastungstest

S. Arndt, A. C. Sewell, S. Ehrenforth, I. Scharrer, H.-J. Böhles

Homozystein, eine schwefelhaltige Aminosäure, entsteht als Intermediärmetabolit im Methioninstoffwechsel (Abb. 1). Neben seiner Bedeutung bei der klassischen Homozystinurie hat es in zunehmendem Maße in den verschiedensten Disziplinen an Interesse gewonnen. So konnte insbesondere eine erhöhte Prävalenz für Hyperhomozysteinämie bei Patienten mit koronarer Herzkrankheit, zerebrovaskulären Erkrankungen und peripherer Verschlußkrankheit nachgewiesen werden. Aufgrund entsprechender epidemiologischer Studien gilt ein erhöhter Plasmahomozysteinspiegel derzeit als etablierter kardiovaskulärer Risikofaktor. Hingegen wird der Korrelation zwischen Homozystein und venösen Thromboembolien noch immer vergleichsweise wenig Aufmerksamkeit geschenkt. Bisherige Veröffentlichungen sind zum Teil sowohl bezüglich der Ergebnisse als auch deren Interpretation widersprüchlich.

Grundlagen

L-Homozystein entsteht kurzzeitig bei der Übertragung von Methylgruppen, einer der grundlegenden Reaktionen, die in allen Zellen abläuft. Es steht am Kreuzungspunkt zweier metabolischer Kreisläufe: der Remethylierung bzw. der Transsulfurierung. Beide am Katabolismus des Homozysteins beteiligten Enzyme sind auf Pyridoxin (Vitamin B_6) und/oder Cobalamin (Vitamin B_{12}) als Coenzyme und Folsäure als Methylgruppendonator angewiesen.

Neben einem genetischen Defekt und einer dadurch reduzierten Aktivität der Cystathionin-β-Synthetase kann die Ursache für eine mäßige Hyperhomozysteinämie auch in einem alimentären Mangel der genannten Vitamine vermutet werden, wobei die Frage nach einem funktionellen, d. h. intrazellulären Defizit trotz ausreichender Serumkonzentrationen noch nicht eindeutig geklärt ist. Eine weitere Möglichkeit für den Anstieg der Homozysteinwerte wurde in Form einer thermolabilen Variante der Methylentetrahydrofolat-Methyltransferase postuliert.

Ziele und Durchführung

Die folgenden Daten unserer Studie sollen einen Beitrag zur Klärung der möglichen Beteiligung einer Hyperhomozysteinämie bei der Entstehung einer venösen Thrombose oder Embolie leisten.

I. Scharrer/W. Schramm (Hrsg.)
27. Hämophilie-Symposion Hamburg 1996

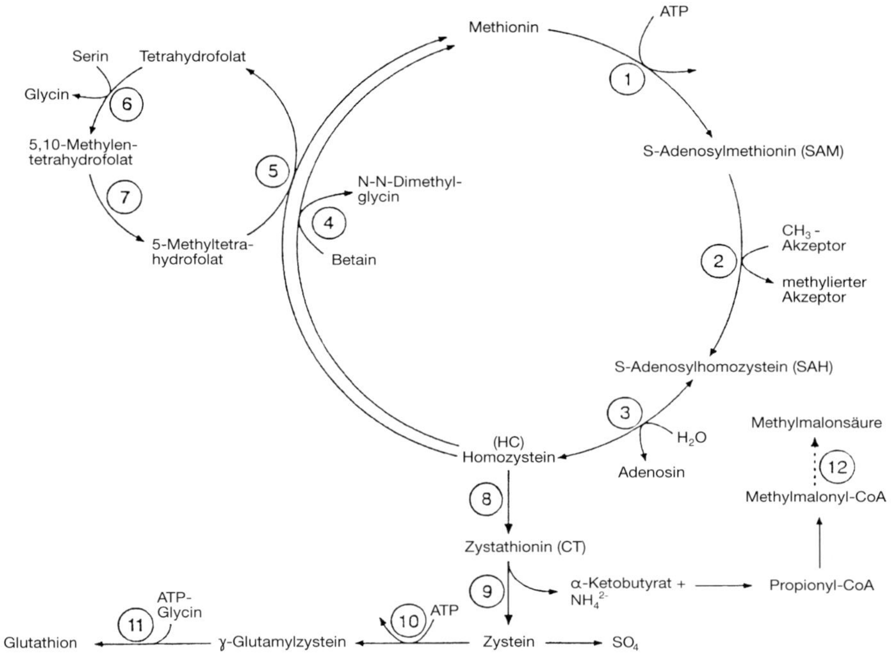

1: S-Adenosyl-L-Methionin-Synthetase = Methionin-Adenosyltransferase
2: Transmethylierungsreaktionen
3: S-Adenosyl-L-Homozystein-Hydrolase
4: Betain-Homozystein-Methyltransferase
5: N^5-Methyltetrahydrofolat-Homozystein-Methyltransferase
6: Serin-Oxidase, B_6-abhängig
7: N^5,N^{10}-Methylen-Tetrahydrofolat-Reduktase
8: Zystathionin-β-Synthetase, B_5 abhängig
9: γ-Zystationinase = Zystathionin-γ-Lyase, B^5 abhängig
10: Glutamyl-Zystein-Synthetase
11: Glutathion-Synthetase
12: L-Methylmalonyl-CoA-Mutase

Abb. 1. Methioninstoffwechsel

55 Patienten (19 Männer im Alter von 28–59 Jahren, 36 Frauen zwischen 22 und 71 Jahren) mit mindestens einem phlebographisch oder mittels Doppler-Sonographie gesicherten, venösen thromboembolischen Ereignis mit Erstmanifestation vor dem 45. Lebensjahr wurden einem oralen Methioninbelastungstest unterzogen. Durch die einmalige Verabreichung einer großen Menge Methionin kann so die ausreichende Aktivität der abbauenden Enzyme unter einer Extremsituation kontrolliert werden. Nach einer Nüchternblutentnahme erfolgte eine weitere Bestimmung des totalen Homozysteinplasmaspiegels 2 h nach der Einnahme von 0,1 g/kg KG Methionin. Allen Patienten wurde ein standardisiertes, methioninarmes Frühstück verabreicht.

Der direkte Nachweis des totalen (freies und gebundenes) Homozysteins erfolgte in unmittelbar nach Blutentnahme gekühltem und innerhalb 1 h zentrifugiertem Citratblut. Zur chromatographischen Auftrennung der Proben wurde eine High-performance-liquid Chromatographie (HPLC)-Anlage eingesetzt mit anschließender Fluoreszenzdetektion und Integration.

Wir definierten die Hyperhomozysteinämie anhand eines eigenen Normalkollektivs. 25 junge und gesunde Probanden (Alter 20–46 Jahre) wurden ebenfalls vor und nach Methioningabe bezüglich ihres Homozysteinspiegels untersucht; die Überschreitung der 96. Perzentile galt als pathologisch.

Der Normbereich umfaßte Nüchternhomozysteinwerte von 3,38 bis 8,64 µmol/l (Median 6,88 µmol/l), nach 2stündiger Belastung lag er zwischen 11,50 und 31,97 µmol/l (Median 22,85 µmol/l), die Homozysteinkonzentrationen dürfen durchschnittlich um den Faktor 3,6 ansteigen.

Ergebnisse

Bei den 19 männlichen Patienten fanden sich nüchtern Homozysteinkonzentrationen von 4,2 bis 11,9 µmol/l, nach der Belastung von 11,5 bis 35,4 µmol/l. Bei den untersuchten Patientinnen (n =36) wurden Werte von 2,2 bis 23,5 µmol/l nüchtern bzw. 9,1 bis 59,1 µmol/l 2 h nach Methioningabe gemessen.

Eine Hyperhomozysteinämie fand sich in folgenden Fällen:

Männer: 5 von 19 Patienten = 26,3%;
2 dieser Patienten waren nur nach Belastung pathologisch (Abb. 2).

Frauen: 11 von 36 Patientinnen = 30,6%;
auch hier 4 Patientinnen erst nach Methioningabe auffällig (Abb. 3).

Um angesichts dieser deutlichen Häufung pathologischer Homozysteinwerte bei Patienten mit venöser Thromboembolie eine Risikoabschätzung vornehmen zu können, berechneten wir den

Odds-Ratio: Männer = 4,5,
Frauen = 5,5.

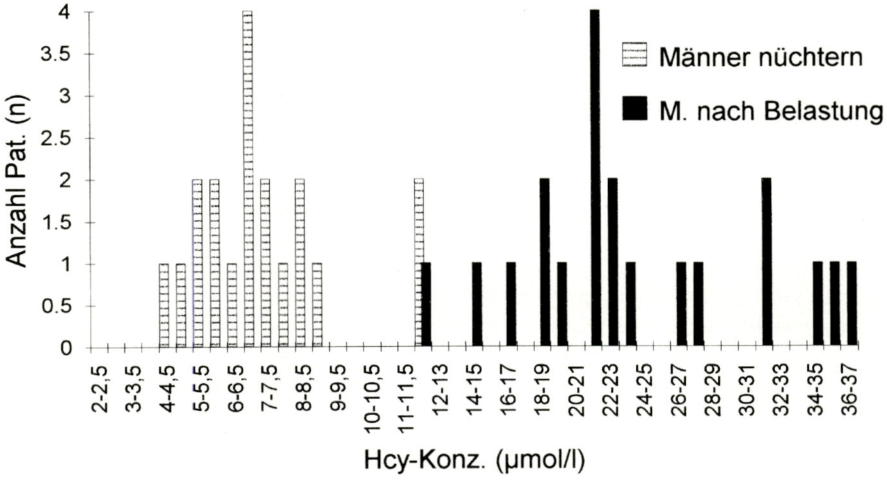

Abb. 2. Männer vor und nach Methioninbelastung (n = 19)

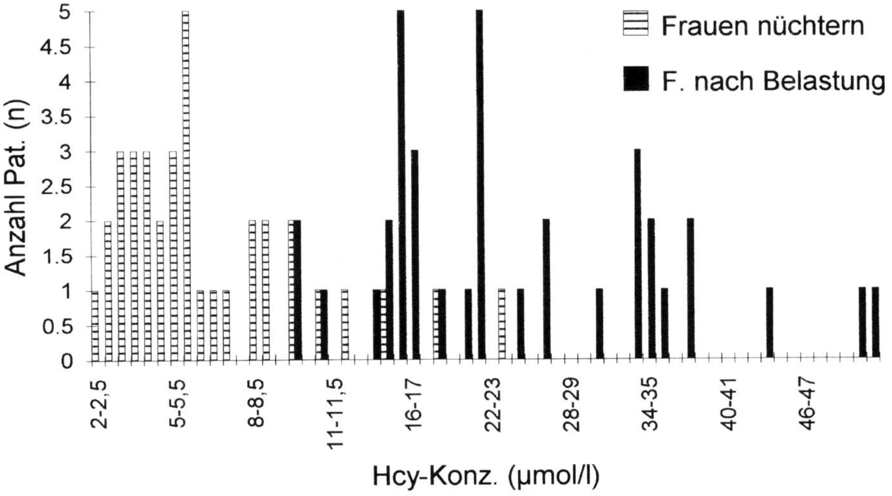

Abb. 3. Frauen vor und nach Methioninbelastung (n = 36)

Das bedeutet, bei bestehender Homozysteinämie steigt das Risiko, im Vergleich zur Normalpopulation eine Thrombose zu entwickeln, um den angegebenen Faktor. Vermutlich müssen diese Werte im Laufe fortschreitender Untersuchungen und größerer Patientenzahlen noch korrigiert werden, tendenziell bestätigen unsere Zahlen jedoch die Aussagen der meisten anderen Studien um diese Thematik.

Interpretation und Diskussion

Die Ergebnisse der oralen Methioninbelastung zeigen, daß dieses Procedere die Methode der Wahl zur Bestimmung insbesondere einer milden Homozysteinämie darstellt. Durch die Betrachtung der nüchtern gewonnenen Blutproben konnten jeweils nur ca. zwei Drittel der Patienten als pathologisch eingestuft werden. Erst die zusätzliche Belastung des Enzymsystems mit Methionin ließ zumindest transient erhöhte Werte erkennbar werden. Bei diesen Patienten muß vermutet werden, daß auch durch alltägliche Einflüsse pathogene Konzentrationen von Homozystein auftreten und auf den Organismus einwirken können. Die Durchführung eines entsprechenden Tests ist daher bei der Frage nach einer Hyperhomozysteinämie auf jeden Fall zu empfehlen.

Die deutlich erhöhte Prävalenz in unserem Patientenkollektiv weist darauf hin, daß eine Assoziation zwischen zu hohen Plasmahomozysteinkonzentrationen und venösen thromboembolischen Ereignissen besteht. Dies legt die Vermutung nahe, daß die Aminosäure Homozystein an der Entstehung entsprechender Komplikationen beteiligt sein könnte. Welche Rolle diesem neu entdeckten Risikofaktor zukommt, konnte bisher nicht endgültig geklärt werden. Einige Autoren mutmaßen über die Notwendigkeit der Koinzidenz verschiedener synergistischer thrombogener Faktoren. Bisherige experimentelle Studien in vitro geben erste Hinweise auf eine Alteration des Gefäßsystems und der Beeinflussung des physiologischen intravaskulären Gleichgewichts. Trotz mangelnder Kenntnis der möglichen Angriffspunkte erscheint es uns sinnvoll, die Bestimmung des Plasmahomozysteins in das Screening bei Thrombophiliepatienten aufzunehmen. Erste Ergebnisse einer Substitution bei betroffenen Patienten mit Vitaminkombinationspräparaten (2 mg Vitamin B_6, 3 µg B_{12} und 400 µg Folsäure) und Daten anderer Arbeitsgruppen zeigen, daß auch bei ausreichenden Vitaminkonzentrationen vor Therapiebeginn innerhalb von 4 Wochen eine drastische Senkung der Homozysteinspiegel zu erzielen ist. Im Hinblick auf die atherogene Wirkung und eine doch zunehmend anerkannte Beteiligung des Homozysteins bei venösen Thrombosen empfehlen wir diese effektive und nebenwirkungsfreie Therapie für Patienten mit erhöhten Plasmaspiegeln. Weiterführende Studien sind dringend notwendig, um die verschiedenen Hypothesen der Pathogenese zu überprüfen und ein tiefergreifendes Verständnis für die zugrundeliegenden Mechanismen zu erhalten.

The Coating of Intracoronary Stents with Heparin Prolongs the Occlusion Time of Stents in an In Vitro Model

K. Gutensohn, C. Beythien, J. Bau, C. W. Hamm, P. Kuehnl

Introduction

The application of intracoronary stents improves the clinical result after balloon coronary angioplasty [1]. However, thrombogenicity of metallic stents has proven to be a significant limiting feature in the management of patients undergoing coronary stent implantation [2]. Still, acute or subacute occlusion occurs in about 3%–8% of cases within hours to days [3].

Coating of endovascular devices offers the opportunity of improving current stent designs by selectively altering the surface characteristics of stents. It is hoped that such alterations will decrease the acute and subacute thrombotic rate and allow site-specific delivery of pharmacologic agents for incorporation into the arterial wall.

To investigate their thrombogeneic effect, we analyzed the effect of heparin-coated and uncoated stents on platelet antigens by flow cytometry.

Materials and Methods

Blood samples were obtained from healthy and drug-free volunteers (ten females, ten males, mean age 30 ± 3 years) via 16 G needles from antecubital veins into tubes containing 3.8% sodium citrate solution (1:10). Platelet-rich plasma (PRP) was prepared and diluted to a final concentration of 50 plt/nl.

For in vitro testing, we used a model as described elsewhere [4]. PRP (6 ml) was filled into the tubing system. After recalcification to a final concentration of 10 mmol/l, plasma was moved with a roller pump at a flow rate of 8 ml/min (2 cm/s) at 37° C. In each test, three parallel systems were used: one with a stainless steel stent without heparin coating, one containing a heparin-coated stainless steel stent and a control system without stent.

Hundred-microliter aliquots of PRP were drawn at 1, 2, 4, 6, 8, and 10 min and stabilized with glyoxal 40% (Merck, Darmstadt, FRG), paraformaldehyde 10% (Serva, Heidelberg, FRG) and phosphate buffer 0.15 *M* (Merck, Darmstadt, FRG), thereafter diluted 1:10 with phosphate buffer containing 0.2% w/v of glycine (Serva, Heidelberg, FRG) and stored at + 4° C [5].

Samples were directly labeled with monoclonal antibodies CD41a, CD42b, CD62p, and CD63, respectively (Coulter-Immunotech, Hamburg, FRG). Flow cytometric analysis was performed within 2 h on a FACScan cytometer (Becton Dickinson, Mountain View, USA).

I. Scharrer/W. Schramm (Hrsg.)
27. Hämophilie-Symposion Hamburg 1996

Platelets were distinguished on the basis of their FSC/SSC profile. Ten thousand events were analyzed. Results were expressed as mean channel fluorescence intensity (MCFI). Antibody-positive cells were defined as cells with a fluorescence higher than the isotype control.

Results

Mean channel fluorescence intensity (MCFI) of CD62p and CD63 started to increase within 2 min. Over the course, MCFI progressively increased in the tubing systems with stents. Platelet activation occurred in the tubing systems with coated and uncoated stents and was significant vs the control ($p < 0.05$). After 10 min, the difference in CD62p and CD63 of coated vs uncoated stents was not significant ($p = 0.8$). Antigens CD41a and CD42b did not show significant changes.

The time until thrombotic occlusion of the stents (TSO) in the three tubings differed from heparin-coated and uncoated stents vs control (each $p < 0.005$; Table 1).

Discussion

Percutaneous transluminal coronary angioplasty (PTCA) is increasingly used in the nonsurgical treatment of obstructive atherosclerotic coronary arteries. A primary success rate of 90% and the low incidence of acute complications has led to a very enthusiastic view of this interventional method [6]. However, reocclusion and restenosis remain the two major hazards of PTCA today, limiting the benefits of this procedure [3].

Platelets play a fundamental role in blood coagulation and hemostasis. Under physiological conditions, they circulate in a resting state but upon activation undergo morphological, immunological and biochemical changes [7]. In our study, we could demonstrate that alterations in activation-dependent platelet antigens occur. During circulation of platelet-rich plasma in an in vitro model, a continuous and progredient increase in CD62p and CD63 fluorescence intensity could be detected by flow cytometric analysis. These neoantigens are expressed on the platelet membrane upon platelet activation. By fluorescence-activated flow cytometry in combination with monoclonal antibodies, identification of these antigens has been facilitated [8].

Table 1. Flow-cytometric results and time necessary for thrombotic occlusion of the stents (TSO) obtained in the in vitro model within the three systems applied

MCFI at 10 min	Control	Coated stent	Uncoated stent
CD62p	22.8 ± 2.3	52.5 ± 12.7	50.3 ± 11.7
CD63	23.0 ± 2.5	30.2 ± 3.2	29.4 ± 3.1
Time up to stent occlusion TSO (min)	18.0 ± 4.2	21.5 ± 5.3	12.5 ± 2.4

Results are expressed as mean channel fluorescence intensity (± SD) and in minutes (TSO).

In vivo, activated platelets are postulated to play a critical role in thrombus formation. Patients undergoing coronary angioplasty procedures are known to be at a higher risk for reocclusion and restenosis of the vessel, when platelets express increased numbers of activation-dependent antigens. Predominantly, P-selectin is associated with an increase in thrombotic risk as this ligand mediates platelet-endothelium interactions and binding of platelets with white blood cells.

To further improve the clinical results in stenting procedures, attention was directed to coating these biomedical devices with material that would minimize the risk of abrupt stent closure and thereby allow a reduction in anticoagulant therapy [9]. The effect of this bioactive surface may be achieved by at least four mechanisms: inhibition of the activation of coagulation, potentiation of the inhibition of activated coagulation enzymes, prevention of platelet adhesion to the surface of stents, and inhibition of smooth muscle cell proliferation [1].

We could demonstrate that there is no significant difference in platelet activation between uncoated and coated stents which were otherwise identical in material and design. Platelet activation generally may depend on the size of the stent surface and the shear forces of the biomaterial. Conversely, we could demonstrate a significant difference in the time until in vitro stent occlusion in heparin-coated stents. This result indicates the efficacy of stent coating with local drug release. Thus, a reduction in thrombogenicity may be achievable and feasible.

We conclude that coating of stents with heparin probably decreases adhesion of activated platelets on the surface of these devices as indicated by the prolonged TSO. Therefore, the local release of this antithrombotic agent may also reduce thrombus formation and restenosis in vivo following coronary angioplasty.

References

1. Hardhammer PA, van Beusekom HMM, Emanuelsson HU (1996) Reduction in thrombotic events with heparin-coated Palmaz-Schatz stents in normal porcine coronary arteries. Circulation 93: 423–430
2. Roubin GS, King SB, Douglas JS, Lembo NJ, Robinson KA (1990) Intracoronary stenting during percutaneous transluminal angioplasty. Circulation 81: 92–100
3. De Feyter PJ, van den Brand M, Laarman GJ et al (1993) Circulation 83: 927–936
4. Beythien C, Terres W, Hamm CW (1994) In vitro model to test the thrombogenicity of coronary stents. Thromb Res 75: 581–590
5. Ruf A, Patscheke H (1995) Flow cytometric detection of activated platelets: comparison of determining shape change, fibrinogen binding, and P-selectin expression. Semin Thromb Hemost 21: 145–151
6. MacDonald RG, Henderson MA, Hirshfeld JW et al (1990) Patient-related variables and restenosis after percutaneous transluminal coronary angioplasty – a report from the M-HEART group. Am J Cardiol 66: 926–931
7. Courtney JM, Lamba NMK, Sundaram S, Forbes CD (1994) Biomaterials for blood-contacting applications. Biomaterials 15: 737–744
8. Shattil JS, Cunningham M, Hoxie JA (1987) Detection of activated platelets in whole blood using activation-dependent monoclonal antibodies. Blood 70: 307–315
9. Serruys PW, Emanuellson H, van der Giessen W et al (1996) Heparin-coated Palmaz-Schatz stents in human coronary arteries. Early outcome of the Benestent-II pilot study. Circulation 93: 412–422

Modification of Platelet Antigens During Peripheral Blood Stem Cell Apheresis

K. Gutensohn, C. Rauhoeft, U. Cassens, J. Riggert, I. Carrero, P. Kuehnl

Introduction

Peripheral blood stem cells (PBSC) are increasingly used as an alternative to autologous medullary bone marrow to provide hematopoietic reconstitution following myeloablative therapy [1, 2]. The treatment requires an adequate number of stem cells for post-transplant hematopoietic rescue. To overcome the limitation of the low stem cell content in peripheral blood, PBSC are mobilized from bone marrow and collected hereafter by cytapheresis [3].

During apheresis, there is extensive contact between patient blood and the artificial surfaces of the extracorporeal system. The nonbiological surfaces exert chemical, metabolic, and physical influences, inducing morphologic, functional, and immunologic changes in platelets [4]. These alterations affect the binding of soluble factors to surface-associated antigens, antigen conformation, and neoantigen expression on the cytoplasmatic surfaces of platelets, following secretion from internal granules.

We investigated the kinetics and effect of PBSC apheresis on platelet antigens by flow cytometry.

Materials and Methods

PBSC collection was performed on 13 male testicular cancer patients (age range 19–52 years), and 11 female patients with invasive ductal or inflammatory breast cancer (age range 20–65 years). Following cytotoxic chemotherapy and mobilization with rhG-CSF (2 x 5, or 1 x 10 μg/kg body weight per day), leukapheresis was started on day 5 of rhG-CSF administration. The procedure was performed as continuous-flow apheresis using an automated cell separator (Spectra, COBE, Lakewood, USA). ACD and heparin (3600 IU/600 ml ACD) were used as anticoagulants.

Blood samples were drawn via a sample connector from the outlet line. Baseline levels of platelet antigens were measured prior to the procedure (0 min). Thereafter, samples were collected into polypropylene tubes at fixed time intervals of 5, 10, 15, 30, 60, 120, and 180 min after the start of the procedure. Samples for flow cytometric analyses were immediately fixed and stabilized. Platelets were labeled with monoclonal antibodies CD41a, CD42b, CD62p, and CD63 (Coulter-Immunotech, Hamburg, FRG). An IgG isotype control was used to measure nonspecific staining.

I. Scharrer/W. Schramm (Hrsg.)
27. Hämophilie-Symposion Hamburg 1996

Flow cytometry was performed on a FACScan cytometer (Becton Dickinson [BD], Mountain View, USA), calibrated daily with Calibrite beads (BD). CELLQuest software (BD) was used for acquisition and analysis of list mode data. Ten thousand events were analyzed. All analyses were performed in duplicate by a single operator. The results were averaged and expressed in arbitrary units as mean channel fluorescence intensity (MCFI), calculated as the differential of the MCFI of specific fluorescence and the IgG isotype control. Positivity for a specific antibody was defined as fluorescence higher than that of the isotype control.

Results

Twenty-four completed PBSC aphereses were evaluated. Mean duration of the procedures was 223 ± 20 min (± SD; range 212–267 min). The average inlet volume was 12.10 l (range 6.30–18.49 l) at a flow rate of 57 ml/min (range 38–70 ml/min). A mean of 665 ± 217 ml (± SD) ACD was used. The mean volume collected was 225 ml (range 204–245 ml).

When comparing pre- and postapheresis platelet levels, there was a significant decrease in platelet counts in all donors from a mean of 229 ± 102/nl ($p < 0.005$) to a mean of 140 ± 57/nl (Fig. 1).

In most of the patients, activation-dependent neoantigens showed an initial significant increase in mean channel fluorescence intensity (MCFI) from baseline levels within minutes. The first significant peak of CD62p was detected within 5 min ($p < 0.005$) in 23/24 procedures, and that of CD63 after 5 min in 22/24 patients ($p < 0.005$). The MCFI of CD62p increased progressively throughout the apheresis procedures from 26 ± 8 (mean ± SD) to 73 ± 29 MCFI ($p < 0.005$) at 180 min (Fig. 2). CD63 MCFI increased from 22 ± 5 to 51 ± 16 MCFI ($p < 0.005$).

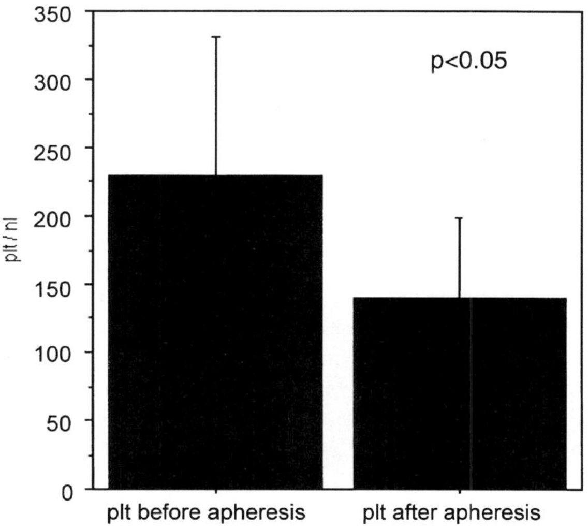

Fig. 1. Platelet counts before and after PBSC apheresis (mean ± SD) illustrating the significant loss of platelets during the procedure. (*plt* = platelets).

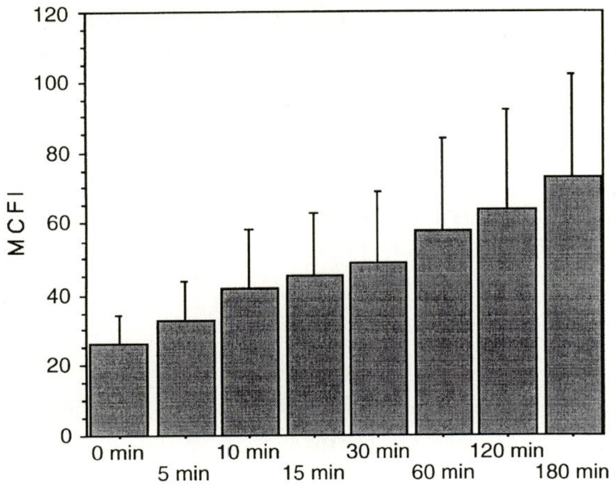

Fig. 2. Changes in CD62p MCFI expression over the course of PBSC apheresis (mean ± SD)

Significant changes were also seen in CD41a and CD42b fluorescence, which progressively decreased over the course of the study from preapheresis levels. CD41a MCFI decreased from 527 ± 109 to 404 ± 101 ($p < 0.005$), and CD42b MCFI decreased from 710 ± 194 to 571 ± 175 ($p < 0.005$). Minimum values of CD41a and CD42b were detected in all patients at the end of the procedures.

Discussion

We were able to demonstrate that the collection of mobilized PBSC by continuous-flow cytapheresis is associated with changes in platelet surface antigens.

CD41a and CD42b MCFI decreased progressively from preapheresis levels over the course of the procedure, indicating the loss of these antigens. Hereby, normal hemostatic function of platelets may be compromised and the risk of hemorrhage in thrombocytopenic patients increased [5]. These findings may be explained by the interactions of blood with the artificial surfaces of biomaterials, which induce adhesion and aggregation of platelets to the nonphysiological surfaces and surface-adsorbed fibrinogen [4]. Subsequently, shear forces can detach platelets, leaving fragments of platelet membranes on the tubing system surfaces [6].

Furthermore, we detected significant alterations in CD62p and CD63. These changes continuously occurred over the course of extracorporeal circulation. The progressive increase in MCFI probably was due to physical forces resulting from continuous contact with the biomaterials and biochemical interaction with plasticizers, antioxidants, and other tubing system components [4]. The continuous degranulation of internal pools of CD62p and CD63 may lead to further impairment of platelet function [7]. In addition, platelets expressing P-selectin are known to be preferentially cleared from the circulation [8]. The massive loss of platelets during PBSC apheresis may thus be associated in part with the upregulation of CD62p.

Thrombocytopenia has been discussed as a limiting factor in multiple PBSC collections. The significant and time-dependent loss of platelets and the antigenic changes during PBSC apheresis promote the risk of bleeding complications. A reduction of platelet activation and loss in peripheral blood stem cell apheresis would be highly beneficial, particularly to thrombocytopenic patients and patients scheduled for repeat apheresis procedures. This may be achieved by modification of apheresis protocols and further improvements in the biocompatibility of biomaterials.

References

1. Korbling M, Dorken B, Ho AD et al (1986) Autologous transplantation of blood derived hemopoietic stem cells after myeloablative therapy in a patient with Burkitt's lymphoma. Blood 67: 529
2. Goldman J (1995) Peripheral blood stem cells for autografting. Blood 85: 1413
3. Haas R, Ho AD, Bredthauer U et al (1990) Succesful autologous transplantation of blood stem cells mobilized with recombinant human granulocyte-macrophage colony-stimulating factor. Exp Hematol 18: 94
4. Courtney JM, Lamba NMK, Sundaram S et al (1994) Biomaterials for blood-contacting applications. Biomaterials 15: 737
5. Fitzgerald LA, Phillips DR (1989) Structure and function of platelet membrane glycoproteins. In: Kunicki TJ, George JN (eds) Platelet immunobiology. Lippincott, Philadelphia, p 9
6. Wenger RK, Lukasiewicz H, Mikuta BS et al (1989) Loss of platelet fibrinogen receptors during clinical cardiopulmonary bypass. J Thorac Cardiovasc Surg 97: 235
7. Pareti FI, Capitanio A, Mannucci L et al (1980) Acquired dysfunction due to circulation of "exhausted" platelets. Am J Med 69: 235
8. Rinder HM, Murphy M, Mitchell JG et al (1991) Progressive platelet activation with storage: evidence for shortened survival of activated platelets after transfusion. Transfusion 31: 409

Effects of Fucoidan Fractions on Platelet Antigens and Proliferation of Smooth Muscle Cells

K. Gutensohn, J. Duerig, J. Bau, T. Bruhn, R. Koester, J. Kaehler, P. Kuehnl

Introduction

Fucoidan is a natural sulfated polysaccharide (poly-L-fucopyranose) isolated from the brown alga *Fucus vesiculosus*. This substance has been reported to be an effective anticoagulant in vitro and in vivo [1].

The biological effects of fucoidan are dependent on the degree of sulfation and the molecular size of the polysaccharide chains with maximum anticoagulant and fibrinolytic activities in oversulfated fractions of high molecular weight [2]. In addition, McCaffrey et al. demonstrated that fucoidan is a potent inhibitor of in vivo intimal hyperplasia [3].

Biomaterials for medical applications (e.g., catheters) are thrombogeneic [4]. Nevertheless, modification of the blood-contacting surface may improve biocompatibility. Because of its anticoagulant and antiproliferative potential, fucoidan may represent a suitable substance for coating of medical devices.

We investigated the effect of highly sulfated fucoidan FF7 and its subfractions of different molecular weight (FF7/1 = 150 kDa, FF7/2 = 100 kDa, FF7/3 = 50 kDa) yet identical sulfate content with respect to their platelet-activating and antiproliferative properties.

Materials and Methods

Preparation and Purification of Fucoidan

Isolation and purification of fucoidan (FFO) from *Fucus vesiculosus* were performed according to the method of Beress et al. [5]. Further purification was achieved by ion-exchange chromatography on DEAE Fractogel EMD columns (Merck, FRG), followed by stepwise elution. Subfractions of different molecular weight were isolated by gel permeation chromatography on Shodex Ionpak HPLC columns (Fig. 1).

Structural Analyses

Infrared spectra were carried out on a Nicolet 5DXB FTIR spectrometer. Peracetylated and partially methylated alditol acetates were analyzed on a gas chromatograph equipped with a flame ionisation detector (Carlo Erba GC Vega Series,

I. Scharrer/W. Schramm (Hrsg.)
27. Hämophilie-Symposion Hamburg 1996

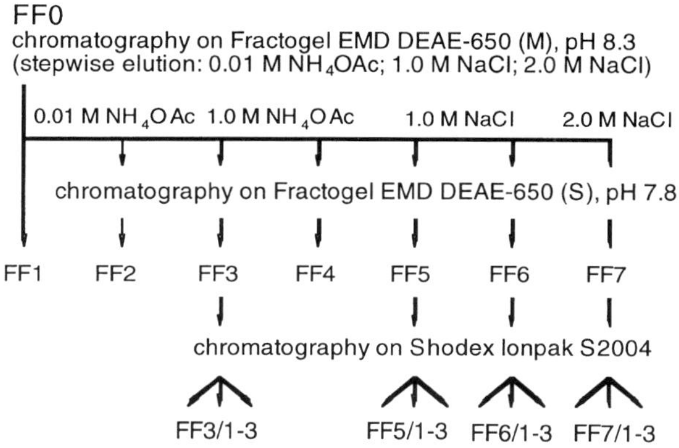

Fig. 1. Isolation and purification of fucoidan (FF0) from *Fucus vesiculosus*

FRG). Gas chromatography mass spectrometry (GC-MS) was performed on a Dani 6500 GC with an ion trap detector.

Clotting and Amydolytic Assays

A volume of 450 µl of human pool plasma was incubated with 50 µl of isotonic saline containing varying amounts of either fucoidan or its subfractions; 100 µl of the sample were added to 100 µl of neothrombin (Behring, FRG). After incubation, $CaCl_2$ was added and the clotting time was recorded on a KC-10 (Amelung, FRG). Amydolytic assays (alpha 2-AP, PAI) were performed with Berichrom assays (Behring, FRG).

Platelet Aggregation Assays

Platelet rich plasma (PRP) of healthy volunteers ($n = 6$) was incubated with increasing concentrations (5, 10, 50 µg/ml) of the fucoidan fractions at 37° C. Hereafter, platelet aggregation was measured turbidimetrically with a conventional aggregation profiler PAP 4 (Bio Data, USA) according to the method of Born [6].

Flow Cytometry

PRP was incubated with ADP, saline (negative control), or fucoidan. After incubation (1 min, 22 ± 2° C), samples were fixed and stabilized. Platelets were labeled with CD41a, CD42b, CD62p and CD63, respectively. Flow cytometry was performed on a FACScan cytometer (Becton Dickinson, USA). Ten thousand events were analyzed. After subtraction from the isotyp control, antibody-positive cells were defined as events with a higher mean channel fluorescence intensity than the isotype control, or as percentage positive cells.

Cellular Proliferation and Migration

Proliferation of human smooth muscle cells (SMC) was tested by cell culture assays in 24 well plates. SMC were incubated with medium and fucoidan or its subfractions. After 5 days of incubation, cells were enzymatically detached from the wells and counted by an automated cell counter. Migration tests were performed in a Boyden chamber using 10% human serum as chemoattractants.

Results

Anticoagulant and Fibrinolytic Properties

The anticoagulant effect was monitored as fucoidan induced aPTT prolongation in human plasma. The anticoagulant activity increased with sulfate content and molecular weight, showing a maximum effect in the 150-kDa subfraction FF7/1. Prolongations of aPTT (1.5–2 fold) were seen in FF7/1 and FF7/3 at plasma concentrations of 5 and 10 µg/ml ($n = 10$). At a concentration of 10 µg/ml, alpha-2 AP and PAI inhibitory activity were significantly higher in FF7/3 (57.7% ± 1.2% and 0.95 ± 0.1 IU/ml) compared to FF7/1 (61.2% ± 1.6% and 2.8 ± 0.3 IU/ml; p <0.05).

Aggregation Assays

Platelet activation (PA) was dependent on the concentration applied, and on the molecular weight, showing maximum effects in the high molecular weight fraction FF7/1. Low molecular weight fucoidan FF7/3 induced only minor PA with no significant difference vs the control ($p = 0.85$). At a concentration of 10 µg/ml, FF7/1 induced a significantly higher platelet-aggregating activity than FF7/3 (26.7% ± 14.2% vs 7.83% ± 7.3% increase in light transmission; p <0.02). Aggregation response did not differ significantly in FF7/3 over a concentration range of 5–50 µg/ml (p >0.5).

Flow Cytometry

Dose response curves of flow cytometric analyses paralleled the data obtained by the aggregation assay (FF7/1 vs FF7/3 [10 µg/ml]; CD 62p: 28.9 ± 8.9 MCFI vs 21.9 ± 6.5 MCFI; CD63: 27.7 ± 8.2 MCFI vs 25.2 ± 6.2 MCFI). Compared to FF7/3, mean channel fluorescence intensity was higher in FF7/1 at a concentration of 10 µg/ml (p <0.05). Antigens CD41 a and CD42b did not show significant differences.

Proliferation and Migration Assays

FF7/3 showed potent inhibition of smooth muscle proliferation with a dose-dependent effect. Maximum inhibition was seen at a concentration of 50 µg/ml

(p <0.05 vs control). Vitality testing did not reveal any toxic side effect. Likewise to the proliferation assays, there was also a dose-dependent suppression of migration in FF7/3.

Discussion

Anticoagulant and fibrinolytic properties of fucoidan have been extensively studied in vitro and in vivo, but only few data are available regarding platelet function [1]. We could demonstrate that fucoidan induces platelet aggregation, depending on the concentration and molecular weight of the polysaccharide. Maximum stimulation was detected in the high molecular weight fraction FF7/1 (150 kDa). In contrast, over a range in concentration from 5 to 50 µg/ml, the low molecular weight FF7/3 fraction (50 kDa) induced only minimal aggregation and platelet activation.

In addition, the findings of aggregation assays correlated with flow-cytometric results. CD62p and CD63 expression showed a dose- and molecular-weight-dependent increase. In resting platelets, CD62p and CD63 are stored in internal granules [7]. Upon activation, these antigens are secreted onto the cytoplasmatic membrane, and serve as a sensitive indicator of platelet activation [7].

In view of our in vitro data, a direct effect of fucoidan on the platelet membrane seems likely. Recently, a heparin(oid) receptor has been described that could function as a binding site for fucoidan [8].

Blood-biomaterial interactions generally induce adhesion and aggregation of platelets [4]. Adhesion is followed by the release reaction and activation of platelets, hereby promoting the thrombogenic potential. The 50-kDa FF7/3 fucoidan fraction combines potent anticoagulant, fibrinolytic and antiproliferative activities with only minor platelet-activating effects. Therefore, this substance may be suitable for coating of biomaterials and hereby may improve biocompatibility.

References

1. Springer GF, Wurzel HA, McNeal GM et al (1957) Isolation of anticoagulant fractions from crude fucoidan. Proc Soc Exp Biol Med 94: 404–409
2. Soeda S, Ohmaguri Y, Shimeno H et al (1993) Preparation of oversulfated fucoidan fragments and evaluation of their antithrombotic activities. Thromb Res 72: 247–256
3. McCaffrey TA, Falcone B, Borth W et al (1992) Fucoidan is a novel non-anticoagulant inhibitor of intimal hyperplasia. Biochem Biophys Res Comm 184: 773–781
4. Courtney JM, Lamba NMK, Sundaram S, Forbes CD (1994) Biomaterials for blood-contacting applications. Biomaterials 15: 737–744
5. Beress A, Wassermann O, Bruhn T et al (1993) A new procedure for the isolation of anti-HIV compounds from the marine alga *Fucus vesiculosus.* J Nat Prod 56: 478–488
6. Born GVR (1962) Quantitative investigation into the aggregation of blood platelets. J Physiol 162: 927–929
7. Metzelaar MJ, Sixma JJ, Nieuwenhuis HK (1990) Detection of platelet activation using specific monoclonal antibodies. Blood Cells 16: 85–96
8. Horne MK, Chao ES (1989) Heparin binding to resting and activated platelets. Blood 74: 238–243

Sensitivität und Spezifität verschiedener aPTT-Reagenzien in der Diagnostik von Lupushemmstoffen

K. Ruzicka, P. Quehenberger, W. Speiser

Lupushemmstoffe [1] sind Immunglobuline, die gegen negativ geladene Phospholipde gerichtet sind; diese Antikörper können deshalb In-vitro-Blutgerinnungstests, bei denen phospholipidhaltige Reagenzien eingesetzt werden, z. B. die aktivierte partielle Thromboplastinzeit (aPTT), beeinflussen. Diese Beeinflussung besteht im wesentlichen in einer Bindung und Neutralisation des Phospholipidanteils des Reagenzes durch den Lupushemmstoff, was zu einer Verlängerung der Gerinnungszeit in dem jeweiligen Testsystem führt. Lupushemmstoffe sind mit einem erhöhten Risiko für arterielle und venöse Thrombosen sowie für spontane Aborte vergesellschaftet [2]; die Lupushemmstoffdiagnostik ist daher eine bedeutende Aufgabe für die hämostaseologische Labordiagnostik. Die Heterogenität sowohl der Hemmstoffe als auch der in den einzelnen Reagenzien verwendeten Phospholipide führt zu Problemen in der labordiagnostischen Detektion. Die Lupushemmstoffdiagnostik gehört daher zu den am schwierigsten zu standardisierenden Kapiteln der hämostaseologischen Labordiagnostik. Aus diesem Grund hat das Scientific and Standardization Committee of the International Society of Thrombosis and Haemostasis Richtlinien für die Lupushemmstoffdiagnostik herausgegeben [3]. Nach diesen Empfehlungen sollte die Lupushemmstoffdiagnostik dreistufig erfolgen:

1. phospholipidabhängiger „Screeningtest“,
2. Plasmatauschversuch und
3. Bestätigungstest für die Phospholipidabhängigkeit der Inhibitorwirkung.

Obwohl in den letzten Jahren neuartige Tests zur Diagnose von Lupushemmstoffen entwickelt wurden, werden die meisten Lupushemmstoffe primär anhand einer aPTT-Verlängerung diagnostiziert. Es ist allerdings bekannt, daß verschiedene aPTT-Reagenzien ein unterschiedliches Ansprechen auf Lupushemmstoffe zeigen, abhängig von der Konzentration und der Type der eingesetzten Phospholipide. In der vorliegenden Studie wurden 5 verschiedene aPTT-Reagenzien und die „dilute russel's viper venom time“ auf ihre Sensitivität in der Diagnostik von Lupushemmstoffen untersucht.

I. Scharrer/W. Schramm (Hrsg.)
27. Hämophilie-Symposion Hamburg 1996

Patienten und Methoden

Patienten, Kontrollpersonen und Diagnosekriterien

97 Patienten mit vermutetem oder bestätigtem Lupushemmstoff wurden in die Studie inkludiert. Zur Definition von Normalbereichen für die eingesetzten Testsysteme wurden die Werte verwendet, die an 30 gesunden männlichen Individuen (20 bis 45 Jahre) erhoben wurden.

Ausschlußkriterien für Lupushemmstoffdiagnostik: verlängerte Prothrombinzeit, erniedrigter Fibrinogenspiegel, Heparinbehandlung, v.-Willebrand-Erkrankung, Vorliegen eines Inhibitors gegen einen Gerinnungsfaktor, Aktivitäten der Gerinnungsfaktoren VIII, IX, XI und XII < 30 %.

Vermutungsdiagnose Lupushemmstoff: positives Resultat in einem „Screeningtest" (aPTT, dRVVT); positives Resultat im Plasmatauschversuch (Verlängerung der Gerinnungszeit des Poolplasmas um mehr als 6 s bei Mischung von 1 Teil Poolplasma und 1 Teil Patientenplasma); n = 26.

Bestätigte Diagnose Lupushemmstoff: positives Resultat in einem „Screeningtest" (aPTT, dRVVT); positives Resultat im Plasmatauschversuch (Verlängerung der Gerinnungszeit des Poolplasmas um mehr als 6 s bei Mischung von 1 Teil Poolplasma und 1 Teil Patientenplasma); wenigstens ein phospholipidabhängiger Bestätigungstets positiv; n = 71.

Blutabnahme: die Blutabnahmen wurden zwischen 8.00 und 10.00 Uhr durchgeführt, wobei silikonisierte Glasröhrchen (Vacutainer. Fa. Becton Dickinson, 0,13 mol Natriumcitrat) verwendet wurden. Das Plasma wurde durch Doppelzentrifugation bei 3000 g (20 min, Raumtemperatur) gewonnen. Die Laboranalysen wurden unmittelbar nach der Zentrifugation durchgeführt.

Methoden

Blutgerinnungsanalysatoren: STA Analyzer (Fa. Stago Diagnostica, Asnieres-Sur-Seine, Frankreich): aktivierte partielle Thromboplastinzeit, Prothrombinzeit, Fibrinogen, Anti-Xa-Aktivität; KC-10 Kugelkoagulometer (Fa. Amelung, Lemgo-Lieme, Deutschland): Gerinnungseinzelfaktoraktivität, DVVtest, DVVconfirm, Staclot LA Staclot PNP.

Reagenzien: aPTT: Dade Actin-FSL (31–48 s; Fa. Baxter/Dade Deutschland GmbH, Unterschleissheim, Deutschland), Pathromtin SL (29–40 s; Fa. Behringwerke, Marburg, Deutschland), DAPPTIN (34–49 s; Fa. Immuno AG, Wien, Österreich), PTT-LT (30–41 s; Fa. Diagnostica Stago,), PTT-LA (34–49 s; Fa. Diagnostica Stago); „dilute russell's viper venom time test": DVVtest (30–42 s; Fa. American Diagnostica, Greenwich/CT, USA), DVV confirm (positives Resultat: DVVtest Gerinnungszeit/DVVconfirm Gerinnungszeit > 1,35 s; Fa. American Diagnostica); Staclot LA(positives Resultat: Verkürzung der aPTT durch Phospholipidzusatz um mehr als 3 s; Fa. Diagnostica Stago); Staclot PNP (positives Resultat: Verkürzung der aPTT durch Phospholipidzusatz; Fa. Diagnostica Stago); Prothrombinzeit: Normotest (75–130%; Fa. Imuno AG); Fibrinogen: Fibrinogen reagent (180–350 mg/dl; Fa. Immuno AG); anti-Xa-Einheiten (< 0,1 U/mml; Rotachrom HBPM/LMWH, Fa. Diagnostica Stago).

Plasmatauschversuch: Das Patientenplasma wird zu gleichen Teilen mit Poolplasma gemischt; danach werden unverzüglich aPTT-Bestimmungen von Patientenplasma, Poolplasma und der Plasmamischung durchgeführt; eine Verlängerung der aPTT des Poolplasmas durch das Patientenplasma um mehr als 6 s gilt als positives Resultat.

Gerinnungseinzelfaktoranalyse: Die Aktivitäten der einzelnen Gerinnungsfaktoren wurden mit Einstufentests in den Verdünnungen 1:10, 1:20, 1:40 und 1:80 unter Verwendung von Mangelplasmen der Firmen Immuno AG (Faktor VIIII, IX) und Behringwerke (Faktor XI, XII) und dem aPTT-Reagenz Pathromtin (Fa. Behringwerke) durchgeführt.

Resultate

Definition Sensitivität: Anzahl der richtig-positiven Resultate bei Patienten mit Lupushemmstoff/Anzahl aller Patienten mit Lupushemmstoff.

Die Sensitivitäten verschiedener aPTT-Reagenzien und der „dilute russel's viper venom time" in der Diagnose von Lupushemmstoffen ist in Tabelle 1 dargestellt.

Tabelle 1. Sensitivitäten verschiedener aPTT-Reagenzien und der „dilute russel's viper venom time" in der Diagnose von Lupushemmstoffen

	PTT-FSL	DAPPTIN	PTT-SL	PTT-LT	PTT-LA	dRVVT
Gruppe I (Vermutungsdiagnose Lupushemmstoff)						
Sensitivität	0,58	0,73	0,75	1,00	0,92	0,75
Gruppe II (bestätigte Diagnose Lupushemmstoff)						
Sensitivität	0,66	0,59	0,61	0,88	0,97	0,65
Gruppe I + II						
Sensitivität	0,64	0,63	0,65	0,92	0,96	0,54

Diskussion

In der vorliegenden Studie wurden 5 aPTT-Reagenzien und der „dilute russel's viper venom time test" auf ihre Sensitivität in der Diagnose von Lupushemmstoffen in einer Gruppe von Patienten mit entweder vermutetem (positiver Plasmatauschversuch, kein positives Resultat in einem Bestätigungstest) oder bestätigtem (positiver Plasmatauschversuch, positives Resultat in einem Bestätigungstest) Lupushemmstoff untersucht. Es hat sich gezeigt, daß große Unterschiede in den Charakteristika der verschiedenen Reagenzien bestehen. Einige Reagenzien zeigen ausgezeichnete Sensitivitäten (> 0.9) und eigenen sich daher besonders gut als „Screeningtests" im Hinblick auf die Diagnose von Lupushemmstoffen.

Literatur

1. Creagh MD, Greaves M (1991) Lupus anticoagulant. Blood Reviews 5: 162–167
2. Hughes GRV (1983) Thrombosis, abortion, cerebral disease and the lupus anticoagulant. Br Med J 287: 1088–1089
3. Brandt JT, Triplett DA, Alving B, Scharrer I (1995) Criteria for the diagnosis of lupus anticoagulants: an update. Thromb Haemost 74: 1185–1190

Thrombinbildungstest in der Substitutionstherapie bei Hämophilie

J. Ansorg, D. Prasa, M. Spannagl, J. Stürzebecher, W. Schramm

Die Hämostase zeichnet sich durch ein dynamisches Gleichgewicht zwischen prokoagulatorischen und fibrinolytischen Komponenten aus. Wichtigstes Bindeglied ist die Thrombinbildung und die durch Thrombin katalysierte Bildung von Fibrin aus Fibrinogen. Das nach extrinsischer oder intrinsischer Aktivierung gebildete Thrombin wird durch verschiedene Reaktionen inaktiviert, so daß die Thrombusbildung auf den Ort des Bedarfs, die Gefäßläsion, beschränkt wird. Verschiebungen in der Hämostase können zu hämorrhagischen oder thrombophilen Zuständen führen.

Der hier beschriebene Thrombinbildungstest veranschaulicht den zeitlichen Verlauf der Thrombinbildung im Plasma in einem globalen Assay (mod. nach Hemker et al. [1]). Durch die Verwendung eines langsam reagierenden, chromogenen Thrombinsubstrats besteht die Möglichkeit, den Verlauf der Thrombinkonzentration im Plasma kontinuierlich zu messen. Nach Aktivierung der Gerinnung in vitro werden Maximalkonzentrationen von 200–400 nmol/l gemessen, was dem physiologischen Thrombinpuls nach Gefäßverletzungen entspricht [2].

Mit dem Thrombinbildungstest läßt sich weiterhin das endogene Thrombinpotential (ETP) bestimmen. Mit diesem von Hemker et al. erstmals beschriebenen Wert kann die thrombinabhängige „Koagulabilität" eines Plasmas quantifiziert werden. Das ETP reflektiert im Gegensatz zu den Gerinnungszeittests (TZ, aPTT) den gesamten Prozeß der Thrombinaktivierung und -inaktivierung und könnte insbesondere für die Diagnostik thrombophiler Diathesen neue Ansatzpunkte bieten.

Der Test wurde soweit modifiziert und automatisiert, daß er als Routinetest durchgeführt werden kann. Er kann leicht auf beliebige Spektrophotometer adaptiert werden.

Material und Methoden

Material

Plasma:	PPP („platelet poor plasma") aus Citratblut
Puffer:	Tris 0,05 mol, NaCl 0,1 mol HSA 0,5 %, pH 7,4
Fibrinpolymerisationshemmer:	Pefabloc FG (Fa. Pentapharm Ltd., Basel, Schweiz) 18 mg/ml Puffer
Substrat:	β-Ala-Gly-Arg-pNA (Fa. Pentapharm Ltd., Basel, Schweiz), 5 mmol

I. Scharrer/W. Schramm (Hrsg.)
27. Hämophilie-Symposion Hamburg 1996

Aktivatoren:	– Kaolin (DAPPTIN, Fa. Immuno AG, Heidelberg) in 0,25 mol $CaCl_2$ – Gewebefaktor (INNOVIN, Fa. Dade, Unterschleißheim) in 0,25 mol $CaCl_2$

Meßansatz

Dieser Ansatz ist abgestimmt auf den iEMS-Reader (Fa. Labsystems, Finnland).

Plasma:	200 µl
Pefabloc FG:	50 µl
Substrat:	30 µl
Aktivator:	20 µl
Kombinationsmöglichkeiten:	Substrat + Pefabloc FG Substrat + Aktivator

Messung

Wellenlänge:	405 nm
Meßzeit:	1000 s (ca. 15 min)
Meßintervall:	1–10 s
Temperatur:	37 °C
Proben pro Messung:	96 Proben bei einem Meßintervall von 10 s (geräteabhängig)

Testprinzip und Auswertung der Meßergebnisse

Der Thrombinbildungstest beruht auf der Abspaltung von para-Nitroanilin (pNA) vom chromogenen Substrat β-Ala-Gly-Arg-pNA durch das nach Aktivierung freigesetzte Thrombin. Um Störungen der Extinktionsmessung durch die Fibrinpolymerisation zu verhindern, wird dem Testansatz der Polymerisationshemmer Pefabloc FG zugesetzt. Das freigesetzte pNA wird bei einer Wellenlänge von 405 nm kontinuierlich photometrisch gemessen (Abb. 1a).

Durch Differenzierung der Meßkurve erhält man die Geschwindigkeit des Substratumsatzes für jeden Zeitpunkt der Messung (Abb. 1b). Die Reaktionsgeschwindigkeit des Substratumsatzes ist der zu diesem Zeitpunkt vorhandenen Thrombinkonzentration direkt proportional. Die Thrombinkonzentration kann unter Verwendung der kinetischen Parameter des Substrates und gerätespezifischer Konstanten aus der 1. Ableitung der Meßkurve nach folgender Formel berechnet werden (Abb. 1c):

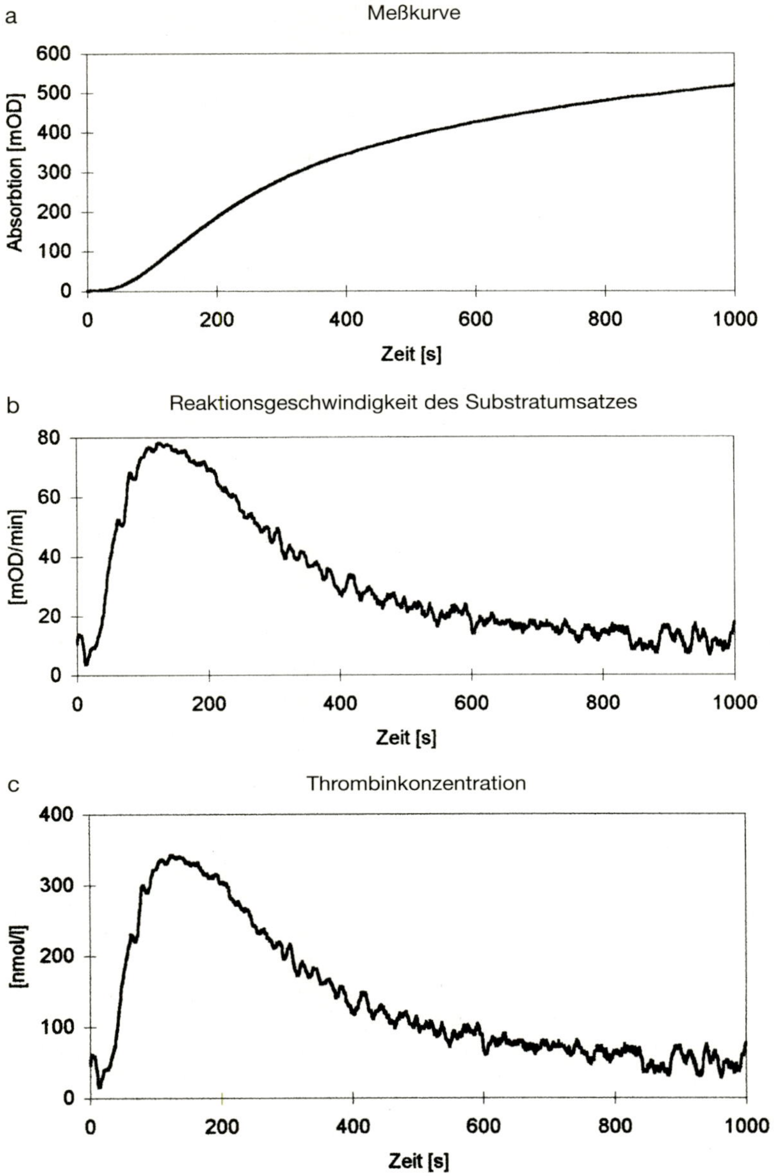

Abb. 1 a–c. Thrombinbildung im Plasma nach extrinsischer Aktivierung.
a pNA wird durch das nach Gerinnungsaktivierung gebildete Thrombin vom Substrat abgespalten. Die resultierende Extinktionsänderung wird bei 405 nm gemessen; **b** Durch Differenzierung der Meßkurve erhält man die Geschwindigkeit des Substratumsatzes für jeden Meßzeitpunkt; **c** Die Menge des umgesetzten Substrates ist der Thrombinkonzentration zu diesem Zeitpunkt proportional. Die Thrombinkonzentration kann somit aus den Meßwerten errechnet werden

$$\text{Thrombinkonzentration} = \frac{dE}{dt} \cdot \frac{1}{\varepsilon \cdot d} \cdot \frac{K_m + [S]}{k_{cat} \cdot [S]} \qquad (1)$$

Kinetische Parameter
K_m: 1950 µmol/l
k_{cat}: 1,91 S^{-1}
[S]: 500 µmol/l (konstant)

Geräteparameter
ε: Extinktionskoeffizient
d: Schichtdicke

1. Ableitung der Meßkurve
E: gemessene Extinktion [mOD]

Das chromogene Substrat konkurriert nach Aktivierung des Ansatzes mit den natürlichen Substraten Fibrinogen und AT III um die Spaltung durch Thrombin. Um den Einfluß dieses künstlichen Substrats auf die natürlichen Enzym-Substrat-Komplexe zu minimieren, muß ein „schlechtes" Substrat mit schwacher, aber spezifischer Thrombinbindung (hoher K_m-Wert für die Spaltung von Thrombin, keine oder geringe Spaltung durch Faktor Xa) und langsamem Umsatz (niedriger k_{cat}-Wert) gewählt werden. Da das Substrat dem Meßansatz im Überschuß zugegeben wurde und nur langsam umgesetzt wird, kann die Substratkonzentration [S] über die gesamte Meßzeit als konstant angesehen werden. Dies ist für die Berechnung der Thrombinkonzentration essentiell, da sonst der lineare Zusammenhang zwischen Reaktionsgeschwindigkeit und freier Thrombinmenge nicht mehr gegeben ist. Das von uns gewählte Substrat β-Ala-Gly-Arg-pNA erfüllt diese Voraussetzungen in idealer Weise.

Die gemessene Extinktionskurve ist proportional zur Konzentration von pNA, das bei der Substratspaltung sowohl durch Thrombin als auch durch den α_2M-Thrombin-Komplex freigesetzt wird. Das an α_2M gebundene Thrombin kann zwar das chromogene Substrat, nicht jedoch Fibrinogen spalten und spielt deshalb für die Bestimmung des ETP (endogenes Thrombinpotential) keine Rolle. Dies zeigt sich auch in der 1. Ableitung der Meßkurve: Obwohl am Ende des Experiments kein freies Thrombin mehr vorhanden ist, sinkt die Kurve nicht auf Null ab, sondern pegelt sich auf einen konstanten Endwert ein. Diese konstante Restaktivität wird durch den α_2M-Thrombin-Komplex verursacht. Durch die individuellen Schwankungen des α_2M-Gehalts im Plasma schien es lange Zeit unmöglich, das ETP verschiedener Patientenplasmen so zu normieren, daß es vergleichbar wird.

Berechnungen

Wie Hemker et al. [6] zeigen konnten, ist es jedoch relativ einfach, aus der gewonnenen Meßkurve den Anteil des α_2M-Thrombin-Komplexes herauszurechnen. Die Menge von gebildetem pNA (P_n) eines beliebigen Meßwertes n auf der Extinktionskurve (Abb. 2a) ist gleich der Summe aus umgesetztem Substrat durch freies Thrombin (T_n) und durch den α_2M-Thrombin-Komplex (M_n):

$$P_n = \mathrm{M_n} + \mathrm{T_n} \tag{2}$$

Da α_2-Makroglobulin im Überschuß im Plasma vorhanden ist, ist die vorhandene Menge an α_2M-Thrombin-Komplex (M_n) an einem beliebigem Meßzeitpunkt n proportional dem Zeitintegral des freien Thrombins $(\mathrm{T_0} + \mathrm{T_1} + \mathrm{T_2} + \ldots + \mathrm{T_{n-1}})$:

$$M_n = \mathrm{k} \cdot (\mathrm{T_0} + \mathrm{T_1} + \mathrm{T_2} + \ldots + \mathrm{T_{n-1}}) \tag{3}$$

Nach Einsetzen Gleichung (3) in Gleichung (2) und Umstellen nach T_n ergibt sich der Anteil der durch freies Thrombin zum Meßzeitpunkt n umgesetzten Substratmenge:

$$T_n = (1 - k) \cdot T_{n-1} + (P_n - \mathrm{P_{n-1}}) \tag{4}$$

Nachdem im Verlauf der Messung kein freies Thrombin mehr im Ansatz vorhanden ist, steigt T_n nicht weiter an; die noch zu messende Restaktivität (weiterer Anstieg der Extinktion) ist ausschließlich dem α_2M-Thrombin-Komplex zuzuordnen (Abb. 2a). Der konstante Endwert T_n ist dem gesuchten ETP direkt proportional. Es gilt:

$$ETP = T_n \cdot \frac{\mathrm{K_m}}{k_{cat} \cdot [\mathrm{S}]} \cdot \frac{1}{\varepsilon} \qquad [\mathrm{ETP}] = \mathrm{nM} \cdot \mathrm{min} \tag{5}$$

Differenziert man die erhaltene Kurve *T*, erhält man die Konzentration von freiem Thrombin an jedem beliebigen Zeitpunkt (Abb. 2b). Diese Kurve erreicht nach vollständiger Inaktivierung des Thrombins (vorrangig durch α_2M und AT III) im Verlauf der Messung wieder den Nullwert.

Auswertung der Meßdaten

Wie aus Gleichungen (4) und (5) ersichtlich, kann sowohl die Konzentration an freiem Thrombin als auch das ETP aus den gewonnenen Meßdaten berechnet werden. Die Startwerte von *P* (Meßkurve) und *T* (Anteil des freien Thrombins) sind Null, die kinetischen und Geräteparameter (s. Gleichung 1) sind bekannt.

Die Konstante *k* ist von der α_2M-Konzentration des vorliegenden Plasmas und kinetischen Parametern des α_2M-Thrombin-Komplexes abhängig. Sie ist mithin der Schlüssel zur Normierung eines individuellen Plasmas. *K* ist vom α_2M-Gehalt und dem Verhältnis zwischen α_2M und freiem Thrombin des Patientenplasmas sowie von den Laborgeräten abhängig und muß für jede Messung individuell bestimmt werden. Durch Anwendung eines numerischen Approximationsverfahrens ist es nicht nötig, diese Konstante experimentell zu bestimmen, was einen Routineeinsatz der Methode nahezu unmöglich machen würde.

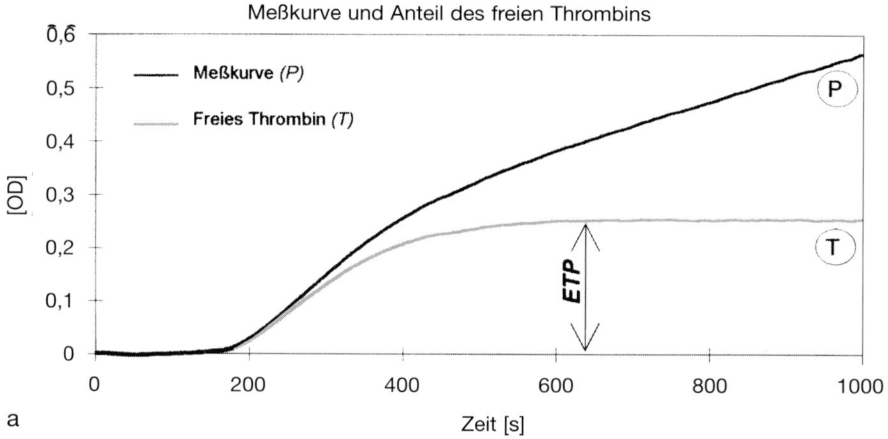

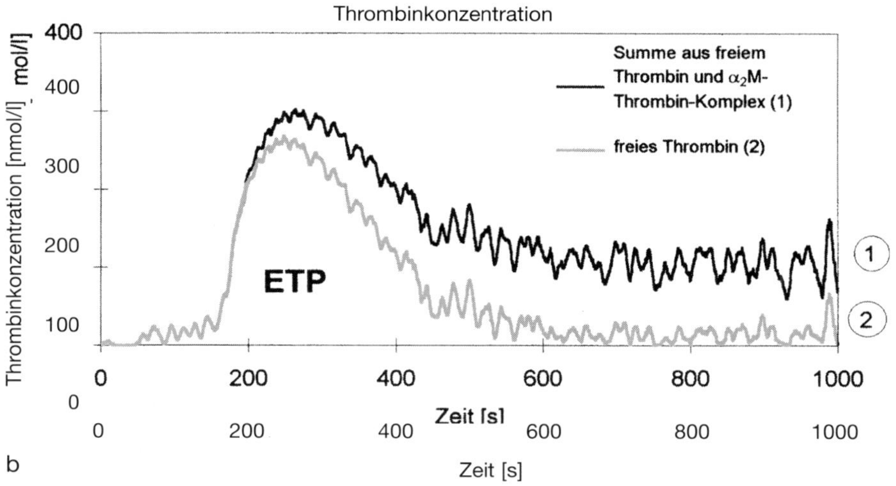

Abb. 2a, b. Spaltung des chromogenen Substrats β-Ala-Gly-Arg-pNA durch freies und an α_2M gebundenes Thrombin
a Die gemessene Extinktion (P_n) setzt sich aus der Aktivität des freien Thrombins (T_n) und des an α_2M gebundenen Thrombins (M_n, nicht dargestellt) zusammen; **b** Aus der ersten Ableitung der Kurven *P* und *T* kann die Thrombinkonzentration errechnet werden. Wird der Anteil des α_2M-Thrombin-Komplexes aus der differenzierten Meßkurve herausgerechnet, erhält man die Konzentration von freiem Thrombin. Die Fläche unter dieser Kurve entspricht dem ETP (endogenes Thrombinpotential) des Plasmas

Wie bereits erwähnt, erreicht T_n im Verlauf der Messung einen konstanten Endwert, da kein freies Thrombin mehr im Ansatz vorhanden ist. Mit einem speziellen Computerprogramm kann daraus das ETP des jeweiligen Plasmas berechnet werden (Gleichung 5).

Wir verwenden für die Messungen den iEMS-Reader (Fa. LabSystems, Finnland). Mit diesem Gerät können 96 Proben gleichzeitig gemessen werden. Die

Meßdaten werden automatisch an einen angeschlossenen PC übertragen und stehen für die Weiterverarbeitung zur Verfügung. Wir führen alle oben beschriebenen Berechnungen mit Microsoft Excel™ durch.

Diskussion

Aus der Analyse der Bildung und Aktivierung von Thrombin lassen sich Rückschlüsse auf die ablaufenden Prozesse während der Gerinnungsaktivierung des Plasmas ziehen. Dazu können sowohl der zeitliche Verlauf als auch der maximale Thrombinpeak und das ETP herangezogen werden.

Extrinsisch aktivierte Proben (mit Gewebefaktor) reagieren bereits nach einigen Sekunden mit der Thrombinbildung. Bei intrinsisch aktiviertem Plasma (mit Kaolin) tritt zu Beginn der Messung eine Verzögerung der Reaktion von ca. 200 s auf (Abb. 3a). Sie ist ein Zeichen dafür, daß der intrinsische Gerinnungsweg einen längeren Aktivierungszeitraum erfordert.

Zur Demonstration werden hier Plasmen hämophiler Patienten vorgestellt. Man beobachtet bei Hämophilenplasmen eine Verzögerung mit zusätzlicher Abflachung des Thrombinpeaks (Abb. 3b und c). Diese Veränderungen im Vergleich zum Normalplasma kommen durch den Gerinnungsfaktormangel zustande. Ob eine Korrelation zwischen dem Ausmaß der Verschiebung und dem Ausmaß des Gerinnungsdefekts besteht, müssen weitere Untersuchungen zeigen.

Das ETP entspricht der Fläche unter der Konzentrationskurve für freies Thrombin (Abb. 2c). Es kann zur Quantifizierung der thrombinabhängigen „Koagulabilität" eines Plasmas verwendet werden. Es ist sowohl bei Gerinnungsstörungen als auch unter Antikoagulationstherapie verringert. Insbesondere die gemischte Therapie mit oralen Antikoagulanzien und Heparin wird von diesem Test sehr gut reflektiert.

In ersten Untersuchungen wurden erhöhte ETP-Werte unter Einnahme oraler Kontrazeptiva [3] und bei Patienten mit tiefen Beinvenenthrombosen [4] gefunden.

Anwendungsmöglichkeiten

In Erfurt bestehen langjährige Erfahrungen mit dem Thrombinbildungstest. Er wurde bisher hauptsächlich zur Evaluierung von Thrombin- und Faktor-Xa-Inhibitoren eingesetzt [5, 6]. In jüngster Zeit wurde die Methode an die Messung von Patientenplasmen adaptiert. Es können mit dem hier eingesetzten Reader 96 Proben gleichzeitig gemessen werden.

In München wurde der Thrombinbildungstest zur Qualitätskontrolle von PPSB-Präparaten eingesetzt. Die Anwendung scheint in diesem Bereich besonders sinnvoll, um Hyperkoagulabilitätszustände bei der Therapie mit Plasmapräparaten zu verhindern (Abb. 4).

Die Wertigkeit des Tests bei der Diagnostik thrombophiler Diathesen und als Screeningmethode zur Abschätzung des individuellen Thromboserisikos muß allerdings in weiteren Untersuchungen evaluiert werden.

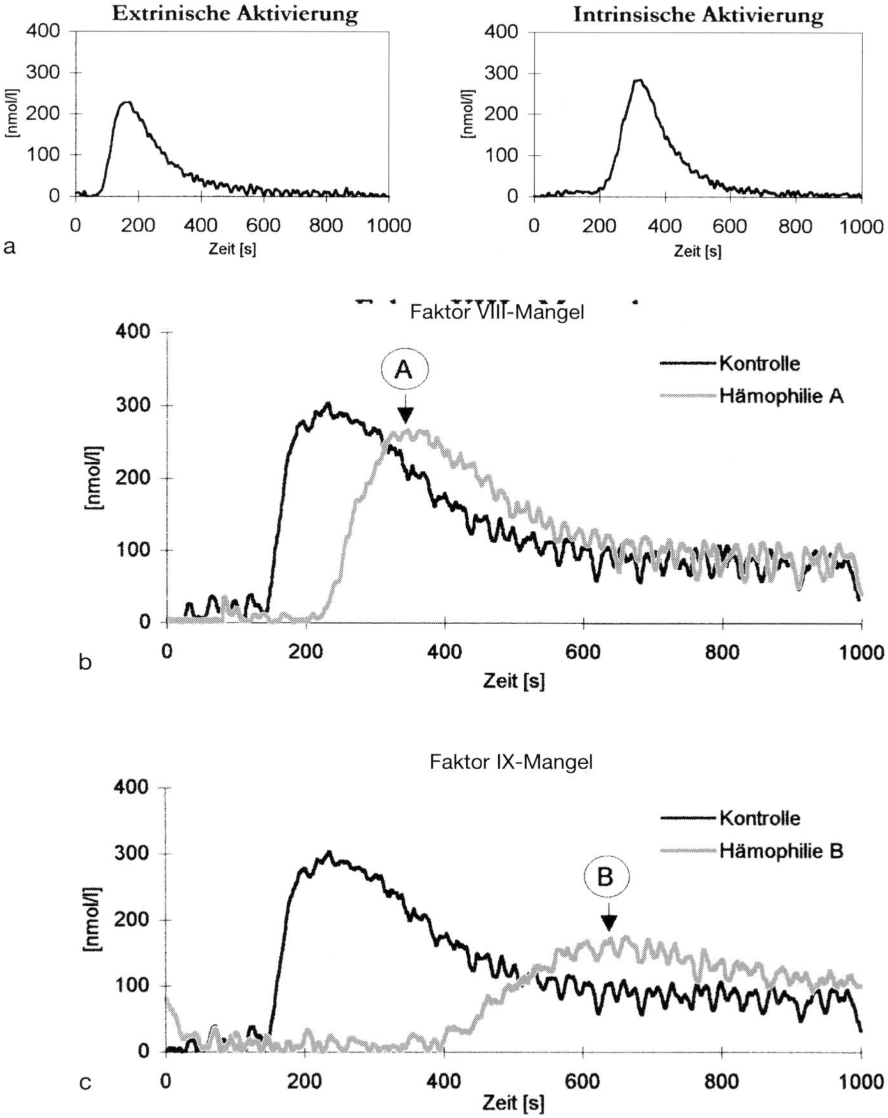

Abb. 3a–c. Konzentrationsverlauf des Thrombins bei extrinsischer und intrinsischer Aktivierung und bei Hämophilie
a Bei extrinsischer Gerinnungsaktivierung wird bereits nach kurzer Zeit Thrombin frei. Im Gegensatz dazu erfolgt die Thrombinfreisetzung bei intrinsischer Aktivierung erst nach einer Lag-Phase von ca. 200 s. Das resultierende ETP (Fläche unter der Kurve) ist jedoch vergleichbar; **b** Bei Faktor-VIII-Mangel wird der maximale Thrombinpeak etwas später erreicht als im Normalplasma, das ETP ist verringert (extrinsisch aktiviert; α_2M Thrombin-Anteil nicht herausgerechnet); **c** Der Thrombinpeak ist deutlich abgeflacht und erscheint stark verzögert (extrinsisch aktiviert, α_2M-Thrombin-Anteil nicht herausgerechnet)

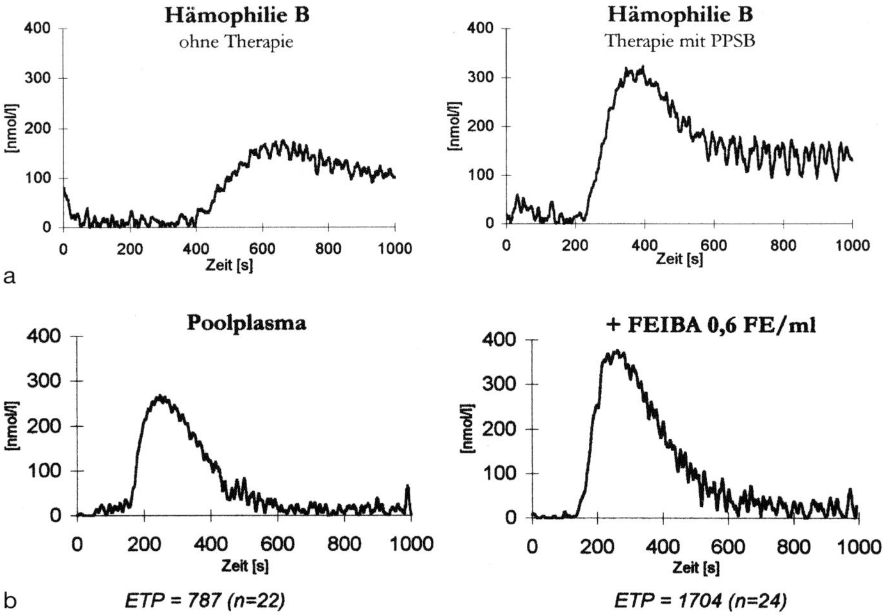

Abb. 4a, b. Anwendung des Thrombinbildungstests
a Therapiekontrolle bei Hämophilie B. Durch die Gabe von PPSB normalisiert sich die Thrombinbildungskurve (ausreichend hoher Maximalpeak zur richtigen Zeit). Das ETP (Fläche unter der Kurve) erreicht Normalwerte; **b** Qualitätskontrolle von Plasmapräparaten. Einem genormten Poolplasma werden Plasmapräparate (hier FEIBA) in unterschiedlicher Konzentration zugesetzt. Insbesondere die Änderung des ETP ist zur Beurteilung einer evtl. resultierenden Hyperkoagulabilität heranzuziehen. Nach demselben Prinzip sind Verträglichkeitstests mit Patientenplasma denkbar

Literatur

1. Hemker HC, Wielders S, Kessels S, Beguin S (1993) Continuous Registration of Thrombin Generation Plasma, its use for the Determination of the Thrombin Potential. Thromb Haemostas 70: 617–624
2. Walz DA, Anderson GF, Ciaglowski RE, Aiken M, Fenton II JW (1985) Thrombin-elicited contractile responses of aortic smooth muscle. Proc Soc Exp Biol Med 180: 518–526
3. Rotteveel RC, Roozendaal KJ, Eijsman L, Hemker HC (1993) The Influence of Oral Contraceptives on the Time-Integral of Thrombin Generation (Thrombin Potential). Thromb Haemostas 70: 959–962
4. Mukherjee M, Béguin S, Hemker HC, Kakkar VV (1996) Endogenous Thrombin Potential in Deep Venous Thrombosis and in Coronary Artery Disease. Haemostas 26 [Suppl 3]: 196
5. Prasa D, Svendson L, Stürzebecher J (1995) The Ability of Thrombin Inhibitors to neutralize a Thrombin Pulse generated in Plasma. Thromb Haemostas 73: 1309
6. Prasa D, Svendson L, Stürzebecher J (1996) Inhibition of Thrombin Generation in Plasma by Inhibitors of Factor Xa. Ann Haematol 72 [Suppl 1]: A10

VII.c Poster: Kasuistiken

Erworbene v.-Willebrand-Krankheit: Behandlung bei Blutungen und bei operativen Eingriffen

E. Lechler

Eine erworbene v.-Willebrand-Krankheit kann spontan oder im Zusammenhang mit benignen monoklonalen Gammopathien [4, 6, 8, 10, 11, 15, 17], lymphoproliferativen Erkrankungen [10, 11, 15], Plasmozytom [2, 7, 12], soliden Tumoren [9] oder autoimmunologischen Erkrankungen wie Lupus erythematodes etc. [11, 16], Medikamenten [5, 13] wie auch bei myeloproliferativen Erkrankungen [3], hypothyreoten und hyperfibrinolytischen [8] Zuständen auftreten.

In der nicht einheitlichen Pathogenese dieser Erkrankung werden Autoantikörper gegen den v.-Willebrand-Faktor [16], die unspezifische Bindung von monoklonalen Immunglobulinen an den v.-Willebrand-Faktor, die Adsorption des v.-Willebrand-Faktors an veränderte Lymphozyten oder Zellen maligner Tumoren [9], die reduzierte Produktion bzw. Freisetzung und proteolytische Prozesse [3] nachgewiesen oder vermutet.

In den durch Autoantikörper, monoklonale Gammopathien, lymphoproliferative Erkrankungen oder Tumoren charakterisierten Formen der erworbenen v.-Willebrand-Krankheit wird nach Substitution der v.-Willebrand-Faktor (vWF) in ein bis wenigen Stunden aus der Zirkulation eliminiert [4, 7, 10, 12, 15, 16]. Nur bei einem Teil der Patienten, bei denen Autoantikörper vermutet werden, ist tatsächlich der Nachweis der Antikörper mit speziellen Methoden wie ELISA [1] oder Protein-A-Adsorption [15] gelungen. Funktionelle Methoden zum Antikörpernachweis wurden mit wechselndem Erfolg eingesetzt [2, 4, 7, 10, 11, 12, 14, 17]. In seltenen Fällen konnte eine funktionelle Hemmung des vWF durch Paraprotein gezeigt werden [2] oder ein Anstieg des vWF nach Abfall des Paraproteins [7].

Ist die erworbene v.-Willebrand-Krankheit eine Begleiterkrankung einer behandelbaren oder heilbaren Erkrankung, dann ist eine anhaltende Besserung oder Heilung möglich. Beispiele sind der Lupus erythematodes [16] und lymphoproliferative Erkrankungen [15] oder Tumoren [9].

Die erworbene v.-Willebrand-Krankheit kann sich in unterschiedlicher Schwere manifestieren und den Typ I [17], II [1, 8, 9, 11, 12] oder III der angeborenen v.-Willebrand-Krankheit imitieren.

Für die Behandlung bei Blutungen oder Operationen ist ein breites Spektrum an therapeutischen Verfahren mit wechselndem Erfolg eingesetzt worden: hochdosierte Substitution, Desmopressin (DDAVP), Plasmapherese und Substitution [2], extrakorporale Immunglobulinadsorption und immunsuppressive Behandlung [4, 6, 11]. Für eine erfolgreiche Substitutionsbehandlung sind häufig exzessive Dosen erforderlich [15]. DDAVP führt nur zu einem kurzanhaltenden Anstieg und deshalb

I. Scharrer/W. Schramm (Hrsg.)
27. Hämophilie-Symposion Hamburg 1996

meist nicht zur Blutstillung [1, 4, 7, 10, 12, 17]. Eine besonders gute und bis zu einigen Wochen anhaltende Wirkung mit Normalisierung der Werte des v.-Willenbrand-Faktors wurde mit kurzzeitiger Hochdosisimmunglobulinbehandlung beobachtet [4, 6, 10, 12, 15, 17]. Über eine ineffektive Behandlung mit Immunglobulinen wurde nicht berichtet.

Wir berichten über unsere therapeutischen Erfahrungen bei 3 Patienten mit einer erworbenen v.-Willebrand-Krankheit, die sich als schwerer Typ II bzw. Typ III manifestierte. Alle 3 Patienten sind typisch im Sinne einer im höheren Alter aufgetretenen hämorrhagischen Diathese mit stark verkürzter Halbwertszeit des v.-Willebrand-Faktors bei Substitution. Alle mußten bei verschiedenen Blutungsanlässen behandelt werden und bei allen wurden in den letzten 2 Jahren operative Eingriffe unter Substitutionsbehandlung oder Behandlung mit Immunglobulinen durchgeführt. Bei 2 Patienten wurde im blutungsfreien Intervall explorativ ein Behandlungsversuch mit Immunglobulininfusion bzw. mit Steroiden und Cyclophosphamid gemacht.

Patient

Patient H. B, geboren 1931, Erstmanifestation der Blutungsneigung mit 47 Jahren bei Zahnextraktion. vWF:RiCoF im Verlauf 0–4%, Nachweis eines IgG-κ-Paraproteins. Seit 1989 mehrfach stationäre Behandlung wegen intestinaler Blutung und Polypabtragung. Wiederholte Behandlung mit ca. 25 E/kg KG F-VIII-Konzentrat

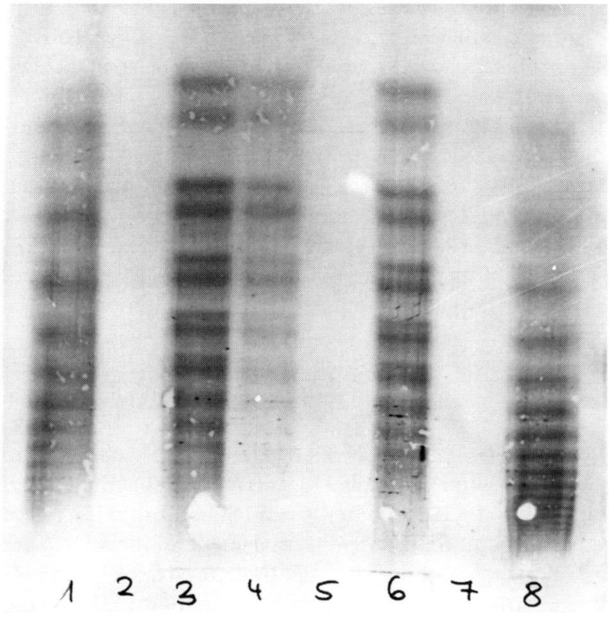

Abb. 1. Patient 1, H. B., 61 Jahre, 90 kg KG. Multimeranalyse des v.-Willebrand-Faktors im Western blot vor und nach Substitution mit Haemate HS. *Spur 1 und 8:* Normalmischplasma; *Spur 2:* vor Substitution; *Spur 3:* 5 min nach 2000 E; *Spur 4:* 45 min nach Substitution; *Spur 5:* 24 h nach Substitution; *Spur 6:* erneut 2000 E; *Spur 7:* nach 24 h

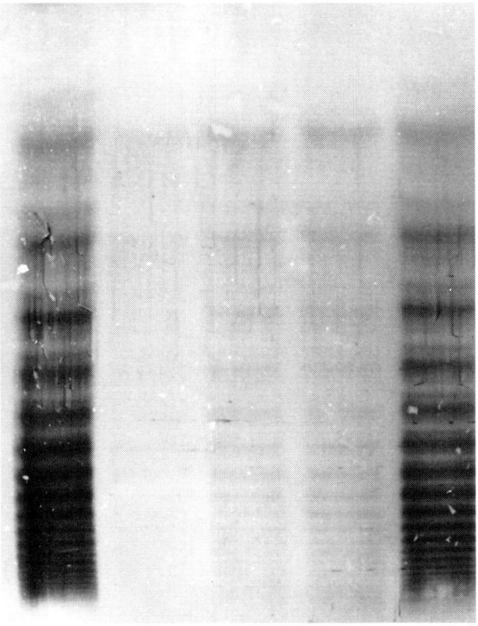

Abb. 2. Patient 1, H. B., 61 Jahre. Cyclophosphamid- und Fluocortolonbehandlung vom 15.2. bis 21.4.1993. Dosierung siehe Tabelle 1. Multimeranalyse im Western blot. *Spur 1:* Normalmischplasma; *Spur 2:* 7.4.93; *Spur 3:* 14.4.93; *Spur 4:* 21.4.93; *Spur 5:* „normaler" Patient

(Haemate HS) und Tranexamsäure erfolgreich. Abfall des vWF:RiCoF nach 45 min um 75%. Abbildung 1 läßt erkennen, daß nach Substitution die hochmolekularen Anteile des v.-Willebrand-Faktors rascher aus der Zirkulation verschwinden als die niedermolekularen. Die Struktur der Banden im Western blot nach Substitution weicht von der des Normalplasmas ab.

1993 über 9 Wochen Versuch einer Cyclophosphamid- und Fluocortolonbehandlung. Darunter nur geringe Besserung der Untersuchungswerte, aber Nachweis fast aller Multimere im Western blot (Abb. 2 und Tabelle 1). Dieser Behandlungsversuch wurde auf Wunsch des Patienten beendet.

Im November 1995 wurde ein solides Basaliom am linken Augeninnenwinkel wegen zunehmender Ausdehnung behandlungsbedürftig. Die Operationsvorbereitung wurde mit Infusion von Immunglobulinen (1 g pro kg KG und Tag) über 2 Tage geplant, bei Ineffektivität war Substitution von F-VIII-Konzentrat vorgesehen. Wegen des sehr guten Anstiegs des v.-Willebrand-Faktors und des Faktor VIII wurde die zweite Immunglobulindosis auf 0,55 g pro kg KG reduziert und die Operation am darauffolgenden Tag ohne Blutungsprobleme durchgeführt. Die Faktor-VIII- und v.-Willebrand-Faktorwerte und die Blutungszeit waren zu diesem Zeitpunkt weitgehend normalisiert (Tabelle 2). Die Behandlung wurde durch 3mal 1 g Tranexamsäure ergänzt.

Entgegen den aus der Literatur genährten Erwartungen setzte bereits 2 Tage nach der zweiten Immunglobulingabe ein steiler Abfall der Faktor-VIII- und v.-Willebrand-Faktorwerte ein und die Blutungszeit war wieder verlängert.

Tabelle 1. Patient 1, H. B., 61 Jahre. Cyclophosphamid- und Fluocortolonbehandlung vom 15.2. bis 21.4.1993

Datum	Therapie: Cyclophosphamid + Fluocortolon	Ri.Aggr. (s)	F.VIII:C (%)	vWF:Ag (ELISA) (%)	vWF:AG (Laurell) (%)	vWF:RiCoF (%)
15.2.93	200 mg/50 mg					
23.2.93	200 mg/25 mg	65,8	22,7	8,0	< 10	1,6
01.3.93	200 mg/25 mg	97,2	17,6	6,8	< 10	1,6
08.3.93	200 mg/25 mg	241,4	11,5	8,0	< 10	1,6
17.3.93	200 mg/25 mg	119,7	10,2	6,8	< 10	1,6
24.3.93	200 mg/10 mg	87,4	14,4	7,0	< 10	1,6
31.3.93	200 mg/10 mg	145,6	22,8	8,7	< 10	3,2
07.4.93	150 mg/12,5 mg	73,0	23,6	9,75	< 10	3,2
14.4.93	150 mg/12,5 mg	45,7	34,6	16,7	< 10	6,4
21.4.93	beendet	37,6	28,0	15,0	< 10	6,4
–	Normalwerte	≤ 12	70–150	70–150	70–150	70–150

Tabelle 2. Patient 1, H. B., 61 Jahre. Operation eines Basalioms am linken Augenwinkel unter hochdosierter Behandlung mit Immunglobulinen. Zusätzliche Medikation: 3mal 1 g Tranexamsäure pro Tag für 8 Tage. Verlauf der Werte der Ristocetinaggregation, des Faktor VIII, des v.-Willebrand-Faktors und der Blutungszeit.

Datum	Therapie	Rist.Aggr. (s)	F.VIII:C (%)	vWF:Ag (%) (ELISA)	vWF:Ag (%) (Laurell)	vWF:RiCoF (%)	Blutungszeit (min)
27.11.95	1 g/kg KG Immunglobuline	79,3	13,3	9,5	< 10	4,0	8,0
28.11.95	0,55 g/kg KG Immunglobuline	15,3	88,5	43,5	< 10	50,0	–
29.11.95	Operation Immunglobuline	14,1	121,1	78,0	44,0	100,0	4,5
30.11.95	0,11 g/kg KG Immunglobuline	23,1	61,8	33,5	10,0	32,0	7,5
01.12.95	0,11 g/kg KG Immunglobuline	23,3	46,8	21,0	< 10	16,0	–
02.12.95	0,11 g/kg KG Immunglobuline	62,7	36,3	21,5	< 10	16,0	–
03.12.95	0,11 g/kg KG Immunglobuline	–	–	–	–	–	–
04.12.95	–	40,8	39,0	17,5	< 10	8,0	–
06.12.95	–	33,1	35,0	13,7	< 10	8,0	–
08.12.95	–	38,2	32,5	13,5	< 10	8,0	–
11.12.95	–	85,2	27,3	14,0	< 10	4,0	–
–	Normalwerte	≤ 12	70–150	70–150	70–150	70–150	bis 7

Wiederholte Gaben einer kleineren Dosis an Immunglobulinen (0,11 g pro kg KG und Tag) konnten den Abfall nicht aufhalten. Trotzdem traten postoperativ keine Blutungen auf.

Patient 2

Patient N., geboren 1919, Erstmanifestation der Blutungsneigung mit ca. 46 Jahren bei Zahnextraktion. Seit 1982 blind nach Blutung in beiden Augen. Vermehrtes Nasenbluten, wiederholte Blutungen in die Gelenke, vorzugsweise rechtes Kniegelenk, mit dadurch bedingter schwerster Arthropathie. vWF:RiCoF regelmäßig unter 1%. Inkonstanter Nachweis eines monoklonalen IgM. Erfolgreiche Behandlung der Gelenkblutungen mit 65–27 E F-VIII-Konzentrat pro kg KG und Tag für 1–2 Wochen. Blutungsfreie Gelenkpunktion (für Radiosynovektomie) unter 1mal 65 E pro kg KG.

Unter explorativer Behandlung mit Immunglobulinen über 5 Tage (0,37 g pro kg KG und Tag) kam es zu keinerlei Anstieg des vWF:Ag und vWF:RiCoF (Werte nicht dargestellt).

Im Juni 1996 pertrochantäre Schenkelhalsfraktur rechts. Wegen der Ineffektivität der Immunglobulinbehandlung entschlossen wir uns zur Operation unter Hochdosissubstitution mit F-VIII-Konzentrat (80 kg KG). Achtstündlich: 5000 E (7mal), 3000 E (4mal), 2000 E (6mal), 1000 E (10mal) (Tabelle 3). Wegen Verdachts auf Blutung (nicht bestätigt) vom 9. Tag an wieder vorübergehend Dosis auf 8stündlich 3000 E erhöht. Unter den höchsten Dosen jeweils nach Injektion Normalisierung des F-VIII und vWF mit raschem Abfall insbesondere des vWF:RiCoF bis zur nächsten Substitution. Trotz der niedrigen vWF:RiCoF-Werte vor den Folgeinjektionen traten keine peri- und postoperativen Blutungen auf. Zu keinem Zeitpunkt ließen die Kontrollwerte eine Verbesserung der Toleranz bzw. eine Verminderung des Substitutionsbedarfs erkennen.

Wegen Ausbruchs der Hüftschraube wurde 4 Wochen später eine erneute Operation erforderlich (Tabelle 4). Perioperativ ereignete sich ein ausgedehnter Vorderwandinfarkt. Besonders in den ersten postoperativen Tagen war wegen eines deutlich besseren Substitutionserfolges eine deutliche niedrigere Substitutionsmenge erforderlich. Zur Erklärung vermuten wir eine Veränderung im Sinne einer Akute-Phase-Reaktion.

Patient 3

Patient P. J., geboren 1930. Erstmanifestation der Blutungsneigung mit 61 Jahren durch Nasenbluten und Blutung nach Zahnextraktionen. vWF:RiCoF mehrfach unter 1% bestimmt. Nachweis eines Paraproteins vom Typ IgG κ. Die wenigen bisherigen Blutungen waren mit relativ geringer Substitution gut beherrschbar. Darstellung des Beispiels einer Substitution bei Zahnextraktion in Tabelle 5. Nach 3000 E F-VIII-Konzentrat Normalisierung der Faktor-VIII- und v.-Willebrand-

Tabelle 3. Patient 2, St. N., 76 Jahre. Pertrochantäre Schenkelhalsfraktur, 1. Operation unter Hochdosissubstitution. Der besseren Übersicht wegen sind nur Ausschnitte der Laborkontrollen dargestellt. *vor* bzw. *nach* Blutentnahme; *vor* bzw. *nach* Substitution.

Datum, Uhrzeit, Entnahme *vor* und *nach*	F-VIII-Konzentrat	Ri.Aggr. (s)	F VIII (%)	vWF-Ag (%) (ELISA)	vWF:RiCo (%)
4.6.96	–	> 600	9,2	10,0	< 1
5.6.96, 10:50, nach	5000 E	9,4	84,3	–	–
5.6.96, 11:30, –	1000 E	–	–	–	–
5.6.96, 13:30, Entn.	–	15,1	–	–	–
5.6.96, 15:00, Entn.	–	14,0	54,1	–	–
5.6.96, 16:00, –	5000 E	–	–	–	–
5.6.96, 17:30, Entn.	–	11,4	118,3	246,0	140,0
5.6.96, 24:00, –	5000 E	–	–	–	–
6.6.96, 8:00, vor	–	17,1	85,1	224,0	51,0
6.6.96, 8:00, nach	5000 E	10,6	143,8	315,0	160,0
6.6.96, 15:00, vor	–	12,9	–	–	–
6.6.96, 15:00, nach	5000 E	10,3	–	–	–
6.6.96, 24:00, –	3000 E	–	–	–	–
7.6.96, 8:00, vor	–	10,1	74,9	108,0	40,0
7.6.96, 8:00, nach	3000 E	7,7	94,5	225,0	80,0
12.6.96, 9:00, vor	–	48,0	23,6	39,5	3,1
12.6.96, 9:00, nach	1000 E	11,4	48,6	73,0	50,0
12.6.96, 16:00, –	1000 E	–	–	–	–
12.6.96, 24:00, –	1000 E ?	–	–	–	–
13.6.96, 8:00, vor	–	> 360	–	–	–
13.6.96, 8:00, nach	1000 E	18,3	–	–	–
13.6.96, 16:00, vor	–	195,0	–	–	–
13.6.96, 16:00, nach	3000 E	11,8	–	–	–
13 6.96, 24:00, –	3000 E	–	–	–	–
14.6.96, 8:00, vor	–	46,9	28,0	47,5	6,4
14.6.96, 8:00, nach	3000 E	8,6	78,1	91,0	100,0
22.6.96, 16:00, –	1000 E	–	–	–	–
22 6.96, 24:00, –	1000 E	–	–	–	–
23 6.96, 9:00, vor	–	79,8	22,6	37,5	3,1
23.6.96, 9:00, nach	1000 E	16,7	58,0	85,5	75,0
23.6.96, 16:00, –	1000 E	–	–	–	–
23.6.96, 24:00, –	1000 E	–	–	–	–
24.6.96, 9:00	–	43,8	–	–	–
Normalwerte	–	≤ 12	70–150	70–150	70–150

Faktorwerte. Weitgehende Eliminierung nach 4 h. Abends nochmals 1000 E. Unter Fortführung einer Tranexambehandlung für 8 Tage keine Blutung.

Bei allen 3 Patienten konnte bei funktioneller wie immunologischer Testung im Mischansatz mit Normalplasma keine inhibitorische Wirkung auf die Bestimmung des v.-Willebrand-Faktors nachgewiesen werden.

Tabelle 4. Patient 2, St. N., 76 Jahre. Pertrochantäre Schenkelhalsfraktur, 2. Operation, perioperativ Herzinfarkt. Der besseren Übersicht wegen sind nur Ausschnitte der Laborkontrollen dargestellt. *vor* bzw. *nach* Blutentnahme; *vor* bzw. *nach* Substitution

Datum, Uhrzeit, Entnahme *vor* und *nach*	F-VIII-Konzentrat	Ri.Aggr. (s)	F VIII (%)	vWF-Ag (%) (ELISA)	vWF:RiCo (%)
2.7.96, 11:30, nach	5000 E	6,1	155,0	420,0	400,0
20:00, vor	–	12,7	103,5	234,0	100,0
20:00, nach	2000 E	11,1	163,3	351,0	180,0
2.7.96, 24:00, –	2000 E	–	–	–	–
3.7.96, 4:00, –	2000 E	–	–	–	–
3.7.96, 8:00, vor	–	6,7	108,0	213,0	100,0
3.7.96, 8:00, nach	2000 E	6,5	138,3	212,0	200,0
3.7.96, 11:00, vor	–	7,7	–	–	–
3.7.96, 12:00, –	2000 E	–	–	–	–
3.7.96, 16.00, –	2000 E	–	–	–	–
3.6.96, 20:00, –	1000 E	–	–	–	–
3.7.96, 24:00, –	1000 E	–	–	–	–
4.7.96, 4:00, –	1000 E	–	–	–	–
4.7.96, 8:00, vor	–	8,0	–	–	–
4.7.96, 8:00, nach	1000 E	7,5	129,2	246,0	180,0
4.7.96, 14:00, –	–	8,7	–	–	–
4.7.96, 17:00, –	–	15,2	79,1	244,0	40,0
13.7.96, 9:00, vor	–	28,6	35,0	38,0	6,25
13.7.96, 11:00, nach	1000 E	10,1	59,8	100,0	50,0
13.7.96, 20:00, –	1000 E	–	–	–	–
14.7.96, 9:00, vor	–	39,7	–	–	–
14.7.96, 9:00, nach	1000 E	15,2	–	–	–
14.7.96, 20:00, –	1000 E	–	–	–	–
16.7.96, 15:00	–	88,4	–	–	–
24.7.96, 21:30 Entn.	–	15,4	46,3	29,25	12,5
25.7.96, 9:00 Entn.	–	62,1	21,5	23,0	6,25
Normalwerte	–	≤ 12	70–150	70–150	70–150

Tabelle 5. Patient 3, P. J., 64 Jahre. Zahnextraktion unter Substitution. Zusätzliche Medikation: 3mal 1 g Tranexamsäure für 8 Tage

Therapie (E F VIII:C)	Rist.Aggr. (s)	vWF:Ag (ELISA) (%)	vWF:Ag (Laurell) (%)	vWF:RiCoF (%)	F VIII:C (%)
vor Therapie	> 300	6,25	< 10	< 1	27,1
13:00 Uhr: 3000 E	6,0	157,5	159,0	125,0	92,5
14:00 Uhr –	14,2	41,5	27,5	25,0	40,8
17:00 Uhr –	214,0	12,5	< 10	4,2	25,3
22:00 Uhr: 1000 E	–	–	–	–	–
Nächster Tag	250,0	6,9	< 10	< 1	22,3
Normalwerte	≤ 12	70–150	70–150	70–150	70–150

Diskussion und Schlußfolgerungen

Die 3 hier vorgestellten Patienten mit einer schweren erworbenen v.-Willebrand-Krankheit weisen alle eine monoklonale Gammopathie auf. Im Western blot zeigte sich bei 2 der 3 Patienten nur eine fragliche Bande im niedermolekularen Bereich des vWF, ein 3. Patient (Patient 1) zeigte gelegentlich fraglich mehrere schwache niedermolekulare Banden. Nur Patient 2 hatte eine sehr stark verlängerte Blutungszeit. Aus der Behandlung der 3 Patienten können einige Schlußfolgerungen gezogen werden:

1. Trotz der labormäßig schwerwiegenden Befunde und einer auch klinisch dem Typ III der v.-Willebrand-Krankheit ähnlichen Symptomatik und der raschen Elimination des v.-Willebrand-Faktors und des Faktor VIII bei Substitution war bei kleineren Blutungsproblemen die Substitution mit „relativ" niedrigen Dosen effektiv. Welchen Einfluß die von uns zusätzlich eingesetzte Tranexamsäure hat, ist nicht abzuschätzen, ihre unterstützende Wirkung in der Aufrechterhaltung einer Hämostase ist aber in zahlreichen Untersuchungen bewiesen (Übersicht bei [18]).
2. In der Literatur ist mehrfach ein „Versagen" der Substitutionsbehandlung beschrieben [4, 10, 17]. Die Überprüfung dieser Fälle zeigt aber, daß bei der Substitution nicht hoch genug dosiert und nicht häufig genug behandelt wurde. Auch große Operationen sind unter Substitution möglich, allerdings mit einem erheblichen Substitutionsaufwand [15]. Wir orientierten uns bei der Dosierung nach den Laborwerten. Unsere Erfahrung bei kleineren Blutungsproblemen legt nahe, daß die Dosierung im postoperativen Verlauf evtl. niedriger gehalten werden könnte.
3. Der rasche Eliminierungsprozeß des vWF nach Substitution wurde durch eine Hochdosisbehandlung anscheinend nicht beeinflußt (Patient 2); es trat also keine erkennbare Neutralisation eines Antikörpers oder Erschöpfung eines anderen Eliminierungsprozesses ein. Überraschend ist der verringerte Substitutionsbedarf im zeitlichen Zusammenhang mit einem Herzinfarkt (Patient 2); möglicherweise besteht ein Zusammenhang mit einer Akute-Phase-Reaktion.
4. Desmopressin wurde von uns nicht eingesetzt, könnte aber sicher bei Problemen wie Nasenbluten versucht werden. Für operative Eingriffe ist es wegen der Erschöpfbarkeit der Wirkung nicht geeignet.
5. Eine „immunsuppressive" Therapie mit Cyclophosphamid ist meines Wissens bisher bei erworbener v.-Willebrand-Krankheit mit monoklonaler Gammopathie nicht erfolgreich eingesetzt worden [6, 10]. Die in unserem Versuch erzielte geringe Wirkung ist nicht ermutigend für weitere Versuche. Immerhin konnten im Western blot fast alle Banden schwach dargestellt werden, so daß sich das Bild eines schweren Typ I oder II darstellte. Eine erworbene v.-Willebrand-Krankheit bei Lupus erythematodes konnte erfolgreich mit Prednison behandelt werden [16].
6. Die hochdosierte Immunglobulintherapie, die mit über Wochen anhaltender Normalisierung der Faktor-VIII- und v.-Willebrand-Faktorwerte in der Literatur dokumentiert ist, ist unter den Gesichtspunkten der Effektivität, der Kosten und der Praktikabilität derzeit die optimale Vorbereitung für eine Operation und

möglicherweise auch für eine schwer behandelbare Blutung bei erworbener v.-Willebrand-Krankheit. Voraussetzung ist natürlich, daß der erwartete Anstieg des v.-Willebrand-Faktors auch tatsächlich einsetzt. Im Gegensatz zu den Angaben in der Literatur war der Anstieg bei einem unserer Patienten nur von kurzer Dauer, was auch durch „kleinere“ zusätzliche Dosen nicht beeinflußt werden konnte und bei einem zweiten Patienten blieb jeglcher Anstieg des v.-Willebrand-Faktors aus. Da im letzteren Fall ein IgM-Paraprotein vorliegt, besteht die Möglichkeit, daß IgM-Paraproteine nicht auf die Immunglobulintherapie ansprechen.
7. Der Erfolg einer Behandlung ist insgesamt nicht sicher vorhersehbar.

Zusammenfassung

Drei Patienten mit einer schweren erworbenen v.-Willebrand-Krankheit mußten wegen spontaner Blutungen (Nasenbluten, intestinale Blutung und Kniegelenkblutung) wie auch im Zusammenhang mit Operationen (Zahnextraktion, intestinale Polypabtragung, Basaliom und pertrochantäre Schenkelhalsfraktur) behandelt werden. Die Substitutionsbehandlung mit Faktor-VIII-Konzentrat (Präparat mit v.-Willebrand-Faktor) war jeweils erfolgreich, wenn auch bei großen operativen Eingriffen unter hochdosierter und häufig wiederholter Substitution. Selbst unter hoher Dosierung entwickelte sich keine Besserung der Toleranz (keine „Inhibitorneutralisation“). Die gute Wirksamkeit einer kurzfristigen, hochdosierten intravenösen Immunglobulingabe mit Normalisierung der F-VIII/vWF-Werte konnte nur in 1 von 2 Anwendungen bestätigt werden und war im Gegensatz zu den Angaben in der Literatur nur von kurzer Dauer. Trotzdem ist diese therapeutische Option eine Bereicherung und sollte in Problemsituationen wie Operationen und schwere Blutungen versucht werden.

Literatur

1. Ball J, Malia RG, Preston FE (1987) Demonstration of abnormal factor VIII multimers in acquired von Willebrand's disease associated with a circulating inhibitor. Br J Haematol 65: 95–100
2. Bovill EG, Ershler, WB, Golden EA, Tindle BH, Edson JR (1986) A human myeloma-produced monoclonal protein directed against the active subpopulation of von Willebrand factor. Am J Clin Pathol 85: 115–123
3. Budde U, Dent JA, Berkowitz SC, Ruggeri ZM, Zimmermann TS (1986) Subunit composition of plasma von Willebrand factor in patients with the myeloproliferative syndrome. Blood 68: 1213–1217
4. Castaman G, Tosetto A, Rodeghiero F (1992) Effektiveness of high-dose intravenous immunglobulin in a case of acquired von Willebrand syndrome with chronic melena not responsive to desmopressin and factor VIII concentrate. Am J Hematol 41: 132–136
5. Conrad ME, Latour LF (1992) Acquired von Willebrand's disease, IgE polyclonal gammopathy and griseofulvin therapy. Am J Hematol 41: 143
6. Delannoy A, Saillez AC (1988) High-dose intravenous gammglobulin for acquired von Willebrand's disease. Br J Haematol 70: 387
7. Drouin J, Lillicrap DP, Izaguirre CA, Sutherland M, Windsor S, Benford K, Hoggendorn H, Giles AR (1989) Absence of bleeding tendency in severe acquired von Willebrand's disease. Am J Clin Pathol 92: 471–478

8. Eikenboom JCJ, van der Meer FJM, Briet E (1992) Acquired von Willebrand's disease due to excessive fibrinolysis. Br J Haematol 81: 618–620
9. Facon T, Caron C, Courtin P, Wurtz A, Deghaye M, Bauters F, Mazurier C, Goudemand J (1992) Acquired type II von Willebrand's disease associated with adrenal cortical carcinoma. Br J Haematol 80: 488–494
10. van Genderen PJJ, Michiels JJ, Bakker JJ, van 't Veer MB (1994) Effectiveness of high-dose gamma globulin therapy in acquired von Willebrand's disease. Vox Sang 67: 14–17
11. Goudemand J, Samor B, Caron C, Jude B, Gosset D, Mazurier C (1988) Acquired type II von Willebrand's disease: demonstration of a complexed inhibitor of the von Willebrand factor-platelet interaction and response to treatment. Br J Haematol 68: 227–233
12. Gross S et al (1992) Efficacy of high-dose intravenous gammaglobulin in the management of acquired von Willebrand's disease during orthopaedic surgery. Br J Haematol 82: 170–171
13. Kreuz W et al (1990) Induction of von Willebrand disease type I by valproic acid. The Lancet 335: 1350–1351
14. Lazarchick J, Pappas AA, Kizer J, Hall SA (1986) Acquired von Willebrand syndrome due to an inhibitor specific for von Willebrand factor antigens. Am J Hematol 21: 305–314
15. Macik BG, Gabriel DA, White GC, High K, Roberts H (1988) The use of high-dose intravenous gammaglobulin in acquiered von Willebrand syndrome. Arch Pathol Lab Med 112: 143–146
16. Soft LE, Green D (1993) Autoantibody to von Willebrand factor in systemic lupus erythematosus. J Lab Clin Med 121: 424–430
17. White LA, Chisholm M (1993) Gastro-intestinal bleeding in acquired von Willebrand's disease. Br J Haematol 84: 332–334
18. Verstraete M (1994) Haemostatic drugs. In: Bloom AL, Forbes CD, Thomas DP, Tuddenham EGD (eds) Haemostasis and Thrombosis, third edition. Churchill Livingstone, Edinburgh London Madrid Melbourne New York Tokyo, p 1057

Acquired von Willebrand Disease at Increasing Platelet count as a Cause of Hemorrhagic Thrombocythemia in Various Myeloproliferative Disorders

J. J. Michiels and the European Working Group on Myeloproliferative Disorders: EWG-MPD

Abstract

Essential thrombocythemia and thrombocythemia in polycythemia vera manifest itself in two clinical pictures: thrombotic thrombocythemia and hemorrhagic thrombocythemia. The broad spectrum of microcirculatory events including erythromelalgia and neurological, ocular or coronary ischemic manifestations reflect a novel platelet-dependent thrombophilia in thrombocythemia at platelet counts in excess of 400 x 10^9/l, which is exquisitely sensitive to low dose aspirin. At platelet count below 1000 x 10^9/l, low dose aspirin usually does not elicit bleeding symptoms. The arterial thrombophilia in thrombocythemia changes into an overt hemorrhagic diathesis at increasing platelet count from below to far in excess of 1000 x 10^9/l, which is accompanied by the acquisition of a von Willebrand factor (vWF) deficiency simulating type II von Willebrand disease.

The reduction of large vWF multimers is positively correlated with the decrease of functional vWF ristocetine cofactor and collagen binding activity, and inversely related to the platelet count. The mean platelet count at which the thrombotic tendency changes into a spontaneous bleeding tendency lies around 1500 x 10^9/l. At platelet counts between 1000 and 2000 x 10^9/l, thrombotic events and mucocutaneous bleeding paradoxically or sequentially occur. Correction of the platelet count to below 1000 x 10^9/l results in the disappearance of the bleeding tendency and improvement of the von Willebrand factor defect. Reduction of the platelet count to normal results in normalization of the vWF parameters and a very low incidence of thrombotic events. The proposed concept on the change of a thrombotic into a hemorrhagic tendency at increasing platelet count in thrombocythemia deserves confirmation in well-designed prospective clinical studies.

Introduction

Essential thrombocythemia or thrombocythemia associated with polycythemia vera reveal that thrombocythemia manifest itself in two opposite clinical pictures: hemorrhagic thrombocythemia and thrombotic thrombocythemia [1, 2].

I. Scharrer/W. Schramm (Hrsg.)
27. Hämophilie-Symposion Hamburg 1996

Thrombotic Thrombocythemia

Thrombotic thrombocythemia appears in the recent literature as a clinical picture of peripheral occlusive microvascular disease especially of the lower extremities [2]. Erythromelalgia, which is often not recognized as such, is usually the first symptom of thrombotic thrombocythemia and progresses in the majority of untreated cases into peripheral gangrene of one or more toes [3, 4]. Amaurosis fugax, myocardial or cerebral ischemia are described as the presenting symptom of primary thrombotic thrombocythemia [5, 6, 7]. Deep venous thrombosis is a rare complication in thrombotic thrombocythemia. The spleen is as a rule not or only slightly enlarged. Mean platelet count in 99 case histories from the literature with thrombotic thrombocythemia was $1059 \pm 507 \times 10^9$/l [1, 2].

We have produced good evidence that microcirculatory disturbances including acroparesthesias, erythromelalgia, peripheral ischemia, atypical and typical ischemic neurological attacks, amaurosis fugax, scotomas, "superficial thrombophlebitis" and acute coronary syndromes are specific manifestations of essential thrombocythemia and of thrombocythemia associated with polycythemia vera in remission by bloodletting [1–7]. These microcirculatory disturbances are caused by one pathogenic pathway of platelet-mediated sludging and ischemic processes at high shear rate in the endarterial circulation of the peripheral, cerebral and coronary circulation in the absence of vascular risk factors [8]. This broad spectrum of microvascular events in thrombotic thrombocythemia reflects a novel platelet-dependent thrombophilia, which is exquisitely sensitive to low dose aspirin by its irreversible inhibition of platelet cyclooxygenase activity [8]. Aspirin-responsive arterial thrombophilia already occurs at slightly elevated platelet counts in thrombocythemia of various myeloproliferative disorders.

Hemorrhagic Thrombocythemia

Hemorrhagic thrombocythemia is defined as a clinical syndrome of recurrent bleeding in the mucous membranes of the gums, nose and digestive tract, bruises and secondary hemorrhages associated with very high platelet count [9]. The hemorrhagic manifestations in 100 case histories from the literature with hemorrhagic thrombocythemia were gastrointestinal bleeding as the major bleeding diathesis followed by mucocutaneous hemorrhages and excessive bleeding during and following surgery [1, 2]. Gastrointestinal bleeding usually occurred as melena and/or hematemesis. Severe bleeding usually occurred after tooth extraction or surgery. Nose bleedings were usually profuse and frequently relapsed. Skin bleedings were recorded as bruises, subcutaneous hemorrhages ecchymoses and sugillatio. Petechiae were never reported. This spectrum of bleeding symptoms closely resembles the hemorrhagic manifestations in moderate to severe von Willebrand's disease. Iron deficiency anemia and splenomegaly are frequently present. Mean platelet count in the 100 patients from the literature with hemorrhagic thrombocythemia was 2050 ± 1107 10^9/l [1, 2].

Removal of an enlarged spleen in 20 patients with myeloproliferative disease [10] often provoked the hemorrhagic symptoms by postsplenectomy thrombocythemia. Only two of 20 patients had platelet counts in excess of 1000×10^9/l and bleeding symptoms before and during splenectomy. Splenectomy was complicated by bleedings in the postoperative period at platelet counts of 1470 x 10^9/l preoperatively in a third case. Sixteen of 17 patients with normal or slightly elevated platelet count had no bleedings before and after splenectomy in the postoperative period, but developed a hemorrhagic diathesis 1 to 36 months later (mean 12 months) due to postsplenectomy thrombocythemia at platelet counts far in excess of 1000 x 10^9/l. Hemorrhagic and thrombotic variants of thrombocythemia may be present in patients with essential thrombocythemia and in patients with thrombocythemia associated with polycythemia vera or myelofibrotic myeloid metaplasia. Bleeding and thrombotic complications are exceptional in thrombocythosis associated with chronic myeloid leukemia and in reactive thrombocytosis [1, 11].

Change from a Thrombotic to a Bleeding Tendency in Thrombocythemia

Analysis of the literature and observations in a consistent series of patients with essential thrombocythemia and thrombocytemia in polycythemia vera in remission after bloodletting clearly indicate that the thrombotic manifestations in thrombocythemia already occur at platelet counts in excess of 400 x 10^9/l, and that the incidence and severity of bleedings increase at increasing platelet count to far in excess of 1000 x 10^9/l (Fig. 1). Bleedings disappear or improve after reduction of the

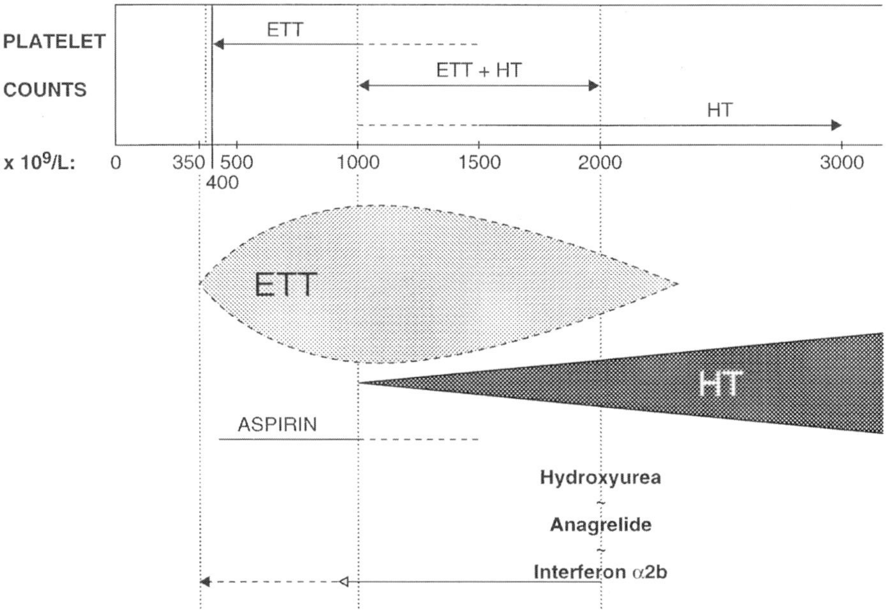

Fig. 1. The Rotterdam concept on clinical and laboratory findings in erythromelalgic, thrombotic thrombocythemia *(ETT)* and hemorrhagic thrombocythemia *(HT)*. For explanations see text

platelet count to below 1000 x 10^9/l and microcirculatory disturbances are relieved by control of platelet function with low-dose aspirin or reduction of platelet counts to normal (<350 x 10^9/l). Epstein and Goedel were the first to describe a case of thrombocythemia with spontaneous hemorrhages of recurrent epistaxis and bruises at platelet counts between 1200 and 2299 x 10^9/l [12]. Very interestingly, this patient had a history of burning pain and gangrene of two toes of the right foot.

In a cohort of 50 patients with thrombocythemia, we observed erythromelalgia in 31 patients at platelet counts between 400 and 2400 x 10^9/l, paradoxical occurrence of bleeding and erythromelalgia in five patients at platelet count between 1000 and 2000 x 10^9/l, and spontaneous bleeding manifestations in 13 patients at platelet counts between 928 to 3000 x 10^9/l [4]. In our recent study of 68 patients with essential thrombocythemia, the incidences of thrombotic complications and bleeding symptoms at time of presentation were 63% and 10%, which did occur at mean platelet counts of 750 (range 575–1031) and 1244 (range 969–2239) respectively [13]. While on low-dose aspirin for effective thrombosis prophylaxis, in 43 patients with essential thrombocythemia we observed ten hemorrhagic events at increasing mean platelet counts of 1737 (range 661–3460 x 10^9/l), which points to the need to reduce the platelet count at least to below 1000 x 10^9/l (Fig. 1). At platelet count below 1000 x10/9/1 long-term low dose aspirin (100–150 mg/d) for effective thrombosis prophylaxis in thrombocythemia usually neither prolonged the bleeding time nor elicited bleeding symptoms [3–6, 13] (Fig. 1).

Inverse Relationship Between Platelet Count and Functional Von Willebrand Factor Parameters in Thrombocythemia and Thrombocytosis

The decrease of the functional von Willebrand factor ristocetine cofactor activity (vWF.RCF) and the decrease of large vWF multimers are significantly correlated in patients with increased platelet count in various myeloproliferative disorders [14–20] (Table 1). The absolute values of vWF antigen levels usually remain normal as compared to vWF.RCF, which results in a decreased ratio of vWF.RCF/Ag (Table 1). The relative content of large vWF multimers was negatively correlated with platelet counts in patients with PV and ET [14, 17, 19, 20] (Table 1). In ET, the relative content of large vWF multimers was positively related with the vWF.RCF/Ag ratio and inversely related to the platelet count in four main studies [17–20]. In patients with significantly decreased vWF.RCF and loss of large vWF multimers, DDAVP intravenously induced a significant increase of vWF.RCF levels with reappearance of large vWF multimers followed by rapid clearance of the largest vWF multimers with shortened half-life times of vWF.RCF [15, 16]. Using high resolution gels, a transient increase of satellite bands of each multimer was noted a few hours after DDAVP, indicating proteolysis of von Willebrand factor comparable to congenital von Willebrand disease type IIa and IIb [15, 16]. Budde first demonstrated that proteolysis of vWF indeed played a role in the acquisition of the von Willebrand defect at very high platelet counts in thrombocythemia of various myeloproliferative disorders by the presence of the 176 and 140 K Da vWF degradation products at increased proportion to the intact 225-kDa vWF bands in gel electrophoresis of reduced vWF [21]. In the study of Castaman, the plasma vWF parameters were significantly

Table 1. Reduction of von Willebrand factor ristocetine cofactor activity and large multimers in thrombocythemia of various myeoloproliferative disorders: essential thrombocythemia (ET), polycythemia vera (PV), chronic myeloid leukemia (CML) and reactive thrombocytosis (RT)

Author	Diagnosis	Number of patients	Platelets x 10⁹/l	vWF.Ag [%]	vWF.RCF [%]	Ratio vWF-RCF/Ag	HMWM vWF [%]
Fabris	PV	10	1111 ± 990	97 ± 25	68 ± 19	0.70	74 ± 31*
1986 [14]	ET	13	1296 ± 626	108 ± 32	60 ± 39	0.56	55 ± 28
Mohri	Untreated						
1987 [15]	PV	10	472 (181–780)	114 ± 30	56 ± 25	0.49	
Lopez-Fernandez 1987 [16]	ET/PV/CML	8	1542 (600–2760)	165 (79–240)	110 56–259)	0.68	
Tatewaki	PV	15	738 ± 607	118 ± 28	100 ± 30	0.84	8.3 ± 7.9**
1988 [17]	ET	12	1143 ± 551	170 ± 87	117 ± 48	0.66	8.1 ± 4.6
Castaman	CML	8	334 ± 108	248 ± 27	157 ± 17	0.64	
1995 [18]	PV	10	568 ± 299	167 ± 74	103 ± 47	0.66	
	ET	11	997 ± 114	138 ± 31	85 ± 27	0.61	
Van Genderen 1996 [19]	ET	36	750 (401–3110)	110 (67–326)	92 (10–161)	0.75	16.4*** 0.8–26
	RT	26	746 (401–2329)	219 (57–486)	188 (38–386)	0.85	20.6 4.6–29.6
				vWF.CBA		CBA/Ag	
	ET	36		161 (16–1.94)		0.60 (0.16–1.24)	
	RT	26		128 (9–279)		0.61 (0 03–1.07)	
Budde	PV		1370	175	–****		6.7***
1993 [20]	ET		1426	49	–		3.1
			1440	82	–		1.7
			1067	159	–		6.7
	RT		1037	205	–		16.6
			1100	358	–		6.8
			1088	266	–		10.2
			1491	264	–		3.0

*Percentage of normal; ** percentage of large vWF multimers, normal range 18.5 ± 4.4; *** percentage of large vWF multimers, normal range 15–25; **** not tested

higher in CML than in controls, but the ratio vWF.RCF/Ag was decreased due to minor loss of large vWF multimers [18] (Table 1). In contrast, the levels of vWF.RCF were much lower in nine of 11 ET patients than in controls due to severe reductions of large vWF multimers at much higher platelet counts, which correlated with an abnormal proteolysis of vWF, expressed by a major increase of the 176- and 140-kDa fragments and decrease of the intact 225-kDa subunit in the ET patients [18]. The studies of Budde et al. [20] and van Genderen et al. [19] clearly demonstrate that the reduction of larger vWF multimers is related to the platelet count in ET and RT. In the study of van Genderen, the reduction of plasma large vWF-multimers at increasing platelet counts nicely correlated with the reduced vWF.RCF/Ag ratio and also with the vWF.CBA ratio in both ET and RT patients [19]. However, the plasma vWF parameters in RT were significantly increased as compared to controls and that both the vWF.RCF/Ag ratio and the decrease of large vWF multimers are much less pronounced in RT even at platelet counts in excess of 1000 x 10^9/l [19, 20] (Table 1). A normalization of the platelet count in ET and RT was accompanied by restoration of a normal plasma multimeric pattern and correction of vWF parameters.

Acquired Von Willebrand Disease in Hemorrhagic Thrombocythemia

The laboratory features of acquired von Willebrand disease with spontaneous bleeding symptoms at time of investigation in nine reported cases of hemorrhagic thrombocythemia [14, 22–26] are characterized by:

1. A very high platelet count
2. A prolonged bleeding time
3. A normal factor VIII coagulant activity and vWF antigen concentration
4. A very low vWF ristocetine cofactor activity and collagen binding activity
5. Absence of large and intermediate vWF multimers simulating a type II von Willebrand disease

Cytostatic reduction of platelet count to about 1000 x 10^9/l resulted in the disappearance of the bleeding symptoms, improvement of vWF ristocetine cofactor activity to low normal levels and significant improvement of the multimeric pattern of the von Willebrand factor with reappearance of the intermediate and some of the large multimers, but with the absence of the largest vWF multimers [14, 23, 26]. Correction of the platelet counts to normal is associated with complete correction of the vWF-multimeric pattern and correction of all vWF parameters to complete normal values.

The clinical course of patients with RT and high platelet counts is generally not complicated by bleeding. This can readily be explained by several factors [13]. Firstly, patients with RT have significantly higher plasma vWF levels than ET patients due to the behavior of vWF as a reactive protein. Secondly, the platelet counts in RT are usually less than 1000 and rarely exceed the 1500 x 10^9/l. Although the large multimers in plasma may be relatively decreased in RT patients, their absolute values remain normal and very probably sufficient to secure normal hemostasis. Third, the elevation of the platelet count in RT patients lasts only for a limited period of time and the abnormalities of plasma vWF are reversible with a normalization of the platelet count. Fourth, in contrast to patients with ET in whom abnormalities of platelet function and aggregation are frequently encountered, it is reported that platelet function is usually normal in RT.

References

1. Michiels JJ (1981) Erythromelalgia and thrombocythemia. Thesis, Rotterdam
2. van Genderen PJJ. Michiels JJ (1994) Erythromelalgic thrombotic and hemorrhagic thrombocythemia. Presse Med 23: 73–77
3. Michiels JJ, Abels J, Steketee J, van Vliet HHDM, Vuzevski VD (1985) Erythromelalgia caused by platelet-mediated arteriolar inflammation and thrombosis in thrombocythemia. Ann Intern Med 102: 466–471

4. Michiels JJ, van Genderen PJJ, Lindemans J, van Vliet HHDM (1996) Erythromelalgic, thrombotic and hemorrhagic thrombocythemia. Leuk Lymphoma 22: 47–56
5. Michiels JJ, Koudstaal PJ, Mulder AH, van Vliet HHDM (1993) Transient neurologic and ocular manifestations in primary thrombocythemia. Neurology 43: 1107–1110
6. Scheffer MG, Michiels JJ, Simoons ML, Roelandt JRTC (1991) Thrombocythemia and coronary artery disease. Am Heart J 122: 573–576
7. Michiels JJ, van Genderen PJJ, Jansen PHP, Koudstaal PJ (1996) Atypical transient ischemic attacks in thrombocythemia of various myeloproliferative disorders. Leuk Lymphoma 22: 65–70
8. Michiels JJ (1996) Platelet dependent and aspirin responsive arterial thrombophilia in essential thrombocythemia. Thorax J 8: 1–3
9. Gunz FW (1960) Hemorrhagic thrombocythemia. A critical review. Blood 15: 706–723
10. Michiels JJ (1997) Erythromelalgia and thrombocythemia A disease of platelet prostaglandin metabolism. Semin Thromb Hemost 23: 335–338
11. Mason JE, DeVita VT, Canellos GP (1974) Thrombocytosis in chronic granulocytic leukemia: incidence and clinical significance. Blood 44: 483–487
12. Epstein E, Goedel A (1934) Hämorrhagische Thrombozythämie. Virchows Arch 293: 233–247
13. van Genderen PJJ, Mulder PGH, Waleboer M, van de Moesdijk D, Michiels JJ (1997) Prevention from treatment of thrombotic complications in essential thrombocythemia: efficacy and safety of aspirin. Br J Haematol 97: 179–184
14. Fabris F, Casonato A, Del Ben MG, De Marco L, Grolami A (1986) Abnormalties of von Willebrand factor in myeloproliferative disease: a relationship with bleeding diathesis. Br J Haematol 63: 75–83
15. Mohri H (1987) Acquired von Willebrand disease in patients with polycythemia vera. Am J Hematol 26: 135–146
16. Lopez-Fernandez MF, Lopez-Berges C, Martin R, Pardo A, Ramos FJ, Battle J (1987) Abnormal structure of von Willebrand factor in myeloproliferative syndrome is associated to either thrombotic or bleeding diathesis. Thromb Haemost 58: 753–757
17. Tatewaki W, Takahashi H, Shibata A (1988) Multimeric composition of plasma von Willebrand factor in chronic myeloproliferative disorders. Clin Lab Haematol 10: 417–425
18. Castaman G, Lattuada A, Ruggerie M, Tosetto A, Mannucci PM, Rodeghiero F (1995) Platelet von Willebrand factor abnormalities in myeloproliferative syndromes. Am J Hematol 9: 289–293
19. van Genderen PJJ, Budde U, Michiels JJ, van Strik R, van Vliet HHDM (1996) The reduction of large von Willebrand factor multimers in plasma in essential thrombocythemia is related to the platelet count. Br J Haematol 93: 962–965
20. Budde U, Scharf RE, Franke P, Hartmann-Budde K, Dent F, Ruggeri ZM (1993) Elevated platelet count as a cause of abnormal von Willebrand factor multimer distribution in plasma. Blood 82: 1749–1757
21. Budde U, Dent JA, Berkowitz SD, Ruggeri ZM, Zimmermann TS (1986) Subunit composition of plasma von Willebrand factor in patients with the myeloproliferative syndrome. Blood 68: 1213–1217
22. Leupin L, Beck EA, Furlan M, Bucher U (1993) Hämostasestörung mit verminderter Aktivität des von Willebrand-Faktors bei myeloproliferativen Syndromen. Schweiz Med Wochenschr 113: 713–716
23. Budde U, Schaefer G, Mueller N, Egli H, Dent J, Ruggeri ZM, Zimmermann T (1984) Acquired von Willebrand's disease in the myeloproliferative syndrome. Blood 64: 981–985
24. Raman BKS, Sawdyk M, Saeed AM (1987) Essential thrombocythemia with acquired von Willebrand's disease. Am J Clin Pathol 88: 102–106
25. Murakawa M, Okamura T, Tsutsumi K et al (1992) Acquired von Willebrand's disease in association with essential thrombocythemia: regression following treatment. Acta Haematol 87: 83–87
26. van Genderen PJJ, Michiels JJ, van der Poel-van de Luitgaarde SCPAM, van Vliet HHDM (1994) Acquired von Willebrand disease as a cause of recurrent mucocutaneous bleeding in primary thrombocythemia: relationship with platelet count. Ann Hematol 69: 81–84

Kombinierte Behandlung mit Immunate-STIM plus und Minirin bei einem Patienten mit mittelschwerem V.-Willebrand-Syndrom im Rahmen eines ausgedehnten kardiochirurgischen Eingriffs

H. Beeck, C. Werling, P. Hellstern, W. Saggau, D. L. Heene

Das V.-Willebrand-Syndrom (VWS) ist mit einer Prävalenz von ca. 1 % die häufigste angeborene Gerinnungsstörung. Die Erkrankung ist durch einen quantitativen (Typ 1 und Typ 3) oder funktionellen (Typ 2) Mangel an V.-Willebrand-Faktor (VWF) charakterisiert [1]. VWS Typ 1 ist mit 70 % die vorherrschende Erkrankungsmanifestation, bei der aufgrund der doppelten Funktion des VWF (Vermittlung der Plättchenadhäsion in verletzten Gefäßen bzw. Schutz des Faktor VIII (F-VIII:C) vor Inaktivierung) klassischerweise eine verlängerte Blutungszeit und ein Mangel an F-VIII:C neben dem Mangel an vWF beobachtet werden. Für die Beherrschung perioperativ auftretender Blutungen bei kleineren und mittleren Eingriffen (z. B. Zahnextraktionen, Tonsillektomie) bei Patienten mit VWS Typ I ist das synthetische DDAVP (l-Desamino-8-D-Arginin-Vasopressin; Minirin) Mittel der Wahl. Bei ausgedehnten Operationen bzw. anderen therapiebedürftigen Blutungen (z. B. Gastrointestinaltrakt) dieser Patienten ist oft eine Substitution des VWF durch Plasmaprodukte zusätzlich erforderlich. Dabei gelten die hochgereinigten Faktor-VIII-Konzentrate aufgrund ihres Mangels an die Blutungszeit verkürzenden vWF-Multimeren als wenig wirksam [2]. Zur Zeit gibt es nur wenige Präparate, die in ausreichender Menge funktionell intakten VWF neben F-VIII:C enthalten und die in Therapiestudien gute Erfolge in der Behandlung von Patienten mit VWS zeigten [3, 4]. In Deutschland gilt Haemate HS der Behringwerke als Standardpräparat [5, 6]. Es ist durch ein hohes Verhältnis von VWF zu F-VIII:C (ca. 2–3) und einen dem normalen Plasma vergleichbaren Gehalt an VWF-Multimeren gekennzeichnet. Die Gefahr einer Virusübertragung durch das Präparat wird durch Pasteurisation minimiert [7].

Methoden

Alle Globalteste (Quick, Hepatoquick, aPTT, Fibrinogen, AT III) wurden auf einem STA der Fa. Diagnostica Stago, Asnières, mit den Originalreagenzien der Fa. Boehringer, Mannheim, durchgeführt. Die Blutungszeitbestimmung erfolgte mit der Methode nach Mielke. Der Ristocetin-Kofaktor wurde mit dem v.-Willebrand-Reagenz der Fa. Behringwerke, Liederbach, bestimmt. Die F-VIII:C-Bestimmung erfolgte als chromogener Assay der Fa. Immuno, Heidelberg (Immunochrom F-VIII:C). Die Heparinbestimmung wurde mit dem Heptest der Fa. Haemachem, St. Louis (in Deutschland vertrieben durch Fa. U. Kappes Laborservice, Mering) durch-

I. Scharrer/W. Schramm (Hrsg.)
27. Hämophilie-Symposion Hamburg 1996

geführt. Die APC-Resistenz wurde mit dem Coatest APC Resistance der Fa. Chromogenix, Mölndal, Schweden (in Deutschland vertrieben durch Fa. Haemochrom, Essen) festgestellt. Der Test wurde mit einer 1:5-Vorverdünnung des Patientenplasmas mit F-V-Mangelplasma durchgeführt; der Referenzbereich war an einem Kollektiv von 60 Blutspendewilligen (30 Frauen, 30 Männer) erhoben worden. Die molekulargenetische Bestätigung der Heterozygotie für „Faktor-V-Leiden" mittels PCR erfolgte freundlicherweise durch Frau Prof. I. Witt, Freiburg.

Kasuistik

Der 51jährige männliche Patient wurde zur Durchführung eines kardiochirurgischen Eingriffs bei Verdacht auf ein thorakales dissezierendes Aortenaneurysma notfallmäßig in unsere Klinik verlegt. Der Patient trug ein Notfalldokument bei sich, aus dem hervorging, daß er an einem VWS Typ 1 ohne Blutungszeitverlängerung mit einer Restaktivität des Ristocetin-Kofaktors von 7% und des F-VIII:C von 25% leidet; kleinere Operationen waren unter DDAVP komplikationslos verlaufen. Anamnestisch bestand lebenslang eine Blutungsneigung.

Wir fanden bei der Aufnahme folgende Gerinnungsbefunde:

Quick	aPTT	Heptest	Fibrinogen	F-VIII:C	VWF:RCof
86%	62 s	0,33 U/ml	419 mg/dl	100%	14%

Echokardiographisch bestätigte sich der Verdacht auf ein dissezierendes Aortenaneurysma Typ II De Bakey mit akuter Aortenklappeninsuffizienz, so daß die Indikation für einen notfallmäßigen kardiochirurgischen Eingriff gestellt wurde. Präoperativ erhielt der 83 kg schwere Patient 40 µg Minirin i.v.; bei Anschluß an die Herz-Lungen-Maschine einen Bolus von 2 Mio. KIU Trasylol sowie weiter 500000 KIU/h. Intraoperativ zeigte sich ein Einriß der Intima zwischen dem Abgang des Truncus brachiocephalicus und der linken A. carotis communis sowie an der kleinen Kurvatur der Aorta an der Kreuzung der Pulmonalarterie. Es war zu einer retrograden Dissektion bis zur Basis der Aortenklappe und den Koronararterienabgängen mit Ausbildung einer Perikardtamponade gekommen. Es wurde ein klappentragendes Aortenkonduit implantiert, in das die Koronararterien reimplantiert wurden. Außerdem wurde der Aortenbogen teilweise ersetzt. In dieses Gefäßinterponat wurden die großen den Kopf versorgenden Gefäße (Truncus brachiocephalicus, A. carotis communis, A. subclavia) reimplantiert und das Interponat mit der Aorta descendens auf der einen Seite sowie dem klappentragenden Konduit auf der anderen Seite anastomosiert. Nach Abgehen von der Herz-Lungen-Maschine und Neutralisation des Heparins mit Protamin(sulfat) setzte eine diffuse Blutung ein, die trotz Substitution von 5 l Plasma (FFP) nicht sistierte. Nach Gabe von 2000 I.E. Immunate STIM plus (Fa. Immuno, Wien) konnte eine zufriedenstellende Blutstillung beobachtet werden, so daß nach 8stündiger Operation der Wundverschluß erfolgte. Zwei Stunden postoperativ erhielt der Patient weitere 1000 I.E. Immunate STIM plus; danach konnten normale RCof-Aktivitäten gemessen werden (Abb. 1).

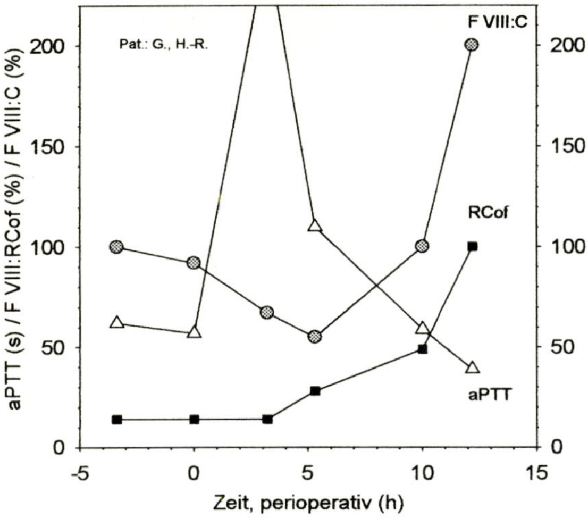

Abb. 1. Perioperativer Verlauf der aPTT-, F VIII:C- und RCof-Aktivität

Der Patient erhielt 5000 I.E. Heparin pro Tag kontinuierlich i.v. Am 2. postoperativen Tag kam es unter weiterer F-VIII/VWF-Substitution mit Immunate STIM plus zu einer deutlichen Verkürzung der aPTT, so daß eine Erhöhung der Heparindosis diskutiert wurde. Aufgrund der verlängerten Blutungszeit von 8,5 min erfolgte die Dosissteigerung jedoch erst am 4. postoperativen Tag und wurde dann bei 10000 I.E. Heparin pro Tag i.v. belassen. Immunate STIM plus wurde substituiert, um die RCof-Aktivität größer als 50% und die F-VIII:C-Aktivität größer als 70% zu erhalten. Die Laborkontrollen dieser Parameter erfolgten 12stündlich, in der Regel am Ende des Dosierungsintervalls (Verlaufskontrolle s. Abb. 2). Insgesamt erhielt der Patient bis zum 12. postoperativen Tag 28500 I.E. Immunate STIM plus, d.h. im Mittel 2500 I.E. pro Tag oder 30 I.E. pro kg Körper-

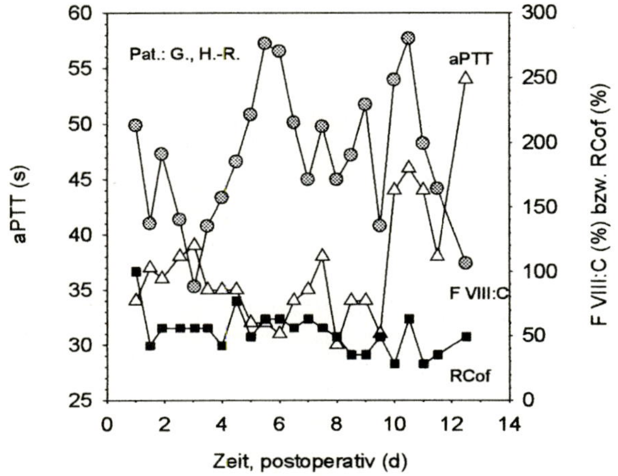

Abb. 2. Postoperativer Verlauf der aPTT-, F VIII:C- und RCof-Aktivität

gewicht und Tag. Ergänzend wurde die Minirin-Therapie mit 2mal 36 μg pro Tag bis zum 7. postoperativen Tag bzw. mit 1mal 36 μg pro Tag bis zum 11. postoperativen Tag fortgesetzt.

Darunter erholte sich der Patient gut, die Wundheilung war unauffällig. Vor seiner Entlassung am 16. postoperativen Tag wurde eine APC-Resistenz festgestellt; eine Faktor-V-Leiden-Mutation (Heterozygotie) konnte durch PCR bestätigt werden. Dennoch wurde auf eine Marcumarisierung, die üblicherweise bei Patienten nach Aortenklappenersatz zur Vermeidung thromboembolischer Komplikationen erfolgt, verzichtet. Nach Beendigung der Rehabilitationsmaßnahmen fanden wir bei einer ambulanten Kontrolle eine F-VIII:C-Aktivität von 56% sowie eine vWF:RCof-Aktivität von 7% bei normaler Blutungszeit.

Diskussion/Zusammenfassung

Mit Immunate STIM plus steht ein hoch gereinigtes Faktor VIII/VWF-Komplex-Konzentrat zur Verfügung, das doppeltvirusinaktiviert (Dampfbehandlung und SD-Behandlung) ist. Das Verhältnis VWF:Ag/F-VIII:C liegt im Mittel bei 1,24, der Gehalt an Multimeren ist dem von Haemate HS vergleichbar [8]. Auerswald et al. haben die biologische Wirksamkeit im Steady state in einer Studie an 16 VWS-Patienten (darunter 8 Patienten mit VWS Typ 3) gezeigt [9]. Mader et al. berichten über die erfolgreiche Behandlung einer postoperativen Nachblutung mit Immunate STIM plus bei einem Kind mit VWS Typ 2 [10]. Auch bei der Behandlung unseres Patienten mit vWS Typ 1 konnte eine zufriedenstellende Blutstillung bei dem ausgedehnten kardiochirurgischen Eingriff erzielt werden. Das Präparat wurde gut vertragen. Aufgrund der besonderen Konstellation unseres Patienten (Blutungszeit nie exzessiv verlängert trotz klinisch ausgeprägter Blutungsneigung) und der Praktikabilität im klinischen Stations- und Laboralltag haben wir uns entschlossen, auf häufige Kontrollen der Blutungszeit zu verzichten. Die Dosierung erfolgte nach klinischer Wirksamkeit und mit dem Ziel, die RCof-Aktivität auf mindestens 50% zu erhalten. Dabei ergab es sich, daß die Messungen überwiegend am Ende des Substitutionsintervalls durchgeführt wurden, um als Entscheidungshilfe für die folgende Dosierung zu dienen. Der Patient erhielt im Mittel 30 I.E. Immunate STIM plus pro kg Körpergewicht und Tag in Kombination mit einer 12stündlichen Minirin-Gabe.

Die Frage der Behandlung des Patienten mit oralen Antikoagulanzien nach Aortenklappenersatz wurde durch das Vorliegen einer APC-Resistenz weiter kompliziert. Dennoch haben wir uns derzeit dagegen entschieden, da uns die Gefahr thromboembolischer Komplikationen gegenüber der zusätzlichen Erhöhung des Blutungsrisikos aufgrund des VWS gering erscheint.

Ob es sich bei der Konstellation unseres Patienten des gemeinsamen Auftretens der häufigsten Anlage für Thrombophilie mit der häufigsten angeborenen Gerinnungsstörung um einen seltenen Befund handelt oder ob derart betroffene Individuen einen biologischen Vorteil besitzen, sollte in systematischen Untersuchungen weiter geklärt werden.

Literatur

1. Sadler JE (1994) A revised classification of von Willebrand disease. For the Subcommittee on von Willebrand factor of the Scientific and Standardization Committee of the International Society on Thrombosis and Haemostasis. Thromb Haemost 71: 520–525
2. Nilsson IM, Hedner U (1977) Characteristics of various factor VIII concentrates used in treatment of hemophilia. J Haematol 37: 543–557
3. Berntorp E (1994) Plasma product treatment in various Types of von Willebrand's disease. Haemostasis 24: 289–297
4. Mannucci PM, Tenconi PM, Castaman G, Rodeghiero F (1992) Comparison of four virus-inactivated plasma concentrates for treatment of severe von Willebrand disease: A cross-over randomized trial. Blood 79: 3130–3137
5. Scharrer I, Vigh T, Aygören-Pürsün E (1994) Experience with Haemate P in von Willebrand's disease in adults. Haemostasis 24: 298–303
6. Mentzer D, Becker S, Döhring N, Martinez-Saguer I, Escuriola-Ettingshausen C, Vigh T, Scharrer I, Kreuz W (1994) Therapie des Von-Willebrand-Syndroms im Kindesalter. In: Scharrer I, Schramm W (Hrsg) 25. Hämophilie-Symposion Hamburg, S 54–60
7. Schimpf K, Brackmann HH, Kreuz W et al (1989) Absence of anti-human immunodeficiency virus types 1 and 2 seroconversion after treatment of hemophilia A and B or von Willebrand's disease with pasteurized factor concentrate. N Engl J Med 321: 1148–1152
8. Weber A, Hondl F, Schoppmann A, Linnau Y (1993) Biochemical characterization of a new, highly purified factor VIII concentrate. XIV. Congress of the International Society on Thrombosis and Haemostasis, New York USA, July 4–9
9. Auerswald G, Anders O, Budde U et al (1995) Clinical Study of the biological efficiency of a high-purity FVIII:C-VWF complex concentrate in patients with von Willebrand disease. XV. Congress of the International Society on Thrombosis and Haemostasis, Jerusalem, Israel, June 11–16
10. Mader R, Streif W, Kyrle PA (1995) Therapie eines Kindes mit von Willebrand-Jürgens-Syndrom Typ II mit hochgereinigtem F-VIII-Konzentrat. Paediatr Paedol 30: 88 (Abstr. P60)

Linksatriales Vorhofmyxom unter dem Bild einer Thrombose bei einem Patienten mit milder Hämophilie A

S. Klinke, A. Wenke, G. Winten, I. Scharrer

Kasuistik

Bei dem 62jährigen Patienten mit milder Hämophilie A (F-VIII-Restaktivität 8–12 %) wurde aufgrund eines seit Jahren intermittierend auftretenden Vorhofflimmerns eine kardiologische Abklärung durchgeführt. 1989 war es im Rahmen einer Vorhofflimmerepisode zum Auftreten eines embolischen Niereninfarkts gekommen. Echokardiographisch zeigte sich nun ein größerer linksatrialer Tumor. Bei der bestehenden milden Hämophilie A wurde, da eine Thrombusentstehung nicht ausgeschlossen werden konnte, eine Embolieprophylaxe mit 2 x 5000 IE unfraktioniertem Heparin tgl. s.c. durchgeführt, ohne daß Blutungskomplikationen zu verzeichnen waren. Mittels nichtinvasiver Techniken konnten sonstige kardiale Erkrankungen ausgeschlossen werden. Unter einer „Low-dose-Heparinisierung" blieb die linksatriale Struktur über mehrere Wochen hin unverändert, so daß der Patient schließlich unter Einsatz der Herz-Lungen-Maschine kardiotomiert wurde. Zuvor konnte unter Behandlung mit Sotalol ein stabiler Sinusrhythmus erreicht werden.

Unter gleichzeitiger hochdosierter Substitution mit rekombinantem Faktor VIII (Kogenate) und Antikoagulation mit Heparin zur Minimierung der Gefahr einer weiteren Embolisierung im Falle von erneut auftretendem Vorhofflimmern ergab sich ein erfreulicher Verlauf ohne Blutungs- oder Emboliekomplikationen. Der Ziel-Wert für die PTT unter gleichzeitiger Heparin- und Faktor-VIII-Gabe lag im oberen Normbereich. Die Heparinisierung wie auch die Faktor-VIII-Substitution wurden für 2 weitere Wochen postoperativ fortgeführt; unter einer Dauermedikation mit 2 x 160 mg Sotalol täglich trat kein Vorhofflimmern mehr auf. Das histologische Präparat zeigte ein 2 cm im Durchmesser messendes Vorhofmyxom.

Anamnese

- Patient J. K., 62 Jahre.
- Milde Hämophilie A (F.VIII 8–12%), ED 1980. Substitution mit rekombinantem Faktor VIII seit 1995, Z.n. Hepatitis C, PCR neg., Z.n. Hepatitisimmunisierung, HIV 1 +2 sowie Hepatitis A, E, G negativ.
- Strumektomie 1985 bei Struma multinodosa.
- Refluxerkrankung, Barrett-Ösophagus.
- Ulcus ventriculi 1989.
- Nephrektomie links bei embolischem Niereninfarkt 1989.

I. Scharrer/W. Schramm (Hrsg.)
27. Hämophilie-Symposion Hamburg 1996

- Keine weiteren embolischen Erkrankungen in der Vorgeschichte.
- Seit 1989 episodisch kurzzeitig auftretendes Vorhofflimmern.
- Keine sonstigen kardialen Erkrankungen.

Beschwerden: intermittierend auftretendes Schwindelgefühl, Palpitationen, Belastungsdyspnoe, allgemein verminderte Belastbarkeit.

Medikation: Euthyrox, Ulcogant bei Bedarf, keine prophylaktische Faktorsubstitution.

Körperlicher Untersuchungsbefund

AZ gut, 173 cm, 85 kg KG, keine kardiopulmonalen Insuffizienzzeichen, keine Blutungszeichen, RR 135/80, Puls 88/min, absolut arrhythmisch, uncharakteristisches 2/6 Systolikum p.m. Erb ohne Fortleitung, Lunge auskultatorisch unauffällig. Alle Pulse palpabel, keine Strömungsgeräusche über den großen Arterien, übriger Untersuchungsbefund unauffällig.

Labordiagnostik

BSG	1/3 mm n.W.
CRP	negativ
Blutbild	normal
Kreatinin im Serum	1,1 mg/dl
Harnstoff im Serum	38 mg/dl
Leberwerte	unauffällig
PTT	50 s
F VIII:C	8%
F VIII HK	0 BE
fT3, fT4, TSH	normal

Funktionsdiagnostik

EKG
Linkstyp, Sinusarrhythmie, Frequenz 52–60/min, normale Überleitungszeiten, im Intervall: Vorhofflimmern 300/min, sonst unverändert.

Langzeit-EKG
Durchgehend Vorhofflimmern mit Kammerfrequenz 86–112/min, phasenweise schnelle Überleitung mit Kammerfrequenz bis 175/min.

Langzeit-EKG unter Sotalol
Durchgehend Sinusrhythmus ohne intermittierende Phasen von Vorhofflimmern, phasenweise SA-Block, Frequenz 43–108/min, erhaltenes zirkadianes Frequenzprofil.

Belastungs-EKG (150 W)
Abbruch wegen Muskelschmerzen, regelrechter Frequenzverlauf, keine Ischämiereaktion.

Thoraxröntgen
Linksverbreitertes, breitbasig aufsitzendes Herz, elongierte Aorta, keine Dekompensationszeichen.

Kernspintomographie
Zwei Strukturen: Li. Vorhof ventrokaudal 2 x 1 cm, sowie links lateral (V. pulmonalis links) 1,5 x 0,9 cm, weichteildicht. V.a. Myxom, DD Thrombus, Fibrom nicht auszuschließen.

Koronarangiographie ohne Hinweis auf koronare Herzerkrankung.

Echokardiogramm (transthorakal und transösophageal; Abb. 1)
LA leicht vergrößert, LV normal, LVF normal, M1 I° entlang vorderem Mitralklappensegel, 2,2 x 2,2 x 2,4 cm große Struktur im linken Vorhof ausgehend vom intraatrialen Septum/Aortenwand, DD Thrombus/Myxom

Perioperativer Verlauf

Tag	PTT(s)	F.VIII [%]	Kogenate (IE)	Antikoagulation
−2				Fraxiparin 0,3 ml
−1	50	8		Fraxiparin 0,3 ml
OP	33	251	6000–4000-4000	Heparin i.v. (HLM)
1	35	230	3 x 4000	Fraxiparin 0,3 ml
2	27		3 x 4000	Fraxiparin 0,3 ml
3	32	170	2 x 4000	Fraxiparin 0,3 ml
4	30		2 x 4000	Fraxiparin 0,3 ml
5	32	246	2 x 4000	Fraxiparin 0,3 ml
6	34	154	-------	Fraxiparin 0,3 ml
7	37	131	2 x 3000	3 x 5000 Heparin (Vorhofflimmern)
8	38		2 x 3000	3 x 5000 Heparin
9	37	138	2 x 3000	3 x 5000 Heparin
10	34		2 x 3000	3 x 5000 Heparin
11	36		1 x 3000	3 x 5000 Heparin
12			1 x 3000	3 x 5000 Heparin (Sinusrhythmus)
			======	
			95 000 IE	

Substitution mit insgesamt 95 000 IE Kogenate bis zum 12. postoperativen Tag. Heparinisierung gleichzeitig, erneut wegen VHF-Rezidiv.

Weitere Medikation: Euthyrox, Sotalex mite 2 x 1, Antra 2 x 20 mg, Dytide H 1 x 1.

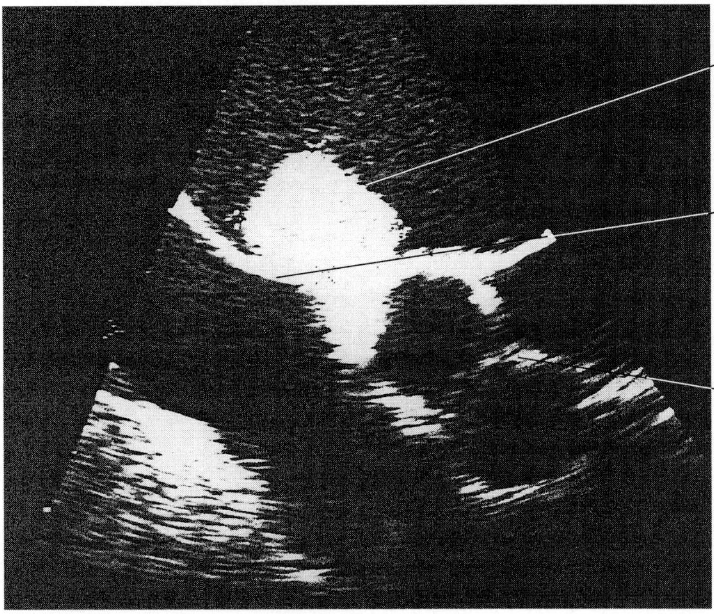

Abb. 1. Echakardiographische Darstellung der Masse im linken Vorhof (TEE)

Histologischer Befund

2 cm im Durchmesser messendes Vorhofmyxom.

Diskussion

Da bei 30–40 % der Patienten mit kardialen Myxomen im Verlauf embolische Ereignisse auftreten, ist die schnellstmögliche operative Entfernung des Tumors die Therapie der Wahl. Die Abgrenzung von Tumoren zu intrakardialen Thromben ist erfahrungsgemäß auch unter Einsatz aller bildgebenden Methoden nicht immer sicher zu treffen. Strukturen, die, wie im hier beschriebenen Fall unter Antikoagulation nicht an Größe abnehmen, sind tumorverdächtig. Bei unserem Patienten war 5 Jahre zuvor eine Nephrektomie erforderlich geworden, das Operationspräparat zeigte einen thromboembolischen Niereninfarkt, Myxommaterial wurde nicht nachgewiesen. Trotz der bestehenden milden Hämophilie A mußte also hier ein Embolierisiko angenommen werden.

Der klinische Verlauf zeigt, daß unter gleichzeitiger Hämosubstitution und risikoadaptierter Emboliephrophylaxe bei engmaschiger Überwachung auch eine derartige Operation unter Einsatz der Herz-Lungen-Maschine erfolgreich verlaufen kann. Während die risikoadaptierte Thromboemboliephrophylaxe bei Patienten mit Hämophilie A und B sowie mit v.-Willebrand-Syndrom in der perioperativen Phase mittlerer und großer Operationen allgemein eingeführt ist, existieren wenig Erfahrungen bezüglich der Embolieprophylaxe bei Vorhofflimmern sowie bezüglich großer herzchirurgischer Eingriffe.

Eine Embolieprophylaxe sollte in allen derartigen Risikosituationen bei Hämophilen mit einer Faktor-VIII-Restaktivität von über 2% unter engmaschiger PTT-Kontrolle durchgeführt werden.

Literatur

1. Heinrichs C (1994) Komplexe Thromboembolieprophylaxe bei Patienten mit Hämophilie A und B und von Willebrand Syndrom. In: Scharrer I, Schramm W (ed) 25. Hämophilie-Symposium Hamburg 1994. Springer, Berlin Heidelberg Tokyo, pp 268–276
2. Kasper CK, Boylen AL, Ewing NP, Luck JV, Shelby LD (1985) Hematologic management of Hemophilia A for surgery. JAMA 253: 1279–1283
3. Ritchie B, Woodman RC, Poon MC (1992) Deep venous thrombosis in Hemophilia A. Am J Med 93: 699–700
4. Rosendael F (1992) Factor VIII and coronary heart disease. Eur J Epidemiol 8 [Suppl 1]: 71–75
5. Santagostini E, Manucci PM, Gringeri A, Tagariello A, Baudo F, Bauer KA, Rosenberg RD (1994) Markers of hypercoagulability in patients with hemophilia B given repeated, large doses of factor IX concentrates during and after surgery. Thromb Hamost 71: 737–740
6. Scharfman WB, Rauch AE, Ferraris V, Burkart PT (1993) Treatment of patients with factor IX deficiency (hemophila B) with coronary bypass surgery (letter). J Thorac Cardiovasc Surg 105: 765–766

Endoskopische Cholezystektomie bei einer Patientin mit angeborenem F-VII-Mangel

B. Maak, H. Rupprecht

Der angeborene Faktor-VII-Mangel, durch die Erstbeschreibung von Alexander et al. [1] seit 1951 bekannt, zählt zu den selten zu beobachtenden Gerinnungsstörungen. Die Vererbung dieser Anomalie erfolgt autosomal-rezessiv. Im Gegensatz zu anderen angeborenen Koagulopathien, insbesondere der Hämophilie A, ist das Ausmaß der Faktor-VII-Aktivitätsminderung nicht sehr eng mit dem Auftreten von Blutungsereignissen korreliert.

Molekulargenetische Untersuchungen haben gezeigt, daß der Reduktion der Faktor-VII-Aktivität unterschiedliche Mutationen am Faktor VII-Gen zugrunde liegen [5]. Patienten, die für eine Mutation homozygot sind, oder solche, bei denen eine doppelte Heterozygotie nachgewiesen wurde, weisen praktisch immer eine klinisch relevante Blutungsneigung auf. Demgegenüber sind heterozygote Träger einer Faktor-VII-Mutation überwiegend symptomlos.

Im Falle einer Blutung muß dem betroffenen Patienten der fehlende Faktor VII substituiert werden und vor Operationen soll die Faktor-VII-Aktivität so erhöht werden, daß eine zuverlässige Blutstillung erfolgen kann. Da der Faktor VII nur eine sehr kurze Halbwertszeit besitzt, muß die Gabe mehrmals täglich erfolgen. Dies gilt sowohl für das aus Humanplasma hergestellte Präparat (Faktor VII S-TIM 4) als auch für den neuerdings verfügbaren rekombinanten Faktor VIIa. In der nachfolgenden Kasuistik möchten wir über die Durchführung einer Cholezystektomie bei einer Patientin mit Faktor-VII-Mangel berichten. In diesem Zusammenhang halten wir es aber auch für bemerkenswert, daß trotz einer lebenslang bestehenden deutlichen Blutungsneigung und, nach Bekunden der Patientin, wiederholt durchgeführten Gerinnungsuntersuchungen die Diagnose eines Faktor-VII-Mangels erst kurze Zeit vor dem Eingriff gestellt wurde.

Kasuistik

Die Patientin (P. L., geb. 1915) berichtet, daß bei ihr zeitlebens, auch nach unwesentlichen Traumen, ständig unverhältnismäßig große Hauthämatome entstanden seien. Die Regelblutungen waren immer sehr stark gewesen. Im Gegensatz dazu traten nach keiner der 4 Geburten auffällige postpartale Blutungen auf. Wegen eines Uterus myomatosus erfolgte mit 53 Jahren die Hysterektomie, der Eingriff verlief komplikationslos. Noch im gleichen Jahr kam es zu einer Thrombose im Bereich der linken unteren Extremität. 1989 wurde die Implantation eines Schrittmachers

I. Scharrer/W. Schramm (Hrsg.)
27. Hämophilie-Symposion Hamburg 1996

durchgeführt, wobei eine massive Blutung auftrat. Sie konnte durch die Gabe von FFP zum Stillstand gebracht werden.

1993 wurde die Patientin erstmals in unserem Hause hospitalisiert. Wegen einer beabsichtigten Biopsie wurden unter Berücksichtigung der Vorgeschichte Gerinnungsuntersuchungen durchgeführt. Dabei zeigte sich mehrmals ein deutlich verminderter Quickwert (25–40%) und ein erniedrigter Hepato-Quick (19%). Normale Ergebnisse wurden für PTT, Thrombinzeit, Fibrinogen, Antithrombin III und Thrombozytenzahl ermittelt. Die daraufhin gemessene Faktor-VII-Aktivität ergab einen Wert von 3%.

Im Mai 1995 erfolgte die erneute Aufnahme der Patientin zur Cholezystektomie bei Cholelithiasis. Der Quickwert war mit 30% deutlich im pathologischen Bereich und die Faktor-VII-Aktivität lag bei 2%.

Wir applizierten der 51 kg schweren Patientin 1500 E Faktor VII (Faktor VII S-TIM 4) und ermittelten 1 h später bei ihr eine Faktor-VII-Aktivität von 117%. Unmittelbar danach wurde mit dem Eingriff begonnen, der als endoskopische Cholezystekomie erfolgte. Zu keinem Zeitpunkt während der Operation wurde eine abnorme Blutungsneigung registriert. Am Operationstag erhielt die Patientin weitere 1500 E Faktor VII, 500 davon wurden um 24.00 Uhr gegeben. Am Morgen des darauffolgenden Tages (7.00 Uhr) konnte bei der Patientin eine Faktor-VII-Aktivität von 43% gemessen werden.

Während der ersten 3 postoperativen Tage wurden im Abstand von 8 Stunden jeweils 500 E Faktor VII injiziert. Dabei konnten wir am 2. Tag p.o. vor der ersten Gabe eine Faktor-VII-Aktivität von 26% bestimmen. 5 min nach der Injektion der nächsten 500 E war die Faktor-VII-Aktivität auf 44% angestiegen, und anläßlich einer Kontrolle 5 h nach dieser Substitution wurden 3 5% gemessen. Am 4. und 5. postoperativen Tag wurden die Substitutionsintervalle auf 12 h ausgedehnt. 36 h nach der letztmaligen Gabe von 500 E Faktor VII am Ende des 5. Tages p.o. wurde eine Faktor-VII-Aktivität von 6% gemessen.

Der postoperative Verlauf war vollkommen ungestört, es traten keine sichtbaren Blutungen auf und auch für okkulte Blutverluste fanden wir keine Hinweise.

Diskussion

Patienten mit einem Faktor-VII-Mangel können vielfältige Blutungssymptome zeigen, die sich trotz hochgradig erniedrigter Aktivität nicht zwingend im Kindes- oder Jugendalter manifestieren müssen [6]. Bei betroffenen Frauen stellen Menorrhagien ein sehr häufiges Symptom dar [4]. Neben den durch nur geringe Traumen bedingten unverhältnismäßig massiven Hautblutungen standen die Menorrhagien als konstantes Symptom auch bei der von uns beobachteten Patientin im Vordergrund. Für die bei ihr nach der Hysterekomie aufgetretene Thrombose ist eine ursächliche Rolle des Faktor-VII-Mangels nicht auszuschließen. Offenbar kann, wie das die Untersuchungen an einigen Familien belegen, der Faktor-VII-Mangel auch eine thrombophile Situation bedingen [2].

Für den Fall einer Operation und der dadurch notwendig werdenden Substitution des Faktors VII gehen die Empfehlungen dahin, einen Faktor-VII-

Spiegel von 10–20% anzustreben und diesen bis zum Abschluß der Wundheilung aufrechtzuerhalten. Andererseits sind Patienten beschrieben, deren Faktor-VII-Restaktivität über diesen Grenzwerten liegt und die eine, wenn auch nur mäßige Blutungsneigung zeigen [5]. Aus diesem Grund entschlossen wir uns zur präoperativen Applikation von 30 E Faktor VII pro kg Körpergewicht, um eine Faktor-VII-Aktivität zwischen 40 und 60% vor der Operation zu erreichen. Der 1 h nach der initialen Gabe gemessene Wert von 117% liegt beträchtlich über dem vorausberechneten Wert und entspricht einem Aktivitätsanstieg von 3,9% nach der Injektion von 1 E Faktor VII pro kg Körpergewicht.

Rivard et al. [3] fanden bei 11 Personen mit einem mittlerem Alter von 17,9 Jahren einen durchschnittlichen Anstieg der Faktor-VII-Aktivität um 2,3%, wenn 1 E Faktor VII pro kg Körpergewicht gegeben wurde. Die einzelnen Meßwerte dieser Patientengruppe bewegten sich dabei zwischen minimal 1,65 bis maximal 3,36% pro Einheit pro kg Körpergewicht.

Am 2. postoperativen Tag fanden wir mit 1,8% Anstieg pro Einheit pro kg Körpergewicht einen Wert, der dem Minimalwert in der von Rivard et al [3] untersuchten Patientengruppe nahekommt.

Die Analyse dieser Meßergebnisse zeigt, daß eine deutliche Diskrepanz im Substitutionseffekt zu unterschiedlichen Zeitpunkten bei der von uns untersuchten Patientin bestand. Es ist denkbar, daß der Wert der Aktivitätszunahme von 3,9% pro Einheit pro kg Körpergewicht, der eine Stunde nach der Injektion gemessen wurde, ein Verteilungsproblem des Faktor VII repräsentiert. Diese Annahme wird aus unserer Sicht auch nicht durch den zweiten Meßwert relativiert, da er unter postoperativen Bedingungen wohl eher Aussagen zum Umsatz des Faktor VII erlaubt. Ob der Faktor Alter bei unserer Patientin Einfluß auf die erhobenen Meßergebnisse genommen hat, ist nur zu vermuten. Es erscheint daher wünschenswert, die für eine Substitutionstherapie mit Gerinnungsfaktoren notwendigen Kenngrößen an Patienten, die extremen Altersklassen angehören, gesondert zu ermitteln.

Literatur

1. Alexander B, Goldstein R, Landwehr G, Cook CD (1951) Congenital SPCA deficiency: A hitherto unrecognized coagulation defekt with hemorrhage rectified by serum fractions. J Clin Invest 30: 596–608
2. Goodnough LT, Saito H, Ratnoff OD (1983) Thrombosis or myocardial infarction in congenital clotting factor abnormalities. Medicine 62: 248–255
3. Rivard GE, Kovac I, Kunschak M, Thöne P, and the Factor VII Study Group (1994) Clinical study of recovery and half-life of vaporheated factor VII concentrate. Transfusion 34: 975–979
4. Strauss H (1965) Surgery in patients with congenital facotr VII deficiency (congenital hypoproconvertinemia). Experience with one case and review of the literature. Blood 25: 325–334
5. Tuddenham EGD, Pemberton S, Cooper DN (1995) Inherited factor VII deficiency: Genetics and molecular pathology. Thrombos Haemostas 74: 313–321
6. Zimmermann R, Winnerlein E, Schimpf K, Schumacher K (1991) Therapie einer intrazerebralen Blutung bei einem Patienten mit Faktor-VII-Mangel. In: Landbeck G, Scharrer I, Schramm W (Hrsg.) 21. Hämophilie-Symposium Hamburg 1990. Springer-Verlag Berlin Heidelberg

Familiärer Protein-Z-Mangel: Klinische und Laborchemische Befunde bei zwei Familien

J. Gross, G. Pindur, S. Mörsdorf, U. T. Seyfert, E. Wenzel

Aufgrund experimenteller Untersuchungen scheint dem Protein Z eine Bedeutung bei der Bindung von Thrombin an Phospholipide beizukommen. Erfahrungen über die klinische Relevanz eines Protein-Z-Mangels beim Menschen sind bislang spärlich, wenngleich die Diagnose heute mittels eines kommerziell erhältlichen ELISA gestellt werden kann. Wir dokumentieren den klinischen Verlauf sowie pathologische hämostaseologische Laborparameter von 2 nicht miteinander verwandten Familien mit Protein-Z-Mangel.

Patienten und Methoden

Patienten

Familie A: 3 Mitglieder einer Familie türkischer Herkunft (Vater und 2 Söhne);
Ö. M., 52 Jahre, männlich,
Ö. T., 29 Jahre, männlich,
Ö. S., 27 Jahre, männlich.

Familie B: 2 Mitglieder einer Familie (Mutter und Tochter):
H. L., 65 Jahre, weiblich,
H. A., 30 Jahre, weiblich.

Methoden

Asserachrom Protein Z, Fa. Diagnostica STAGO, Frankreich (ELISA);
Referenzbereich > 2200 ng/ml;
(Cut-off 5% Konfidenzintervall von 50 Kontrollpersonen).

Blutungszeit: Surgicutt, Duke;
Faktor VII, VIII:C: koagulometrische Methode;
Ristocetin-Kofaktor/Willebrand-Faktorantigen: funktionell/ELISA;
Thrombozytenaggregation: Born;
Thrombelastogramm: Hellige Thrombelastograph D.

I. Scharrer/W. Schramm (Hrsg.)
27. Hämophilie-Symposion Hamburg 1996

Patientenfallbeschreibung – Klinik und Verlauf

Familie A (Tabellen 1 und 2)

Patient Ö. M.

Rezidivierende Epistaxis, erstmals im Alter von 2 Jahren; Anwendung lokal wirksamer Hämostyptika; Neigung zu Epistaxis bei Rhinitis; anhaltende Nachblutung nach Zahnextraktionen; prophylaktisch Gabe oraler Antifibrinolytika (Tranexamsäure) bei konservierender zahnärztlicher Behandlung (Entfernung von Zahnstein, Füllungstherapie).

10/95: stationäre Behandlung wegen schmerzloser Makrohämaturie; Zystoskopie: im Bereich des Trigonums gefäßinjizierte, äußerst vulnerable und bei Berührung sofort blutende Schleimhautareale; übriger urologischer Untersuchungsbefund unauffällig; Sistieren der Blutung unter konservativen Maßnahmen, Gabe von Vitamin K (10 Tage) und antifibrinolytische Therapie mit Tranexamsäure (14 Tage).

Tabelle 1. Familie A – Protein Z-Serumkonzentration [ng/ml]

Patient	Ö.M.	Ö.T.	Ö.S.
Protein Z [ng/ml][a]	788,42 407,85	251,36 219,86	286,0

[a] Mehrfachbestimmung zu unterschiedlichen Zeitpunkten.

Tabelle 2. Familie A – pathologische hämostaseologische Befunde (*n.b.* nicht bestimmt)

Patient	Ö.M.	Ö.T.	Ö.S.
Blutungszeit	10 min n. Surgicutt 4 min 25 s n. Duke (passager auch normal)	9 min 45 s n. Surgicutt (passager auch normal)	10 min n. Surgicutt 3 min n. Duke (passager auch normal)
Induzierte Thrombozyten-aggregationen	Intermittierend pathologisch (ADP, Kollagen, Arachidonsäure)	Pathologisch (Kollagen)	Intermittierend pathologisch (ADP, Kollagen, Arachidonsäure)
Thrombelastogramm	Pathologisch (r-, k-Zeit)	n.b.	Pathologisch (k-Zeit)
Faktor VIII:C	56% (einmalig)	n.b.	n.b.
Ristocetin-Kofaktor	112%	91%	140%
Willebrand-Faktor Ag	100%	120%	120%

9/93: stationäre Behandlung wegen Unwohlsein und Epistaxis; Blutungsstillstand nach Gabe oraler Antifibrinolytika (Tranexamsäure) und intravenöser Applikation von DDAVP.

4/90: Gingivablutung unklarer Genese palatinal Nr. 16 nach konservierender zahnärztlicher Therapie; lokale Blutstillung mit unzureichendem Effekt; persistierende Blutung nach Applikation von DDAVP und Tranexamsäure; Blutungsstillstand nach zusätzlicher Eingliederung einer Verbandplatte, welche 5 Tage in situ belassen wurde.

6/85: Nierenbeckenplastik rechts bei subpelviner Harnleiterenge mit Hydronephrose; am 1. postoperativen Tag operative Revision wegen Nachblutung, intraoperativ diffuse Blutung; im weiteren Verlauf mehrfache Nachblutung mit wiederholter Bluttransfusion; Therapie mit DDAVP, Vitamin K und Frischplasma; Sistieren der Blutung am Tag 40 nach Operation.

Patient Ö. T.

Spontanhämatome; rezidivierende Epistaxis; gehäuft Zahnfleischbluten.

3/95: Wurzelspitzenresektion und Wurzelfüllung an Zahn 14; über mehrere Tage persistierende Sickerblutung; am Tag 14 stationäre Aufnahme; Blutungsstillstand nach lokaler Hämostyptik, Applikation von Tranexamsäure und intravenöser Gabe von DDAVP.

Patient Ö. S.

Gehäuft Zahnfleischbluten; Zahnextraktionen unter stationären Bedingungen; einmaliges Auftreten von blutigem Stuhl (eine Blutungsquelle konnte endoskopisch nicht gesichert werden).

10/90: Chalazionoperation am Ober- und Unterlid des rechten Auges; am Tag 5 massive Nachblutung, nicht beherrschbar mit Tranexamsäure und DDAVP; am Tag 13 erneut spontane Nachblutung, nach 30 min Sistieren; intravenöse Applikation von 2 Einzeldosen DDAVP.

Familie B (Tabellen 3 und 4)

Patientin H. L.

Rezidivierende Epistaxis; Hypermenorrhö; Nachblutungen nach zahnärztlichen, gynäkologischen und HNO-Eingriffen.

9/93: Hämatomausbildung nach Mamma-PE, sekundäre Infektion und antibiotische Therapie.

Tabelle 3. Familie B – Protein Z-Serumkonzentration [ng/ml]

Patient	H.L.	H.A.
Protein Z [ng/ml][a]	507,07 1020,00 673,54 43,36	875,24

[a] Mehrfachbestimmung zu unterschiedlichen Zeitpunkten.

Tabelle 4. Familie B – pathologische hämostaseologische Befunde

Patient	H.L.	H.A.
Blutungszeit	9 min n. Surgicutt (passager auch normal)	5 min n. Surgicutt 2 min 41 s n. Duke
induzierte Thrombozyten-aggregationen	Pathologisch (ADP, Kollagen) (passager auch normal)	Normal (ADP, Kollagen, Ristocetin)
Thrombelastogramm	Pathologisch (k-Zeit)	Normal
Faktor VII:C[a]	50% 43% 80%	52% 64% 50%
Faktor VIII:C	100%	85%
Willebrand-Faktor Ag	116%	92%
Ristocetin-Kofaktor	126%	84%

[a] Mehrfachbestimmung zu unterschiedlichen Zeitpunkten.

5/93: Bursektomie rechtes Schultergelenk ohne Blutungskomplikation bei prophylaktischer Applikation von DDAVP.

8/92: Verblockungsoperation C7/C8 und C8/Th I ohne Blutungskomplikation bei prophylaktischer Gabe von DDAVP.

1978: starke Blutung nach Extraktion eines Weisheitszahnes.

1950: Tonsillektomie mit ausgeprägter Blutung.

Patientin H. A.

Spontanhämatome; Hypermenorrhö (gynäkologischer Untersuchungsbefund unauffällig); Nachblutung nach Bagatellverletzung.

2/90: Weisheitszahnextraktion, Nachblutung an Tag 2 und 3, Blutungsdauer 4 h.

1982: Tonsillektomie ohne Blutungskomplikation bei prophylaktischer Applikation von DDAVP.

1972: Heftige Nachblutung nach Appendektomie.

Zusammenfassung und Schlußfolgerung

In der vorliegenden Arbeit konnten zwei nicht miteinander verwandte Familien mit Protein-Z-Mangel untersucht werden. Aufgrund der familiären Belastung gehen wir von einem hereditären Leiden aus; Gründe für einen erworbenen Protein-Z-Mangel, z.B. als Folge eines Leberparenchymschadens oder eines Vitamin-K-Mangels, konnten nicht objektiviert werden. Die Mitglieder der Familie B zeigten außerdem eine subnormale Faktor-VII-Konzentration. Die induzierten Thrombozytenaggregationen wiesen Defekte auf, die am ehesten vereinbar sind mit einer in der Anamnese angegebenen Einnahme von Acetylsalicylsäure. Anhand der erhobenen Befunde muß das Risiko für spontane Blutungen – vorzugsweise im Zahn-Mund-Kiefer- und HNO-Bereich – als milde bis mäßig erhöht eingestuft werden. Perioperativ kann ein deutlich erhöhtes Blutungsrisiko bestehen (sekundäre Blutung). Entsprechend eigener Erfahrungen stehen lokale hämostyptische Maßnahmen als Therapie der vorliegenden hämorrhagischen Diathese im Vordergrund, als weitere im Einzelfall erfolgreiche Therapiemöglichkeiten wurden die orale Gabe von Antifibrinolytika (Tranexamsäure) und von DDAVP als intravenöse Kurzinfusion (hämostyptische Dosis) eingesetzt. Zur Abwehr von schwerwiegenden Blutungen oder bei größeren invasiven Eingriffen wird neuerdings die Gabe von Prothrombinkomplex-(PPSB-)Konzentraten aufgrund ihres hohen Gehalts an Protein Z empfohlen.

Literatur

1. Broze GJ, Miletich JP (1984) Human Protein Z. J Clin Invest 73: 933–938
2. Miletich JP, Broze GJ (1987) Human Plasma Protein Z Antigen: Range in normal subjects and effect of warfarin therapy. Blood 69 (6): 1580–1586
3. Hogg PJ, Stenflo J (1991) Interaction of vitamin K – dependent protein Z with thrombin. Biol Chem 266 (17): 10953–10958
4. Kemkes-Matthes B, MatzdorffA, Matthes KJ (1996) Blutungsneigung bei Protein Z-Mangel. In: Scharrer I et al (eds) 25. Hämophilie-Symposion Hamburg 1994. Springer, Heidelberg Berlin New York, pp 396–400

Eine Familie mit Faktor-V-Leiden-Mutation und einer jungen Patientin mit Protein-S-Mangel, arteriellen und venösen Thrombosen

P. Hellstern, H. Beeck, I Witt, K. Schönleben

Kasuistik

Bei einer 22jährigen, adipösen Patientin (BMI: 35) trat 4 Wochen nach Sectio caesarea eine tiefe Bein-Becken-Venenthrombose (TBT) li. auf. Phlebografisch wurde zusätzlich eine ältere TBT re. nachgewiesen. Nach Thrombektomie und Anlage einer AV-Fistel kam es 11 Tage später unter ausreichender Heparinisierung zu einer akuten Thrombose der A. femoralis superficialis li. Diese arterielle Thrombose war 3 Tage nach Beginn der oralen Antikoagulation mit Marcumar aufgetreten (3-3-2 Tabletten), obwohl der Effekt einer beibehaltenen Heparintherapie im therapeutischen Bereich lag. Nach Thrombektomie wurde erneut heparinisiert. Der weitere Verlauf war komplikationslos, nach weiteren 14 Tagen wurde erneut überlappend markumarisiert mit INR-Zielwert 2–3 (Tabelle 1).

Material und Methoden

Zur Bestimmung der Faktor-V-Leiden-Mutation mittels Polymerasekettenreaktion (PCR) wurde aus EDTA-Blut Buffycoat hergestellt. Kontrolle des Blutbildes einschließlich Thrombozytenzahl aus EDTA-Blut. Für alle anderen Untersuchungen wurde plättchenarmes Citratplasma herangezogen.

Gerinnungsphysiologische Screeningtests wurden mit Standardmethoden gemessen, Fibrinogen mit der Clauss-Methode. Antithrombin und Protein C wurden mit

Tabelle 1. Klinischer Verlauf bei der 22jährigen Patientin

Tag	Ereignis/Maßnahmen
0	Sectio caesarea
29	Schmerzhafte Schwellung li. Bein, Phlebografie, TBT li., Thrombektomie, AV-Fistel, Heparin 25 000–40 000 U/24 h (APTT-Zielwert: 2 bis 3mal Ausgangswert)
36	Schmerzen im re. Bein, Phlebografie, alte TBT re.
37	Beginn Marcumar 9-9 mg, Heparin weiter mit 40 000 U/24 h
40	Akuter Verschluß der A. femoralis superficialis li., Thrombektomie (frischer, gemischter Thrombus), Marcumar ab, Heparin weiter
55	Beginn Marcumar 9-9 mg
58	Heparin ab, INR-Zielwert 2–3

I. Scharrer/W. Schramm (Hrsg.)
27. Hämophilie-Symposion Hamburg 1996

chromogenen Substratassays der Fa. Boehringer bestimmt, Protein-S-Aktivität mit einem Clottingtest der gleichen Firma. Gesamtprotein-S wurde mit dem Liatest der Fa. Stago turbidimetrisch quantifiziert, freies Protein S mit Elektroimmundiffusion unter Verwendung von Immuno-Reagenzien. Die Bestimmung der APC-Resistance erfolgte mit Reagenzien der Fa. Haemochrom unter Verwendung von Faktor-V-Mangelplasma. Das Lupusantikoagulansscreening erfolgte mit DRVVT-Reagenz der Fa. American Diagnostica. Cardiolipin-Antikörper, Typ IgG, IgM und IgA wurden mit ELISA-Testkits der Fa. ELIAS quantifiziert. Heparinkofaktor II und Plasminogen wurden mit chromogenen Assays der Fa. Stago bzw. der Fa. Behringwerke gemessen.

Ergebnisse

Es wurden eine heterozygote Faktor-V-Leiden-Mutation und eine Protein-S-Aktivität von 34% bzw. 45% gefunden. Spätere Bestimmungen von Protein S unter oraler Antikoagulation ergaben keinen Hinweis auf einen hereditären Defekt (siehe Tabelle 2). Die Messungen der anderen Thrombophilieparameter ergaben keine pathologischen Befunde. Während der gesamten Beobachtungsphase lagen die Thrombozytenzahlen, die täglich bestimmt wurden, im Normbereich, und es wurden auch keine markanten Abfälle der Thrombozytenzahl innerhalb des Referenzbereiches beobachtet.

Familienmitglieder

Der Stammbaum ist in Abbildung 1 dargestellt. Eine heterozygote Faktor-V-Leiden-Mutation wurde bei der Großmutter und einer Schwester der Mutter festgestellt. Die Großmutter hatte 75jährig einen akuten Myokardinfarkt und einen Schlaganfall erlitten. Bei der Tante lagen bislang keine Thromboembolien vor.

Die 46jährige Mutter hat einen homozygoten Defekt, blieb aber bislang ohne Komplikationen – trotz Schwangerschaft und einer Cholezystektomie. Zum Zeitpunkt der Untersuchung hatte sie seit 3 Wochen ein orales Kontrazeptivum wegen Hirsutismus eingenommen, das sofort abgesetzt wurde.

Normale Protein-S-Werte bei allen Familienmitgliedern.

Tabelle 2. Wichtige Laborbefunde bei der 22jährigen Patientin (*PS* Protein S)

Parameter		Ref.-Bereich
PS-Akt.	34–45 U/dl	60–150
Ratio PS-Akt./FX[a]	1,66	> 0,75
Ratio PS-Akt./FII[a]	1,38	> 0,75
Ratio freies PS/FX[a]	2,13	> 1,0
Ratio freies PS/FII[a]	1,77	> 1,0
APC Resistance	1,6–1,8	>/= 2,1
PCR	FV Leiden heterozygot	

[a] Werte unter oraler Antikoagulation; PS = Protein S

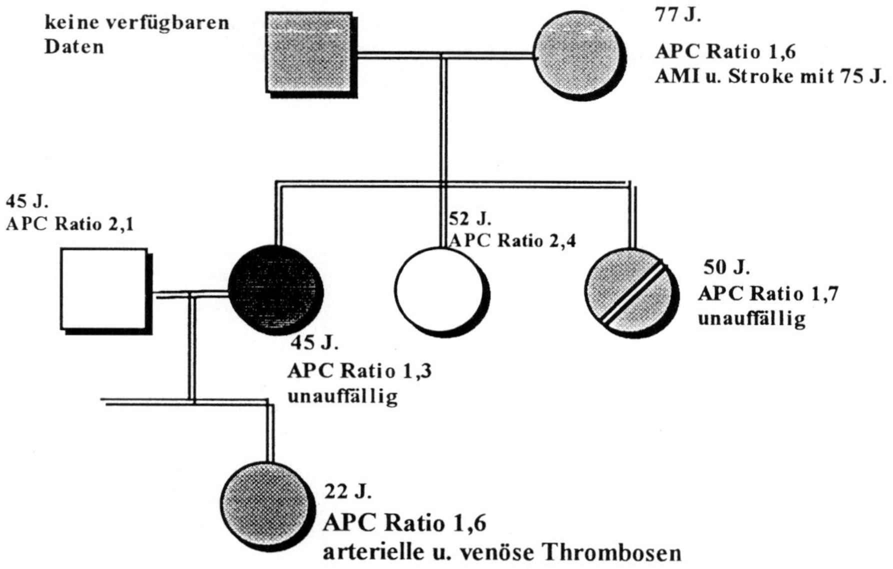

Abb. 1. Familienstammbaum

Schlußfolgerungen

Die Befunde zeigen folgendes:

1. Zur Entstehung von Thromboembolien bei Faktor-V-Leiden-Mutation sind zusätzliche Dispositions- und Expositionsfaktoren notwendig, in diesem Fall erworbener Mangel an Protein S nach Schangerschaft und Gestose, Sectio caesarea, Adipositas.
2. Trotz zusätzlicher Dispositions- und Expositionsfaktoren kann auch der homozygote Defekt ohne Folgen bleiben.
3. Familienuntersuchungen sind wichtig, um bei Betroffenen rechtzeitig präventive Maßnahmen einleiten zu können.
4. Der Fall unterstützt den Verdacht, daß die Faktor-V-Leiden-Mutation auch zu arteriellen Thromboembolien disponiert.

Das spinale Epiduralhämatom (SEH) als seltene Ursache einer akuten Zervikalgie

T. Wallny, A. Schmitz, D. Schulze-Bertelsbeck, A. Seuser, O. Schmitt, W. Effenberger, H. H. Brackmann

Auf Blauby (1808) und Jackson (1869) werden die ersten Beschreibungen eines spinalen, epiduralen Hämatoms (SEH) zurückgeführt. Das SEH ist selten. Bisher sind etwa 350 Fälle in der Literatur veröffentlicht worden. Als Ursachen für ein spinales Epiduralhämatom werden Blutgerinnungsstörungen (angeboren, erworben, medikamentös verursacht), arteriovenöse Mißbildungen, Traumen, iatrogene Ursachen und Neoplasmen angesehen [20, 21, 28]. In Falldarstellungen beschrieben wird das Auftreten spinaler epiduraler Hämatome auch bei Schwangerschaft [4] Immunvaskulitis [10], Kokainabusus [14] und Akupunktur [19].

In vielen Fällen ist die Blutungsursache nicht bekannt, so daß dann von spontanem oder auch idiopathischem SEH gesprochen wird [8].

Im folgenden berichten wir über einen HIV-positiven Patienten mit schwerer Hämophilie A, bei dem ohne Trauma ein epidurales Hämatom in zervikothorakaler Höhe zu einer akuten HWS-Symptomatik mit sensibler Nervenwurzelreizung führte.

Kasustik

Der 27jährige Patient ist mit einer schweren Hämophilie A seit 1975 in Behandlung. Die Substitution mit Gerinnungskonzentrat erfolgte im Bedarfsfall bei Blutungen oder perioperativ. 1985 ist bei dem Patienten ein positiver HIV-Antikörper nachgewiesen worden.

Von orthopädischer Seite ist eine massive Arthropathie beider Schultergelenke sowie eine leichte Arthropathie beider Kniegelenke bekannt.

Der Patient wurde vorstellig mit einer am Abend zuvor plötzlich einsetzenden und im weiteren Verlauf heftig zunehmenden HWS-Beschwerdesymptomatik mit schmerzhafter Bewegungseinschränkung der HWS. Er gab eine Schmerzausstrahlung und Parästhesien im linken Arm an. Lähmungserscheinungen wurden nicht angegeben. Die Frage nach einem Trauma wurde verneint. Er hätte wohl am Tag zuvor bei der Arbeit mehrere, schwere Kisten geschleppt.

Der klinische Befund zeigte einen sehr agitierten und verkrampften Patienten, der eine Schonhaltung der HWS in Anteflexionseinstellung einhielt. Eine Bewegungsprüfung der HWS verbat sich, da sie in jeder Richtung zu einer erheblichen Verstärkung der Schmerzsymptomatik führte. Die Paravertebralmuskulatur war deutlich tonuserhöht. Bei der neurologischen Untersuchung war eine den

I. Scharrer/W. Schramm (Hrsg.)
27. Hämophilie-Symposion Hamburg 1996

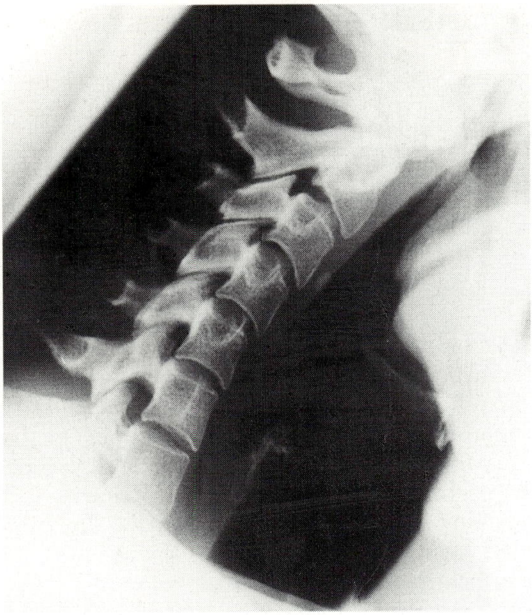

Abb. 1. HWS seitlich: schmerzbedingte kyphotische Fehlhaltung

Dermatomen C6/C7 linksseitig zuordbare Dys- und Hypästhesie festzustellen. Paresen waren nicht nachzuweisen. Die Muskeleigenreflexe waren seitengleich auslösbar. Der Babinski-Reflex war negativ. Die Kontrolle von Miktion, und Defäkation war intakt.

Die Routine-Laborparameter waren bis auf den Gerinnungsstatus unauffällig. Die Gerinnungsaktivität lag unter 1%. Die Röntgennativbilder der HWS zeigten eine kyphotische Fehlhaltung, das MRT ergab ein langstreckiges epidurales Hämatom in zerviothorakaler Höhe (s. Abb. 1–3).

Verlauf

Es erfolgte eine konservative, stationäre Behandlung von 10 Tagen. Unter sofort eingeleiteter Substitution mit Gerinnungskonzentraten, Anlage einer Halskrause sowie analgesierenden und sedierenden Maßnahmen waren Schmerzsymptomatik und neurologische Störungen innerhalb von 2 Tagen rückläufig.

Bei einer Substitution von morgens und abends je 3000 IE Faktor-VIII-Konzentrat wurde eine Faktor-VIII-Aktivität zwischen 70 und 100% erreicht.

Eine angiographische Abklärung wurde von dem Patienten abgelehnt.

In der Kontrollkernspintomographie 1 Monat später war das spinale, epidurale Hämatom nicht mehr nachzuweisen. Der Patient war von seiten der HWS beschwerdefrei.

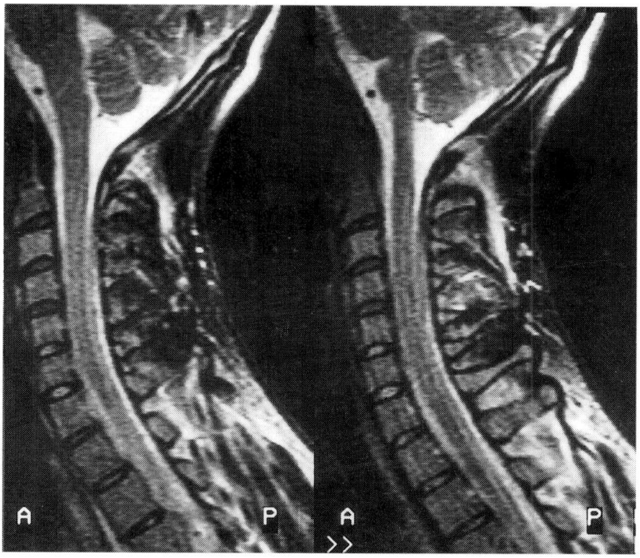

Abb. 2. MR-HWS, sagittale T2-gewichtete Sequenz mit Fettunterdrückung (SPIR): Der zervikale Liquorraum ist ventral fast vollständig aufgebraucht. Vom Signalverhalten ist das epidurale Fettgewebe mit Blutanteilen vermischt. Die epidurale Blutung läßt sich bis in den oberen thorakalen Spinalkanal verfolgen. Kein Bandscheibenvorfall, keine knöchernen Läsionen

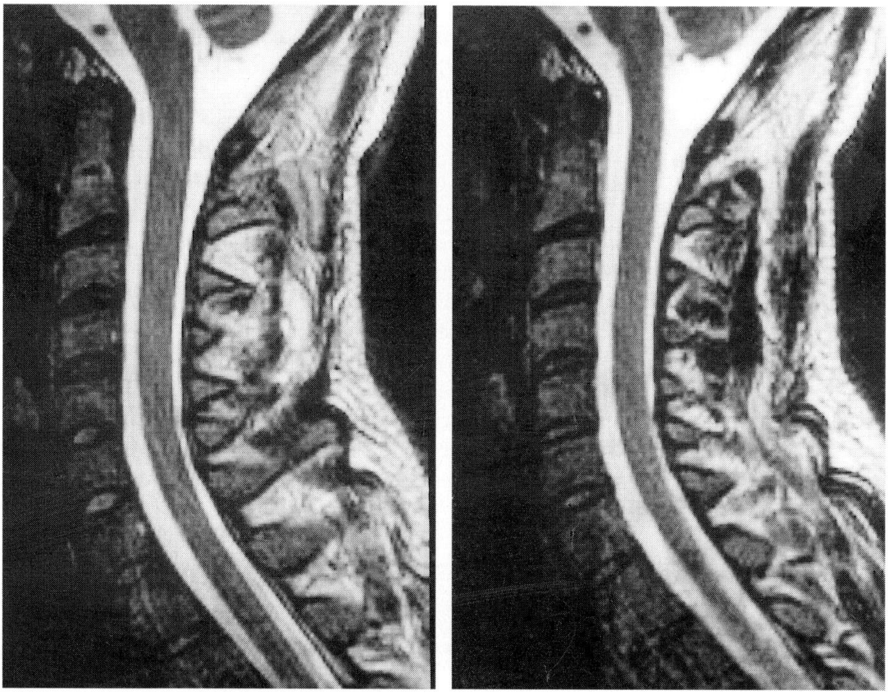

Abb. 3. MR-HWS: sagittale T2-gewichtete Sequenz mit Relaxationszeit von 140 ms. 1 Monat später: normal weiter Liquorraum, kein Blut oder Blutreste mehr nachweisbar

Diskussion

Das spinale epidurale Hämatom ist bei Hämophiliepatienten eine seltene Komplikation [25]. In einer Serie von 156 Blutungsereignissen des ZNS bei 106 Hämophiliepatienten einer Gesamtpopulation von 1410 Hämophilen (7,5 %) waren 154 intrakraniell und nur 2 intraspinal aufgetreten [9].

Auffällig ist in der Hämopiliepopulation ein höherer Anteil von SEH bei Kindern. In der Übersicht von Dauch [8] über SEH bei Kindern und Jugendlichen lag in 14 % der Fälle eine Hämophilie vor.

In der Mehrzahl der in der Literatur beschriebenen Fälle führt das SEH zu einer akuten Symptomatik mit neurologischen Ausfällen, die eine operative Intervention erfordern.

Berichtet wird auch über Fälle – und dies gerade bei Hämophilen – mit im Vordergrund stehender Schmerzsymptomatik und nur geringen neurologischen Störungen, die konservativ erfolgreich behandelt werden können [12, 24, 25, 30]. Auch bei unserem Patienten lag eine nur geringe neurologische Symptomatik bei erheblichem Schmerzbild vor.

Das Auftreten von SEH bei Hämophilie ist auf die Blutungsneigung dieser Patienten zurückzuführen. Bis auf Traumen bei Kindern und einem Fall nach lumbaler Anästhesie [23] sind bei Hämophilie in der Literatur bisher keine anderen, ätiologisch relevanten Faktoren für ein SEH beschrieben worden.

Auch bei unserem Patienten mit schwerer Hämophilie A konnte eine zusätzlich vorliegende Blutungsquelle nicht evaluiert werden. Das MR zeigte bis auf das SEH einen unauffälligen Befund. Eine angiographische Abklärung wurde von dem Patienten abgelehnt.

Ätiologisch nicht geklärt ist die Frage, ob die Blutungen venösen oder arteriellen Ursprungs sind. Die meisten Autoren gehen von einer venösen Blutung aus.

Als mitauslösender Faktor für das SEH ist bei diesem Fall jedoch das anamnestisch angegebene Tragen schwerer Kisten zu diskutieren. Im epiduralen Venenplexus kann es aufgrund des Fehlens von Venenklappen zu erheblichen Strömungsänderungen bei Preßvorgängen kommen [17]. Ein niedriger Druck im spinalen Epiduralraum würde zusätzlich begünstigend wirken. Bei einem plötzlichen Druckanstieg im Bereich der klappenlosen Venen und verminderter Venenwandstärke können diese Gefäße einreißen [22]. Bereits Bain [1] hat auf Schwäche der klappenlosen epiduralen Venen hingewiesen und eine Blutung bei Erhöhung des intraabdominellen oder intrathorakalen Druckes angenommen. Fälle mit SEH nach Heben von Lasten sind von Boyd u. Beer [5] und Foo u. Rossier [11] beschrieben worden.

Um so eher ist bei Patienten mit schwerer Hämophilie A, die bei einer Faktor-VIII-Aktivität kleiner 1 % zu spontanen Blutungen neigen, zu erwarten, daß das Heben von Lasten bzw. intraabdominelle oder intrathorakale Druckanstiege ein SEH mitverursachen kann.

Interessant ist der Vergleich mit einem von Serizawa et al. [29] und Kato et al. [18] beschriebenen Fall mit einem SEH ohne neurologische Defizite. Das kernspintomographisch nachgewiesene SEH lokalisierte sich wie in unserem Fall ventral des Duralsackes. Meist sind die SEH jedoch dorsal bzw. dorsolateral gelegen [3, 8, 31]. Zu fragen ist, ob die ventrale Lage eines SEH aufgrund der anatomischen Gegebenheiten weniger defizitäre Auswirkungen hat und hierdurch mit einer günstigen Prognose verbunden werden kann.

Da das SEH ohne wesentliche neurologische Störungen auftreten kann und spontane Remissionen möglich sind, geben Serizawa et al. [29] zu bedenken, ob nicht das Vorliegen eines SEH häufiger ist als bisher angenommen. Bei Hämophilen ist dies möglicherweise noch eher zu erwarten.

Unter frühzeitiger Substitution von Gerinnungskonzentrat kann in den meisten Fällen ein vollständiger Rückgang der Symptomatik und eine Resorption des SEH erreicht werden [12]. Die Faktoraktivität sollte zwischen 80 % und 100 % eingestellt sein [2, 12]. In unserem Fall konnte unter diesen Maßnahmen eine vollständige Remission erreicht werden. Einen Monat später war der Patient beschwerdefrei und in der Kontroll-MRT war das SEH nicht mehr nachzuweisen.

Zusammenfassung

Berichtet wird über einen Patienten mit schwerer Hämophilie A, bei dem durch ein spinales, epidurales Hämatom eine akute HWS-Symptomatik mit sensibler Nervenwurzelreizung ausgelöst wurde. Als ätiologisch relevant wird das Heben von Lasten diskutiert. Unter frühzeitiger Faktorsubstitution wurde eine vollständige Remission erreicht. Kernspintomographisch konnte nach Diagnosesicherung im weiteren Verlauf die Resorption des Hämatoms festgestellt werden.

Literatur

1. Bain W (1897) A case of haematorhachis. Br Med J 11: 455
2. Barthels M, Poliwoda H (1993) Angeborene Gerinnungsstörungen. Gerinnungsanalysen. Thieme Verlag, 4.Aufl. 1922
3. Beatty RM, Winston KR (1984) Spontaneus cervical epidural hematoma. J Neurosurg 61: 1434-1448
4. Bidzinski J (1966) Spontaneus spinal epiural hematoma during pregnancy – Case report. J Neurosurg 24: 1017
5. Boyd HR, Peer BL (1972) Chronic spontaneus spinal epidural hematoma. J Neurosurgery 36: 239
6. Caldemeyer KS, Mocharla R, Moran CC, Smith RR (1993) Gadolinium enhancement in the center of a spinal epidural heinatoma in a hemophiliac. J Comput Assist Tomogr 17 (2): 321-323
7. Calliauw L, Dhara M, Martens F, Vannerem L (1988) Case reports spinal epidural hematoma without lesions of the spine. Clin Neurol Neurosurg 90-2:131-136
8. Dauch WA (1986) Spinale Epiduralhämatome bei Kindern und Jugendlichen. Neurochirurgia 29: 86-89
9. De Tezanos Pinto M, Fernandez J, Perez Bianco PR (1992) Update of 156 episode of central nervous system bleeding in hemophiliacs. Haemostasis 22 (5): 259-267
10. Flaschka G (1982) Akutes spinales Epiduralhämatom bei Immunvaskulitis. Neurochirurgia 25: 174-176
11. Foo OK, Rossier AB (1981) Pre-operative Neurological Status in predicting surgical outcome of spinal epidural hematomas 15: 389-401
12. Hamre MR, Haller JS (1992) Intraspinal hematomas in hemophilia. Am J Pediatr Hematol Oricel 14 (2): 166-169

13. Hopf H CH, Poeck K, Schliack H (1993) Spinale Blutungen in Neurologie in Praxis und Klinik. Georg Thieme Verlag, Stuttgart New York, 2. Aufl, Band 3, S 1173-1174
14. Huff JS (1994) Spinal epidural hematoma associated with cocain abuse. Am J Emerg Med 12 (3). 350-352
15. Jackson FE (1963) Spontaneus spinal epidural hematoma coincident with whooping cough: Case report. J Neurosurg 20: 715-717
16. Jackson R (1869) Case of spinal apoplexy. Lancet 2: 538-539
17. Kaplan L, Denker PG (1949) Acute non-traumatic spinal epidural haemorrhage. Am J Surg 78: 356-361
18. Kato S, Seld H, Koshu K (1994) Acute cervical spinal epidural hematoma with spontaneus Resolution – case report. Neurol Med Chir Tokyo 34 (1): 23-26
19. Keane JR, Ahmadi J, Gruen P (1993) Spinal epidural hematoma with subarachnoid hemorrhage caused by acupuncture. AJNR Am J Neuroradiol 14 (2): 365-366
20. Lawton MT et al (1995) Surgical management of spinal epidural hematoma: relationship between surgical timing and neurological outcome. J Neurosurg 83: 1-7
21. Lesion F et al (1985) Hematomes epiduraux rachidiens post-traumatiques. Huit observations. Ann Chir 39 (4): 251-255
22. Levy A, Klingler M (1964) Das spontane epidurale Hämatom. Acta Neurochirurgia 11: 530-544
23. Morichika S, Shima M, Imanaka Y, Nakajima M, Iwasaki S, Yoshioka A (1995) Spinal canal bleeding in hemophilia A. Rinsho Ketsueki, Jul 36 (7): 687-693
24. Narawong D, Gibbons VP, McLaughlin JR, Bouhasin JD, Kotagal S (1988) Conservative management of spinal epidural hematoma in hemophilia. Pediatr Neurol 4 (3): 169-171
25. Noth I, Hutter JJ, Meltzer PS, Damiano, G, Carter LP (1993) Spinal epidural hematoma in a hemophilic infant. Am J Pediatr Hematol Oncol 15 (1): 131-134
26. Rothfus WE, Chod MK, Deeb ZL, Abla AA, Maroon JC, Shertnan RL (1987) MR imaging in the diagosis of spontaneous spinal epidural hematomas. J Comput Assist Tomogr 11 (5): 851-854
27. Saito S, Katsube H, Kobayashi Y (1994) Spinal epidural hematoma with spontaneus recovery demonstrated by magnetic resonance imaging. Spine 19 (4): 483-486
28. Scheil F, Larkamp U, Mutharoglu U (1990) Das spontane spinale epidurale Hämatom. Neurochirurgia 33 [Suppl 1]:45-49
29. Serizawa Y, Oshiro K, Tanaka K, Tamaki S, Matsuura K, Uchihara T (1995) Spontaneous resolution of an acute spontanens spinal epidural hematoma without neurological deficits. Intern Med 34 (10): 992-994
30. Sheikh AA, Abildgaard CF (1994) Medical management of extensive spinal epidural hetatoma in a child with factor IX deficiency. Pediatr Emerg Care 10 (I): 26-29
31. Rainov NG, Heidecke V, Burkert WL (1995) Spinal epidural hematoma. Report of a case and review of the literature. Neurosurg Rev 18: 53-60

VII.d Poster: Pädiatrie

Genetic Risk of Thrombophilia in Catheter-Related Thrombosis in Childhood – A Prospective Study

U. Nowak-Göttl, A. Dübbers, H. G. Kehl, J. Runde, H. Vielhaber

Abstract

To evaluate the incidence of genetic risk factors of familial thrombophilia in catheter-related thrombosis, 163 consecutively admitted infants and children were prospectively investigated and compared with an age-matched healthy control group undergoing elective surgery. Whereas no difference was found in the total prevalence of genetic risk factors of thrombophilia in the population tested (catheter 10.4%, elective surgery 11.6%), the incidence of symptomatic thromboembolism in the catheter groups was significantly higher. Data of this study indicate that genetic risk factors of familial thrombophilia play an important role in the manifestation of catheter-related thrombosis.

Introduction

Percutaneous insertion of catheters into arteries and veins was first described in 1953 [1]. Since then this procedure has become important in the diagnosis and treatment of children. Furthermore, percutaneous insertion of central venous lines or surgical placement of Broviac catheters, subcutaneously tunneled from a venotomy site with the tip placed at the junction of superior caval vein, are common procedures in pediatric wards for hemodynamic monitoring and administration of fluids, medications or chemotherapy. Complications of indwelling central lines at all sites include infection, bleeding and catheter-related thrombosis [2, 3]. However, reflecting whether subjective or objective tests were used for screening, the incidence of catheter-related thromboembolism in childhood varies from 2% to 89% [2, 4–12].

Besides resistance to the anticoagulatory effect of activated protein C [13], in the majority of cases associated with the Arg^{506} to Gln point mutation in the factor V gene, called factor V Leiden mutation [14], deficiencies of protein C, protein S or increased lipoprotein (a) have emerged as the most important hereditary causes of thromboembolism. In addition, deficiencies of antithrombin, heparin cofactor II, factor V, plasminogen, dysfunctional plasminogen or fibrinogen and increased histidine-rich glycoprotein have been described.

A prospective study was conducted to determine to what extent these genetic risk factors affect vascular accidents in infants and children with indwelling central lines.

I. Scharrer/W. Schramm (Hrsg.)
27. Hämophilie-Symposion Hamburg 1996

Methods

Over a 2-year period, 163 consecutively admitted infants and children aged neonate to 18 years were enrolled in the study. In addition, to compare the prevalence of familial thrombophilia, 155 age-matched healthy children undergoing elective minor surgery (S) were investigated.

A group of 140 children (C) without previously diagnosed thromboembolism underwent diagnostic percutaneous venous cardiac catheterization, and in 105 out of the 140 children central venous lines were additionally placed when cardiac surgery was performed.

In 23 children (B) without history of thromboses, Broviac catheters for fluid and drug adminstration (chemotherapy $n = 16$: leukemia, neuroblastoma, M. Hodgkin; long-term parenteral nutrition $n = 6$; long-term antiviral therapy $n = 1$) were subcutaneously inserted with the tip placed at the junction of the superior vena cava and right atrium. Low-dose unfractionated heparin (UFH) was adjusted to 0.2–0.3 anti-Xa activity (lU/ml) until the catheter was removed [12]. Broviac catheters which were not daily in use were heparin-blocked at a 3-day interval, adjusted to through levels between 0.05- and 6.1 anti-Xa activity.

The responses to activated protein C, the factor V Leiden mutation (DNA prepared from EDTA blood), protein C, protein S and lipopoprotein (a) [Lp (a)] were measured as described earlier [15]. To differentiate between type I and type II deficiency (type I: quantitative protein deficiency with low antigen and activity level; type II: functional defect of the quantitatively normal protein with normal antigen level but low activity), total protein C and protein S antigens were measured with ELISA technique (Asserachrom, Stago, Asnières-sur-Seine, France).

Antithrombin, factor V and antiphospholipid antibodies (IgM/IgG) were also included in the screening program [15].

In infants and children with suspected inherited thrombophilia, the final diagnosis was made when repeatedly measured plasma concentrations (3–6 months after the thrombotic episode, no anticoagulation, no chemotherapy) were outside the age-appropriate reference range [16–19] and family studies including symptoms and abnormal laboratory results confirmed the suspected inherited coagulation defect.

Study patients received Doppler ultrasound (US) evaluation [8, 20] the day the catheter was placed, then 24 hours and 3 to 5 days after catheter removal. In addition, children with Broviac catheter underwent weekly two-dimensional echocardiographic examination [8, 20]. The diagnosis of venous thrombosis used as the end point of this study was made if echogenic material was found within the lumen of a vein on gray scale and if partial or complete absence of flow was demonstrated by pulse-wave and color Doppler sonography.

Definition of clinical symptoms: during the time central lines were in place and 24 hours to 6 days after catheter removal, all children were examined for clinical extremity swelling, discoloration, loss of pulse, changes in perfusion, superficial collateral circulation and inability to flush or draw back from the catheter.

Statistical analysis was performed with chi-square and Fischer's exact test, using the Apple Computer Stat view program.

Results

Whereas no difference was found in the total prevalence of genetic risk factors for thrombophilia in the population tested (catheter 10.4%, elective surgery 11.6%), the incidence of symptomatic thromboembolism in the catheter groups was significantly higher (catheter: 15 out of 17; elective surgery: 0 out of 18: $p < 0.0001$; chi-square 27.79).

A total of 18 clinically symptomatic thromboses including sudden inability to flush or draw back from the catheter occurred in children while the central line was in place or with or within 24 hours of catheter removal (familial thrombophilia $n = 11$ for C; $n = 4$ for B; without familial thrombophilia: $n = 2$ for C; $n = 1$ for B). Seventeen of 18 patients with vascular occlusion showed clinical symptoms as defined under methods, and in a 4-month-old boy major intestinal bleeding occurred due to embolic occlusion of the mesenteric artery; furthermore, in no patient without clinically suspected venous occlusion did imaging detect evidence of catheter-related thrombosis. Figure 1 shows a cather-related thrombosis in the 8-month old infant with connatal CMV infection.

In addition, three patients without genetic risk factors (C: $n = 2$; B: $n = 1$) developed catheter-related thrombosis, and two children with familial thrombophilia

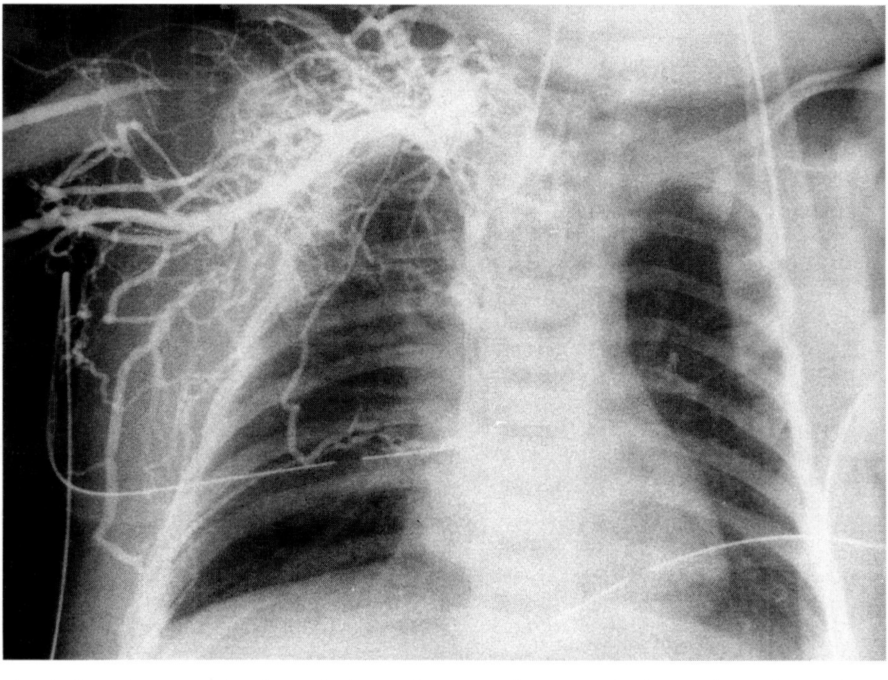

Fig. 1. Vascular occlusion in an infant with connatal CMV infection and Broviac catheter placement

and indwelling catheters showed no symptomatic thrombosis (Duplex ultrasound): due to accidental arterial catheterization following venous catheter insertion, both children received therapeutic UFH (anti-Xa activity 0.6 and 0.7 IU/ml) for 24 hours after catheter removal.

Discussion

Data of this prospective study demonstrate clinically and sonographically [8, 9, 12] an 11% overall incidence of catheter-related thrombus formation, in the majority of cases associated with genetic risk factors of familial thrombophilia. The factor V Leiden mutation, also stated to be a genetic risk factor in childhood thromboembolism [15, 21–23], plays the major role in catheter-related thrombosis in the population studied. Deficiencies of protein C and increased lipoprotein (a) are also involved [24–26]. Thus, indwelling catheters themselves along with laboratory evidence of fibrinolytic impairment [27] will promote early thrombosis in children with genetic risk factors of thromboembolism.

References

1. Seldinger SI (1953) Catheter replacement of the needle in percutaneous arteriography: a new technique. Acta Radiol 39: 368–376
2. Jacobson L (1988) Problems with lines. Probl Anesth 2: 491–512
3. Stenzel JP, Green TP, Fuhrman BP, Carlson PE, Marchessault RP (1989) Percutaneous femoral venous catheterizations: a prospective study of complications. J Pediatr 114: 411–415
4. Andrew M, Marzinotto V, Pencharz P et al (1995) A cross-sectional study of catheter-related thrombosis in children receiving total parenteral nutrition at home. J Pediatr 126: 358–363
5. David M, Andrew M (1993) Venous thromboembolic complications in children: a critical review of the literature. J Pediatr 123: 337–346
6. Kanter RK, Zimmerman JJ, Strauss RH, Stoeckel KA (1986) Central venous catheter insertion by femoral vein: safety, and effectiveness for the pediatric patient. Pediatrics 77: 842–847
7. Krafte-Jacobs B, Sivit CJ, Mejia R, Pollack MM (1995) Catheter-related thrombosis in critically ill children: Comparison of catheters with and without heparin bonding. J Pediatr 126: 50–54
8. Metha S, Connors AF, Danish EH, Grisoni E (1992) Incidence of thrombosis during central venous catheterisation of newborns: a prospective study. J Pediatr Surg 27: 18–22
9. Schmidt B, Andrew M (1995) Neonatal thrombosis: report of a prospective Canadian and international registry. Pediatrics 96: 936–943
10. Symansky M, Fox H (1989) Umbilical vessel catheterisation via the internal jugular vein. J Pediatr 77: 84–87
11. Talbott GA, Winters WD, Bratton SL, O'Rourke PP (1995) A prospective study of femoral catheter-related thrombosis in children. Arch Pediatr Adolesc Med 149: 288–291
12. Vielhaber H, Kohlhase B, Koch HG et al (1996) Flush heparin during cardiac catheterisation prevents long-term coagulation activation in children without APC-resistance – preliminary results. Thromb Res 81: 651–656
13. Dahlbäck B, Carlsson M, Svensson PJ (1993) Familial thrombophilia due to a previously unrecognized mechanism characterized by poor anticoagulant response to activated protein C: prediction of a cofactor to activated protein C. Proc Natl Acad Sci USA 90: 1004–1008

14. Bertina RM, Koeleman BPC, Koster T et al (1994) Mutation in blood coagulation factor V associated with resistance to activated protein C. Nature 369: 64–67
15. Nowak-Göttl U, Koch HG, Aschka I et al (1996) Resistance to activated protein C (APCR) in children with venous or arterial thromboembolism. Br J Haematol 92: 992–998
16. Nowak-Göttl U, Kohlhase B, Vielhaber H, Aschka I, Schneppenheim R, Jürgens H (1994) APC resistance in neonates and infants: adjustment of the aPTT-based method. Thromb Res 81: 665–670
17. Andrew M, Paes B, Milner R, Johnston M (1990) Development of the hemostatic system in the neonate and young infant. Am J Pediatr Hematol Oncol 12: 95–104
18. Andrew M, Vegh P, Johnston M, Bowker J, Ofosu F, Mitchell L (1992) Maturation of the hemostatic system during childhood. Blood 80: 1998–2005
19. Nowak-Göttl U, Funk M, Mosch G, Wegerich B, Kornhuber B, Breddin HK (1994) Univariate tolerance regions for fibrinogen, antithrombin III, protein C, protein S, plasminogen and a2-antiplasmin in children using the new automated coagulation laboratory (ACL) method. Klin Pädiatr 206: 437–439
20. Korones DN, Buzzard CJ, Asselin BL, Harris JP (1996) Right atrial thrombi in children with cancer and indwelling catheters. J Pediatr 128: 841–846
21. Sifontes MT, Nuss R, Jacobson LJ, Griffin JH, Manco-Johnson MJ (1996) Thrombosis in otherwises well children with the factor V Leiden mutation. J Pediatr 128: 324–328
22. Kohlhase B, Vielhaber H, Kehl HG, Kececioglu D, Koch HG, Nowak-Göttl U (1996) Thromboembolism and resistance to activated protein C (APCR) in children with underlying cardiac disease. J Pediatr 129: 677–679
23. Nowak-Göttl U, Sträter R, Dübbers A, Oleszuk-Raschke K, Vielhaber H (1996) Ischaemic stroke in infancy and childhood: role of the Arg 506 to Gln mutation in the factor V gene. Blood Coagulation Fibrinolysis 7: 1–5
24. Rosengren A, Wilhelmsen L, Eriksson E, Risberg B, Wedel H (1990) Lipoprotein (a) and coronary heart disease: a prospective case-control study in a general population sample of middle aged men. Br Med J 301: 1248–1251
25. Margaglione M, Di Minno G, Grandone et al (1996) Plasma lipoprotein (a) levels in subjects attending a metabolic ward. Arterioscler Thromb Vasc Biol 16: 120–128
26. Bandello F, Dangelo SF, Parlavecchia M et al ((1994) Hypercoagulability and high lipoprotein (a) levels in patients with central retinal vein occlusion. Thromb Haemost 72: 39–43
27. Nowak-Göttl U, Vielhaber H, Grohmann J, Schneppenheim R, Koch HG (1997) Arg 506 to Gln mutation in the factor V gene in infancy and childhood: evidence of fibrinolytic impairment. Eur J Pediatr, in press

Genetic Risk Factors of Familial Thrombophilia Play an Important Role in the Early Manifestation of Ischaemic Stroke in Infancy and Childhood

H. Vielhaber, R. Sträter, A. Dübbers, G. Kurlemann,
U. Nowak-Göttl

Abstract

To determine to what extent genetic risk factors of familial thrombophilia affect the occurrence of childhood stroke, 15 consecutively admitted children with acute ischaemic stroke were investigated. Familial thrombophilia was diagnosed in 11 out of 15 patients: factor V Leiden, protein C deficiency and increased lipoprotein (a). Additionally, 12 out of 15 children showed underlying diseases or non-genetic risks. Data of this study indicate that genetic risks of familial thrombophilia play an important role in the etiology of childhood stroke.

Introduction

The incidence of cerebrovascular accidents reported in children is believed to be between 2.1 and 2.52/100000 per year and, in addition, about half of all represented ischaemic strokes [1, 2]. Ischaemic strokes in children are due mainly to infectious disease, collagen tissue disorders, congenital heart disease, homocystinuria, sickle cell disease, moyamoya disease, fibromuscular dysplasia, antiphospholipid syndromes (APS), mitochondrial diseases, migraine or endothelial trauma [1–5]. Sporadically, deficiencies of physiologic anticoagulants such as antithrombin, protein C or protein S have been reported as being associated with childhood stroke [6–11].

Dahlbäck et al. recently described in vitro resistance to the anticoagulant response of activated protein patients [12]. APCR, in the majority of cases associated with the Arg^{506}-to-Gln point mutation in the factor V gene [13], has been reported in adults and children with venous thrombosis [14–18]. However, the role of APCR in patients with stroke remains an open question [18–20]. To determine to what extent this common gene mutation affects the risk of childhood stroke, its occurrence was prospectively investigated in a population of children with ischaemic stroke.

Methods

Over a 2-year period, 15 infants and children aged neonate to 18 years treated for acute ischaemic stroke were enrolled in the study. In all patients suffering from acute neurologic deficits, CT scan (Fig. 1a), magnetic resonance (MR) imaging

I. Scharrer/W. Schramm (Hrsg.)
27. Hämophilie-Symposion Hamburg 1996

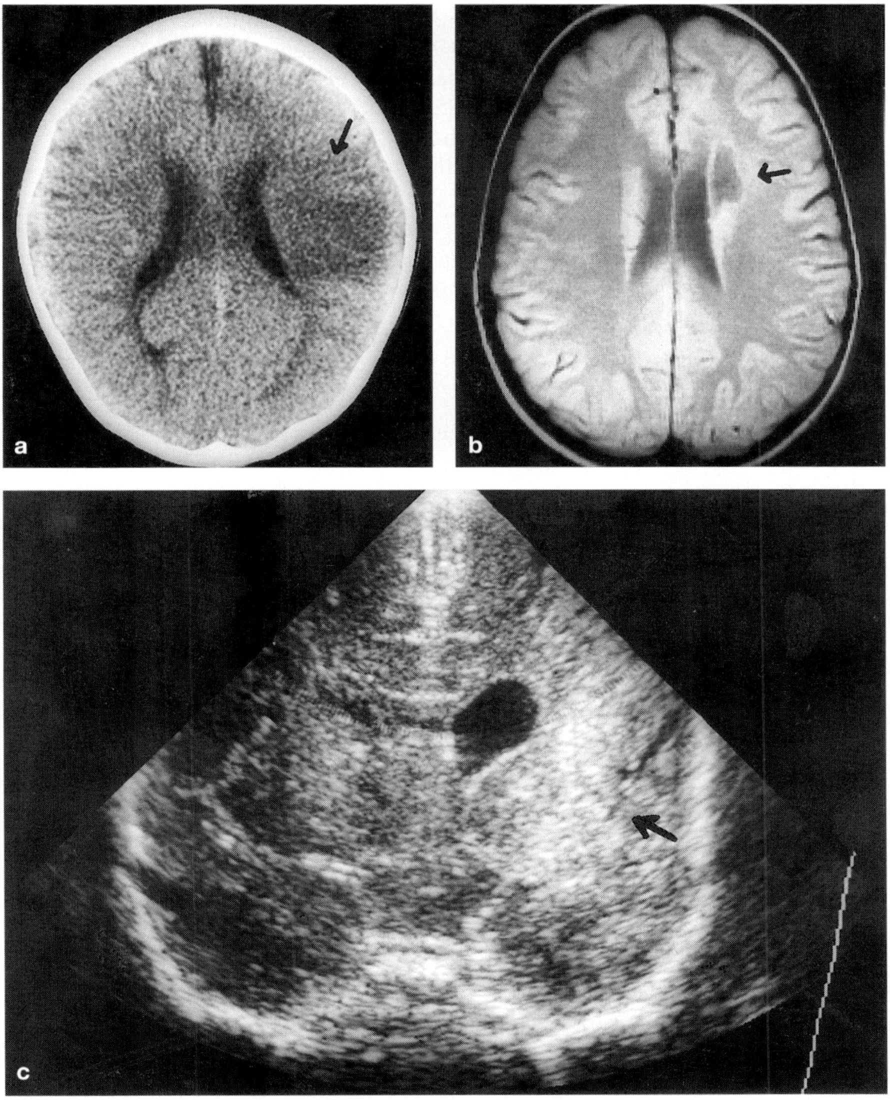

Fig. 1a–c. **a** CT scan, **b** MR image and **c** transcranial Doppler ultrasonography of ischaemic childhood stroke

(Fig. 1b), MR angiography or transcranial Doppler ultrasonography (Fig. 1c) was performed to confirm the diagnosis of ischaemic stroke.

Blood samples for coagulation studies were obtained in the acute phase of the ischaemic insult and in the majority of cases at least 6 months after the thrombotic episode when the children were free of anticoagulant medication.

Furthermore, in infants and children with suspected inherited thrombophilia the final diagnosis was made when DNA-based assays confirmed the diagnosis (Arg^{506}-to-Gln mutation of the factor V gene) or when repeatedly measured plasma concentrations were outside the age-appropriate reference range [21–23] and family screening confirmed the suspected inherited coagulation defect.

The response to activated protein C, the factor V Leiden mutation (DNA prepared from EDTA blood), factor V, protein C, protein S, antithrombin, antiphospholipid antibodies (IgM/IgG) and lipopoprotein (a) [Lp(a)] were measured as described earlier [17, 24]. In addition, total protein S and protein C antigen were measured with ELISA technique (Asserachrom, Stago, Asnières-sur-Seine, France).

Results

Patients' characteristics are shown in Tables 1 and 2.

Discussion

The Arg^{506}-to-Gln mutation in the factor V gene, a pathological condition involving the anticoagulant protein C pathway, has emerged as the most important hereditary

Table 1. Sex, age, thrombus location, basic disease, genetic and non-genetic risk factors in children up to eight years, suffering from acute ischaemic stroke

Patients	Thrombus Location	Basic disease	Genetic risk factor	Non-genetic risk factor
Male, neonate	Left middle cerebral artery	Asphyxia	F V Leiden (+/–)	RVT
Female, neonate	Left middle cerebral artery	Asphyxia	F V Leiden (+/–)	Septicaemia
Female, neonate	Left middle cerebral artery	Asphyxia	F V Leiden (+/–)	None
Male, 12 months	Left middle cerebral artery	TrA/TGA	Lp (a)	Thrombus formation located in the pulmonary artery; rotavirus infection; dehydration
Male, 3 years	Left middle cerebral artery	None	Lp (a)	None
Male, 4 years	Left middle cerebral artery	Diabetes type I	Protein C deficiency	Hyperglycaemia; acidosis
Female, 8 years	Left middle cerebral artery	None	F V Leiden (+/+)	Increased anti-phospholipid IgG; sinusitis maxillaris

FV, factor V; +/– and +/+, heterozygous and homozygous; Lp (a), lipoprotein (a) with paediatric range < 30 mg/dl; RVT, renal venous thrombosis.

Table 2. Sex, age, thrombus location, basic disease, genetic and non-genetic risk factors in 9- to 17-year old children suffering from acute ischaemic stroke

Patients	Thrombus location	Basic disease	Genetic risk factor	Non-genetic risk factor
Female, 9 years	Posterior communicating artery	MELAS	Protein C deficiency	None
Male, 9 years	Superior and inferior cerebellar arteries	Trauma	None	Staphylococcal infection; increased anti-phospholipid IgG
Male, 9 years	Left middle cerebral artery	None	None	None
Male, 12 years	Vertebral artery	Trauma	None	None
Female, 13 years	Left middle cerebral artery	Moyamoya	Factor V Leiden (+/–)	None
Female, 13 years	Right middle cerebral artery	TTP	Protein C deficiency	Vasculitis
Female, 16 years	Right middle cerebral artery	TOF	F V Leiden (+/–)	Cardiac catheterisation
Female, 17 years	Right middle cerebral artery	TAC	None	Central venous line
Total (including Table 1)		12/15	11/15	9/15

F V, factor V; +/–, heterozygous.

cause of venous thromboembolism [1–4]. The reported prevalence of this mutation in the factor V gene ranges from 5.1% in the Dutch and western German population [15, 16] to 11% in southern Sweden and northern Germany [14, 15]. Data of this study indicate that deficiencies in the protein C anticoagulant pathway play an important role in the etiology of childhood stroke. In the present study, besides the Arg^{506}-to-Gln mutation in the factor V gene, three out of nine children with stroke and inherited thrombophilia showed protein C deficiency type I and two boys were suffering from familial increased Lp (a), which was recently found to be a risk factor associated with stroke in patients <70 years of age [25]. Whether knowledge of familial thrombophilia or primary anticoagulation in children at risk [26] may prevent thromboembolism remains an open question.

References

1. Schoenberg BS, Mellinger JF, Schoenberg DG (1978) Cerebrovascular disease in infants and children: a study of incidence, clinical features, and survival. Neurology 28: 763–768
2. Eeg-Olofsson O, Ringheim Y (1983) Stroke in children. Clinical characteristics and prognosis. Acta Paediatr Scand 72: 391–395
3. Pellegrino A, Zanesco L, Battistella A (1992) Coagulopathies and vasculopathies. In: Raimondi AJ, Choux M, Di Rocco C (eds) Cerebrovescular diseases in children. Springer, Berlin Heidelberg New York, pp 180–205

4. Riikonen R, Santavuori P (1994) Hereditary and acquired risk factors for childhood stroke. Neuropediatrics 25: 227–233
5. Göbel U (1994) Inherited or acquired disorders of blood coagulation in children with neurovascular complications. Neuropediatrics 25: 4–7
6. Simioni P, Battistella PA, Drigo P, Carollo C, Girolami A (1994) Childhood stroke associated with familial protein S deficiency. Brain Dev 16: 241–245
7. Sie P, Boneu B, Bierme R, Wiesel ML, Grunebaum L, Cazenave JP (1989) Arterial thrombosis and protein S deficiency. Thromb Haemost 61: 144–147
8. Israels SJ, Seshia SS (1987) Childhood stroke associated with protein C deficiency. J Pediatr 11: 562–564
9. Whitlock JA, Janco RL, Phillips JA (1989) Inherited hypercoagulable states in children. Am J Pediatr Hemat Oncol 11: 170–173
10. Korte W, Otremba H, Lutz S, Flury R, Schmid L, Weissert M (1994) Childhood stroke at three years of age with transient protein C deficiency, familial antiphospholipid antibodies and f.XII deficiency – a family study. Neuropediatrics 25: 290–294
11. Uysal S, Anlar B, Kirazli S (1989) Role of protein C in childhood cerebrovascular occlusive accidents. Eur J Pediatr 149: 216–218
12. Dahlbäck B, Carlsson M, Svensson PJ (1993) Familial thrombophilia due to a previously unrecognized mechanism characterized by poor anticoagulant response to activated protein C: prediction of a cofactor to activated protein C. Proc Natl Acad Sci USA 90: 1004–1008
13. Bertina RM, Koeleman BPC, Koster T et al (1994) Mutation in blood coagulation factor V associated with resistance to activated protein C. Nature 369: 64–67
14. Svensson PJ, Dahlbäck B (1994) Resistance to activated protein C as a basis for venous thrombosis. N Engl J Med 330: 517–522
15. Koster T, Rosendaal FR, de Ronde H, Briet E, Vandenbroucke JP, Bertina RM (1993) Venous thrombosis due to poor anticoagulant response to activated protein C: Leiden thrombophilia study. Lancet 342: 1503–1506
16. Nowak-Göttl U, Koch HG, Aschka I et al (1996) Resistance to activated protein C (APCR) in children with venous or arterial thromboembolism. Br J Haematol 92: 992–998
17. Aschka I, Aumann V, Bergmann F et al (1996) Prevalence of factor V Leiden in children with thromboembolism. Eur J Pediatr 155: 1009–1014
18. Simioni P, De Ronde H, Prandoni P, Saladini M, Bertina RM, Girolami A (1995) Ischaemic stroke in young patients with activated protein C resistance. A report of three cases belonging to three different kindreds. Stroke 26: 885–890
19. Press RD, Liu XY, Beamer N, Coull BM (1996) Ischemic stroke in the elderly. Stroke 27: 44–48
20. Ridker PM, Hennekens CH, Lindpaintner K, Stampfer MJ, Eisenberg PR, Miletich JP (1995) Mutation in the gene coding for coagulation factor V and the risk of myocardial infarction, stroke, and venous thrombosis in apparently healthy men. N Eng J Med 332: 912–917
21. Andrew M, Paes B, Milner R, Johnston M (1990) Development of the hemostatic system in the neonate and young infant. Am J Pediatr Hematol Oncol 12: 95–104
22. Andrew M, Vegh P, Johnston M, Bowker J, Ofosu F, Mitchell L (1992) Maturation of the hemostatic system during childhood. Blood 80: 1998–2005
23. Nowak-Göttl U, Funk M, Mosch G, Wegerich B, Kornhuber B, Breddin HK (1992) Univariate tolerance regions for fibrinogen, antithrombin III, protein C, protein S, plasminogen and a2-antiplasmin in children using the new automated coagulation laboratory (ACL) method. Klin Pädiatr 206: 437–439
24. Nowak-Göttl U, Kohlhase B, Vielhaber H, Aschka I, Schneppenheim R, Jürgens H (1996) APC Resistance in neonates and infants: adjustment of the aPTT-based method. Thromb Res 81: 665–670
25. Margaglione M, Di Minno G, Grandone E et al (1996) Plasma lipoprotein (a) levels in subjects attending a metabolic ward. Arterioscler Thromb Vasc Biol 16: 120–128
26. Vielhaber H, Kohlhase B, Kehl HG et al (1996) Flush heparin during cardiac catherisation prevents long-term coagulation activation in children without APCK resistance – preliminary results. Thromb Res 81: 651–656

T-PA, u-PA and PAI 1 Concentrations before, during and 24 Hours after Percutaneous Cardiac Catheterisation

E. Hagemeyer, H. Vielhaber, D. Kececioglu, H. G. Kehl,
U. Nowak-Göttl

Abstract

To find out to what extent diagnostic cardiac percutaneous catheterisation irritates vascular endothelium in 140 children before, immediately at the end of, and 24 hours after catheterisation, t-PA, u-PA and PAI 1 were investigated. Compared to starting values, t-PA, u-PA and PAI 1 concentrations showed a significant increase at the end of catheterisation. u-PA and PAI 1 returned to pretreatment values 24 h later, t-PA remained elevated. Four out of seven children with thrombosis showed increased t-PA antigen and/or PAI 1 antigen activities before cardiac catheterisation was performed. Data of this study indicate that increased t-PA, u-PA and PAI 1 antigen levels are signs of endothelial damage. Whether increased values of t-PA or PAI 1 may predict future vascular occlusion in infants undergoing cardiac catheterisation requires a more extensive study.

Introduction

Circulating plasma t-PA, PAI 1 and u-PA are endothelial markers, which may reflect endothelial injury. The release of t-PA and u-PA resulted in the conversion of plasminogen to plasmin [1]. Increased t-PA antigen levels associated with low t-PA activity and elevated plasminogen activator inhibitor antigen (PAI 1) reflecting a reduced fibrinolysis [2] was reported to be associated with a risk of recurrent myocardial infarction and with a high risk of future stroke [3, 4].

To find out to what extent diagnostic cardiac catheterisation irritates vascular endothelium, we conducted a prospective study in infancy and childhood.

Methods

A group of 140 children (neonate – 16 years) underwent percutaneous venous cardiac catheterisation with low-dose heparin [5] during a 12-month period. Blood samples for coagulation studies were obtained by separate venous puncture immediately before, at the end of, and 24 h after cardiac catheterisation. PAI 1 activity was measured with a chromogenic substrate (Chromogenix) and PAI 1 antigen, t-PA, u-PA and D-dimer formation were analysed with ELISA technique (Stago;

I. Scharrer/W. Schramm (Hrsg.)
27. Hämophilie-Symposion Hamburg 1996

Table 1. PAI 1 and t-PA plasma values and genetic risk factors in neonates and infants < 6 months of age prior to vascular occlusion following cardiac catheterisation

Patients	PAI 1 (30–75 ng/ml) PAI 1(< 15 AU/ml)	t-PA ag (2–8 ng/ml)	Genetic risk factor
1. f	35 7	1	F V Leiden (+/–)
2. f	145 22	20	F V Leiden (+/–)
3. f	185 37	1.4	Protein C type I
4. m	120 18	18	Protein C type I
5. m	75 8	10	Lipoprotein (a)
6. f	35 10	1.4	–
7. f	21 8	2	–

Asnières-sur-Seine, France; Chromogenix, Mölndal, Sweden; Behringwerke, Marburg, Germany). In addition, resistance to the anticoagulatory effect of activated protein C (APCR), protein C, protein S, factor V, antithrombin and lipoprotein (a) [Lp(a)] were investigated as described earlier [6]. Medians, median absolute deviation (MAD) and nonparametric statistics (Wilcoxon signed-rank) were performed.

Results

Compared to starting values, PAI 1, t-PA and u-PA concentrations showed a clearly significant increase at the end of cardiac catheterisation. Whereas PAI 1 and u-PA returned to pretreatment values 24 h later, t-PA remained elevated.

Within 48 hours after operative intervention, seven patients developed thrombosis starting near the puncture sites (Table 1). Compared to the remaining 140 children, four out of seven infants with thromboembolism showed clearly elevated PAI 1 activities/antigens or t-PA antigen levels prior to operative intervention.

Discussion

Data of this study indicate that PAI 1, t-PA and u-PA may be useful in assessing the state of endothelial cell injury in infancy and childhood.

Whether elevated values of PAI 1 or t-PA in neonates and infants may predict future vascular occlusion in subjects at risk requires a more extensive study.

References

1. Kluft C (1979) Studies on the fibrinolytic system in human plasma: quantitative determination of plasminogen activators and proactivators. Thromb Haemost 41: 365–383
2. Margaglione M, Di Minno G, Grandone E et al (1994) Abnormally high circulating levels of tissue-type plasminogen activator and plasminogen activator inhibitor-1 in subjects with a history of ischemic stroke. Arterioscler Thromb 14: 1741–1745
3. Ridker PM, Vaughan DE, Stampfer MK, Manson JE, Hennekens D (1993) Endogenous tissue-type plasminogen activator and risk of myocardial infarction. Lancet 341: 1165–1168
4. Ridker PM, Hennekens CH, Stampfer MJ, Manson JE, Vaughan D (1994) Prospective study of endogenous tissue plasminogen activator and risk of stroke. Lancet 343: 940–943
5. Vielhaber H, Kohlhase B, Koch HG et al (1996) Flush heparin during cardiac catheterisation prevents long-term coagulation activation in children without APC-resistance – preliminary results. Thromb Res 81: 651–656
6. Nowak-Göttl U, Koch HG, Ashka I et al (1996) Resistance to activated protein C (APCR) in children with venous or arterial thromboembolism. Br J Haematol 92: 992–998

Erste Ergebnisse der Endothelinbestimmung bei Kindern

R. Knöfler, S. Hofmann, G. Weissbach, B. Neef, T. Hirsch

Endotheline (ET) kommen im Plasma in 3 Isoformen vor, die in ihrer Struktur wenig differieren. Sie bestehen aus 21 Aminosäuren und gehen aus Proendothelinen, sog. Big-Endothelinen (Big-ET) mit 38 Aminosäuren, unter der Einwirkung von Endothelin-converting-Enzymen hervor, diese wieder aus Preproendothelinen mit 203 Aminosäuren unter dem Einfluß von Proteasen. Bildungsort und Stimulierbarkeit sind sicher unterschiedlich. ET-1 wird aus Endothelzellen freigesetzt, auch ET-3. ET-1 kommt auch in Nierenzellen, Epithel, Leukozyten, Makrophagen, Tumorzellen und glatter Muskulatur, ET-3 in neuronalem Gewebe vor. ET-2 stammt aus dem Nierenmark. ET-1 ist bisher am besten untersucht. Es wird vermutlich im strömenden Blut nicht aus dem Big-Endothelin gebildet, sondern aus alteriertem Endothel in fertiger Form freigesetzt, wobei Thrombin, Adrenalin, Zytokine, Tumor-necrosis-Faktor α, Endotoxin, Vasopressin und Angiotensin II u.a. als Stimulatoren bekannt sind. ET-1 ist v.a. ein außerordentlich potenter Vasokonstriktor, aber auch proliferationsfördernde Eigenschaften gegenüber der Gefäßmuskulatur wurden nachgewiesen, zumal die Sekretion des autokrinen Hormons betont abluminal, zur glatten Muskulatur hin, erfolgen soll. Vorerst sind 2 Rezeptortypen genauer erforscht. Big-ET hat sich als biologisch inaktiv erwiesen. Die Clearance von ET-1 soll v.a. in Lunge und Niere vor sich gehen. Die ET haben sich in ganz kurzer Zeit einen wichtigen Platz als Marker der Endothelzellalteration erworben.

In wenigen Jahren ist ein nahezu unübersehbares Schrifttum über ET-Erhöhungen bei den verschiedenartigsten Erkrankungen bei Erwachsenen entstanden, bei Sepsis, kardiovaskulären Erkrankungen, disseminierter intravasaler Gerinnung, besonders mit multiplem Organversagen, Tumoren und Leukämien, Nierenversagen, Myokardinfarkt, Leberzirrhose, Verbrennungen und vielen anderen mehr. Für das Kindesalter sind die Mitteilungen spärlicher. Neugeborene haben danach höhere Plasmaspiegel als Erwachsene [7, 8, 10, 13, 17, 33]. Postnatal wird die fallende Tendenz rasch erkennbar [18, 22, 23, 40]. Intrauterin Retardierte haben höhere Spiegel [35]. Auch bei Feten mit frühem Gestationsalter wurden erhebliche Spiegel nachgewiesen [24, 31]. Noch höhere Werte fanden sich bei kranken Neugeborenen, v.a. bei Atemnotsyndrom und anderen mit Hypoxie einhergehenden Zuständen [8, 16, 17, 19, 28, 33]. Stark divergierende Normalwerte sind für größere Kinder häufiger mitgeteilt worden. Berichte über kranke Kinder jenseits der Postnatalperiode beziehen sich auf chronisches Nierenversagen und Dialyse [4, 34], biliäre Leberzirrhose [26], Herzfehler [1, 15, 20, 39], Asthma [6] und Kawasaki-Disease [27].

I. Scharrer/W. Schramm (Hrsg.)
27. Hämophilie-Symposion Hamburg 1996

Die mitgeteilten Normalwerte für Erwachsene unterscheiden sich erheblich: zwischen 10,98 [37] und 0,17 fmol/ml [30] im Mittel. Bei Neugeborenen wurden Werte zwischen 52,9 [10] und 0,42 fmol/ml [21] bestimmt, bei Kindern jenseits der Neugeborenenzeit zwischen 5,28 [25] und 0,52 fmol/ml [14] im Mittel. Größtenteils erfolgten die Untersuchungen mit Radioimmunoassays, die eine Probenvorbehandlung mit Extraktion und chromatographischer Anreicherung erfordern. Nur ganz selten wurden Enzymimmunoassays verwendet (z.B. [15, 17]). Nun ist ein Enzymimmunoassay kommerziell verfügbar, bei dem keine Probenvorbehandlung notwendig ist, was auch den Materialbedingungen in der Kinderheilkunde entgegenkommt. Wir haben uns die Aufgabe gestellt, mit diesem Testbesteck bei möglichst vielen gesunden und kranken Kindern Endothelin im Venenblut zu bestimmen zugleich mit dem endothelialen Marker Thrombomodulin und einigen Markern des Gerinnungs- und Fibrinolysesystems.

Material und Methoden

Patienten und Probanden

Folgende gesunde Probanden wurden untersucht:

- 17 Erwachsene,
- 23 Reifgeborene (1.–11. Lebenstag),
- 28 Klein- und Schulkinder (im folgenden als Kontrollgruppe bezeichnet).

Folgende 68 kranke Klein- und Schulkinder wurden in die Analyse einbezogen:

- 11 Patienten mit malignen Erkrankungen (4 mit akuter Leukämie und 7 mit soliden Tumoren vor Therapiebeginn),
- 12 Patienten mit malignen Erkrankungen mit schwerer Markdepression (Leukozyten < 1,0 Gpt/l) und mit Fieber (> 38,5 °C) vor antimikrobieller Therapie,
- 17 Patienten mit Autoimmunkrankheiten (u.a. Vaskulitis, Immunthrombozytopenie),
- 7 Kinder mit schweren bakteriellen Infektionen (purulente Meningitis, Tuboovarialabszeß, Mastoiditis). Der Erregernachweis war nicht immer erfolgreich, der klinische Befund jedoch stets suspekt.
- 20 Kinder mit hochfieberhaften Erkrankungen (Virusinfektionen, Gastroenteritis, Pneumonie u.a.),
- 1 Patient mit hämolytisch-urämischem Syndrom.

Blutentnahmen

Sie erfolgten stets aus peripheren Venen auf EDTA-Vorlagen ohne weitere Zusätze. Die Proben wurden möglichst innerhalb von 30 min zentrifugiert und bei –70 °C bis zur Aufarbeitung gelagert.

Labormethoden

ET wurde mit der Testkombination der Fa. Biomedica, Wien, Österreich, bestimmt. Der Enzymimmunoassay wurde exakt nach den Instruktionen des Herstellers ausgeführt.

Thrombomodulin wurde mit dem Enzymimmunoassay Asserochrom Thrombomodulin der Fa. Stago, Asnières, Frankreich, getestet. Auch hier sind wie bei den folgenden Tests die Angaben der Hersteller strikt eingehalten worden.

Thrombin-Antithrombin-III-Komplexe (TAT), Plasmin-α_2-Antiplasmin-Komplexe (PAP) und D-Dimer mit den Testkombinationen der Fa. Behringwerke, Marburg.

Statistische Analyse

Mittelwerte, Standardabweichungen und Korrelationskoeffizienten nach Pearson sowie nach Spearman wurden errechnet. Der Vergleich der Stichproben erfolgte mit dem U-Test nach Mann und Whitney.

Ergebnisse

Bei Erwachsenen wurde ET mit 0,265 fmol/ml im Mittel bestimmt. Die Standardabweichung betrug 0,243 fmol/ml. Für die Gruppe der Klein- und Schulkinder ergaben sich 0,219 ± 0,117 fmol/ml, für die Neugeborenen 0,235 ± 0,144 fmol/ml. Die Unterschiede zwischen den Stichproben sind nicht signifikant. Alle ET-Befunde sind in Abbildung 1 dargestellt. Die Mittelwerte der Neugeborenen liegen nur wenig oberhalb der Kontrolle. Deutlicher erhöht im Mittel waren die Werte in der Sepsisgruppe. Ein hoher Wert fand sich bei dem Kind mit hämolytisch-urämischem Syndrom. Einige sehr hohe Spiegel in den anderen Gruppen („Ausreißer") wurden eliminiert und sind nicht mit in die statistische Analyse eingegangen. Der höchste Wert stammt von einer Patientin mit einem malignen Schwannom, das den gesamten Bauchraum ausfüllte. Auch die beiden anderen hohen Werte betrafen schwerstkranke Kinder. Verminderte Werte zeigten sich bei Patienten mit malignen Erkrankungen und mit Autoimmunkrankheiten. Aber nur die letztere Gruppe erwies sich als signifikant verschieden von der Kontrollgruppe ($p = 0{,}032$).

Die anderen Parameter werden zum Vergleich aufgeführt. Für Thrombomodulin ergaben sich aus den gleichen Plasmaproben deutlich höhere Werte in der Gruppe der Neugeborenen (Abb. 2). Die Unterschiede zur Kontrolle (25,15 ± 8,41 vs. 9,86 ± 4,85 ng/ml) sind in hohem Maße signifikant ($p < 0{,}001$). Gegenüber der Norm erhöhte Werte deuten sich in mehreren Gruppen an. Der Unterschied ließ sich aber nur für die Gruppe mit hochfieberhaften Erkrankungen sichern ($p < 0{,}05$). Extrem hohe Werte fanden sich bei einer Patientin mit einer akuten myeloischen Leukämie (FAB-Typ M 5) mit einer Leukozytose über 300 G/l, die nach wenigen Tagen trotz wiederholter Leukapherese unter den Zeichen des Multiorganversagens verstarb (213,5 ng/ml), und bei dem Kleinkind mit HUS (67,05 ng/ml). Bei TAT wiesen einige Patientengruppen und die Neugeborenen signifikant höhere

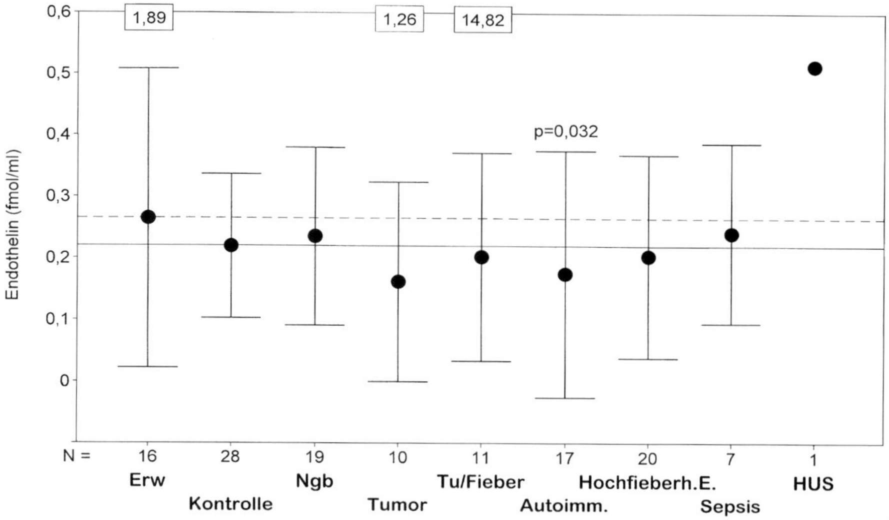

Abb. 1. ET-Plasmakonzentrationen bei Gesunden und Kranken. Die schwarzen Punkte bezeichnen die Mittelwerte der Gruppen, die Klammem die Standardabweichungen. Die Abkürzungen an der Abszisse bedeuten: *Erw* Erwachsene, *Ngb* Neugeborene, *Tu/Fieber* maligne Erkrankungen im Zustand der schweren Markdepression, *Autoimm* Autoimmunkrankheiten, *HUS* hämolytisch-urämisches Syndrom. Die Werte der Neugeborenen liegen nur gering oberhalb der Kontrollen *(ausgezogene horizontale Linie),* etwas deutlicher die der septischen Patienten. Extrem erhöhter Wert bei dem Kind mit HUS. Einige Ausreißerwerte sind umrahmt

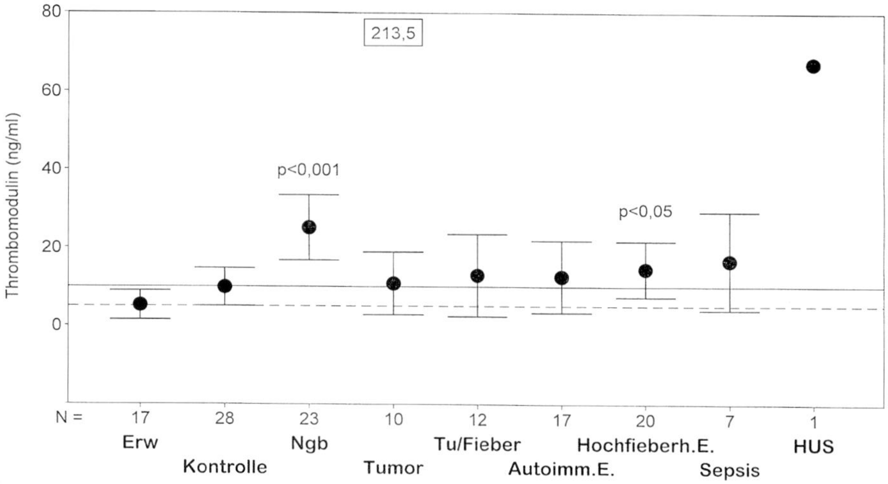

Abb. 2. Plasmakonzentrationen des Thrombomodulins. Die Darstellung ist analog zu Abb. 1. Man erkennt die höheren Werte bei den Neugeborenen. Aber auch in den Gruppen der Patienten mit Sepsis und anderen hochfieberhaften Erkrankungen sind die Mittelwerte erhöht. Die höchsten Werte fanden sich bei einer Patientin mit akuter myeloischer Leukämie und einem Kind mit HUS

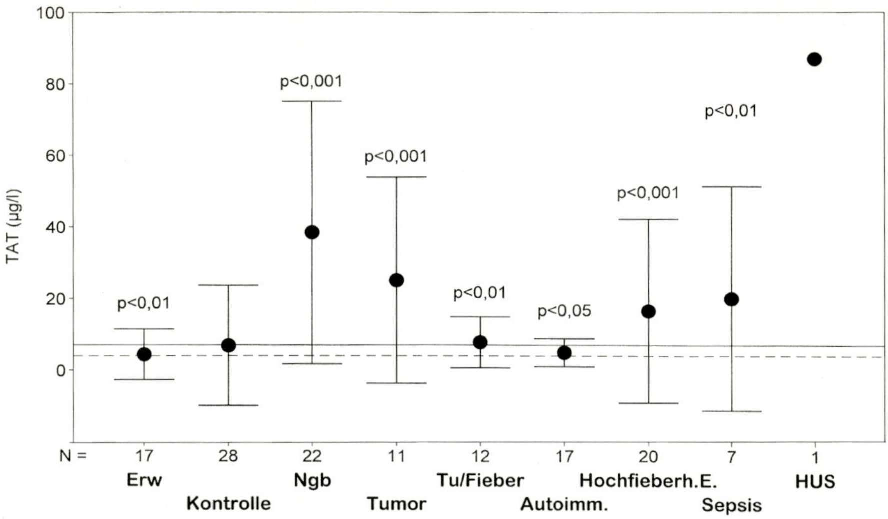

Abb. 3. Verteilung für den Marker TAT. Zeichengebung wie in den anderen Abbildungen. Hier fanden sich im Mittel erhöhte Werte in mehreren Gruppen. Die Werte der Neugeborenen überstiegen die der Kontrollen erheblich. Die Zahlen oberhalb der Klammern bezeichnen das Signifikanzniveau für die Unterschiede zur Kontrollgruppe

Werte gegenüber der Kontrollgruppe auf, wie anhand der Mittelwerte in Abbildung 3 zu erkennen ist. Das jeweilige Signifikanzniveau ist in der Abbildung oberhalb der Standardabweichungen aufgetragen. Der Plasmaspiegel war bei dem Kind mit dem HUS ebenfalls sehr hoch. Auch D-Dimer wurde bei ihm in hoher Konzentration nachgewiesen (Abb. 4). Wie bei TAT liegt der Mittelwert in der Gruppe der Patienten mit Autoimmunkrankheiten im Bereich der Kontrollgruppe, während in allen anderen Gruppen erhöhte Werte die Regel sind. Die Unterschiede sind wiederum hochsignifikant, wie in der Abbildung vermerkt ist, auch für die Gruppe der Neugeborenen. Die Verteilung der PAP-Konzentrationen soll hier nicht wiedergegeben werden. Sie ähnelt den zuletzt besprochenen, wobei sich auch hier sehr hohe Werte in der Gruppe der Patienten mit hochfieberhaften Erkrankungen nachweisen ließen.

Wie bei den unterschiedlichen Verteilungsmustern zu erwarten ist, lassen sich mit Hilfe der Korrelationsanalyse keine Beziehungen von ET zu anderen Parametern nachweisen. In Tabelle 1 sind die Ergebnisse der Korrelationsrechnung nach

Tabelle 1. Korrelationskoeffizient nach Pearson. Nur die Befunde der Kranken werden einbezogen (n = 66–68).Signifikanzniveau: ** < 0,01, *** < 0,001; *n.s.* nicht signifikant.

	Endothelin	Thrombomodulin	TAT	D-Dimer
Thrombomodulin	n.s.			
TAT	n.s.	0,318**		
D-Dimer	n.s.	0,477***	0,558***	
PAP	n.s.	n.s.	0,378***	0.558***

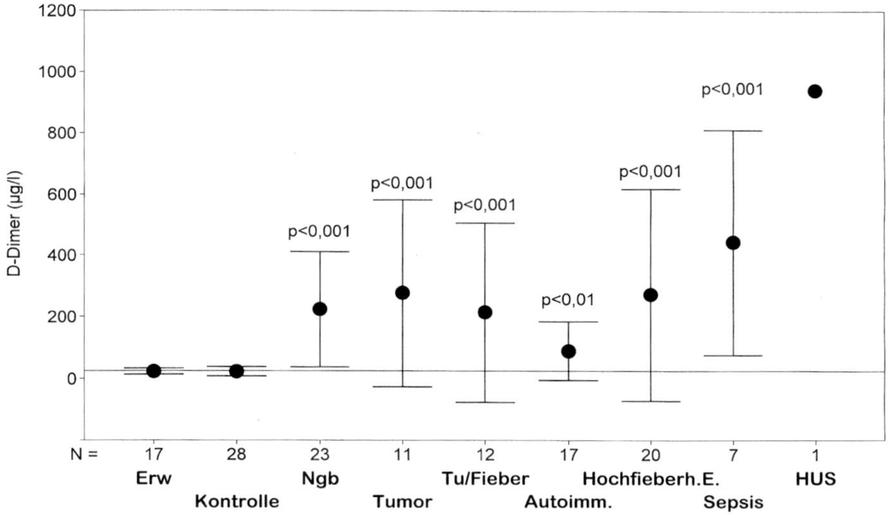

Abb. 4. Verteilung der D-Dimerkonzentrationen im Plasma. Außer in der Gruppe der Patienten mit Autoimmunkrankheiten sind die Mittelwerte erheblich erhöht

Pearson aufgeführt. Mit dem Verfahren nach Spearman ergaben sich ähnliche Koeffizienten. Thrombomodulin korreliert mit TAT und D-Dimer. D-Dimer, TAT und PAP sind miteinander korreliert.

Diskussion

Endothelin wurde mit einem Enzymimmunoassay bestimmt, der nach den Angaben des Herstellers ET-1 und ET-2 sensitiv erfaßt, nicht dagegen ET-3 und Big-Endothelin. Andere Testverfahren erfassen die Isoformen mit ganz unterschiedlicher Kreuzreaktivität [3, 7], teilweise auch mit einer Sensitivität gegenüber ET-3. Die im Schrifttum mitgeteilten Ergebnisse sind somit nicht immer vergleichbar. Gravierender scheinen jedoch Extraktion und chromatographische Separation die Ergebnisse zu beeinflussen [3, 32]. Die Bindung an Plasmaproteine hat Verluste bei der Säulenextraktion zur Folge [5]. So gibt es auch im Schrifttum keine vergleichbaren Normalwerte. Diese Einschränkungen entfallen bei den hier verwendeten Verfahren. Die damit bestimmten Normalwerte liegen in dem vom Hersteller angegebenen und im unteren von anderen Autoren berichteten Bereich. Manche Untersucher haben die Blutproben in eisgekühlte Röhrchen entnommen. Wir haben wie andere Autoren wenigstens versucht, die Proben innerhalb von 30 min wegzufrieren. In vitro ist sicher nicht mit so kurzen Halbwertszeiten wie in vivo zu rechnen. Die Halbwertszeit des ET-1 in der Blutbahn beträgt weniger als 1 min, die des Big-ET-1 auch nur etwa 6 min [12]. Die Lagerung bei –70 °C schützt wahrscheinlich nicht vollständig vor weiterem Verfall. Nach Lagerung bei –24 °C wurde eine

Konzentrationsminderung auf 85% nach 1 Woche und auf 57% nach 2 Wochen beobachtet [2]. Wir wissen um den Anstieg der ET-Konzentration unter venöser Stase [38] und haben die Blutentnahmen behutsam vorgenommen.

Übereinstimmend werden im Schrifttum höhere Werte für Neugeborene mitgeteilt. Dies bestätigte sich für ET in unserer Studie nicht, obwohl Thrombomodulin, TAT, D-Dimer und PAP in den gleichen Proben erheblich erhöht waren. Die Erhöhung von Thrombomodulin im Nabelvenenblut gesunder Reifgeborener ist bereits bekannt [29]. Sonst liegen für das Kindesalter kaum Angaben darüber vor. Über erhöhte Konzentrationen an Aktivierungsmarkern des Gerinnungs- und Fibrinolysesystems nach der Geburt wurde schon häufiger und von uns an gleicher Stelle berichtet [9]. Unsere ET-Befunde bei Neugeborenen lassen sich bisher nicht deuten. Entweder sind sie durch die andersartige Methodik bedingt, oder die Stichprobe ist noch zu klein. Offenbar birgt das ET noch weit mehr Problematik in sich, die mit unseren bisherigen Beobachtungen nicht hinreichend abgeklärt werden kann.

Bei Erwachsenen wurden erhöhte ET-Spiegel bei Zuständen beobachtet, die mit Endothelalterationen einhergehen, v. a. auch bei septischen Prozessen. Unter diesem Aspekt wurde das hier untersuchte Krankengut ausgewählt. Erstaunlicherweise heben sich die Werte der Kranken kaum von den Kontrollen ab. Die teilweise niedrigeren Konzentrationen bei Patienten mit malignen Leiden und Autoimmunkrankheiten lassen sich vorerst nicht deuten. Erhöhte Werte fanden sich bei septischen Patienten, extrem erhöhte Spiegel bei Schwerstkranken und bei HUS. Über die vermehrte Ausscheidung von ET im Urin bei Patienten mit HUS wurde bereits berichtet [36]. In unserer Analyse stellt sich ET als endothelialer Marker geringer Sensitivität dar, so daß starke Erhöhungen nur bei schweren Krankheitszuständen erwartet werden. Die molekularen Marker der Gerinnung und Fibrinolyse hingegen fallen bei vielen Krankheiten im Kindesalter positiv und stark positiv aus, ohne daß ihnen eine diskriminanzanalytische Bedeutung zukommt [9]. Offenbar handelt es sich häufig um kontrollierte, gut balancierte disseminierte Gerinnungsprozesse, die nicht zu Verbrauchskoagulopathien führen müssen. Thrombomodulin nimmt offenbar eine intermediäre Position ein. Hier kommen Erhöhungen über die Norm hinaus schon häufiger vor mit gleichsinnigen Reaktionen wie bei den Gerinnungs- und Fibrinolysemarkern, wie auch die Korrelationsanalyse zeigt.

Schlußfolgerungen

ET wird überwiegend bei schweren Krankheitszuständen im Kindesalter aktiviert und ist dann in erhöhten Konzentrationen im Plasma nachweisbar. Thrombomodulin, obwohl ebenfalls ein endothelialer Marker, tritt häufiger mit erhöhten Werten auf und ist darin den Aktivierungsmarkern des Gerinnungs- und Fibrinolysesystems ähnlicher, wenn auch längst nicht so sensitiv wie diese. Mit den hier untersuchten Markern läßt sich somit ein Programm erstellen, das die Aktivierungsprozesse am Endothel und im strömenden Blut in abgestufter Empfindlichkeit darzustellen vermag. Bei der Kompliziertheit der Verhältnisse dürfen die hier mitgeteilten Ergebnisse nur als vorläufig angesehen werden.

Literatur

1. Allen SW, Chatfield BA, Koppenhafer A, Schaffer MS, Wolfe RR, Abman SH (1993) Circulating immunoreactive endothelin-1 in children with pulmonary hypertension. Am Rev Respir Dis 148: 519–522
2. Baldy-Waligorska A, Szybinski Z (1992) Plasma endothelin 1/2 levels in healthy blood donors as measured by RIA – a clinical application. Endokrynol Pol 43: 7–12
3. Battistini B, D'Orleans-Juste P, Sirois P (1993) Endothelins: Circulating plasma levels and presence in other biologic fluids. Lab Invest 68: 600–627
4. Blazy J, Déchaux M, Charbit M, Brocart D, Souberbielle J-C, Gagnadoux MF, Gulllot F, Sachs C (1994) Endothelin-1 in children with chronic renal failure. Pediatr Nephrol 8: 40–44
5. Brunner F, Stessel H, Watzinger N, Loffler BM, Opie LH (1995) Binding of endothelin to plasma proteins and tissue receptors: effects on endothelin determination, vasoactivity, and tissue kinetics. FEBS Lett 373: 97–101
6. Chen W-Y, Yu J, Wang J-Y (1995) Decreased production of endothelin-1 in asthmatic children after immunotherapy. J Asthma 32: 29–35
7. Clerico A, del Chicca MG, Zucchelli GC, Biver P, Mariani G, Bertelli A, Bertelli AAE (1994) Critical evaluation of endothelins assay. Int J Tiss Reac 14: 79–87
8. Ekblad H, Arjamaa O, Vuolteenaho O, Kääpä P, Kero P (1993) Plasma endothelin-1 concentrations at different ages during infancy and childhood. Acta Paediatr 82: 302–303
9. Gnauck M, Weissbach G, Pargac N, Neef B, Kuhlisch E (1997) Aktivierung des Gerinnungssystems bei kranken Kindern. Symposionsband des 26. Hämophilie-Symposions Hamburg 1995. Springer, Berlin Heidelberg New York Tokyo, S 110–120
10. Hakkinen LM, Vuolteenaho OJ, Leppaluoto JP, Laatikainen TJ (1992) Endothelin in maternal and umbilical cord blood in spontaneous labor and at elective cesarean delivery. Obstet Gynecol 80: 72–75
11. Hashiguchi K, Takagi K, Nakabayashi M, Takeda Y, Sakamoto S, Naruse M, Naruse K, Demura H (1991) Relationship between fetal hypoxia and endothelin-1 in fetal circulation. J Cardiovasc Pharmacol 17 [Suppl 7]: S 509–S 510
12. Hemsen A, Ahlborg G, Ottosson-Seeberger A, Lundberg JM (1995) Metabolism of Big endothelin-1 (1–38) and (22–38) in the human circulation in relation to production of endothelin-1. Regul Pept 55: 287–297
13. Ihara Y, Sagawa N, Hasegawa M, Okagaki A, Li XM, Inamori K, Itoh H, Mori T, Saito Y, Shirakami G (1991) Concentrations of endothelin-1 in maternal and umbilical cord blood at various stages of pregnancy. J Cardiovasc Pharmacol 17 [Suppl 7]: S 443–S 445
14. Ino T, Ohkubo M, Shimazaki S, Akimoto K, Nishimoto K, Iwahara M, Yabuta K, Hosoda Y (1992) Plasma endothelin concentration: relation with vascular resistance and comparison before and after balloon dilatation procedures. Eur J Pediatr 151: 416–419
15. Ishikawa S, Miyanchi T, Sakai S, Ushinohama H, Sagawa K, Fusazaki N, Kado H, Sunagewa H, Honda S, Ueno H, Yamaguchi I, Sugishita Y, Goto K (1995) Elevated levels of plasma endothlin-1 in young patients with pulmonary hypertension caused by congenital heart disease are decreased after successful surgical repair. J Thorac Cardiovasc Surg 110: 271–273
16. Kääpä P, Kero P, Ekblad H, Erkkola R, Arjamaa O (1994) Plasma endothelin-1 in the neonatal respiratory distress syndrome. Ann Chir Gyn 83: 110–112
17. Kobayashi H, Puri P (1994) Plasma endothelin levels in congenital diaphragmatic hernia. J Pediat Surg 29: 1258–1261
18. Kojima T, Isozaki-Fukuda Y, Takedatsu M, Hirata Y, Kobayashi Y (1992) Circulating levels of endothelin and atrial natriuretic factor during postnatal life. Acta Paediatr 81: 676–677
19. Kojima T, Isozaki-Fukuda Y, Takedatsu M, Ono A, Hirata Y, Kobayashi Y (1992) Plasma endothelin-1 like immunoreactivity levels in neonates. EurJ Pediat 151: 913–915
20. Komai H, Adatia JT, Elliot MJ, de Leval MR, Haworth SG (1993) Increased plasma levels of endothelin-1 after cardiopulmonary bypass in patients with pulmonary hypertension and congenital heart disease. J Thorac Cardiovasc Surg 106: 473–478
21. Kumar P, Kazzi NJ, Shankaran S (1995) Plasma immunoreactive endothelin-1 concentration in cord blood of normal term neonates. Am J Perinat 12: 113–115

22. Macdonald PD, Paton RD, Logan RW (1994) Neonatal endothelin-1 concentrations in term infants. Arch Dis Child 70: F 223–224
23. Malamitsi-Puchner A, Antsaklis A, Economou E, Mesogitis S, Papantoniou N, Koutra N, Aravantinos D (1995) Endothelin 1–21 plasma levels in fetuses at 18–24 weeks of gestation. J Perinat Med 23: 321–325
24. Malamitsi-Puchner A, Economou E, Efstathopoulos T, Sevastiadou S, Hadzistamatiou Z, Nicolopoulos D (1995) Endothelin 1–21 plasma concentrations on day 1 and 4 of life in healthy and ill preterm neonates. Biol Neonate 67: 317–321
25. McGowan FX, Davis PJ, Siewers RD, del Nido PJ (1995) Coronary vasoconstriction mediated by endothelin-1 in neonates. J Thorac Cardiovasc Surg 109: 88–98
26. Nozue T, Kobayashi A, Uemasu F, Takagi Y, Endoh H, Sako A (1995) Plasma endothelin-1 levels of children with cirrhosis. J Pediatr Gastroenterol Nutr 21: 220–223
27. Ogawa S, Zhang J, Yuge K, Watanabe M, Fukazawa R, Kamisago M, Seki T, Hirayama T (1993) Increased plasma endothelin-1 concentration in Kawasaki disease. J Cardiovasc Pharmacol 22 [Suppl 8]: S 364–366
28. Ohno Y, Mizutani S, Kuranchi O, Nishida Y, Arli Y, Tomoda Y (1995) Umbilical plasma concentration of endothelin-1 in intrapartum fetal stress: effect of fetal heart rate abnormalities. Obstet Gynecol 86: 822–825
29. Orbe I, Paramo JA, Pinacho A, Hermida J, Rocha E (1995) Plasma thrombomodulin is increased in cord blood of healthy newborns. Thromb Haemost 73: 326
30. Qiu S, Theroux P, Marcil M, Solymoss BC (1993) Plasma endothelin-1 levels in stable and unstable angina. Cardiology 82: 12–19
31. Radunovic N, Lockwood CJ, Alvarez M, Nastic D, Petkovic S, Berkowitz RL (1995) Fetal and maternal plasma endothelin levels during the second half of pregnancy. Am J Obstet Gynecol 172: 28–32
32. Rolinski B, Sadri I, Bogner J, Goebel FD (1994) Determination of endothelin-1 immunoreactivity in plasma, cerebrospinal fluid and urine. Res Exp Med Berl 194: 9–24
33. Rosenberg AA, Kennaugh J, Koppenhafer SL, Loomis M, Chaffield BA, Abman SH (1993) Elevated immunoreactive endothelin-1 levels in newborn infants with persistent pulmonary hypertension. J Pediat 123: 109–114
34. Ross RD, Kalidindi V, Vincent JA, Kassab J, Dabbagh S, Hsu JM, Pinsky WW (1993) Acute changes in endothelin-1 after hemodialysis for chronic renal failure. J Pediat 122: 74–76
35. Schiff E, Weiner E, Zalel Y, Mashiach S, Sibai BM, Shalev E (1994) Endothelin-1, 2 levels in umbilical vein serum of intrauterine growth retarded fetuses as detected by cordocentesis. Acta Obstet Gynecol Scand 73: 21–24
36. Siegler RL, Edwin SS, Christofferson RD, Mitchell MD (1991) Endothelin in the urine of children with the hemolytic uremic syndrome. Pediatrics 88: 1063–1066
37. Ural AU, Yalcin A, Beyan C, Isimer A, Bayhan H (1994) Plasma endothelin-1 concentrations in patients with Behcet's disease. Scand J Rheumatol 23: 322–325
38. Wagner O, Vierhapper H, Vytiska E, Huber J (1991) Endothelin-1 im Nabelschnurblut. Dtsch med Wschr 116: 78
39. Yoshibayashi M, Nishioka K, Nakao K, Saito Y, Matsumura M, Ueda T, Temma S, Shirakami G, Imura H, Mikowa H (1991) Plasma endothelin concentrations in patients with pulmonary hypertension associated with congenital heart defects. Circulation 84: 2280–2285
40. Yoshibayashi M, Nishioka K, Nakao K, Saito Y, Temma S, Matsamura M, Ueta T, Shirakami G, Imura H, Mikawa H (1991) Plasma endothelin levels in healthy children: High values in early infancy. J Cardiovasc Pharm 17 [Suppl 7]: S 404–405

The Role of Apolipoprotein (a) in Childhood Thromboembolism

M. Findeisen, H. Vielhaber, O. Debus, G. Kurlemann, U. Nowak-Göttl

Abstract

Elevated lipoprotein (a) concentrations are independent risk factors of coronary heart disease or stroke in young adults. To claify its role in childhood thrombosis, Lp (a) was measured in a population with arterial or venous thrombosis. Increased Lp (a) was diagnosed in eight of 36 children with arterial and five out of 36 children with venous thrombosis. Data of this study indicate that increased Lp (a) concentrations play an important role in childhood thrombosis.

Introduction

Lipoprotein (a) [Lp (a)] is a cholesterol-rich plasma lipoprotein with a lipid composition similar to that of low-density lipoproteins (LDL). Compared with LDL the protein composition is different, consisting of two major proteins, apolipoprotein (apo) B and apo (a) [1, 2]. Lp (a) levels vary from person to person but are, genetically determined as a dominant trait, minimally affected by race, age and sex [3, 4]. Numerous groups agree in their findings that individuals with increased concentrations of Lp (a) have a higher risk for premature coronary heart disease [5–7], unrelated to the rest of lipoproteins. In addition, the risk of stroke [3, 8–12] as well as re-stenosis after coronary artery bypass surgery [13, 14] correlates highly with increased Lp (a) concentrations. Little is known, however, about the relation between increased Lp (a) concentrations and childhood thromboses of various sites. In the present study we measured Lp (a) in a population of children with arterial or venous thrombosis.

Methods

Seventy-two infants and children aged neonate to 18 years and treated for arterial or venous thrombosis were enrolled in this study. In the majority of cases arterial thrombosis occurred in the central nervous system. Sixteen out of 36 infants with arterial vascular occlusion developed embolic stroke or multiple thrombosis in the neonatal period. In addition, 11 children > 1 year of age suffered from ischaemic embolic, local or lacunar stroke. In addition, left intracardial thrombus formations

I. Scharrer/W. Schramm (Hrsg.)
27. Hämophilie-Symposion Hamburg 1996

were diagnosed, the femoral arteries were occluded and aortic thromboses were found in the population studied.

Venous thrombosis was found in the femoral vein, renal veins, superior caval vein, central nervous system and portal vein, respectively.

Fasting venous blood samples for coagulation studies were obtained in the acute phase of the vascular accident and at least 6 months after the thrombotic episode.

In infants and children with suspected inherited thrombophilia the final diagnosis was made when DNA-based assays confirmed the diagnosis (Arg^{506}-to-Gln mutation of the factor V gene) or when repeatedly measured plasma concentrations were outside the age-appropriate reference range [15–17] and family screening confirmed the suspected inherited coagulation defect.

Lp (a) concentrations were measured with ELISA technique (COALIZA Lp (a), Chromogenix, Mölndal, Sweden). In addition, the factor V Leiden mutation (DNA prepared from EDTA blood), factor V, protein C, protein S, antithrombin and antiphospholipid antibodies (IgM/IgG) were measured as described earlier [18].

Results

Table 1 shows the overall distribution of Lp (a) and further genetic risk factors for familial thrombophilia in children with arterial and venous thrombosis. In addition, four of 72 children showed primary antiphospholipid syndrome.

Discussion

Lp (a) was first described in human plasma by Berg [19] as a genetic variant of β-lipoprotein. Its level is genetically determined as a codominant trait and minimally affected by age, sex, nutrition or environmental factors [3, 4]. Lp (a) levels are reported to be regulated by a gene located on the long arm of chromosome 6 close to the gene for plasminogen. Complementary DNA sequencing of human apo (a) showed it to be closely homologous with plasminogen [20]. This fact is assumed to provide a direct link between thrombogenesis and atherosclerosis [21, 22) This process is described for coronary and cerebral arteries [3–12]; also re-stenosis of vein

Table 1. Incidence of genetic risk factors for thrombophilia in children with arterial or venous thromboembolism

	Arterial thrombosis (n = 36)	Venous thrombosis (n = 36)
Genetic risk factors	21/36 (58%)	29/36 (80%)
Factor V Leiden	11/36 (30%)	14/36 (38%)
Lipoprotein (a)	8/36 (22%)	5/36 (14%)
Protein C deficiency type I	2/36 (5.5%)	8/36 (22%)
Antithrombin deficiency type I	0/36	2/36 (5.5%)

grafts after bypass surgery [13, 14] have been reported. In addition, it has been speculated that high plasma Lp (a) levels could also be a marker of early presence of atherosclerotic lesions at extracoronary sites [23].

Data of this study indicate that 58% of children with arterial thrombosis and 80% of children with venous thrombosis had genetic risk factors for familial thrombophilia. Besides inherited defects in the protein C anticoagulant system recently reported in a smaller group of children [18], increased concentrations of Lp (a) play an important role in the etiology of childhood thrombosis.

References

1. Armstrong VW, Walli AK, Seidel D (1985) Isolation, characterization and uptake in human fibroblasts of an apo (a)-free lipoprotein obtained on reduction of lipoprotein (a). J Lipid Res 26: 1314–1323
2. Seman LJ, Breckenridge WC (1986) Isolation an partial characterisation of apolipoprotein (a) from human lipoprotein (a). Biochem Cell Biol 64: 999–1009
3. Zenker G, Költringer P, Bone G, Niederkorn K, Pfeiffer K, Jürgens G (1986) Lipoprotein (a) as a strong indicator for cerebrovascular disease. Stroke 17: 942–945
4. Albers JJ, Hazzard WR (1974) Immunochemical quantification of human plasma Lp (a) lipoprotein. Lipids 9: 15–26
5. Berg K, Dahlen G, Frick MH (1974) Lp (a) lipoprotein and pre-beta 1 lipoprotein in patients with coronary heart disease. Clin Genet 6: 230–235
6. Seed M, Hoppichler F, Reaveley D, McCarthy S, Thomson GR, Boerwinkle E, Uterman G (1990) Relation of serum lipoprotein (a) concentration and apolipoprotein (a) phenotype to coronary heart disease in patients with familial hypercholesterolemia. N Engl J Med 322: 1494–1499
7. Sandkamp M, Funke H, Schulte H, Köhler E, Assmann G (1990) Lipoprotein (a) is an independent risk factor for myocardial infarction at a young age. Clin Chem 36: 20–23
8. Murai A, Miyahara T, Fujimoto N, Matsuda M, Kameyama M (1986) Lp (a) lipoprotein as a risk factor for coronary heart disease and cerebral infarction. Atherosclerosis 59: 199–204
9. Nagayama M, Shinohara Y, Nagayama T (1994) Lipoprotein (a) and ischemic cerebrovascular disease in young adults. Stroke 25: 74–78
10. Jürgens G, Költringer P (1994) Cerebrovascular disease and Lp (a): its role in atherosclerotic plaque formation and vessel wall elasticity of the carotid arteries. Chem Phys Lipids 68: 429–434
11. Woo J, Lau E, Lamm CWK et al (1991) Hypertension, lipoprotein (a), and apolipoprotein A-I as risk factors for stroke in the Chinese. Stroke 22: 203–208
12. Margaglione M, Di Minno G, Grandone E et al (1996) Plasma lipoprotein (a) levels in subjects attending a metabolic ward. Arterioscier Thromb Vasc Biol 16: 120–128
13. Hoff HF, Beck GJ, Skibinski CI, Jürgens G, O'Neil J, Kramer J, Lytle B (1988) Serum Lp (a) levels as a predictor of vein graft stenosis after coronary artery bypass surgery in patients. Circulation 77: 1238–1244
14. Rath M, Niendorf A, Reblin T, Dietel M, Krebber HJ, Beisiegel U (1989) Detection and quantification of lipoprotein (a) in the arterial: wall of 107 coronary by-pass patients. Arteriosclerosis 9: 579–592
15. Andrew M, Paes B, Milner R, Johnston M (1990)Development of the hemostatic system in the neonate and young infant. Am J Pediatr Hematol Oncol 12: 95–104
16. Andrew M, Vegh P, Johnston M, Bowker J, Ofosu F, Mitchell L (1992) Maturation of the hemostatic system during childhood. Blood 80: 1998–2005
17. Nowak-Göttl U, Funk M, Mosch G, Wegerich B, Kornhuber B, Breddin HK (1994) Univariatetolerance regions for fibrinogen, antithrombin III, protein C, protein S, plasmi-

nogen and a2-antiplasmin in children using the new automated coagulation laboratory (ACL) method. Klin Pädiatr 206: 437–439
18. Nowak-Göttl U, Koch HG, Aschka I et al (1996) Resistance to activated protein C (APCR) in children with venous or arterial thromboembolism. Br J Haematol 92: 992–998
19. Berg K (1963) A new serum type system in man – the Lp system. Acta Pathol Microbiol Scand 59: 369–383
20. McLean JW, Tomlinson JE, Kuang WJ (1987) cDNA sequence of human apolipoprotein (a) is homologous to plasminogen. Nature 300: 132–137
21. Miles LA, Fless GM, Levin EG, Scanu AM, Plow EF (1989) A potential basis for the thrombotic risk associated with lipoprotein (a). Nature 339: 301–303
22. Utermann G (1989) The mysteries of lipoprotein (a). Science 246: 904–910
23. Cambillau M, Simon A, Amar J et al (1992) Serum Lp (a) as a discriminant marker of early atherosclerotic plaques at three extracoronary sites in hypercholestrolemic men. Arteriosc1 Throm 12: 1346–1352

Unterschiede zwischen Neugeborenen und Erwachsenen bei der Lyse von Plasma- und Vollblutgerinnseln nach Zugabe von rt-PA in vitro

M. Ries, B. Trusen, M. Zenker, J. Klinge, R. Rauch, C.H. Chen

Das fibrinolytische System zeigt beim Neugeborenen verglichen mit größeren Kindern und Erwachsenen deutliche Unterschiede.

Bestimmungen der Plasminogenaktivatoren und deren Inhibitoren zeigten widersprüchliche Ergebnisse. Untersuchungen über die Konzentration und Aktivität des Gewebeplasminogenaktivators ergaben normale, erniedrigte und erhöhte Spiegel verglichen mit Erwachsenen. Für den Urokinaseplasminogenaktivator wurden normale und erniedrigte Werte gemessen. Die berichteten Werte für den Plasminogenaktivator-Inhibitor Typ I liegen meist im Erwachsenennormbereich oder darunter, für den Plasminogenaktivator-Inhibitor Typ II wurden erhöhte Konzentrationen gefunden (Abb. 1) [6, 12, 19, 22, 30, 37, 41].

Plasminogen hat eine Konzentration von ca. 50 % und liegt in einer fetalen Form mit langsamerer Aktivierungskinetik vor (Abb. 1) [2, 4, 7, 8, 11, 12, 15, 16, 17, 24]. Fetales Plasmin wird durch die Plasmininhibitoren langsamer inhibiert als adultes Plasmin [33]. Die Plasmininhibitoren finden sich im Blut von reifen Neugeborenen in eher größerer Menge. α_2-Antiplasmin hat bei Früh- und Neugeborenen ähnliche Spiegel wie bei Erwachsenen, für α_2-Makroglobulin wurden erhöhte Werte berichtet (Abb. 1) [4, 6, 7, 12, 16, 41].

Fibrinogen, für das ebenfalls eine fetale Form beschrieben wurde [21, 32, 47], hat beim Neugeborenen Konzentrationen wie beim Erwachsenen bzw. gering niedrigere Werte.

Vor allem der niedrige Plasminogenspiegel in Verbindung mit den relativ hohen Konzentrationen der Plasmininhibitoren läßt eine verminderte Effektivität des fibrinolytischen Systems erwarten. Interessanterweise zeigen jedoch geronnenes Vollblut und Plasma bei Neugeborenen eine schnellere spontane Lyse als bei Erwachsenen [10, 29, 40]. Um Auswirkungen der Unterschiede im fibrinolytischen System auf Dosierungen einer thrombolytischen Therapie zu bestimmen, sind Untersuchungen über die Effektivität der Plasminogenaktivatoren bei der Lyse von Plasma- und Vollblutgerinnseln sinnvoll.

Unterschiede zwischen Neugeborenen und Erwachsenen bei der Lyse von Plasmagerinnseln nach Zugabe von rt-PA in vitro

Andrew et al. [5] untersuchten die Lyse von radioaktiv markierten Plasmagerinnseln in einem Plasmamilieu nach Zugabe verschiedener Konzentrationen von Streptokinase, Urokinase und rekombinantem Gewebeplasminogenaktivator

I. Scharrer/W. Schramm (Hrsg.)
27. Hämophilie-Symposion Hamburg 1996

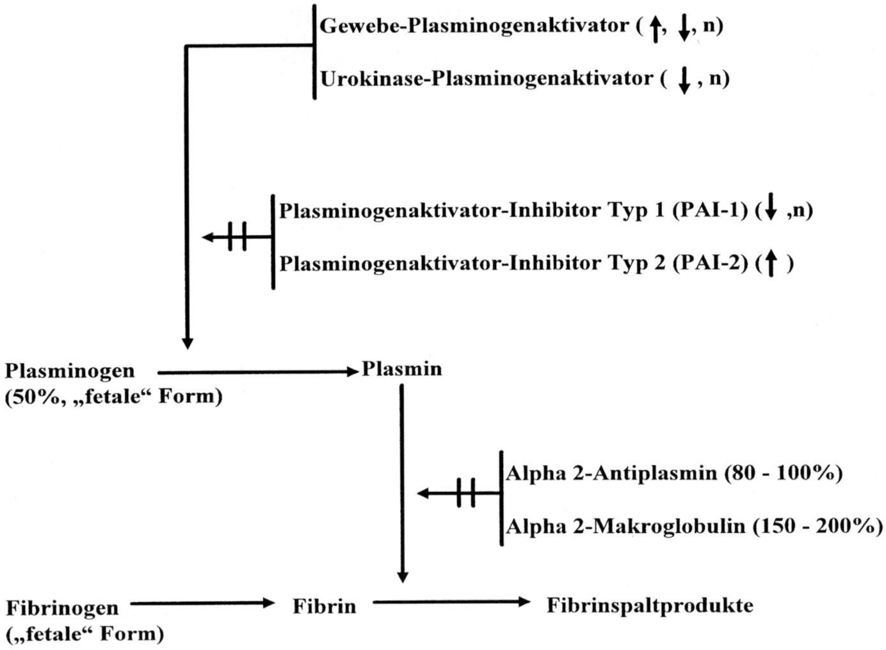

Abb. 1. Veränderungen der Einzelfaktoren des fibrinolytischen Systems beim Neugeborenen verglichen mit Erwachsenen

(rt-PA). In dieser Arbeit wurde jedoch nur die insgesamt schlechtere Lyse bei Neugeborenen diskutiert. Als Ursache der langsameren Lyse wurden die niedrigeren Plasminogenspiegel postuliert. Bei genauerer Betrachtung der Daten fällt jedoch auf, daß die Unterschiede in der prozentualen Lyse nach 1 h Inkubationszeit ähnlich wie bei unseren nachfolgend aufgeführten Ergebnissen von der Konzentration des verwendeten Plasminogenaktivators abhängig waren. Neugeborene lysierten nur bei Verwendung hoher Dosen von Urokinase, Streptokinase und rt-PA geringer als Erwachsene, während bei niedrigeren Dosierungen keine Unterschiede erkennbar waren oder sogar eine stärkere prozentuale Lyse bei den Neugeborenen verzeichnet werden konnte.

Wir haben in eigenen Studien [33, 35] Neugeborenenplasmen und Plasmaproben von erwachsenen Kontrollpersonen in einem „Clot-lysis-Test" untersucht. Sowohl bei der Verwendung von Streptokinase und Urokinase als auch rt-PA lysierten bei hohen Aktivatorkonzentrationen Erwachsene signifikant schneller als Neugeborene. Bei niedrigeren Konzentrationen wurden die Unterschiede geringer, bei sehr niedrigen Konzentrationen lysierten Neugeborene trotz der niedrigeren Plasminogenspiegel sogar signifikant schneller (Abb. 2a, b). Eine mögliche Erklärung für die Befunde bei den niedrigen Aktivatorkonzentrationen liefert die langsamere Inhibierung des fetalen Plasmins durch die Plasmininhibitoren [33], da bei langsam ablaufenden Reaktionen die Inhibitorenwirkung stärker zum Ausdruck kommt.

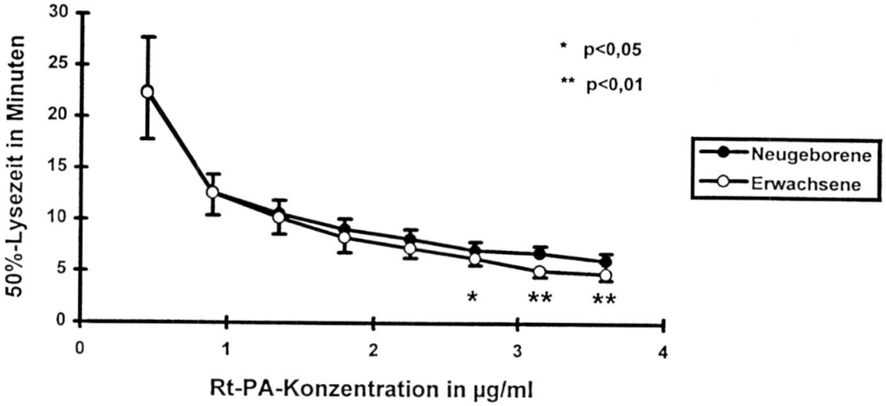

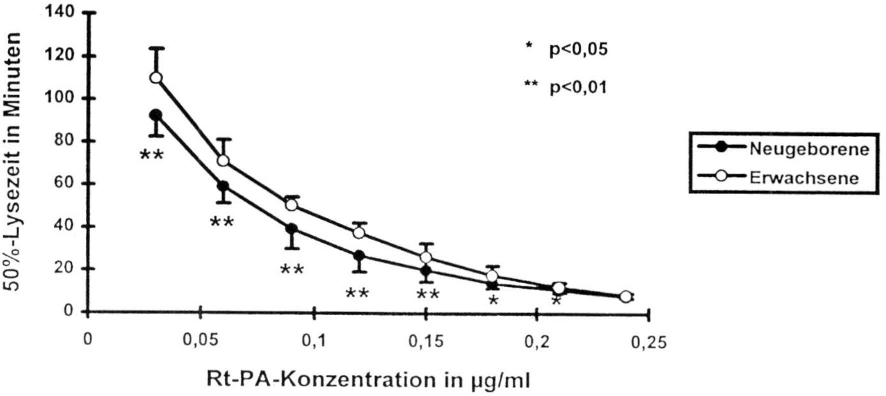

Abb. 2 a, b. 50%-Lysezeiten in einem „Clot-lysis-Test“ bei verschiedenen rt-PA-Konzentrationen [33, 35]. Beachte die schnellere Lyse der Erwachsenen bei hohen Konzentrationen und die schnellere Lyse der Neugeborenen bei niedrigen Konzentrationen. Die Untersuchungen bei hohen rt-PA-Konzentrationen wurden bei 25 °C und die bei niedrigen rt-PA-Konzentrationen bei 37 °C durchgeführt

Unterschiede zwischen Neugeborenen und Erwachsenen bei der Lyse von Vollblutgerinnseln nach Zugabe von rt-PA in vitro

Bei der Thrombolyse in vivo spielt neben der plasmatischen Gerinnung und Fibrinolyse auch die zelluläre Hämostase eine wichtige Rolle. Dies veranlaßte uns, Untersuchungen der Lyse von Vollblutgerinnseln nach Zugabe von rt-PA in vitro durchzuführen [43]. Für diese Analysen verwendeten wir Citratblut von 15 reifen Neugeborenen nach Punktion des Plazentateils der Nabelvene (unmittelbar nach Abklemmen der Nabelschnur). Als Kontrollen dienten 13 gesunde Erwachsene. 760 µl Citratblut wurden mit 40 µl Thrombinkalziumchloridlösung gemischt und in Röhrchen mit einem Durchmesser von 10 mm gegeben. Nach 3 h Retraktionszeit wurden die Gerinnsel in Tris-Puffer gewaschen und auf ein Polyesternetz gelegt,

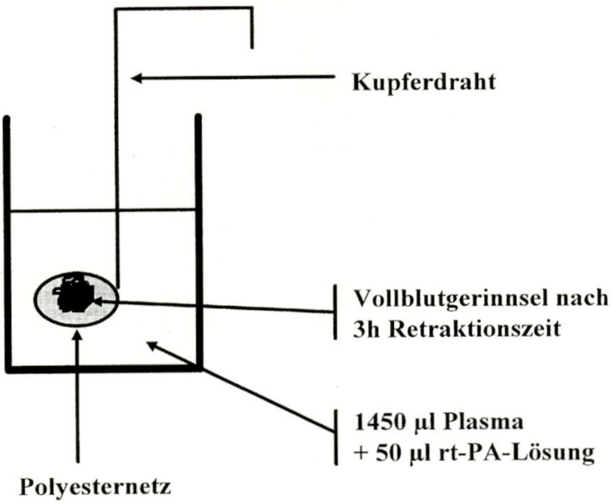

Abb. 3. Schematische Versuchsanordnung des Tests zur Untersuchung der Lyse von Vollblutgerinnseln [43]

welches auf einen Kupferdraht aufgebracht war. Anschließend wurden 1450 µl Plasma des gleichen Patienten zugegeben, so daß das Gerinnsel vollständig von Plasma umgeben war. Nach 1 h Inkubationszeit wurden 50 µl rt-PA-Lösung zugegeben (rt-PA-Endkonzentrationen von 0, 0,1, 0,3, 1 und 3 µg/ml) (Abb. 3). Die Gerinnsel wurden zu Beginn der Lysereaktion, nach 30 min, 1 h, 2 h und 3 h gewogen. Fibrinogen und Plasminogen wurden mit kommerziell erhältlichen Testkits nach der 3stündigen Lyse bestimmt. Für die statistischen Analysen verwendeten wir den U-Test nach Mann und Whitney.

Neugeborene zeigten bei allen verwendeten rt-PA-Konzentrationen eine schnellere Lyse als Erwachsene. Die Lyse der Vollblutgerinnsel war bei Neugeborenen bei der rt-PA-Konzentration von 1 µg/ml am effektivsten. Die Verwendung höherer Konzentrationen zeigte eine geringere Lyse. Bei Erwachsenen war die Lyse bei der höchsten Konzentration von 3 µg/ml am ausgeprägtesten (Abb. 4a–d). Der Plasminogenabfall (gemessen nach der 3stündigen Lyse) bei steigender rt-PA-

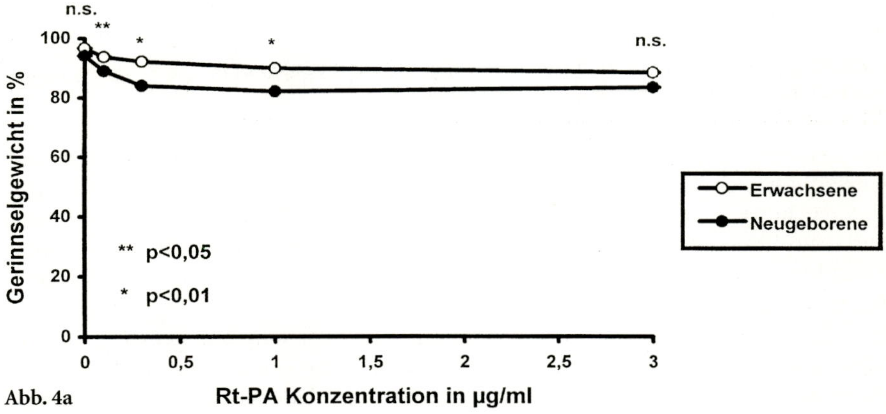

Abb. 4a

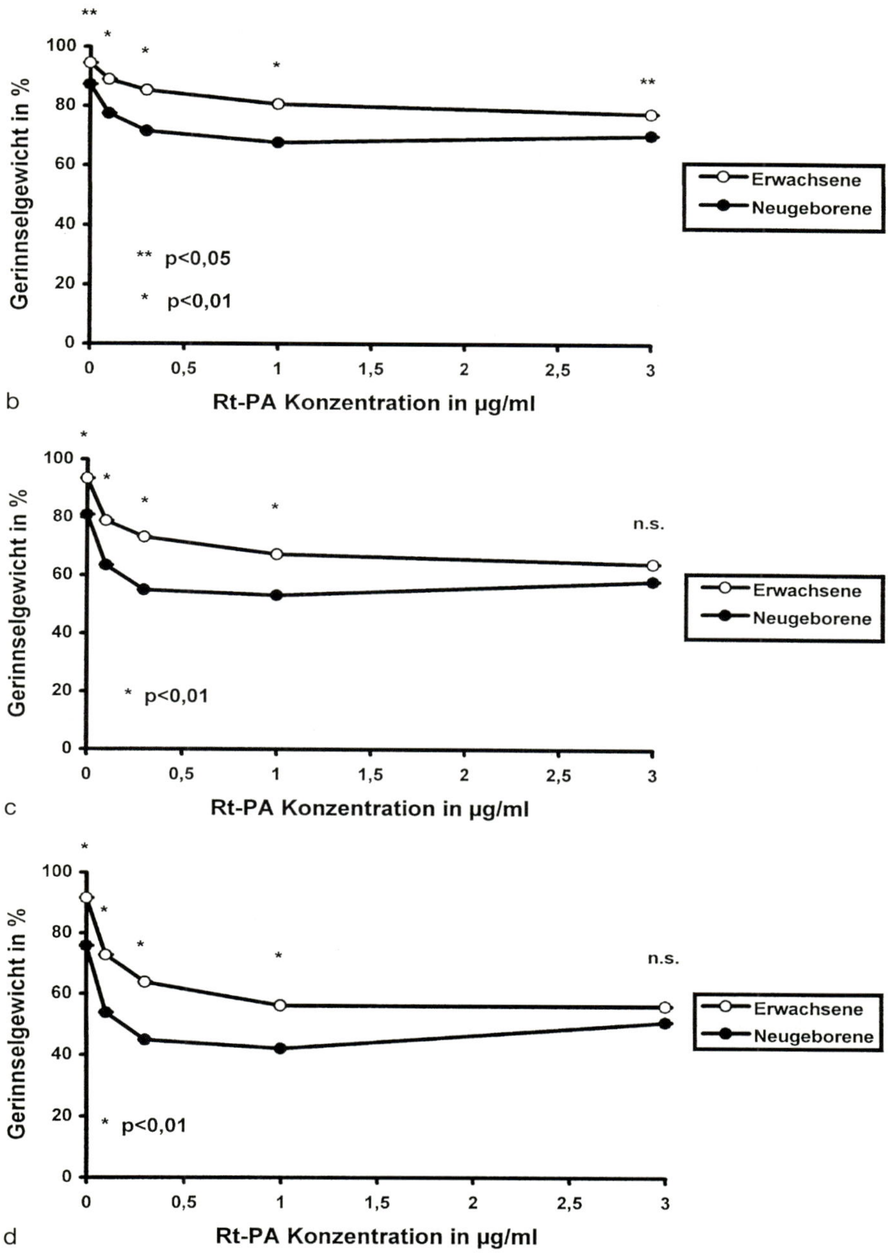

Abb. 4. Ergebnisse der Lyse von retrahierten Vollblutgerinnseln bei Neugeborenen im Vergleich zu Erwachsenen nach 0, 5 h, 1 h, 2 h, 3 h [43]. Bei allen Konzentrationen zeigten Neugeborene eine ausgeprägtere Lyse als Erwachsene. Interessanterweise war bei Neugeborenen die Lysereaktion bei der rt-PA-Konzentration von 1 µg/ml am effektivsten

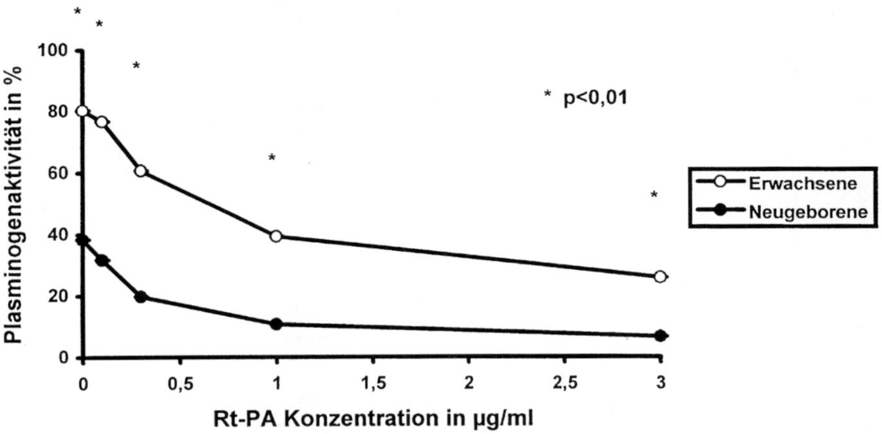

Abb. 5. Plasminogenaktivität nach der 3stündigen Lysezeit in Abhängigkeit von der verwendeten rt-PA-Konzentration [43]. Der Plasminogenverbrauch war in Relation zum Ausgangswert bei Neugeborenen und Erwachsenen ähnlich. Der absolute Verbrauch an Plasminogen war jedoch bei Neugeborenen deutlich geringer

Konzentration war in Relation zum initialen Wert bei Erwachsenen und Neugeborenen ähnlich. Der absolute Verbrauch an Plasminogen war jedoch bei Neugeborenen deutlich geringer (Abb. 5). Der Abfall des Fibrinogens bei steigender rt-PA-Konzentration war bei Neugeborenen ebenfalls deutlich geringer ausgeprägt (Abb. 6).

Somit konnten wir im Gegensatz zu den Lyseexperimenten mit Plasmagerinnseln [5, 33, 35] bei Vollblutgerinnseln beim Neugeborenen eine schnellere Lyse bei allen getesteten rt-PA-Konzentrationen finden. Mögliche Erklärungen sind:

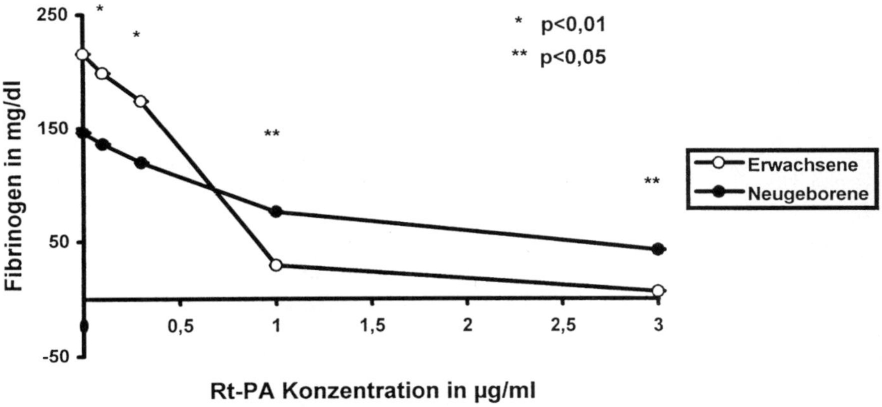

Abb. 6. Fibrinogenmessungen nach der 3stündigen Lysezeit in Abhängigkeit von der verwendeten rt-PA-Konzentration [43]. Der Verbrauch an Fibrinogen war bei Neugeborenen deutlich geringer

1. In dieser Studie verwendeten wir retrahierte Vollblutgerinnsel. Die Gerinnselretraktion, welche einen ausgeprägten Effekt auf die Thrombolyse hat [36, 38], könnte bei Neugeborenen unterschiedlich gegenüber Erwachsenen sein.
2. Thrombozyten vermindern die Lyse eines Thrombus [31, 38]. Der Effekt der Thrombozyten könnte bei Neugeborenen unterschiedlich gegenüber Erwachsenen sein.
3. Möglicherweise unterscheidet sich die zelluläre Komponente der fibrinolytischen Aktivität [25, 45], welche bei den Versuchen mit Plasmagerinnseln nicht erfaßt wird, beim Neugeborenen verglichen mit Erwachsenen.
4. Erythrozyten modifizieren das Fibrinnetzwerk und erleichtern den Transport von fibrinolytischen Substanzen [44]. Eventuell unterscheidet sich dieses Phänomen beim Neugeborenen verglichen mit Erwachsenen.
   Welche dieser Punkte für die Unterschiede zwischen der Lyse von Plasma- und von Vollblutgerinnseln relevant sind, muß durch weitere Untersuchungen geklärt werden.

Interessanterweise war die Lyse bei Neugeborenen bei der rt-PA- Konzentration von 1 µg/ml am effektivsten. Dieses Phänomen tritt auch bei Erwachsenen auf, allerdings erst bei höheren rt-PA-Konzentrationen. Eine Hypothese für dieses Phänomen ist der sog. „Plasminogen-steal-Effekt“, welcher durch einen Verbrauch des extrinsischen Plasminogens mit einem daraus resultierenden Verlust des im Gerinnsel lokalisierten Plasminogens in das umgebende „Plasminogen-arme“ Plasma erklärt wird [26, 28, 39, 42]. Kürzlich konnte jedoch durch umfangreiche und methodisch einwandfreie Untersuchungen gezeigt werden, daß dieses Phänomen durch die Affinität von rt-PA gegenüber Fibrin bedingt ist [48]. Somit könnten unsere Befunde für eine höhere Affinität von rt-PA gegenüber fetalem Fibrin sprechen, was jedoch durch Untersuchungen mit gereinigten Substanzen bestätigt werden müßte.

Mögliche Auswirkungen der Untersuchungen der Lyse von Plasma- und Vollblutgerinnseln nach Zugabe von rt-PA in vitro auf Dosierungsrichtlinien einer thrombolytischen Therapie in der Neonatalperiode

In der Neonatalperiode gibt es bisher keine einheitlichen Richtlinien für eine thrombolytische Behandlung. Thrombolytische Therapien mit rt-PA in der Neonatalperiode wurden in mehreren Kasuistiken oder Zusammenfassungen von wenigen Patienten berichtet. Die verwendeten Bolusgaben reichen von 0 bis 0,5 mg/kg, die Dauerinfusionen zeigten große Unterschiede und reichten von 0,03 bis 0,5 mg/kg/h [1, 3, 9, 13, 14, 18, 20, 23, 27, 34, 46].

Die Untersuchungen der Vollblutgerinnsel sind besser mit den In-vivo-Verhältnissen vergleichbar als die der Plasmagerinnsel, da bei diesen Analysen sowohl die Retraktion des Thrombus als auch der Einfluß der zellulären Hämostase berücksichtigt wird. Daher sind diese Untersuchungen für die Erstellung von Dosisrichtlinien sehr hilfreich. Unsere Ergebnisse sprechen trotz des niedrigen Plasminogenspiegels und der langsameren Aktivierungskinetik des fetalen

Plasminogens für die Verwendung niedrigerer Dosierungen an rt-PA beim Neugeborenen verglichen mit Erwachsenen. Dies muß jedoch durch kontrollierte klinische Studien bestätigt werden.

Literatur

1. Ahluwalia JS, Kelsall AWR, Diederich S, Rennie JM (1994) Successful treatment of aortic thrombosis after umbilical catheterization with tissue plasminogen activator. Acta Paediatr 83: 1215–1217
2. Ambrus CM, Ambrus JL, Choi TS, Jung O, Mirand EA, Bartfay-Szabo A (1979) The fibrinolysin system and its relationship to disease in the newborn. Am J Pediatr Hematol Oncol 1: 251–260
3. Anderson BJ, Keeley SR, Johnson ND (1991) Caval thrombolysis in neonates using low doses of recombinant tissue-type plasminogen activator. Anaesth Intensive Care 19: 22–27
4. Andrew M (1995) Developmental hemostasis: relevance to thromboembolic complications in pediatric patients. Thromb Haemost 74: 415–425
5. Andrew M, Brooker L, Leaker M, Paes B, Weitz J (1992) Fibrin clot lysis by thrombolytic agents is impaired in newborns due to a low plasminogen concentration. Thromb Haemost 68: 325–330
6. Andrew M, Paes B, Johnston M (1990) Development of the hemostatic system in the neonate and young infant. Am J Pediatr Hematol Oncol 12: 95–104
7. Andrew M, Paes B, Milner R, Johnston M, Mitchell L, Tollefsen DM, Powers P (1987) Development of the human coagulation system in the full term infant. Blood 70: 165–172
8. Benavent A, Estellés A, Aznar J, Martinez-Sales V, Gilabert J, Fornas E (1984) Dysfunctional plasminogen in full term newborn – Study of active site of plasmin. Thromb Haemost 51: 67–70
9. Berger C, Francoise M, Durand C, Sandre D, Gouyon JB (1994) Utilisation de l'activateur tissulaire du plasminogène (tPA) dans le traitement des thromboses aortiques du nouveau-né. Arch Pédiatr 1: 1014–1018
10. Brüster H, Pfitzner W (1964) Untersuchungen über das fibrinolytische Potential bei Reifgeborenen und jungen Säuglingen. Monatsschr Kinderheilkd 113: 476–481
11. Corrigan JJ (1988) Neonatal thrombosis and the thrombolytic system: Pathophysiology and therapy. Am J Pediatr Hematol Oncol 10: 83–91
12. Corrigan JJ, Sleeth JJ, Jeter MA, Lox CD (1989) Newborn's fibrinolytic mechanism: Components and plasmin generation. Am J Hematol 32: 273–278
13. Dillon PW, Fox PS, Berg CJ, Cardella JF, Krummel TM (1993) Recombinant tissue plasminogen activator for neonatal and pediatric vascular thrombolytic therapy. J Pediatr Surg 28: 1264–1269
14. Doyle E, Britto J, Freeman J, Munro F, Morton NS (1992) Thrombolysis with low dose tissue plasminogen activator. Arch Dis Child 67: 1483–1484
15. Edelberg JM, Enghild JJ, Pizzo SV, Gonzales-Gronow M (1990) Neonatal plasminogen displays altered cell surface binding and activation kinetics. Correlation with increased glycosylation of the protein. J Clin Invest 86: 106–112
16. Ekelund H, Hedner U, Nilsson IM (1970) Fibrinolysis in newborns. Acta Paediatr Scand 59: 33–43
17. Estelles A, Aznar J, Gilabert J, Parrilla JJ (1980) Dysfunctional plasminogen in full-term newborn. Pediatr Res 14: 1180–1185
18. Guérin V, Boisseau MR (1993) Efficiency of alteplase in the treatment of venous and arterial thrombosis in neonates. Am J Hematol 42: 236–237
19. Ishii A, Yamada S, Yamada R, Fujibayashi S, Hamada H (1992) T-PA activity and antigen in the newborn and infant. J Perinat Med 20: 465–469
20. Kennedy LA, Drummond WH, Knight ME, Millsaps MM, Williams JL (1990) Successful treatment of neonatal aortic thrombosis with tissue plasminogen activator. J Pediatr 116: 798–801

21. Künzer W (1961) Fetales Fibrinogen. Klin Wochenschr 39: 536–542
22. Lecander I, Astedt B (1987) Specific plasminogen activator inhibitor of placental type PAI 2 occurring in amniotic fluid and cord blood. J Lab Clin Med 110: 602–605
23. Levy M, Benson LN, Burrows PE, Bentur Y, Strong DK, Smith J, Johnson D, Jacobson S, Koren G (1991). Tissue plasminogen activator for the treatment of thromboembolism in infants and children. J Pediatr 118: 467–472
24. Mackinnon S, Walker ID, Davidson JF, Walker JJ (1987) Fibrinolytic activity in the healthy newborn infant at term. Fibrinolysis 1: 117–120
25. Moroz LA (1984) Non-plasmin mediated fibrinolysin. Sem Thromb Haemost 10: 80–86
26. Nishino N, Kakkar VV, Scully MF (1991) Influence of intrinsic and extrinsic plasminogen upon lysis of thrombi in vitro. Thromb Haemost 66: 672–677
27. Nowak-Göttl U, Schwabe D, Schneider W, Schlösser R, Kreuz W (1992) Thrombolysis with recombinant tissue-type plasminogen activator in renal venous thrombosis in infancy. Lancet 340: 1105
28. Onundarson PT, Francis CW, Marder VJ (1992) Depletion of plasminogen in vitro during thrombolytic therapy limits fibrinolytic potential. J Lab Clin Med 120: 120–128
29. Phillips LL, Skrodelis V (1958) A comparison of the fibrinolytic enzyme system in maternal and umbilical cord blood. Pediatrics 20: 715–726
30. Pinacho A, Páramo JA, Ezcurdia M, Rocha E (1995) Evaluation of the fibrinolytic system in full-term neonates. Int J Clin Lab Res 25: 149–152
31. Reed GL, Matsueda GR, Haber E (1992) Platelet factor XIII increases the fibrinolytic resistance of platelet-rich clots by accelerating the crosslinking of alpha 2-antiplasmin to fibrin. Thromb Haemost 68: 315–320
32. Réganon E, Vila V, Laiz B, Gilabert J, Aznar J (1991) Comparison of normal full-term fetal and adult fibrinogen in humans by physical and chemical analyses. Thromb Haemost 65: 1235
33. Ries M, Klinge J, Rauch R, Trusen B, Zenker M, Keuper H, Harms D (1996) In vitro fibrinolysis after adding low doses of plasminogen activators and plasmin generation with and without oxidative inactivation of plasmin inhibitors in newborns and adults. J Pediatr Hematol Oncol 18: 346–351
34. Ries M, Singer H, Hofbeck M (1994) Thrombolysis of a modified Blalock-Taussig shunt with recombinant tissue plasminogen activator in a newborn infant with pulmonary atresia and ventricular septal defect. Br Heart J 72: 201–202
35. Ries M, Zenker M, Klinge J, Keuper H, Harms D (1995) Age related differences in a clot lysis assay after adding different plasminogen activators in a plasma milieu in vitro. J Pediatr Hematol Oncol 17: 260–264
36. Sabovic M, Lijnen HR, Keber D, Collen D (1989) Effect of retraction on the lysis of human clots with fibrin specific and non-fibrin specific plasminogen activators. Thromb Haemost 62: 1083–1087
37. Saleh AA, Hirokawa S, Stowers MA, Eldridge DM, Dorey LG, Dombrowski MP, Bottoms SF, Kazzi GM, Mammen EF (1993) Effect of mode of delivery on certain parameters of neonatal hemostasis. Thromb Haemost 69: 1020
38. Satoshi K, Garret AF, Desmond JF (1992) Inhibition of clot lysis and decreased binding of tissue-type plasminogen activator as a consequence of clot retraction. Blood 79: 1420–1427
39. Sobel BE, Nachowiak DA, Fry ET, Bergmann SR, Torr SR (1990) Paradoxical attenuation of fibrinolysis attributable to „plasminogen steal“ and its implications for coronary thrombolysis. Coron Artery Dis 1: 111–119
40. Ströder J, Künzer W (1957) Gerinnungsstudien bei Kindern. VIII. Mitteilung. Ann paediat (Basel) 189: 198–204
41. Suarez CR, Walenga J, Mangogna LC, Fareed J (1985) Neonatal and maternal fibrinolysis: Activation at time of birth. Am J Hematol 19: 365–372
42. Torr SR, Nachowiak DA, Fujii S, Sobel BE (1992) „Plasminogen steal“ and clot lysis. J Am Coll Cardiol 19: 1085–1090

43. Trusen B, Ries M, Zenker M, Rauh M, Keuper H, Harms D (1996) Whole blood clot lysis in newborns and adults after adding different concentrations of recombinant tissue-plasminogen activator (rt-PA). J Pediatr (zur Publikation eingereicht)
44. Van Gelder JM, Nair CH, Dhall DP (1996) Erythrocyte aggregation and erythrocyte deformability modify the permeability of erythrocyte enriched fibrin network. Thromb Res 82: 33–42
45. Van Giezen JJ, Chung-A-Hing JE, Vegter CB, Bouma BN, Jansen JWC (1994) Fibrinolytic activity in blood is distributed over a cellular and the plasma fraction which can be modulated separately. Thromb Haemost 72: 887–892
46. Van Overmeire B, Van Reempts PJ, Van Acker KJ (1992) Intracardiac thrombus formation with rapidly progressive heart failure in the neonate: treatment with tissue type plasminogen activator. Arch Dis Child 67: 443–445
47. Witt I, Müller H, Künzer W (1969) Evidence for the existence of foetal fibrinogen. Thromb Diath Hemorrh 22: 101–109
48. Wu JH, Diamond SL (1995) Tissue plasminogen activator (t-PA) inhibits plasmin degradation of fibrin. J Clin Invest 95: 2483–2490

Einsatz von rF VIIa (NovoSeven) bei einem 9jährigen Patienten mit Hemmkörperhämophilie A

C. Escuriola-Ettingshausen, I. Martinez-Saguer, C. Heller, B. Gebhardt, I. Scharrer., W. Kreuz

Die Behandlung von Blutungsereignissen bei Patienten mit Hemmkörperhämophilie zeigt sich nicht selten als problematisch und komplikationsbehaftet. Verschiedene Präparate wie z. B. aPCC (aktivierte Prothrombinkomplexpräparate) oder porziner Faktor VIII werden mit unterschiedlichem Erfolg eingesetzt. Als neuestes Präparat steht nun rekombinanter, aktivierter Faktor VII (rF VIIa, NovoSeven, Fa. Novo Nordisk) zur Verfügung. Klinische Studien und zahlreiche Fallberichte zeigten Effektivität und Sicherheit im Einsatz bei Blutungsereignissen und operativen Eingriffen [2, 3, 5, 6].

Herstellung und Wirkungsweise von rF VII a

Rekombinanter F VII wird nach Transfektion des Genes von Baby-Hamster-Kidney-Zellen (BHK) in einkettiger Form produziert und während zahlreicher chromatographischer Reinigungsprozesse zu F VIIa (zweikettig) aktiviert. Angeschlossen ist ein Virusinaktivierungsschritt (Solvent-detergent-Verfahren) sowie eine monoklonale Reinigung. Nach Zusatz verschiedener Additiva (NaCl, Kalziumchlorid-Dihydrat, Glycylglycin, Tween 80, Mannitol) und steriler Filtration wird das Präparat gefriergetrocknet [4].

F VIIa bindet an „tissue factor" (TF) und aktiviert mit diesem in Komplexbindung F X zu F Xa und F IX zu F IXa. Das intrinsische Gerinnungssystem kann umgangen werden. In Abwesenheit von TF ist F VIIa proteolytisch inaktiv. Das Risiko einer systemischen Aktivierung des Gerinnungssystems ist also minimal.

F VIIa-TF wird von TFPI („tissue factor pathway inhibitor") in Komplexbindung mit F Xa inhibiert. Durch hohe Konzentrationen von rF VIIa kann dieser Mechanismus überspielt werden [4].

Fallbeschreibung

Wir berichten über den Einsatz von NovoSeven (Fa. Novo Nordisk) bei einem 9jährigen Patienten mit Hemmkörperhämophilie A im Rahmen von 2 operativen Eingriffen und 2 Kniegelenkblutungen.

I. Scharrer/W. Schramm (Hrsg.)
27. Hämophilie-Symposion Hamburg 1996

Anamnese

Im Alter von 1 3/12 Jahren entwickelte der Patient mit bekannter schwerer Hämophilie A einen hochtitrigen Hemmkörper gegen F VIII (maximaler Hemmkörpertiter 1570 Bethesda-Einheiten). Zur Durchführung einer Immuntoleranztherapie wurde dem Kind unter perioperativer Gabe eines aktivierten Prothrombinkomplexpräparates (FEIBA, Fa. Immuno) ein zentralvenöser Zugang (Port-A-Cath) implantiert. Es kam zu einer postoperativen Nachblutung mit transfusionsbedürftigem Hb-Abfall.

Die Immuntoleranztherapie wurde zunächst mit Haemate HS, nach dem Auftreten von Unverträglichkeitsreaktionen mit Beriate HS (Fa. Centeon), in der Dosierung von 200 IE/kg KG/Tag i.v., verteilt auf 2 Einzeldosen, durchgeführt. Zur Prophylaxe von Blutungsereignissen erhielt das Kind außerdem FEIBA in einer Dosierung von 70 IE/kg KG 2mal pro Tag.

Nachdem keine Immuntoleranz erreicht werden konnte, wurde eine Blutungsprophylaxe mit FEIBA durchgeführt. Muskel- und Gelenkeinblutungen und andere kleine Blutungsereignisse wurden ebenfalls unter der Gabe von FEIBA resorbiert. Eine Porth-A-Cath-Explantation sowie eine Hickman-Katheterimplantation konnte unter perioperativer FEIBA-Gabe komplikationslos durchgeführt werden.

Die aktuellen Hemmkörpertiter bei dem Patienten lagen zwischen 44 und 73 Bethesda-Einheiten. Die Kreuzreaktion gegen Schweinefaktor lag bei 43%, so daß der Einsatz von porzinem F VIII (Hyate C) bei diesem Patienten nicht in Betracht gezogen wurde.

Einsatz von rF VIIa (NovoSeven, Novo Nordisk)

Gelenkblutungen

Im April 1995 und August 1996 kam es jeweils zu spontanen Einblutungen in das rechte Kniegelenk. Der Patient wurde hochdosiert mit FEIBA (100 IE/kg KG i.v. 2mal täglich) therapiert. Nachdem es nach 5 bzw. 8 Wochen zu keiner zufriedenstellenden Resorption bzw. zu rezidivierenden Nachblutungen kam, erfolgte eine Präparateumstellung auf NovoSeven:

Initial wurden jeweils 90 µg rF VIIa/ kg KG i.v. im Bolus verabreicht. Die Therapie wurde in gleicher Dosierung in 2stündlichen Abständen fortgesetzt. Parallel wurde die Extremität mittels Braun-Schiene hochgelagert und ruhiggestellt. Zusätzlich erhielt der Patient eine antiphlogistische Therapie mit Voltaren (2 mg/kg KG/Tag). Das Therapiemonitoring erfolgte mittels sonographischer Messung des Ergusses, Umfangmessungen und täglichen Gerinnungskontrollen (s. Tabelle 1). Bereits nach 2 Tagen zeigte sich klinisch eine beginnende Resorption, so daß die Substitutionsabstände auf 4 h und nach 2 weiteren Tagen auf 6 h erweitert wurden. Danach erfolgte eine Umstellung auf FEIBA (100 IE/kg KG i.v. 2ml täglich). Parallel wurde das Kind krankengymnastisch behandelt (isometrische Übungen).

Da das Kind unter peripher venöser rF-VIIa-Gabe Thrombophlebitiden entwickelte und die periphervenösen Zugangsmöglichkeiten nach kürzester Zeit

Tabelle 1. Gerinnungsparameter vor und nach rF-VIIa-Gabe

	Vor Therapiebeginn		Unter Therapie[a]	
	Median	Spannweite	Median	Spannweite
Thrombozyten/µl	356 000	(275 000–407 000)	262 000	(220 000–321 000)
TPZ (%)	76	(76–85)	376	(208–580)
PTT (s)	85	(85–91)	81	(54–120)
Fibrinogen (mg/dl)	250	(230–260)	255	(190–330)
Antithrombin III (%)	87	(84–89)	85	(70–95)
D-Dimere	< 0,5		< 0,5	(< 0,5–0,7)
			postop. 3,0	(1,0–4,0)
F VII:C (%)	–	–	1200	(362–2080)

[a] Applikationsintervalle 2–6 h.

erschöpft waren, wurde NovoSeven zentralvenös über den Hickman-Katheter appliziert. Ansonsten wurden keine Nebenwirkungen beobachtet.

In den folgenden 6 Monaten kam es zu keiner weiteren Einblutung in das o.g. Gelenk.

Operative Eingriffe

Aufgrund eines Defektes des Hickman-Kathetersystems mußte im Januar 1996 ein Katheterwechsel zur Erleichterung der prophylaktischen Behandlung und der Therapie bei Blutungsereignissen durchgeführt werden. Während der gleichen operativen Sitzung wurde ein Naevuszellnaevus am Penisschaft exzidiert. Eine erneute Implantation eines neuen Kathetersystems wurde 2/96 nach Autoexplantation nötig.

Sämtliche o.g. Eingriffe wurden unter Schutz von NovoSeven durchgeführt. Die letzte FEIBA-Gabe im Rahmen der Blutungsprophylaxe erfolgte jeweils ca. 12 h vor der ersten NovoSeven-Applikation.

Mit Einleitung der Narkose wurden dem Kind 120 µg NovoSeven/kg KG i.v. als Bolus injiziert. Intraoperativ kam es bei keinem der Eingriffe zu einem nennenswerten Blutverlust. Nach Initialgabe erfolgten NovoSeven-Injektionen in der Dosierung von 90 µg/ kg KG i.v. in 2stündlichen Abständen über 2 Tage. Die Behandlung wurde über weitere 4 Tage in zunächst 4- dann 6stündigen Applikationsintervallen weitergeführt. Bei komplikationslosem postoperativem Verlauf entschlossen wir uns, die Applikationsintervalle bis zum Abschluß der Wundheilung auf 8 h zu erweitern. Unter dieser Dosierungsfrequenz kam es jedoch zu 2 spontanen Muskelblutungen im Bereich der linken Wade und der Flexoren des linken Unterarms.

Verträglichkeit

Außer lokalen Nebenwirkungen (Thrombophlebitiden) bei peripherer Applikation über eine Braunüle traten bei dem 9jährigen Jungen keine unerwünschten Ereignisse auf. Das Präparat war, zentralvenös appliziert, gut verträglich. Anhand der täglich erhobenen Gerinnungsbefunde gab es keine Anzeichen einer beginnenden DIC.

Monitoring

Unter Gabe von rF VIIa werden deutliche PT-Verkürzungen bzw. TPZ- Anstiege sowie deutliche FVII:C-Anstiege beobachtet (s. Tabelle 1). Die FVII:C-Spiegel liegen unter Therapie von rF VIIa zwischen 6 und 20 U/ml [4].

Die direkte Messung von F VIIa ist möglich. Therapeutische Spiegel konnten bisher jedoch noch nicht festgelegt werden.

Zum Monitoring einer beginnenden DIC sollten regelmäßige Bestimmungen von Thrombozyten, Fibrinogen, D-Dimer und AT III durchgeführt werden.

Zusammenfassung und Schlußfolgerung

Der Einsatz von NovoSeven erwies sich bei unserem Patienten mit Hemmkörperhämophilie A sowohl bei schwer resorbierbaren Gelenkblutungen als auch bei operativen Eingriffen als effektiv, so lange die kurze Halbwertszeit und somit die kurzen Applikationsintervalle eingehalten wurden. Bei Erweiterung der Intervalle auf über 6 h traten spontane Muskelblutungen auf. Wir beobachteten während einer 3. Blutungsepisode im Bereich des rechten Kniegelenks einen Stillstand der Resorption bzw. ein Wiedereinbluten bei Applikationsintervallen über 4 h.

Es ist daher zu erwägen, Gerinnungspräparate mit kurzer Halbwertszeit, wie rF VIIa, als kontinuierliche Infusion zu applizieren [1]. Dies würde zudem eine deutliche Reduktion der insgesamt benötigten Faktormenge und somit eine erhebliche Kostenersparnis bedeuten.

Erfahrungen hierzu sollten in der Zukunft gesammelt werden.

Literatur

1. Schulman S, Bech Jensen M, Varon D, Keller N, Gitel S, Horoszowski H, Heim M, Martinowitz U (1996) Feasibility of using recombinant factor VIIa in continuous infusion. Thromb Haemostas 75 (3): 3–7
2. Hedner U, Glazer S, Pingel K, Alberts KA, Blombäck M, Schulman S, Johnson H (1988) Successful use of recombinant factor VIIa in patient with severe haemophilia A during synovectomy. Lancet 2: 1193 (letter)
3. Ingerslev J, Sneppen 0, Knudsen L, Sindet-Petersen S (1994) Effect of recombinant factor VIIa (rF VIIa) in surgical procedures in haemophilia A patients with inhibitors and congenital factor VII deficiency. In: Scharrer I, Schramm W (Hrsg) 24. Hämophilie-Symposium, Hamburg 1994. Springer, Berlin Heidelberg, S 122–125
4. NovoSeven – Product Monograph
5. Liesner RJ, Vora AJ, Hann IM, Lilleymann JS (1995) Use of central venous catheters in children with severe congenital coagulopathy. Br J Haematol 91: 203–207
6. Hedner U, Glazer S, Falch J (1993) Recombinant activated factor VII in the treatment of bleeding episodes in patients with inherited and acquired bleeding disorders. Transfusion Med Rev 7 (2): 78

Erfolgreiche Protein-C-Substitution bei familiär gehäufter Varizellenassoziierter Purpura fulminans

L. M. Repas-Humpe, E. Lenz, M. Lakomek, T. Polster, M. Unterhalt, W. Schröter, S. W. Eber

Die Purpura fulminans stellt eine seltene schwere Komplikation der Varizelleninfektion dar [1, 2]. Wir beschreiben zwei Geschwister mit schwerer Gerinnungsstörung bei Windpocken. Diese manifestierte sich bei dem 3jährigen Jungen 5 Tage nach Auftreten des Windpockenexanthems als Purpura fulminans, bei seiner 5jährigen Schwester als hämorrhagische Windpocken. Bei Aufnahme waren bei dem schwerer betroffenen Jungen Quick-Wert, PTT, TZ, Fibrinogen, Protein C und S nicht meßbar, die Konzentration der Fibrinspaltprodukte und D-Dimere war entsprechend erhöht. Es lag eine Thrombozytopenie bei normwertiger AT-III-Konzentration vor. Die laborchemischen Veränderungen bei der Schwester waren milder ausgeprägt.

Unter Dauersubstitution mit Protein C und nach initial einmaliger Gabe von „fresh frozen plasma" konnte der Progreß der Purpura innerhalb weniger Stunden aufgehalten werden. Trotz einer Low-dose-Heparinisierung trat bei dem Jungen 9 Tage nach Therapiebeginn eine tiefe Beinvenenthrombose auf, so daß eine erfolgreiche Lysetherapie mit „tissue plasminogen activator" erfolgte.

Bei beiden Patienten konnten Anti-Cardiolipin-Antikörper der Klasse IgM und IgG sowie Anti-Protein-S-Antikörper nachgewiesen werden.

Fallbeschreibungen

Patient 1, männlich

5 Tage nach Auftreten des Windpockenexanthems wurde uns ein 3jähriger Junge mit „Hämatomen" im Windelbereich durch die Eltern vorgestellt. Vorerkrankungen oder Gerinnungsstörungen waren weder bei den Eltern noch bei einem der 4 Kinder der Familie bekannt. Bei der klinischen Untersuchung imponierten vereinzelte hämorrhagische Windpocken und die im Windelbereich ausgeprägten Ekchymosen und Suffusionen (s. Abb. 1). Es lag eine disseminierte intravasale Gerinnung mit Thrombozytopenie und Erhöhung der Fibrinspaltprodukte bei normalem AT-III-Wert (s. Tabelle 1) vor. Die Faktorenanalyse ergab eine ausgeprägte Verminderung von Faktor V, VIII und XIII; die Faktoren II, VII, IX und X lagen im Normbereich.

I. Scharrer/W. Schramm (Hrsg.)
27. Hämophilie-Symposion Hamburg 1996

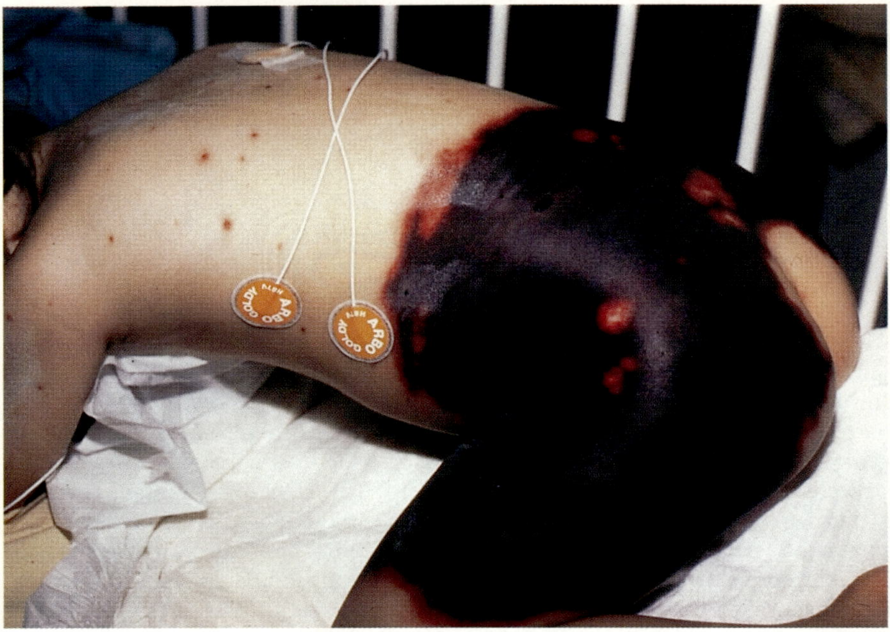

Abb. 1. Patient 1 12 Stunden nach stationärer Aufnahme

Tabelle 1. Gerinnungsanalyse. ↓↓ unterhalb der Nachweisgrenze; ↑↑ nicht meßbar verlängert; *ACA* Anti-Cardiolipin-Antikörper; *APS* Anti-Protein-S-Antikörper

	Prot. C	Prot. S	AT-III	Quick	PTT	TZ	Fibrinogen	ACA	APS
Pat. 1	↓↓	↓↓	93%	↓↓	↑↑	↑↑	↓↓	IgM+, IgG+	pos.
Pat. 2	20%	↓↓	90%	18%	↑↑	↑↑	10 mg/ml	IgM+, IgG+	pos.

Patient 2, weiblich

Ebenfalls 5 Tage nach Auftreten des Windpockenexanthems wurde uns die 5jährige Schwester mit seit wenigen Stunden bestehenden hämorrhagischen und nekrotischen Veränderungen der Windpockenvesikel vorgestellt. Insgesamt waren die klinischen und laborchemischen Zeichen eines Faktorenverbrauchs deutlich geringer ausgeprägt als bei dem Jungen (s. Tabelle 1).

Therapie und Verlauf

Aufgrund des schweren, erworbenen Protein C Mangels bei Purpura fulminans behandelten wir beide Kinder mit dampfbehandeltem Protein-C-Konzentrat der Fa.

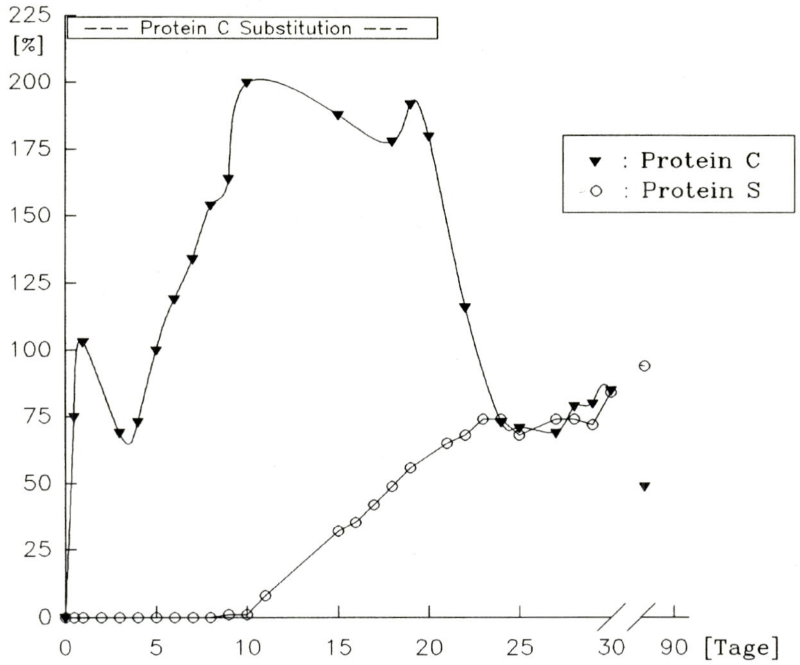

Abb. 2. Protein-C- und S-Spiegel unter Protein-C-Substitution

IMMUNO (200 IE/kg Körpergewicht (KG)/Tag) in initial 4stündlichen Intervallen. Initial wurde einmalig „fresh frozen plasma" verabreicht. 12 h nach Therapiebeginn hatten sich bei den Kindern sowohl Quick-Wert und Fibrinogen als auch die Faktorenkonzentrationen normalisiert bei weiterbestehender Thrombozytopenie und Hyperfibrinolyse. Parallel wurden intravenös eine Low-dose Heparinisierung (100 IE/kg KG/Tag) und eine Therapie mit Aciclovir (50 mg/kg KG/Tag) durchgeführt. Bei beiden Patienten wurde Protein C über 3 Wochen derartig substituiert, daß Spiegel zwischen 70 und 200 % der Norm erreicht wurden. Beim Jungen wurde die Therapie zu diesem Zeitpunkt aufgrund einer Hautreaktion abgebrochen. Nach Absetzen der Substitution blieben die Protein-C-Spiegel im Normbereich. Bereits 9 Tage nach stationärer Aufnahme waren beim Jungen auch wieder erste Spuren von Protein S meßbar, nach 3 Wochen waren Normwerte erreicht (s. Abb. 2). Beim schwächer betroffenen Mädchen war Protein S erstmals nach 3 Wochen nachweisbar.

Bis zur Normalisierung der Gerinnungssituation, deren Verlauf durch die Fibrinogen- und Thrombozytenkonzentration in Abbildung 3 dargestellt ist, kam es beim Jungen noch zu einem Fortschreiten der Purpura. Trotz Heparinisierung bei konstant normwertigem AT-III-Spiegel trat 9 Tage nach Aufnahme eine tiefe Beinvenenthrombose auf, die wir mittels Tissue-plasminogen-activator-Lyse mit gutem Erfolg behandelten. Im weiteren Verlauf wurden die am stärksten betroffenen Hautareale nekrotisch, so daß eine chirurgische Intervention mit Abtragung und konsekutiver Spalthauttransplantation erforderlich wurde (Abb. 4).

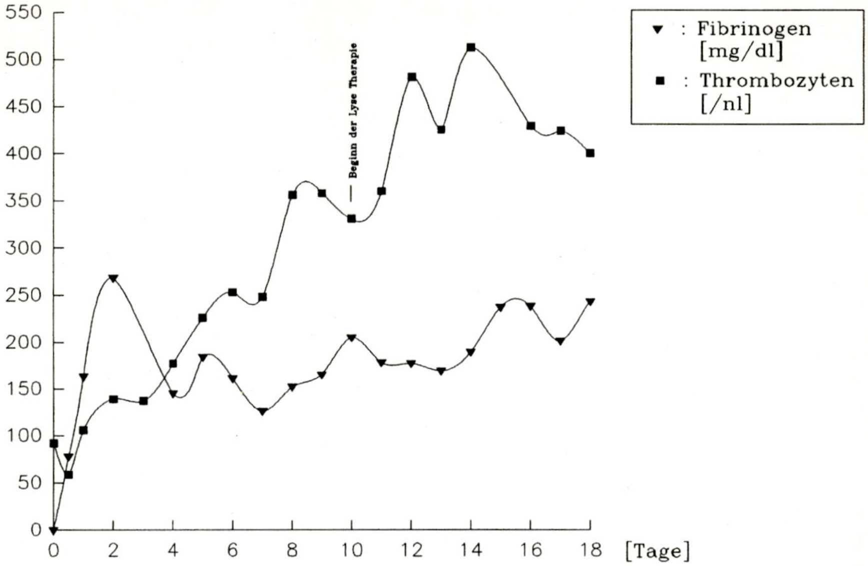

Abb. 3. Verlauf der Thrombozyten und Fibrinogenkonzentration unter Protein-C-Substitution

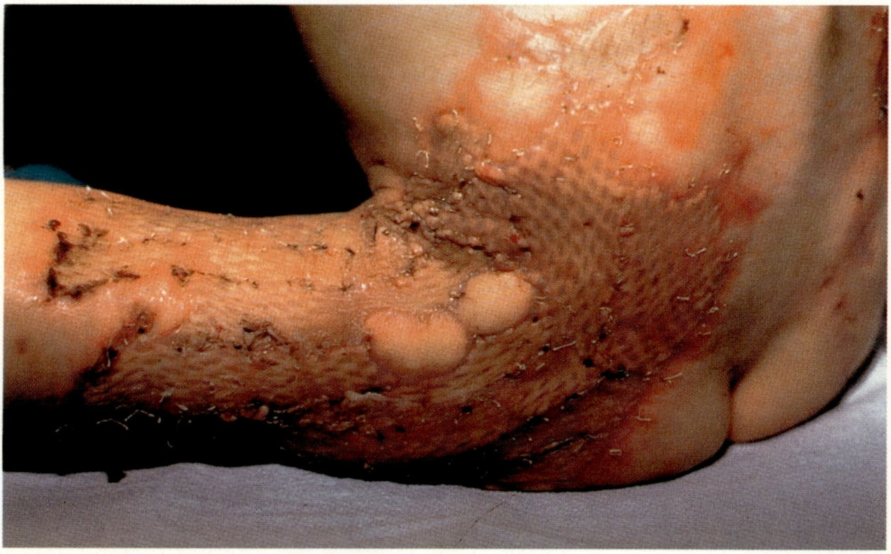

Abb. 4. Patient 1 nach Spalthauttransplantation

Der klinische Verlauf war bei dem Mädchen unter frühzeitiger Protein-C-Substitution und Low-dose-Heparinisierung unkompliziert. Allerdings mußte die Heparintherapie aufgrund der Rötung und Schuppung der Handinnenflächen bei normalen Thrombozytenwerten beendet werden. Es konnten Heparinantikörper nachgewiesen werden.

Diskussion

In der Pathogenese der Purpura fulminans spielen mikrovaskuläre Thrombosen der Haut eine entscheidende Rolle. Dadurch kommt es zum Verschluß kleinster Hautgefäße und anschließend bei Nichtwiedereröffnung zur Nekrose. Die Substitution mit Protein C ist vor allem deshalb gerechtfertigt, weil Protein C der wichtigste gerinnungshemmende Faktor ist und somit durch den Einsatz von Protein C weitere Thrombosen vermieden werden können.

Es wurden 2 Geschwisterkinder mit leichtem bis schwerem Verbrauch von Gerinnungsfaktoren im Rahmen einer Windpockeninfektion mit Protein-C-Konzentrat behandelt. Der Junge wurde im klinischen Stadium der Purpura fulminans vorgestellt, die Schwester einen Tag später mit hämorrhagischen Windpocken. Nach Anheben des Protein-C-Spiegels und der plasmatischen Gerinnung in den Normbereich bei weiterhin bestehender Hyperfibrinolyse kam es bei dem Jungen zu keinem weiteren Fortschreiten der Purpura. Auf diesem Hintergrund erfolgte der frühzeitige Einsatz von Protein-C-Konzentrat bei der Schwester. Unter dieser Therapie konnte eine weitere Progredienz der hämorrhagischen Windpocken verhindert werden.

Da eine familiäre Gerinnungsstörung ausgeschlossen wurde und nur 2 von 4 Geschwistern mit Varizelleninfektion betroffen waren, ist es naheliegend, von einer postinfektiösen Genese der Purpura fulminans auszugehen. Der Nachweis von Anti-Cardiolipin-Antikörpern der Klasse IgM und IgG sowie von Anti-Protein-S-Antikörpern bei beiden Patienten spricht für das Vorliegen eines autoimmunologischen Geschehens. Bei dem Jungen wurde 3 Monate nach Ende der Protein-C-Substitution eine auf 50% erniedrigte Protein-C-Konzentration gemessen. Möglicherweise liegt ein heterozygoter Protein-C-Mangel vor.

Die gute Verträglichkeit des Protein-C-Konzentrates zusammen mit dem klinischen Verlauf sprechen für einen frühzeitigen Einsatz von Protein-C-Konzentrat bei der windpockenassoziierten Purpura fulminans. Allerdings konnte auch nach Normalisierung der Protein-C-Konzentration bei dem schwer betroffenen Patienten eine tiefe Beinvenenthrombose nicht verhindert werden; Ursache dafür ist vermutlich die verminderte Protein-S-Konzentration. Wir würden daher in Zukunft neben der Protein-C-Substitution eine Gabe von Protein S zum Beispiel in Form von „fresh frozen plasma“ empfehlen. Da die Konzentration von Protein S in „fresh frozen plasma“ sehr niedrig ist und vermutlich keine ausreichenden Wirkspiegel erreicht werden, ist die Entwicklung eines Protein-S-Konzentrates sehr wünschenswert.

Literatur

1. Phillips WG, Marsden JR, Hill FG (1992) Purpura fulminans due to protein S deficiency following chickenpox. Br J Dermatol 127: 30–32
2. Nguyen P, Reynaud J, Pouzol P, Munzer M, Richard O, Francois P (1994) Varicella and thrombotic complications associated with transient protein C and protein S deficiencies in children. Eur J Pediatr 153: 646–649

Printing: Saladruck, Berlin
Binding: Buchbinderei Lüderitz & Bauer, Berlin